人民卫生出版社
·北京·

心室机械辅助循环

Ventricular Mechanically Assisted Circulation

主　编　刘晓程

副主编　李剑明　韩志富　王　伟

U0388172

人民卫生出版社
·北京·

图书在版编目（CIP）数据

心室机械辅助循环 / 刘晓程主编 . -- 北京 ：人民
卫生出版社，2024. 9（2025. 3重印）.
ISBN 978-7-117-36420-1

Ⅰ. R654.2

中国国家版本馆 CIP 数据核字第 2024VT5901 号

人卫智网	www.ipmph.com	医学教育、学术、考试、健康，
		购书智慧智能综合服务平台
人卫官网	www.pmph.com	人卫官方资讯发布平台

心室机械辅助循环

Xinshi Jixie Fuzhu Xunhuan

主　　编：刘晓程

出版发行：人民卫生出版社（中继线 010-59780011）

地　　址：北京市朝阳区潘家园南里 19 号

邮　　编：100021

E - mail：pmph @ pmph.com

购书热线：010-59787592　010-59787584　010-65264830

印　　刷：北京建宏印刷有限公司

经　　销：新华书店

开　　本：889×1194　1/16　　印张：21

字　　数：635 千字

版　　次：2024 年 9 月第 1 版

印　　次：2025 年 3 月第 2 次印刷

标准书号：ISBN 978-7-117-36420-1

定　　价：248.00 元

打击盗版举报电话：010-59787491　E-mail：WQ @ pmph.com

质量问题联系电话：010-59787234　E-mail：zhiliang @ pmph.com

数字融合服务电话：4001118166　　E-mail：zengzhi @ pmph.com

编委（以姓氏笔画为序）

王 伟	泰达国际心血管病医院	重症监护室	宋 昱	泰达国际心血管病医院	冠心病监护病房
王正清	泰达国际心血管病医院	心外科	张云强	泰达国际心血管病医院	心衰科
王永德	泰达国际心血管病医院	心内科	张秀娟	泰达国际心血管病医院	心衰科
王试福	泰达国际心血管病医院	体外循环科	张杰民	泰达国际心血管病医院	动物实验中心
王春生	复旦大学附属中山医院	心外科	张栩曼	航天泰心科技有限公司	研发技术部
王洪武	泰达国际心血管病医院	麻醉科	陈元禄	泰达国际心血管病医院	电生理科
王晓冬	泰达国际心血管病医院	心内科	范永娟	泰达国际心血管病医院	重症监护室
史宏岩	泰达国际心血管病医院	康复医学科	范庆麟	航天泰心科技有限公司	研发技术部
白绍蓓	泰达国际心血管病医院	营养科	范丽娟	泰达国际心血管病医院	放射科
任书堂	泰达国际心血管病医院	超声科	周新民	中南大学湘雅二医院	心外科
刘向宇	航天泰心科技有限公司	研发技术部	郑 辉	泰达国际心血管病医院	内分泌科
刘志刚	泰达国际心血管病医院	心外科	俞亚红	泰达国际心血管病医院	药剂科
刘晓程	泰达国际心血管病医院	心外科	贾克刚	泰达国际心血管病医院	检验科
孙晓宁	复旦大学附属中山医院	心外科	郭志鹏	泰达国际心血管病医院	心外科
李剑明	泰达国际心血管病医院	核医学科	董惠娟	泰达国际心血管病医院	医学心理科
吴文晋	航天泰心科技有限公司	研发技术部	韩志富	航天泰心科技有限公司	研发技术部
杨 宁	泰达国际心血管病医院	高血压科	程 玥	泰达国际心血管病医院	重症监护室

参编人员（以姓氏笔画为序）

王 浩	泰达国际心血管病医院	重症监护室	李树杰	泰达国际心血管病医院	重症监护室
王沚榕	中南大学湘雅二医院	心外科	吴 勤	中南大学湘雅二医院	心外科
王鹤昕	泰达国际心血管病医院	麻醉科	张 霞	中南大学湘雅二医院	心外科
王燃燃	中南大学湘雅二医院	心外科	陈 越	泰达国际心血管病医院	核医学科
吕鹏飞	泰达国际心血管病医院	心外科	陈梦宇	泰达国际心血管病医院	放射科
刘宇帆	泰达国际心血管病医院	心衰科	周 康	中南大学湘雅二医院	心外科
刘香景	泰达国际心血管病医院	康复医学科	赵 元	中南大学湘雅二医院	心外科
祁汉雄	泰达国际心血管病医院	放射科	胡 睿	泰达国际心血管病医院	内分泌科
李旭平	中南大学湘雅二医院	心内科	胡奕瑾	泰达国际心血管病医院	麻醉科
李丽丽	泰达国际心血管病医院	放射科	唐 渊	泰达国际心血管病医院	重症监护室
李建明	中南大学湘雅二医院	心外科	董素素	泰达国际心血管病医院	麻醉科

编写秘书

张朝霞　金潇潇

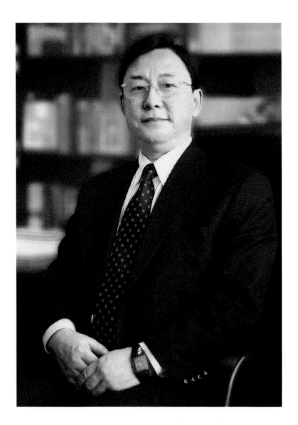

刘晓程
著名心外科专家、主任医师、教授、博士研究生导师，
享受国务院政府特殊津贴。

　　任天津大学泰达国际心血管病医院院长、天津医科大学心血管病临床学院院长。兼任中华医学会常务理事、中国医院协会常务理事、天津市医学会副会长、国家心血管病专家委员会委员、中国研究型医院学会医工转化与健康产业融合专业委员会主任委员、亚太人工器官学会副会长、美国胸外科学会（American Association for Thoracic Surgery，AATS）会员、美国胸外科医师学会（The Society of Thoracic Surgeons，STS）国际会员及日本东京医科齿科大学客座教授等职务。全国劳动模范、全国五一劳动奖章及"庆祝中华人民共和国成立 70 周年"纪念章获得者。1987 年创建中国第二所心血管病医院，7 年中通过手术救治了 3 000 多名患者，完成中国第一例心肺联合移植手术；1994 年 9 月奉调回京，至 1998 年 7 月先后担任中国医学科学院副院长、中国协和医科大学副校长及北京协和医院心外科主任及教授；1998 年 8 月—2001 年 6 月，担任中国医学科学院党委书记和副院长、中国协和医科大学党委书记和副校长、心外科教授和博士研究生导师；2001 年在天津经济技术开发区创建了全国唯一完全符合国家新医改方案管理体制的泰达国际心血管病医院，被《求是》杂志誉为"公立医院改革的先行者"。发表论文 180 余篇，其中核心期刊 152 篇，近 10 年发表 SCI 论文 30 余篇。参与多项中华人民共和国科学技术部、天津市科学技术委员会项目，获中华医学科技奖三等奖，获 10 余项国家发明专利和实用新型专利。在国内最早开展第三代人工心脏——植入式心室辅助装置的研究，具备国内原创、独立的自主知识产权。与中国运载火箭技术研究院联合研发了第三代磁液悬浮心室辅助装置，作为项目的主要研究者带领 11 家院所在国内率先圆满完成了 50 例临床试验，产品已获国家药品监督管理局审批上市，至今已亲自主刀及上台指导成功完成左心室辅助装置植入术百余例。率医学和工学团队研发出正付检测并进行动物实验的本系列第二代人工心脏，走在了该领域国际的最前沿。

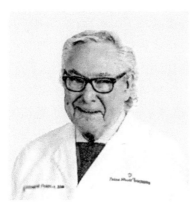
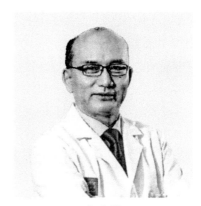

霍华德·弗雷泽　　　　　　　　　　　　　　　　廖康雄

作为美国得克萨斯心脏研究所（Texas Heart Institute，THI）专门应用心室辅助装置（ventricular assist device，VAD）治疗终末期心力衰竭的心脏外科医师，我们很高兴能为刘晓程教授所主编的《心室机械辅助循环》一书作序。该书是中国首部系统讨论 VAD 临床应用的专著。刘教授的这本书无疑是对整个机械循环支持领域的宝贵贡献。

得克萨斯心脏研究所因 Cooley 医师于 1969 年首次成功植入全人工心脏而享誉全球。此后，得克萨斯心脏研究所在多代植入式 VAD 的开发和测试中发挥了先锋作用，如 HeartMate XVE 左心室辅助装置（left ventricular assist device，LVAD）、HeartMate Ⅱ LVAD、Heart Ware LVAD 和 HeartMate Ⅲ LVAD。近年来，刘教授在 VAD 领域的工作赢得了全球的关注，我们参观了他所在的医院，并参加了由他的医疗中心主办的国际会议，亲眼目睹了他在这一领域取得的成就。世界上只有少数几个医疗中心参与新型 VAD 的原始研究、开发和植入。刘教授所在的医院已成为中国唯一一家取得里程碑式成功的医疗中心。自 2009 年起，他带领泰达国际心血管病医院（TEDA International Cardiovascular Hospital，TICH）的医疗团队和中国运载火箭技术研究院工程团队协作，共同研究出中国第三代 VAD。植入 LVAD 的实验羊"天久"在 TICH 动物实验中心存活了 120 天，创造了中国植入 LVAD 实验动物的最长存活纪录。2020 年 8 月，刘教授团队研制的 LVAD 在中国获准进入临床试验阶段，作为临床试验的主要研究者，他带领国内 11 家医院募集了 50 例患者，并在 2 年内完成了试验。2022 年 7 月，该 LVAD 获得中国国家药品监督管理局批准，用于心力衰竭患者的临床治疗。

刘晓程教授是一位杰出的心脏外科医师，在临床和学术方面都有卓越的成就。他在中国担任过多个外科和医学专业组织的职务，如中华医学会常务理事和中国医院协会常务理事，他是泰达国际心血管病医院的院长，并兼任天津医科大学心血管病临床学院的院长。在国际上，他在心脏外科界享有盛誉，尤其是在机械循环支持领域，他是亚太人工器官学会的副会长。此外，他还是美国胸外科学会（American Association for Thoracic Surgery，AATS）的会员及美国胸外科医师学会（The Society of Thoracic Surgeons，STS）的国际成员。

刘教授的新书由人民卫生出版社出版，主要介绍终末期心力衰竭的诊断和治疗。该书全面介绍了使用心室机械循环、特别是 LVAD 对终末期心力衰竭患者进行整体辅助治疗的方法。全书共十章,涵盖了 VAD 和全人工心脏的基本概念,以及纯中国研制的第三代人工心脏 HeartCon 的开发。书中讨论了人工心脏植入前的评估和管理、手术技术和管理及术后治疗和管理。每一章都深入探讨了各种临床诊断和评估的注意事项,如术前严重左心室功能不全、循环衰竭的诊断和评估标准,患者选择,VAD 的设计原则、使用场景,麻醉,体外循环及手术操作的关键点等。书中还介绍了 VAD 导致的病理生理变化,以及影响长期预后的重要的系统管理原则,如血压、抗凝、体重、恶性心律失常和主动脉瓣关闭不全。

该书编者均为从事 VAD 临床工作的各专科资深专业人士,从多学科角度进行了深入实用地介绍。他们强调在实践中反复验证的观点和经验,为 VAD 的临床实践提供了宝贵的指导。书中还详细论述了感染、血栓形成、凝血功能障碍和脑卒中等常见并发症的病理生理机制和预防措施,以及术后营养和膳食补充。书中还提供了术后营养和康复方面的指导以促进患者实现快速康复,以及有针对性的心理治疗和帮助患者及其家属进行心理调适的管理。该书适合从事 VAD 临床应用的专业人士阅读。

在过去的 40 年里,我们见证了 VAD 的快速发展和改进,它们的广泛应用在全球范围内挽救了成千上万人的生命。遗憾的是,全球仍有许多心力衰竭患者无法获得这种救命的 VAD 治疗,各国间治疗水平存在着较大差距。刘教授和他的团队的工作对于帮助中国成千上万的患者获得治疗至关重要。正如本书所总结的那样,该书在 VAD 方面的经验总结和临床知识对中国的内科医师、外科医师、VAD 装置研究人员和其他医疗服务提供者来说,在未来的岁月里将显得尤为宝贵。

由衷祝贺!

医学博士　霍华德·弗雷泽
德克萨斯心脏研究所心血管外科研究主任
心胸移植和循环支持部、美国贝勒医学院外科教授
2018 年 ISHLT 终身成就奖获得者
2021 年 AATS 科学成就奖获得者

医学博士、哲学博士　廖康雄
莱斯特和苏 - 史密斯外科讲座教授、外科教授兼主任
美国贝勒医学院心胸移植和循环支持部主任

2024 年 5 月
(翻译:李剑明,审校:刘晓程)

PREFACE 1

As cardiac surgeons at The Texas Heart Institute (THI) who specialize in treating end-stage congestive heart failure using state-of-the-art ventricular assist devices, we are thrilled to write the forward for the book *Ventricular Mechanically Assisted Circulation* by Dr. Xiaocheng Liu. This book is the first of its kind in China to discuss the clinical application of ventricular assist devices (VADs). Dr. Liu's book is undoubtedly an invaluable contribution to the entire field of mechanical circulatory support.

The Texas Heart Institute is recognized worldwide for its first successful implantation of a total artificial heart by Dr. Cooley in 1969. THI has since played pioneering roles in the development and testing of many generations of implantable ventricular assist devices, such as the HeartMate XVE left ventricular assist device (LVAD), HeartMate II LVAD, Heart Ware LVAD, and HeartMate III LVAD. In recent years, Dr. Liu's work in the field of ventricular assist devices has garnered global attention. We witnessed his accomplishments in the field firsthand by visiting his hospital and attending the international meetings hosted by his medical center. Only a handful of medical centers in the world are involved in the original research, development, and implantation of new ventricular assist devices in patients. Dr. Liu's medical center has become the only one in China to achieve such landmark success. Since 2009, he has led the medical team of TEDA International Cardiovascular Hospital (TICH) and the engineering team of the China Academy of Space Launch Vehicle Technology to jointly research the third generation LVAD in China. "Tianjiu," an experimental sheep implanted with the LVAD device, survived for 120 days in TICH's animal experimentation center, setting the longest survival record in China. In August 2020, Dr. Liu's LVAD device was approved in China to enter clinical trials. As the principal investigator of the clinical trial, he led 11 hospitals in China to enroll 50 patients and completed the trial within two years. In July 2022, the LVAD device was approved by the Chinese National Medical Products Administration for clinical use for congestive heart failure.

Dr. Xiaocheng Liu is an outstanding cardiac surgeon with a track record of clinical and academic excellence. He has held many prestigious positions in China by serving as the president of various surgical and medical professional organizations, such as Executive Director of the Chinese Medical Association and Executive Director of the China Hospital Association. He is also President of TICH and President of the Clinical Institute of Cardiovascular Diseases of Tianjin Medical University. Internationally, he is well known to the cardiac surgery community, especially in the field of mechanical circulatory support. He is Vice President of the Asia-Pacific Society for Artificial Organs. Additionally, he is a member of the American Association of Thoracic Surgeons (AATS) and the Society of Thoracic Surgeons of North America (STS).

Dr. Liu's book, soon to be released by The People's Health Publishing House, focuses on the diagnosis and treatment of end-stage heart failure. It provides a comprehensive overview of the whole-assisted treatment of end-stage heart failure using ventricular mechanical circulation, specifically the LVAD. Composed of ten chapters, the book covers the basic concepts of VADs and total artificial hearts, as well as the development of the HeartCon, a purely domestic, third-generation artificial heart. It discusses preimplantation evaluation and management, surgical techniques and management, and postoperative treatment and management.

Each chapter delves into various clinical diagnosis and assessment considerations, such as preoperative severe left ventricular insufficiency, diagnostic and assessment criteria for circulatory failure, patient selection, design principles of the VAD, usage scenarios, anesthesia, extracorporeal circulation, and critical points of surgical operation. The book also covers pathophysiological changes resulting from VAD and management principles of essential systems affecting long-term prognosis, such as blood pressure, anticoagulation, body weight, malignant arrhythmia, and aortic insufficiency.

The book's authors are experienced professionals in various specialties engaged in the clinical work of ventricular assist devices, providing an in-depth and practical introduction from a multidisciplinary perspective. They emphasize ideas and experiences that have been repeatedly proven in practice, providing valuable guidance for the clinical practice of VAD. The book also includes a detailed discussion of pathophysiological mechanisms and preventive measures for common complications, such as infection, thrombosis, coagulation dysfunction, and stroke, as well as postoperative nutrition and dietary supplementation. It provides guidance on postoperative nutrition and rehabilitation to promote rapid recovery, targeted psychological treatment, and management to help patients and their families with psychological adjustment. This book is suitable for professionals who are involved in the clinical application of ventricular assist devices.

In the past 40 years, we've witnessed the rapid development and improvement of ventricular assist devices. Their widespread use has saved thousands of lives worldwide. Unfortunately, there are still severe disparities worldwide for many heart failure patients who lack access to such lifesaving ventricular assist devices. Dr. Liu and his team's work is critical to helping millions of patients in China gain access to treatment. As summarized in this book, his experimental and clinical knowledge of the ventricular assist device will be particularly valuable to local Chinese physicians, surgeons, device researchers, and other healthcare providers for years to come.

Sincerely,

O Howard Frazier, MD
Director of Cardiovascular Surgery Research
Texas Heart Institute
Professor of Surgery
Division of Cardiothoracic Transplantation and Circulatory Support
Baylor College of Medicine
Recipient, ISHLT Lifetime Achievement Award 2018
Recipient, AATS Scientific Achievement Award 2021

Kenneth Liao, MD, PhD
Lester and Sue Smith Chair in Surgery
Professor and Chief
Division of Cardiothoracic Transplantation and Circulatory Support
Baylor College of Medicine
May 2024

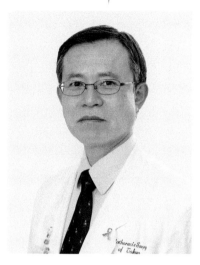

祝贺刘晓程教授主编的《心室机械辅助循环》一书出版。

很荣幸受邀为本书作序,我想重点介绍一下心室辅助装置(VAD)的发展历程及其进步过程。这个能有效治疗终末期心力衰竭患者的救命设备,在过去70年里经历了重大的发展和更新换代:从20世纪80至90年代的第一代气动或电磁耦合脉动泵到20世纪90年代末至21世纪初的第二代轴流泵,再到21世纪推出的第三代磁悬浮离心泵。

HeartCon心室辅助装置系统属于第三代VAD,由中国自主研发。刘晓程教授作为HeartCon的发明人之一和首席专家,率领团队历时10余年潜心研发,不断改进。最近,他们又通过大量动物实验和多中心大样本临床试验,证明了该装置在治疗终末期心力衰竭方面的安全性和有效性,并成功获得中国政府的批准上市。

然而,一款优秀的人工心脏产品在临床应用中仍需要医学专家的通力合作,以便最大限度地发挥其功效,造福患者。这本书为VAD的临床管理提供了全面的指导,包括基于100多个病例经验的实用创新理念和方法,它填补了中国在心室机械辅助循环医疗实践方面的空白,并可能进一步促进这一全球性产业的发展和繁荣。

我了解到,刘教授的团队在磁悬浮VAD小型化方面取得了突出成绩,并将继续为国际心室机械辅助循环的发展作出重要贡献。

再次祝贺本书的成功出版!

祝愿刘教授及其团队再创佳绩!

医学博士、哲学博士 小野稔
日本东京大学教授兼主席、心血管外科系主任

2024年5月
(翻译:李剑明,审校:刘晓程)

PREFACE 2

Congratulations on the publication of *Ventricular Mechanically Assisted Circulation* edited by Prof. Xiaocheng Liu.

As an honored author of the preface, I would like to highlight the history and the progress of a ventricular assist device (VAD). This life-saving device, which can effectively treat patients with end-stage heart failure, has undergone significant developments and generation updates over the past 70 years: the first generation of pneumatic or electromagnetic coupled pulsation pump in 1980s through 1990s, the second generation of axial-flow pump in late 1990s to early 2000s, and the third generation of magnetically-levitated centrifugal pump which has been introduced in the 21st century.

As one of the inventors and the chief experts of the HeartCon ventricular assist device system, the third generation of VAD was developed independently in China. Prof. Liu and his engineering team have spent more than ten years for a dedicated development and continuous improvement. Recently, they have proven its safety and efficacy in treating end-stage heart failure through numerous animal experiments and the multicenter clinical trial with large samples, leading to a successful approval of this device for marketing by the Chinese government.

However, an excellent artificial heart product still requires the collaboration of medical professionals for clinical application to maximize its effectiveness and benefit to the patients. This textbook provides a comprehensive guide to the clinical management of VAD, including practical and innovative concepts and methods based on the experiences of more than 100 cases. It fills a gap in the medical practice of ventricular mechanically assisted circulation in China and may further contribute to the development and prosperity as a global industry.

I have learned that Prof. Liu's team has made outstanding achievements in miniaturizing the magnetically levitated VAD and will continue to make significant contributions to the international market of ventricular mechanical assisted circulation.

Once again, congratulations on the successful publication of this book, and I wish Prof. Liu and his team a further success.

Minoru Ono, MD. PhD,
Professor and Chairman,
Department of Cardiovascular Surgery
The University of Tokyo
May 2024

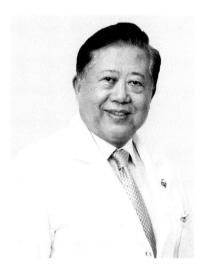

在这个变化万千的时代里,科技的发展如飞速的列车,将我们带入了新的未来。在医学领域中,人类智慧的绽放不断改变着我们对生命和健康的理解。今天,我们拥有了越来越多的医学技术,让我们能够直接面对一些曾经被认为是不可逾越的医学难题。而在这个引领创新的轨道上,一本宝贵的专著应运而生——《心室机械辅助循环》。

这部由人民卫生出版社出版的《心室机械辅助循环》是中国医学领域的一个重要里程碑,它是首部详尽阐述心室辅助装置(ventricular assist device, VAD)临床应用的专著。在这个充满挑战的领域,它提供了一把钥匙,打开了心力衰竭患者新的治疗大门。我们知道,终末期心力衰竭是一种几乎无法治愈的疾病,它使人无力应对日常生活,甚至生命的延续都成为了一个难题。在这样的背景下,心室机械辅助循环的出现,为那些奄奄一息的生命带来了新的曙光。

该书围绕诊断和治疗终末期心力衰竭的主题,对以左心室辅助装置(left ventricular assist device, LVAD)为代表的心室机械辅助循环治疗终末期心力衰竭的全过程进行了深入探讨。书中全面介绍了VAD和全人工心脏的基本概念,特别是纯国产第三代人工心脏HeartCon的研发、植入术前评估和管理、手术技术与管理、术后治疗和管理等内容。书中的作者都是从事心室辅助装置临床工作的一线专业人员,他们在VAD临床应用方面积累了丰富的实践经验,为我们带来了宝贵的临床建议和实用的技术指导。

在这本书中,你将深入了解VAD的设计原理和使用场景,了解术前严重的左心室功能不全、循环衰竭的诊断评估标准及麻醉、外科手术操作要点等重要内容。此外,书中还关注了一些唯有VAD才能引起的病理生理改变及影响长期预后的重要因素和处理原则,如血压、抗凝、体重的影响因素及管控、恶性心律失常及主动脉瓣关闭不全的生成机制等。同时,书中也介绍了一些常见并发症,如感染、血栓形成、凝血功能障碍和出血等的产生机制、预防措施和处理方法,使我们能够更全面地了解这一治疗过程。

该书的编写团队是来自中国医学界的顶尖专家,他们在心室辅助装置临床应用方面有着丰富的经验。他们为这本专著提供了深度而全面的视角,使它成为值得珍藏的学术宝库。在此,我要向主编刘晓程教授和所有参与编写的专家表示崇高的敬意和衷心的感谢。

刘晓程教授在心外科领域有着非凡的贡献,他创建了中国第二所心血管病专科医院——牡丹江心血管病医院,并为来自23个省的3 000多例患者做了心脏手术。他于1992年实现了两项国内首例——为两位晚期心脏病患者进行心脏移植手术和心肺移植手术。他带领泰达国际心血管病医院的医学团队与中国运载火箭技术研究院工学团队联合,在国内最早开展第三代人工心脏的研究。他也是该装置的主要研究者,在国内11所医院共完成50例临床试验,使该装置于2022年获得国家药品监督管理局的批准,正式上市。

我个人从事心脏移植多年,曾经使用过台湾自制的凤凰7号人工心脏,在1988年做台湾第一例心脏移植的时候就听说大陆有一位叫刘晓程的医师成功完成了中国第一例心肺移植,从那时就对他非常敬仰。他精湛的手术技术和他积极敬业的态度与勇于创新实践的精神令我折服,可以说,他是我最敬佩的心脏外科医师,没有之一。

　　《心室机械辅助循环》的问世,将对中国医学领域的发展产生重要的影响。它不仅是一本学术专著,更是一份关乎人类健康的礼物。我相信,它的出现将为广大医学从业者提供极具价值的参考和指引,同时也将让更多的患者受益于先进的医疗技术。

　　让我们一起期待,这本书的光芒能够照亮更多生命的旅程,让爱和希望绽放于每一个心房,让科技的力量为我们的生命谱写出绚丽的乐章!

　　祝愿《心室机械辅助循环》大获成功,造福人类健康!

　　致以最诚挚的祝福!

台湾振兴医疗财团法人、董事
台北振兴医院院长
医学博士、心脏外科教授
2024 年 5 月

序 四

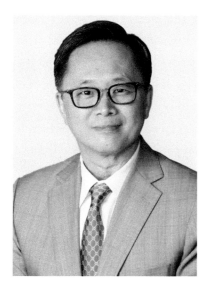

在过去的 15 余年里，终末期心力衰竭的手术治疗跨越了国界，在全球范围内取得了进展。在中国，随着多种心室辅助装置（VAD）的开发和临床试验的开展，近年来 VAD 的发展速度也令人难以置信。10 多年前，当我第一次见到刘晓程教授时，中国还不能为终末期心力衰竭患者提供任何耐用的 VAD。我和我的团队有机会为刘教授的团队及来自中国各大心脏中心的其他人员提供了 VAD 技术的初步培训。如今，中国已有多款设备正在进行临床试验，而且还将有更多设备投入临床应用。刘教授本人还亲自领导了与中国运载火箭技术研究院合作开发的国产 HeartCon 心室辅助装置系统的多中心临床试验并取得成功，已被批准上市。全球 VAD 市场也正在为中国的国产装置敞开大门，进步确实不小！

由刘教授主编的《心室机械辅助循环》是一本及时问世的书籍，为包括左心室辅助、双心室辅助和全人工心脏在内的 VAD 临床应用提供了全面的参考。本书内容由临床专家撰写，涉及 VAD 和 VAD 支持患者管理的各个方面：术前选择和优化、围手术期和术后护理，还包括营养和康复。由经验丰富的专业人士讨论了机械循环支持患者的病理生理学，涉及抗凝/血栓形成、以设备为中心的感染和脑血管并发症等广泛主题。书中还详细介绍了双心室机械支持和外科/内科并发症处理等复杂问题。本书所包含的知识与经验对于任何正在或将要参与 VAD 患者医疗团队的临床医师来说都是必要的资源。

感谢刘晓程教授邀请我为本书作序。本书是他对这一领域贡献的折射，体现了他毕生对心脏外科和人道主义事业的奉献、承诺和领导力。作为我的朋友和导师，刘教授让我参与了用心室辅助治疗中国患者——开启了我从新手到心衰先进外科治疗领域全球领导者之旅。我期待着与刘教授和我在中国的所有朋友们一起继续这段激动人心的旅程，更好地为全世界的心力衰竭患者服务。

医学博士、哲学博士　王逸文
美国纪念卫生保健系统纪念心血管研究所
成人心脏移植和机械循环支持主任
ECMO 服务主任
好莱坞市，佛罗里达州

2024 年 5 月
（翻译：李剑明，审校：刘晓程）

PREFACE 4

In the past 15 plus years, advances in surgical treatment of end-stage heart failure have progressed globally and cross the boundaries of continents. In China, the progress has accelerated incredibly in the recent years with development of multiple offering of ventricular assist devices and clinical trials. When I first met Professor Liu Xiaocheng decade plus ago, China did not have any durable ventricular assist devices available for its end-stage heart failure patients. My team and I had the opportunity to provide initial training of the VAD technology to Professor Liu's team and others from major cardiac centers throughout China. Today, there are multiple devices in current clinical trials in China and more will be available. Professor Liu himself has personally led the development of the domestic HeartCon ventricular assist device system in conjunction with the Chinese Academy of Launch Vehicle Technology that is completing its clinical trial in China. The global market for ventricular assist devices is also opening for China's domestic devices. Progress indeed!

Ventricular Mechanically Assisted Circulation is a timely book edited by Professor Liu to provide a comprehensive reference for ventricular assist devices including left ventricular assist, biventricular assist and total artificial heart. The contents are written by clinical experts in all aspects management of ventricular assist devices and VAD supported patients: preoperative selection and optimization, perioperative and postoperative care-including nutrition and rehabilitation. Pathophysiology of patients on mechanical circulatory support are discussed by experienced professionals covering wide-ranging topics anticoagulation/thrombosis, device-centered infections, and cerebrovascular complications. Complex issues like biventricular mechanical support and management of surgical/medical complications are detailed. This book contains the knowledge and experience that should be a necessary resource for any clinician who are or will be part of a team caring for ventricular assist device patients.

I would like to thank Professor Liu Xiaocheng for the honor of contributing the preface for this book. This book is a contribution to this field that is reflective of his life-long dedication, commitment, and leadership to cardiac surgery and humanitarian efforts. As a friend and mentor, he has allowed me to participate in the journey of ventricular assist support for patients in China from new learner to global leader in the field of advance surgical heart failure treatments. I look forward to continuing this exciting journey with Professor Liu and all my friends in China to better serve heart failure patients across the world.

I-wen Wang, MD, PhD
Chief, Adult Heart Transplant and Mechanical Circulatory Support
Chief of ECMO Services
Memorial Cardiovascular Institute, Memorial Healthcare System, Hollywood, Florida
May 2024

前　言

一浪高过一浪的席卷全球的四次工业革命,以指数倍增的加速度使 5 000 年的人类文明史走上了快车道。科技革命、市场经济和全球化作为三大助推器,使得以人工智能、清洁能源、虚拟现实和生物技术为代表的源于本世纪初的第四次工业革命帮助人类的发展跃上了超快车道,变革着人们的思维模式、生产生活方式和行为准则。

心脏外科是医学领域最后发展起来的尖端学科。如果说它是医学的喜马拉雅山,那么治疗终末期心力衰竭的转基因异种心脏移植和人工心脏无疑是珠穆朗玛峰。

心血管病影响着中国约 3.3 亿人口,其中心力衰竭患者约有 890 万,是心脏疾病的最终"归宿"。全球性供体严重短缺制约了心脏移植的广泛开展。目前中国仅有 56 所医疗机构具备心脏移植资质,2015—2020 年,大陆地区共完成心脏移植 2 819 例,最高年度 720 例,年均不足 500 例。美国马里兰州医院 2022 年为患者植入转基因猪心,开创了人类心脏移植的新纪元,但该患者只存活了 2 个月,证明转基因心脏移植仍任重道远。随着现代科技、工业和医学的发展,以人工心脏为代表的机械循环辅助正日益解决着心脏移植供体短缺的问题,为终末期心力衰竭患者带来福音。人工心脏是利用生物工程技术,部分或完全代替心脏的泵血机能、维持全身血液循环的装置或系统的统称,分为心室辅助装置和全人工心脏。全人工心脏因对生物医学工程的要求达到几近苛刻的程度,所以曲高和寡,起了大早,赶了晚集。而以左心室辅助装置(LVAD)为代表的人工心脏技术相对简单、实用,发展迅速,10 余年来全球已有 30 000 多例患者接受 LVAD 植入术后长期存活。2 年生存率已超越心脏移植,后来居上,前景令人鼓舞。由于 LVAD 制造技术长期被发达国家所掌握,受昂贵价格等因素限制,进口产品迄今未在中国大陆推广应用,使中国医学界与患者长期以来"望泵兴叹"。

令人振奋的是,10 余年来,中国兴起了对第三代 LVAD 的研发热潮,发展势头迅猛。自 2009 年起,泰达国际心血管病医院(简称泰心医院)即与中国运载火箭技术研究院在国内最早联合开展第三代心室辅助装置——HeartCon 磁液悬浮血泵("火箭心")的医工结合研究。2013 年 3 月,医院将"火箭心"植入实验羊"天久",使之健康存活 120 天,创下了当时国内植入 LVAD 实验动物的最长存活纪录等五项第一。2017 年,又在该院开展了"火箭心"批量动物实验,6 只实验动物全部健康存活。2019 年 3 月,泰心医院以人道主义救助方式将"火箭心"植入两名晚期终末期心力衰竭患者体内,标志着所有零部件都在中国制造的"人工心脏"研发成功。2020 年 9 月,泰心医院带领国内 11 个院所开展"火箭心"治疗终末期心力衰竭患者的多中心临床试验。这是国内首个完全按照国家药品监督管理局的规定成功完成 50 例磁液悬浮心室辅助装置植入术用于治疗终末期心力衰竭的安全性和有效性的临床试验,验证了"火箭心"在人体应用的安全性和有效性。2022 年"火箭心"正式获批上市,已挽救百余例患者的生命,表现优异。

人工心脏的研发和临床实践是一项集多学科知识和经验为一体的现代工学和医学相结合的高科技项目。在中国人工心脏攻坚克难的奋斗历程中,泰心医院团队成员深刻意识到,把这项现代高科技成功运用到临床实践,不仅需要产品本身的质量过硬,更需要涉及适应证把握、准确的术前评估、充分的术前准备、术中和术后多学科团队密切配合进行治疗和管理,以及营养、心理和康复等诸多领域和学科的全面合作,因此是医学界的一个现代化集团军作战。为促进国内人工心脏事业的发展,给同行们在开展人工心脏临床实践中提供有益的借鉴,我们编撰了国内第一部系统阐述人工心脏临床植入术的具有实用性的著作,希望其能够成为对同道们有实践指导意义的案头书。虽力求做到科学、严谨、问道、求真,但囿于作者的水平和有限的观察、管理时间,书中难免存在不足和纰漏,恳请广大同行斧正!

　　长风破浪会有时,直挂云帆济沧海。愿中国的人工心脏事业蓬勃发展,春暖杏林,跻身世界,造福广大心力衰竭患者!

刘明程

2024 年 4 月

目 录

Ventricular Mechanically Assisted Circulation

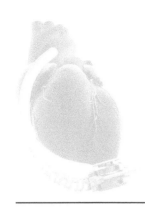

第一章
心室辅助装置与全人工心脏

一、定义、分类和发展简史

随着现代科技、工业和医学的发展,以人工心脏为代表的机械循环辅助(mechanical circulation support, MCS)正日益解决着心脏移植(heart transplantation, HTx)供体短缺的问题,为广大终末期心力衰竭(end stage heart failure, ESHF)患者带来了福音。MCS 始于 1953 年,Gibbons 在美国费城将体外循环机首次应用于临床,成功为 1 例 18 岁患者完成了房间隔缺损心内直视矫治手术。这一历史性突破,开创了心脏外科的新纪元,也为人工心脏的研制提供了借鉴。

人工心脏是利用生物机械技术手段,部分或完全代替心脏的泵血功能,维持全身血液循环的装置或系统的统称,分为心室辅助装置(ventricular assist device, VAD)和全人工心脏(total artificial heart, TAH)。根据不同需求,VAD 又分为左心室辅助装置(left ventricular assist device, LVAD)、右心室辅助装置(right ventricular assist device, RVAD)和双心室辅助装置(bi-ventricular assist device, BVAD)。以上三种辅助装置均与患者的心室并联,与之共同泵血以支持循环,所以其特点是“辅助”,而非完全替代。只有去除双心室后独立支撑整个大、小循环的装置才称为 TAH。血泵是 VAD 和 TAH 的关键部件。根据不同手术方式和支持方式,VAD 可分为体外循环 VAD、经皮介入 VAD 和植入式 VAD,TAH 可分为体外循环 TAH 和植入式 TAH。根据机械原理和泵血方式的不同,血泵分为搏动血泵和连续流血泵。搏动泵根据驱动方式的不同,分为气动式泵、液压式泵和电磁耦合挤压式搏动泵。连续流血泵根据机械原理和流场的不同,分为轴流泵和离心泵;又根据转子有无支撑分为支撑泵和悬浮泵。

人工心脏技术起源于发达国家,其研发经历了 20 世纪 80 年代的第一代气动式泵和电磁耦合挤压式搏动泵、21 世纪初的第二代支撑轴流泵和 10 余年来的第三代悬浮离心泵共三个研发里程碑。医工团队经过执着的探索,从最初雄心勃勃尝试以 TAH 完全替代心脏,逐渐回归到以 VAD 辅助心脏的相对简易、现实、有效的理性发展之路,开辟了以 LVAD 为主的研制和临床应用新纪元。于是,自进入 21 世纪以来,TAH 和 VAD 开始分道扬镳。TAH 因曲高和寡发展迟缓;而 VAD 的发展却势如破竹。

人工心脏的研究始于 1937 年。Demikhov 在双心室泵支持下使实验犬存活了 2.5 小时。第一个 TAH 是在休斯顿贝勒医学院担任 DeBakey 人工心脏项目主任的 Liotta 于 1961 年发明的。1966 年,DeBakey 在全球首次将人工心脏用于临床,使瓣膜置换术后难以维持循环的患者在人工心脏的支持下成功存活数小时。1969 年,Cooley 完成了首例 TAH 植入手术,使患者存活 64 小时后接受了心脏移植手术。1970 年,Kolff 推出气动式 TAH;同年,Nose 的人工心脏实验动物生存 100 天。1973 年后,人工心脏实验动物的存活时间迅速延长:1976 年,Kolff 试验牛存活 89 天、122 天;1980 年渥美和彦试验山羊存活 232 天、242 天、288 天。

被称为 Jarvik-7 的 TAH 于 1982 年用于临床,使患者存活了 112 天。宾夕法尼亚州立大学的 Pierce 开发的气动式 VAD,最终成为 Thoratec 品牌,是首批被美国食品药品监督管理局(Food and Drug Administration,

FDA）批准为心脏桥接移植（bridge to transplantion，BTT）的 VAD 之一。这一被用作 4 000 余例患者心室支持的 BTT 装置进一步发展为 HeartMate Ⅰ，自 1986 年首次植入人体后，该装置一直在临床上被使用了 25 年。1988 年，Wamplor 首次用血管内 VAD 装置——Hemopump 抢救濒死患者。1985—1991 年，约 170 例患者接受了 Jarvik-7 植入手术，但最终因术后并发症和多器官衰竭发生率高，于 1991 年被美国 FDA 叫停临床使用。1992 年，Abiomed 作为全球首个人工心脏公司在美国上市，用体外 TAH 对心脏手术后心脏泵功能障碍和急性心肌梗死后心源性休克患者做临时性循环支持。此后还有多种型号的 VAD 用于临床试验或被美国 FDA 批准用于 BTT，如 Pierce-Dachy、Novacor、HeartMate VE 和 HeartMate XVE。

2000 年，HeartMate Ⅱ 和 Jarvik-2000 VAD 相继被植入人体；2001 年，全球首例全内置式电动液压式人工心脏（AbioCor TAH）在美国路易斯维尔大学犹太医院植入成功，患者术后存活近 5 个月。

经过不断研发改进，Jarvik-7 发展成为 CardioWest，最终于 2004 年以 SynCardia TAH 的商品名成为全球迄今唯一的全植入气动式 TAH 投放市场。

2006 年，HardWare HVAD 首次应用于人体。2009 年和 2010 年，美国 FDA 先后批准 HeartMate Ⅱ VAD 作为终末期心力衰竭的 BTT 和终点治疗（destination therapy，DT）手段。2012 年，HardWare HVAD 被美国 FDA 批准用于 BTT 治疗。2014 年，世界首款全磁悬浮式第三代 LVAD——HeartMate Ⅲ 成功植入人体。2017 年，美国 FDA 批准 HardWare HVAD 用于 DT；同年 HeartMate Ⅲ 被美国 FDA 批准用于 BTT 和桥接恢复（bridge to recovery，BTR）临床试验，并于 2018 年 10 月在美国获批上市。Impella 是唯一获得美国 FDA 认证的经导管介入式人工心脏，它的第一个型号——Impella 2.5 于 2008 年获批，最新型号 Impella ECP 作为世界上最小的介入式血流动力学支持型心脏泵，于 2020 年 10 月获美国 FDA 批准进行早期可行性临床试验，目前试验结果尚未公布。

二、代表性产品的原理、疗效及历史沿革

20 世纪七八十年代以来，全球人工心脏发明专利申请累计 1 197 组（2 553 件），已授权 617 组（1 206 件），有超过 185 个国家的 30 000 余例 ESHF 患者接受了人工心脏植入术，其中除 SynCardia 作为唯一上市的 TAH 总共植入约 1 600 例外，其余全部为 VAD。术后 1 年的生存者 >80%，部分人生存已超过 10 年。在过去的 5 年里，人工心脏的使用量已超过心脏移植的数量，至 2019 年每年已达 3 200 例左右。

（一）心室辅助装置

1. 第一代 VAD 第一代 VAD 是产生脉动血流的搏动泵。主流产品是通过气体的进出使 VAD 内的隔膜摆动，改变相邻血室的容积，交替驱动血室入口和出口的人工瓣膜产生脉动血流。

其代表产品是 HeartMate Ⅰ 和 HeartMate XVE。唯一通过电磁耦合的开闭交替动作直接改变血室容积驱动机械瓣膜产生脉动血流的是 Novacor。HeartMate Ⅰ 于 1986 年被首次植入人体，术后 1 年的生存率为 52%，开创了 LVAD 的先河。机械辅助治疗充血性心力衰竭的随机评价（randomized evaluation of mechanical assistance for the treatment of congestive heart failure，REMACTH）临床试验将 129 例不符合心脏移植条件的纽约心脏协会（New York Heart Association，NYHA）Ⅳ 级心力衰竭（heart failure，HF）患者随机分成 HeartMate XVE 辅助治疗组和药物治疗对照组。结果表明，HeartMate XVE 辅助治疗组总的中位生存期增加了 8 个月，术后 2 年有 29% 的患者存活；而对照组患者 2 年生存率仅为 13%。此类装置必须把粗大的进出气管道通过腹壁打孔连接到植入腹腔的 LVAD。唯一电磁耦合驱动的 Novacor，也因过大、过重而只能放在腹腔。

综上，第一代 VAD 虽填补了 MCS 的空白，终因泵体和气动装置体积大、噪声大、感染率高、破坏血液、易形成血栓、泵故障多、不耐久、严重影响患者心理和生活质量（lquality of life，QO）等缺点，使其早年仅用

于 BTT。因全球尚无适用于儿童的小型平流旋转血泵,所以只有 Berlin Excor 尚可作为体外搏动泵应用于儿童的短期循环辅助。

2. 第二代 VAD　这一代 VAD 完全改变了设计理念:由追求搏动血流的仿生效果转而追求有效向全身泵血的更务实的理念,即由产生脉动血流的搏动泵改为由转子连续驱动血液的轴向直驱平流泵。更合理的电机械设计使血泵体积明显减小;电驱动原理也使经皮粗大的气体管道变为一根细导线。血泵的流场和血液相容性均获得改善,噪声降低,感染率也显著下降,因此提高了患者的生活质量,改善了其预后。因血泵明显减小,可经胸部切口或胸腹联合切口直接插入左心室。

代表性第二代 LVAD 是 1997 年问世的 HeartMate Ⅱ。该产品于 2001 年开始临床试验,植入后感染并发症明显降低,2 年生存率达 58%,5 年生存率达 54%。因此,该产品于 2008 年获美国 FDA 批准用于BTT;2010 年获美国 FDA 批准用于 DT。HeartMate Ⅱ 的问世带动了世界范围内研发第二代 VAD 的热潮。代表产品有 Jarvik2000、Jarvik2002、Berlin Heart INCOR 和 HeartAssist 5 等,但被接受程度和应用数量莫过于 HeartMate Ⅱ。

第二代 VAD 虽有了重大进步,但其缺点是叶轮泵速高、容易损伤红细胞;转子必须有支点,不仅使血泵功率降低,且植入后也易形成血栓。

3. 第三代 VAD　科技的不断发展和紧密的医工结合催生出第三代 VAD——以转子磁悬浮加动压液浮(简称磁液悬浮)或全磁悬浮的连续流为特征的无轴离心泵。第三代 VAD 体积更小,更易于胸内植入,与血泵融为一体的流入口直接插入心室。悬浮轴承的优点是:因无机械摩擦的耗损和产热而提高了机械效率;更低的泵速减轻了对血细胞的摩擦力和剪切应力,从而避免了溶血;流场更合理,有效的泵内回流循环避免了血栓形成。

(1)HeartWare HVAD:第三代 VAD 的首个代表产品是磁液悬浮的 HeartWare HVAD,该泵转子为永磁体,在径向产生磁力悬浮,转子顶部类似螺旋桨的多个倾斜面形成动压面,在旋转时产生反向动压液浮力,使其借助润滑和反推作用的一薄层血液在轴向脱离蜗壳产生悬浮。由于 HVAD 仅重 180g,流入管直接插入左心室,从临床便利和辅助效果看均大大向前迈进了一步,故分别于 2012 年和 2017 被美国 FDA 批准用于 BTT 和 DT。ENDURANCE 前瞻性试验把 HeartWare HVAD 与 HeartMate Ⅱ 进行对比,将 446 例不符合移植条件的 NYHA Ⅲ b/ Ⅳ 级心力衰竭患者以 2∶1 的方式随机分配到两个组,主要终点目标是根据改良 Rankin 量表定义的 2 年内无致残性脑卒中的生存率。结果表明:HeartWare HVAD (简称为 HVAD)符合预先规定的非劣效性标准,在致残性脑卒中、泵更换、紧急心脏移植死亡几个方面的发生率均低于 HeartMate Ⅱ。2021 年 6 月,美敦力公司宣布停止销售已在临床上应用 9 年、使万余例患者获救、在 VAD 领域排名第二的 HVAD,其原因是在更换了一批控制器后一些血泵无法初始启动、重启或重启延迟,另一个原因是术后脑卒中发生率偏高。但最新的对 HeartMate Ⅲ 和 HVAD 随访结果的对比证明,两者 4 年生存率没有显著统计学差异(P= 0.801)。所以,其退市的真正原因有些令人费解。

(2)HeartMate Ⅲ:HeartMate Ⅲ 是 2017 年和 2018 年被美国 FDA 分别批准用于 BTT 和 DT 的全磁悬浮连续流离心泵。它的特性是:①有源磁悬浮转子使之产生径向和轴向双向悬浮;②对蜗壳(定子)内壁做了表面改性,使其生物相容性更好;③转子在轴向血液流道的间隙明显加大;④在更宽的血液流道基础上允许人为编码定时,通常每 2 秒使泵的泵速[单位为转 / 分(rotation per minute, RPM)]减少 2 000RPM,持续 0.15 秒,然后增加 4 000RPM,持续 0.20 秒,最后回到基线泵速设置,以此实现部分脉动模式,快速改变转子速度,产生小的人工脉动,目的是扰动左心室内和泵内血液相对滞流区域,以免产生泵血栓。以上四个措施均降低了泵内血栓和血栓性并发症的风险。2019 年,《新英格兰医学杂志》报道了在不考虑治疗目的的情况下比较 HeartMate Ⅲ 和 HeartMate Ⅱ 治疗 ESHF 的历时 5 年的 MOMENTUM Ⅲ 临床试验结果。6 个月和 2 年的随访证实,HeartMate Ⅲ 在超过 6 个月的长期观察中,脑卒中发生率比 HeartMate Ⅱ 低 63%,且泵更换率更低,安全性能更好。评估两种装置之间的血液相容性相关临床不良事件汇总的二次分析显示：HeartMate Ⅲ组无血液相容性相关临床不良事件者的生存率更高，尤其在65岁以下患者中更明显。这主要归功于没有新生的泵血栓形成和较少的非致残性脑卒中。2018年德国学者Zhigalov首次对共计108例患者植入HeartMate Ⅱ（77例，71.3%）、HVAD（14例，13.0%）和HeartMate Ⅲ（17例，15.7%）三种LVAD的临床情况进行了比较。平均随访时间为（1.52±2.11）年（范围为0~7.95年），总生存率30天为70.4%、1年为51.9%、5年为38.0%。他发现HeartMate Ⅱ、HVAD和HeartMate Ⅲ的生存率和死亡率之间并无显著性差异。金无足赤，HeartMate Ⅲ的转子为有源磁悬浮，要在蜗壳侧壁上配置测量和反馈调控转子位置和泵速的传感器，并为之配置供电、测量、运算等功能电路，不仅增加了血泵的重量，也增加了保证可靠性的难度和对传感器校准的难度，所以在设计、工艺和调控上也略显美中不足。

另一个令全球业界面临的尴尬是，很多医疗中心把市场可及的本来为左心室辅助设计的血泵用于右心室辅助。其缺憾一是外形和结构不适于右心室的解剖特点；二是面对肺动脉（pulmonary artery，PA）的低压力突显"大马拉小车"的弊端，使人们在勉强装上VAD后不得不做流入管加垫、流出管缩径和肺动脉环缩。相信随着科技的不断发展和更加广泛深入的医工结合，定能研发出臻于完美的LVAD和专用于右心室和肺动脉系统的RVAD，并使两者对应不同后负荷却能同步泵出相同的流量。

（3）全植入式心室辅助装置（fully implanted ventricular assist device，FiVAD）：2019年2月哈萨克斯坦国家心脏外科中心宣布，已于2018年12月成功完成了2例男性ESHF患者（INTERMACS均为3级）的FiVAD手术，患者已出院并恢复了正常生活。该成果发表于2019年4月的 *Journal Of Heart And Lung Transplantation*。FiVAD结合了美国的Jarvik 2000 LVAS和以色列的Leviticus Cardio的共面能量传递（coplanar energy transfer，CET）无线供电专利技术，由内部集成控制器、电池及用于收集能量的胸腔内部线圈环组成体内控制和供电系统。两个大型拓扑线圈能确保强大的共振能量供电。无线充电机制和全部植入的电机械系统，取消了传统的体外控制器、电池和经皮导线，建立了人工心脏的新里程碑。FiVAD还配备了耳后备用插座，以备在系统出现任何故障时，迅速插转到传统的体外电池和控制器。专用手表监控器对泵和CET操作全程监控，并对故障实时报警。该完全植入的VAD系统可提供最多8小时的无外接电源支持，使患者在没有任何心理牵挂和身体障碍的情况下自由活动，消除了驱动导线相关感染的风险，实现了患者身心的解放（图1-0-1），使患者生活质量得到极大提高。这一里程碑式的变革为MCS带来了美好的憧憬，使人们看到了地平线上的曙光，但尚需进行大规模和长周期试验，才能最终证明设备的安全性、耐久性、可靠性和对患者的长期影响。

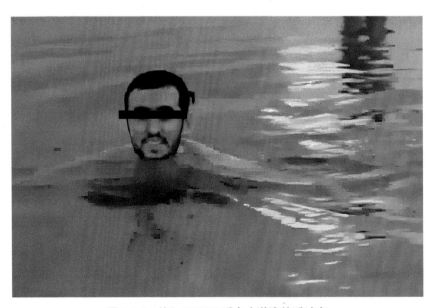

图 1-0-1　植入 FiVAD 后自由游泳的受试者

坚冰已经打破,航路已经开通,随着科技的全面进度,全植入式 MCS 终会成为现实。最近,罗马尼亚学者 Pleşoianu FA 等设计了一种创新的 LVAD 设备,它可以植入皮下,流入管通过人造血管与左心房相连,流出管与锁骨下动脉吻合,通过低成本、低感染风险微创植入技术实现无线充电左心室辅助。该装置尚处在样机和体外测试阶段。但不管无线充电技术如何完美,全球迄今尚无一种被证明是安全的电池获批长期植入人体。所以,人们还期待着高储能安全电池材料学的革命。

（二）全人工心脏

TAH 最初的理论用途是完全取代不可逆性 ESHF 的双心室功能,为患者提供长期生命支持。因为 TAH 要把病变的双心室完全移除,所以在所有设备植入术中是最彻底、最具创伤性也最不留后路的手段。TAH 应用的最初指征是肺功能尚可逆转的严重的双心室衰竭,随着技术发展和临床需求的增加,其应用指征逐步扩大,包括:急性或慢性心脏移植失败、限制性和浸润性心肌病、肺动脉结构和功能基本正常的复杂先天性心脏病、对其他干预措施无反应的恶性心律失常、心肌梗死后巨大室间隔缺损和心脏恶性肿瘤等。作为 BTT,TAH 支持的最长时间已超过 5 年。

TAH 一般用于 BTT,但因供体不足使支持时间被迫延长。TAH 的应用指征是双心室都发生了不可逆的严重衰竭,因而使 80% 的 TAH 患者归于机械辅助循环支持的机构间注册（interagency registry for mechanically assisted circulatory support,INTERMACS）1 级或 2 级。2017 年,INTERMACS 注册数据表明,植入 TAH 的 INTERMACS 1 级者占比为 42%（189/450）。因患者病情更重,气动式装置并发症很多,使 TAH 患者的长期预后很差。

AbioCor TAH 是第一个植入人体内的电 - 液式人工心脏。经美国 FDA 批准进行临床试验后,于 2001 年 7 月 2 日在肯塔基州路易斯维尔的犹太医院将这颗 AbioCor 人工心脏植入患者体内。这一历史性的手术标志着自 15 年前采用空气动力的 Jarvik-7 人工心脏以来,人工心脏首次被用作人类心脏的永久替代品。患者存活了 5 个月,远远超过了临床试验 60 天的目标。但该设备最终被放弃而未能商品化。

以下主要介绍 3 种目前已付应用或在研的极具前景的 TAH。

1. SynCardia　SynCardia 是唯一获得美国 FDA（2004 年）和欧盟产品安全认证（Conformite Europeenne,CE）（2014 年）批准的植入式 TAH,已临床应用 1 600 余例,支持的最长时间为 1 700 天。SynCardia 是模仿人的心脏设置两个"心室"的脉动泵,靠四个倾斜单叶机械瓣产生单向血流,其外观见图 1-0-2。每侧"心室"分成中间被碳纤维和聚氨酯相间排布的共 7 层坚韧隔膜隔开的血室和气室。交替通过体外气源对气室充气和放气,使隔膜摆动,进而使两个血室发生相应的容量改变而产生充盈和射血,支持大、小循环的脉动血流。该泵可通过交流电源或车充进行充电,电池可独立运行 3 小时。

SynCardia 与第一代气体驱动搏动泵相比,其进步在于通过腹壁的两根进出气管道外径变细,使感染发生率下降;可在一定程度上反馈式调节心率（heart rate,HR）和心输出量（cardiac output,CO）。在人工心脏内并没有电极和压力传感器,但通过设在体外气源里的压力传感器和控制器能够感知、测算和评估气动压力波形和进出气量。在收缩期,气压快速达到设定峰值,通过隔膜推动使血室快速射血,在 70ml 的大号血室,能提供 50~60ml 的充盈量,相当于 EF 71%~86%;在 50ml 的小号血室,能提供 30~40ml 的充盈量,相当于 EF 60%~80%。在舒张期,气泵不仅快速放气,而且可以酌加负压,通过隔膜反向摆动使血室容积增大产生负压,虽然心房压力不高,但与生理状态相似,在压

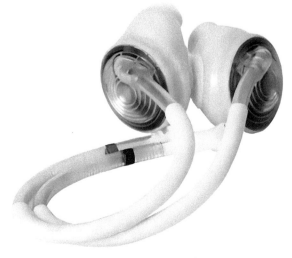

图 1-0-2　SynCardia 外观

力梯度下血液仍可快速进入血室。

血室充盈到约 80% 时，气泵即切换为充气相，使"舒张期"转为"收缩期"。血室充盈时间及充盈量因双心房压和主动脉压、肺动脉压（pulmonary artery pressure, PAP）的高低而异。如此即产生了平均心率一般在 125 次 /min 左右的自动反馈式"心率"。不同的双血室前后负荷的变化也产生了不同的血室充盈量和可变的心输出量。这种实时监测和调控往返流动气量和气压的方法，通过反馈调节即产生了接近生理状态的心率和心输出量，从而产生了类弗兰克 - 斯塔林样效应（Frank-Starling like effect），允许在增加活动时一定程度地增加心输出量。一般在 70ml 大号血室能产生 6.3~7.5 L/M 的心输出量；在 50ml 小号血室能产生 3.8~5.1 L/M 的心输出量。

SynCardia 移植后 1 年生存率为 86%，为挽救 ESHF 患者作出了重大贡献。这款迄今唯一用于临床的植入式 TAH 虽有一定的心率和心输出量的反馈调节机制，但仍存在着一体化气源、控制器十分重、不能长时间离开交流电源、气源管道很粗、机械瓣关闭噪声极大等第一代气动式血泵无法克服的严重缺陷，不仅为患者带来极大的不便，严重降低了其生活质量，而且容易引发脑出血和严重感染，因此影响了这种人工心脏的心理接受度和市场推广率。

2. Carmat　认识到外置气源搏动式 TAH 无法克服的缺陷后，人们开始努力另辟蹊径。Carmat 是一种完全可植入的电液脉动泵，心脏外壳材料是聚四氟乙烯，其外观见图 1-0-3。左右人工心室由贴在一起的

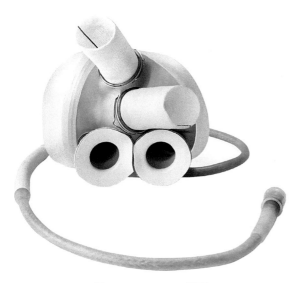

图 1-0-3　Carmat 外观

聚氨酯膜和经戊二醛处理的牛心包膜分别分隔成血液腔室和各自与液压泵相连的液体腔室。液压泵双向运转驱动液体进出液体腔室，使贴在一起的聚氨酯膜和牛心包发生摆动，挤压相邻血液腔室，驱使四个瓣膜相应开闭，产生脉动血流。四个瓣膜也是生物瓣，所有接触血液的材料均为生物组织，使这款人工心脏最大限度地提高了生物相容性，规避了术后抗凝的麻烦，也消除了传统血泵所导致的出血潜在并发症。生物瓣关闭音很轻柔，不会产生可闻噪声。腔内部的电液驱动泵无须外部控制器。植入式集成压力传感器能感知大、小循环的前、后负荷，分别反馈自动调节同期相运转的两个液压泵的输出量，使液体腔室和相邻的两个血液腔室发生节律性舒缩，产生按需流量的脉动血流，使患者获得接近生理需求的大、小循环输出量。

该设备泵血流量范围为 2~9L/min。这种宽泛的按需应变能力使之能高度仿真地满足患者的生理需求。Carmat 不仅在外形上模仿人的心脏，而且厂商还可根据患者的身材特点，进行三维打印，量身定制。这种首次从形态、材料到功能上均力求符合生理特点的智能脉动血流 TAH，至少在理念和实践上是巨大的创新。在验证 30 天生存率的可行性试验中，Carmat 于 2013 年 12 月 18 日在法国乔治·蓬皮杜欧洲医院首次被植入一名 75 岁的男性 ESHF 患者体内。通过经皮导线与 TAH 相连的包括一个控制器和两个电池的重 4kg 的外部设备，提供约 4 小时的供电。在参与试验的 4 例濒死患者中，有 3 例不仅达到研究终点，而且分别存活 74 天、210 天和 270 天，第 4 例患者在术后 20 天因败血症和持续多器官功能衰竭而中止试验。从理论到初步实践均证明，这款 TAH 除结构比较复杂外，因产生的脉动血流高度仿生，血液相容性好，排除了人工心脏导致出、凝血合并症的缺陷，可能很有发展前景。2020 年底，Carmat 获得了欧洲 CE 认证，取得用于 BTT 的资质，适用于终末期双心室心力衰竭 INTERMACS 1~4 级、不能接受 LVAD 并有可能在设备植入后 180 天内进行心脏移植手术的患者。2021 年 7 月，杜克大学医院成功将 Carmat 植入 1 例 39 岁晚期冠心病患者的体内，启动了计划纳入 10 例受试者的临床试验。2020 年 7 月，在法国发起了以该产品对 ESHF 患者行 BTT 支持的多中心前瞻性队列研究，拟纳入 52 例受试者，预期 2025 年 1 月结束入

组,2027年试验结束。最新一代Carmat——Aeson TAH已在2020年12月获得欧洲CE标志认证。2022年7月,在德国启动了对Aeson TAH系统的临床试验,计划纳入95名受试者,于2023年结束。

3. BiVACOR　力图摒弃气动式TAH缺陷的另一个大胆尝试是美国于2019年研制的BiVACOR TAH,其外观见图1-0-4。其设计目的是:用更简捷的原理和方法自动调节和适应大、小循环不断变化的流量需求。这种电驱动的平流离心TAH设计的聪明之处在于,在一个密闭的血室中间设有一个可上下浮动的磁悬浮转子,使血室被分隔成担负肺循环的"右心室"和担负体循环的"左心室"。磁悬浮转子的上下两面设置了可离心式推动血液的叶片。通电后,一个磁悬浮转子可通过上下叶片同时驱动两个"心室"的血液,使大小循环的血液各行其道,产生模拟的双心室循环。悬浮转子在双心房的压力阶差下可以发生自由轴向移动,十分聪明而简便地实现了双房压力的平衡。该装置还能通过瞬间增减泵速产生部分脉动血流。比起Carmat由负反馈控制算法调节两个液体泵流量以调节双泵血流量的思路,BiVACOR仅通过利用双心前负荷压力差使转子轴向自由浮动的简单物理原理,便达到了调节双侧前负荷与泵血流量的目的,在理念和实践上是重大进步。为了最大限度地提高运动适应能力,正在开发各种生理控制系统。目前正对BiVACOR进行慢性动物模型测试。该泵的最大泵血流量

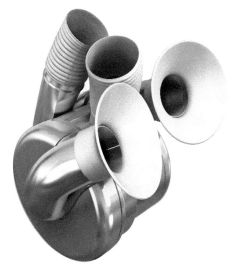

图 1-0-4　BiVACOR 外观

可达12L/min。由于体积较小、泵血流量范围大,同一型号的BiVACOR可用于成人和儿童。为了最大限度地提高运动适应能力,目前正在开发该泵更符合生理需求心输出量的反馈控制系统。大道至简,这种利用单一转子的电磁悬浮TAH的革命性设计,使之有可能成为最有前景的TAH。

无论设计和工艺多么好,接受TAH毕竟是一个"不归路"。一旦发生机、电故障便会导致猝死。因此,对TAH软硬件系统组件的高可靠性、高耐久性、广泛适用性、达到体循环和肺循环之间的有效平衡,以及获得最终的高生活质量和长期生存率诸方面都提出了极高的要求。

正因为曲高和寡,TAH才"起了大早,赶个晚集"。

综上,根据临床需求和转归,人工心脏有3种临床应用场景:①BTR。为急性可逆性心力衰竭患者提供短期的心脏辅助或替代支持,待心脏功能恢复后撤除。②BTT。作为等待心脏移植的桥接过渡,为ESHF患者争取更多的时间等到合适的供体,也可明显改善术前各脏器的功能状态。③DT。作为终末期心力衰竭患者长期替代治疗的手段,改善其症状、提高其生活质量,维持患者长期生存。

除了成熟的手术和临床治疗、管理技术外,如何选择合适的患者、科学地看待每款人工心脏的特殊用途,是一个需要被深入认识和理解的问题。

据美国哥伦比亚大学医学中心Topkara报道,LVAD植入术后心功能恢复可以停止辅助的BTR者不足5%。INTERMACS 2020年报显示,2010年1月—2019年12月的25 551例LVAD植入者中转为HT的BTT者有5 607例(21.9%);被列为HT候选人的有6 874例(26.9%);直接接受DT者为12 865例(50.4%)。迄今未见把三种情形横向比较、明辨因果、最终指导业界做出正确选择和分组的文献。

LVAD支持可中断心室扩张和心肌收缩效率下降的恶性循环,促进心肌逆向重构。INTERMACS归纳了逆向重构和实现BTR的临床指征,如年纪轻、心力衰竭时间短、非缺血性心力衰竭等。绝大多数医疗机构只把LVAD作为BTT或DT之用,而忽略了连续合理用药、调整泵速和心功能监测等促成BTR的必要性。实践证明,在机械支持的早期阶段心功能会明显改善。在正确选择适应证的基础上采用上述策略后,顺利停止辅助率高达19/40(47.5%);停泵后生存率1年为90%,3年为77%,5年为67%,10年为45%。术后2~4周开始的连续超声心动图检查有助于筛选BTR者。最大限度的心脏恢复发生在LVAD之后30天到6个月。长期过度机械支持因发生心肌萎缩和钙循环异常反而使心肌走向不可逆的状态,从"用进

废退"的原理去理解此观点似有道理。

BTR 适合心功能损害相对最轻的人群;DT 恰恰适合在"双心"长期共存的条件下使循环保持理想状态的心肌损害程度居中的人群;而 BTT 往往是无法单纯用 LVAD 长期改善心功能的心肌损害最严重的人群。三者的轻重顺位应是 BTR>DT>BTT。例如,美国 2018 年国家心脏分配系统的政策变化急剧减少了 LVAD 的 BTT 数量,使 73% 的 LVAD 被确定为 DT 使用。在供体奇缺的中国,尤应借鉴国际上这一经验和取向。

LVAD 贵在"A(Assist)"——"辅助"上。合理的心室辅助只应使左心室部分卸载,允许部分血液在功能尚存的心肌挤压下经主动脉瓣(aortic valve, AV)射出。凡左心室剩余功能能够使 AV 开放者,远期预后往往很好;凡心力衰竭严重使主动脉瓣不能开放者,迟早会发生主动脉瓣关闭不全(aortic insufficiency, AI),不可逆转地走向恶化。

医界与器械审核机构的某些人存有一种认知误区——能实现 BTT 的血泵是低标准产品,能实现 DT 的血泵才是高标准产品。

事实证明,以 BTT 为临床试验对象的恰是更严重的患者;能实现 DT 的恰是心功能尚存、病情相对较轻的患者。在医界大部分大样本回顾分析中,都根据预后好坏、有无并发症来评价血泵的优劣。对此必须具体问题具体分析,明辨因果关系。如果发生泵血栓或动脉栓塞,将其归咎于血泵尚情有可原;但如把内脏出血归咎于血泵质量,则血泵似是典型的"替人受过"。这种满拧的误导标准使人们走向了苛刻衡量血泵质量而轻视医疗和管理水平的误区。实际上临床试验考验的并不是血泵性能的优劣,而是医术和管理水平的高低。其实在血泵植入 3 个月后,只要证明其生物相容性好、不溶血、不凝血、不过热、耐久稳定,就应该都是好血泵。此外,和其后的一切不良后果都应是医源性的。在全球心脏供体奇缺成为永恒主题、心力衰竭患者不断增加、科工技术不断进步、医疗和管理水平不断提高的今天,该是跳出误区之时了。只要系统内科药物治疗无效,处于 INTERMACS 3~4 级,甚至具有高危风险特征的 INTERMACS 5~6 级的相对轻(less ill)的心力衰竭患者即应及早接受 LVAD 治疗,使其合并症大大减少,远期成活率大大提高,最终使人们普遍接受一步走向 DT 的价值取向,将其当作最佳选择。对接受 DT 者术后早期仍应积极促进心肌逆向重构,改善心功能,会增加辅助循环时间,提高长期生存率,实现真正意义的终极目的(destination)。

2013 年,美国心脏学会(America Heart Association, AHA)在心力衰竭管理指南中,将 MCS 列为可选择的治疗方案之一。并且随着 MCS 技术的不断进步和术后患者管理水平的全面提升,在异种转基因的心脏移植获得成功之前,MCS 会日益成为终末期心力衰竭患者用于 DT 治疗的选择。美国 2018 年实施 HT 供体分配新规后,2019 年统计有 70.15% 的 LVAD 植入术后患者被纳入 DT 选择。这一趋势对业界有方向性的指导意义。

三、国内人工心脏研发概况

与国外相比,我国在人工心脏领域的自主研发和制造起步并不晚,但进展缓慢。

1978 年 11 月,著名外科专家黄家驷教授在广州主持召开了全国第一次人工心脏大会,有力地推动了国内人工心脏事业的发展;同年,北京医学科学院首先报道了以自制囊状辅助泵进行山羊左心室辅助的动物实验,使动物存活了 11 天。1985 年 5 月,全国第二次人工心脏大会在南京召开。会议上就泵体聚氨酯材料的合成及其生物学的评定方法、各种气动式血泵——囊泵、圆筒泵和隔膜泵的设计制造、电动泵的研究、人工心脏参数的体外模拟循环装置、驱动系统设计和动物实验等进行了交流;同年,上海仁济医院研制的推板泵用于绵羊的左心室辅助实验,使动物存活了 15 天。1986 年,上海第二医科大学生物医学工程系将气动式辅助泵用于小牛左心室辅助实验,使动物存活了 18 天。

1990 年,广东省人民医院(广东省心血管病研究所)罗征祥和上海仁济医院叶椿秀开始研制气动隔膜左心室辅助泵,即"罗叶泵"。1991 年,罗征祥在广东省人民医院开展罗叶泵的心室辅助动物实验(图 1-0-5)。罗叶泵于 1998 年 5 月开始临床试用,至 2000 年 3 月共 4 例患者应用了罗叶泵行左心室循环辅助,辅助时间 30.3~116.0 小时,平均 78.1 小时。1992 年,黑龙江省心血管病研究所(牡丹江心血管病医院)刘晓程与美国犹他大学 Kolff 实验室联合研制了由聚氨酯高分子制作的一款"全人工心脏":两个心室中间有一个充气的腔驱使两个心室脉动式射血。1996 年,江苏理工大学钱坤喜等报道应用自制轴流泵对小牛进行左心室辅助 62 天。2 年后,钱坤喜等再次报道应用该泵对法洛三联症矫治术后低心排血量综合征患者进行双心室辅助 43 小时,但患者终因肾衰竭而死亡。首都医科大学附属北京安贞医院蔺嫦燕、李冰一等 1997年以来相继研制了植入式离心泵、轴流血泵及螺旋混流血泵,并进行了体外模拟和动物实验研究。

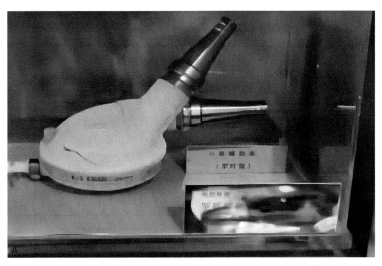

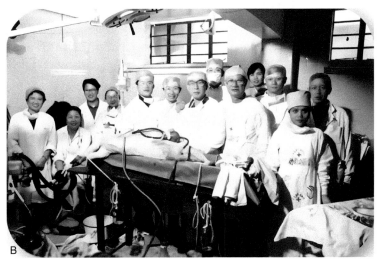

图 1-0-5　国内罗叶泵的研制

A. 罗叶泵;B. 罗征祥及其团队开展罗叶泵心室辅助动物实验。

　　2004 年,泰达国际心血管病医院刘晓程、张杰民等与中国航天科技集团第九研究院第十三研究所共同研发的第二代轴流血泵为钛合金材料的微型轴流血泵,对其陆续进行了体外实验和动物实验。在血泵连续运行的 6 个小时内,其工作性能稳定。2006 年,中国医学科学院阜外医院(后简称阜外医院)胡盛寿等研制半叶片转子式轴流血泵,完成了轴流血泵左心室辅助羊的系列动物实验,后期进行了 4 例重症心力衰竭患者救治的临床试验,用作心脏移植的"桥梁"。

　　以上是国内第一、二代 VAD 研制的简要发展。进入 21 世纪后,随着知识"爆炸"和科学技术的迅速进步,国内 VAD 也进入第三代,并形成迅速发展态势。

　　自 2009 年起,泰达国际心血管病医院刘晓程与中国运载火箭技术研究院十八所在国内最早开展了第三代 LVAD——HeartCon 磁液悬浮离心血泵("火箭心")的联合研究。通过迭代改进后,于 2013 年 3 月在泰达国际心血管病医院将 HeartCon 植入实验羊"天久"体内,使之健康存活 120 天,创下了国内最长存活纪录等五项第一(图 1-0-6)。HeartCon 是第三代磁液悬浮离心血泵,重 180g,可泵血 10L/min,批量生产的产品溶血指数(normalized index of hemolysis index, NIH)<0.002g/100L,达到国际先进水平。

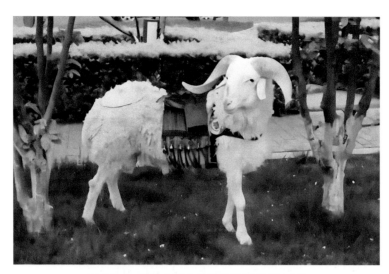

图 1-0-6　植入火箭心的动物实验羊"天久"

2013 年"火箭心"——HeartCon 磁液悬浮离心血泵实验羊"天久",存活 120 天。

2010 年,日本药品和医疗器械机构(Pharmaceuticals and Medical Devices Agency, PMDA)批准 EvaHeart 用于 BTT。2013 年,重庆永仁心医疗器械有限公司从日本引进了 EvaHeart。2014 年,苏州同心医疗器械有限公司(后简称苏州同心)研发了第三代全磁悬浮式人工心脏 CH-VAD,并陆续进行了体外测试和动物实验。2016 年,深圳核心医疗科技股份有限公司研发了小型磁悬浮人工心脏 Coreheart。2017 年,在 HeartCon 产品定型并送检合格后,泰达国际心血管病医院开展了批量动物实验,6 只实验动物全部健康存活超过 90 天,最长存活 180 天。2018 年 6 月,HeartCon 获批进入创新医疗器械特别审批程序。2017 年 6 至 10 月期间,阜外医院以人道主义豁免形式,将 CH-VAD 用于救治 3 例危重患者。2018 年,在阜外医院等三家医院启动了 EvaHeart I"永仁心"临床试验,实施了 15 例临床植入手术。该产品于 2019 年 8 月获批注册上市,成为国内第一个上市的植入式心室辅助产品。因该装置重 450g,只能安放在腹部,电池驱动装置重达 3 000g 以上,且需液封和体外水循环装置,故在一定程度上限制了其推广应用。

2019 年 3 月,泰达国际心血管病医院以人道主义救助方式将 HeartCon 植入 2 例 ESHF 患者体内。十年磨一剑,"火箭心"——HeartCon 终于在人体内成功运转。同期,阜外医院牵头开始进行 CH-VAD 的临床试验。2020 年 8 月,HeartCon 获批正式进入临床试验。刘晓程启动了包括泰达国际心血管病医院、复旦大学附属中山医院、中南大学湘雅二医院、郑州市第七人民医院、福建医科大学附属协和医院、四川大学华西医院、中国医科大学附属第一医院、海军军医大学第一附属医院(上海长海医院)、广东省人民医院、天津市第一中心医院、江苏上人民医院(又称南京医科大学第一附属医院)十一个院所在国内首次开展 MCS 多中心临床试验(图 1-0-7)。

2021 年 11 月,因未完成国家药品监督管理局规定的 50 例临床试验[仅完成 25 例(观察期 3 个月内存活 23 例)],CH-VAD 获批有条件上市。2021 年 8 月,HeartCon VAD 成功完成 50 例 ESHF 临床试验,于 2022 年 7 月获批上市,这是国内首个完全按国家药品监督管理局规定成功完成 50 例临床试验且于国内植入数量最多的纯国产"人工心脏"。2022 年 1 月,深圳核心医疗科技股份有限公司(后简称深圳核心)的 Corheart 6 多中心临床试验启动,Corheart 6 血泵直径 34mm、厚度 26mm、重量约 90g,该临床试验于 2022 年 7 月完成,产品于 2023 年 6 月获批上市。

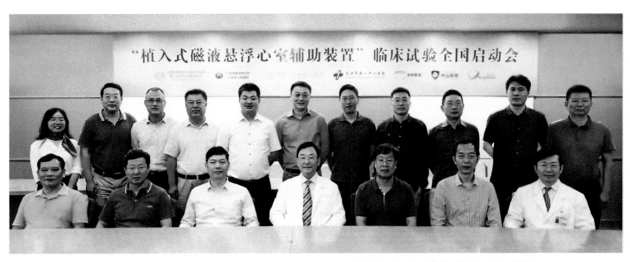

图 1-0-7　2020 年"火箭心"——HeartCon 心室辅助装置多中心临床试验启动会合影

至此,已有四款 LVAD 国产医疗器械,即 EvaHeart、CH-VAD、HeartCon 和 Corheart 6 在中国内地获批上市,标志着我国人工心脏的研发和临床应用上升到了一个崭新的阶段。最新数据(截至 2023 年 4 月)表明,全国共有 363 例终末期心力衰竭患者接受了 LVAD 治疗,增长迅速。

HeartCon 与在全球已植入万余例的第三代悬浮泵的创始作、代表作——HVAD 相比,有如下区别。

1. 防止溶血性能更优　HeartCon 血泵叶轮直径 36mm,比 HVAD(34mm)更大,因此在输出相同流量的情况下,泵速更低,对红细胞破坏更小。

在保证转子径向支撑刚度的前提下,尽可能地减少了轴向刚度。经不断优化迭代,HeartCon 的动压面积比 HVAD 的动压面积增加了约 20%,使壁面剪切力尤其是高剪切力面积降低,对血细胞破坏更小。HeartCon 血泵剪切力分布情况见表 1-0-1。动物实验表明,HeartCon 血泵的溶血指标表现优异,这方面与 HVAD 对比情况见图 1-0-8。50 例临床试验表明,术后乳酸脱氢酶(lactic acid dehydrogenase,LDH)和游离血红蛋白(free hemoglobin,FHb)均优于 HVAD。

表 1-0-1　HeartCon 血泵剪切力分布情况

壁面剪切力 /Pa	面积占比 /%	标量剪切力 /Pa
≤100	86.09	≤10
>100	13.91	<100
>500	0.05	≥100

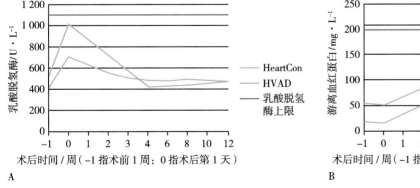
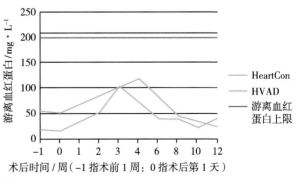

图 1-0-8　HeartCon 血泵动物实验溶血指标与 HVAD 对比

A. LVAD 植入后乳酸脱氢酶(LDH)水平变化趋势,横坐标为术后时间(–1 为术前 1 周,0 为术后第 1 天),纵坐标为血浆 LDH 浓度(U/L);B. LVAD 植入后游离血红蛋白(free hemoglobin,HFb)水平变化趋势,横坐标为术后时间(–1 为术前 1 周,0 为术后第 1 天),纵坐标为血浆 FHb 浓度(mg/L)。

2. **防止凝血性能更优** 遵照相关规程,采集6名健康成人的新鲜全血,用6台随机抽样血泵与6份血液随机配对,模拟生理环境,在循环实验台上做血小板激活试验。如图1-0-9结果显示,血小板计数、平均血小板体积及分布宽度和血小板激活标志物CD62P、PAC-1和D-二聚体因子等多项参数,在泵运转6小时后几乎无变化,证明HeartCon血泵对血小板积极参与的凝血系统功能无影响。这一结果也优于HVAD。

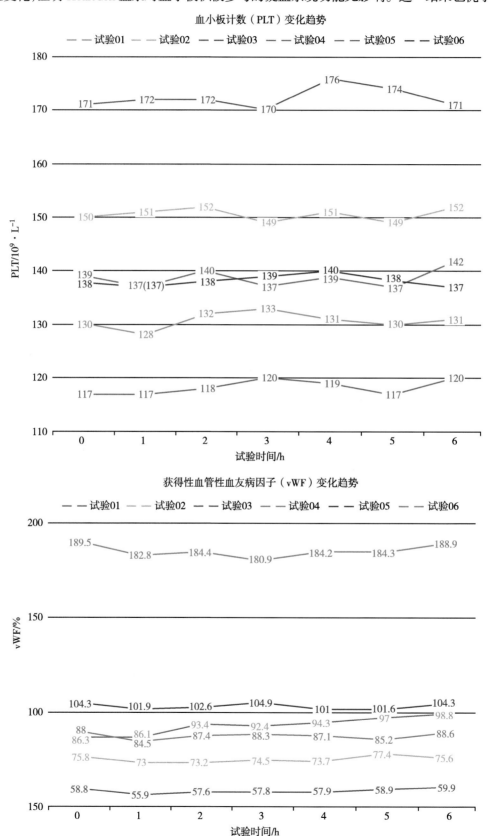

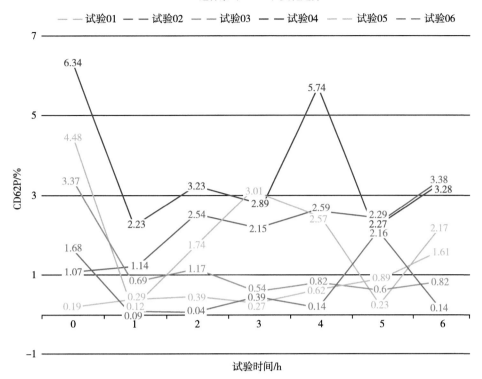

P-选择素（CD62P）变化趋势

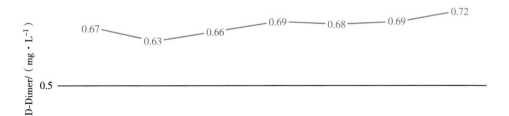

D-二聚体（D-Dimer）变化趋势

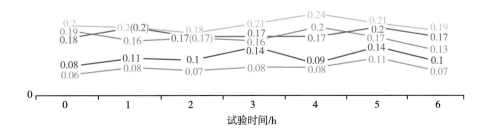

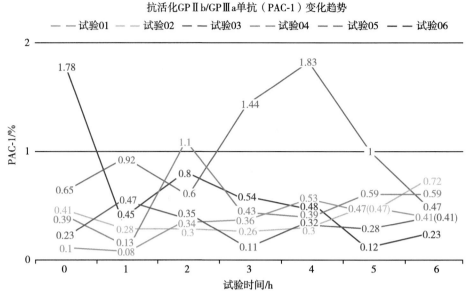

图 1-0-9　HeartCon 血泵体外血小板激活试验结果

3. 控制与驱动功能更安全可靠　HeartCon 采用中国航天产品中广泛应用的 BLDC 无位置传感器,其驱动技术成熟稳定;控制器对电机参数不敏感,和电机 100% 互换。13 年来,不论是在工学环境、动物环境还是人体环境下从未发生启动失败。采用泵速电流双闭环设计控制泵速,运转稳定,泵速波动小。

综上所述,通过 HeartCon 的研发和应用过程证明,只要注重细节,精益求精,磁液悬浮的电机械原理完全能够安全有效地运用于人工心脏。

航天泰心医疗科技有限公司最新自主研发的 HeartCon 2 是全球首创的无传感反馈电路的磁悬浮 VAD,结构大大优化,功能和可靠性也大大提升,尺寸和重量大大减小。已问世的 HeartMate 3 重 200g,苏州同心的 CH-VAD 重 180g,深圳核心的 Coreheart 6 重 90g,而 HeartCon 2 仅重 75g,其体外溶血试验 NIH 为 0.0001g/100L,达到了世界领先水平。HeartCon 2 的问世,标志着中国 VAD 的研发由跟跑、并跑,已进入该领域世界领跑行列。

四、心室辅助装置的未来

截至目前,全球有超过 185 个国家的 2 万多例晚期心力衰竭患者接受了 VAD 移植术,术后 1 年生存者 >80%,部分生存期超过 8 年。在过去 5 年中,VAD 的使用量已超过心脏移植的数量。鉴于晚期心力衰竭药物保守治疗的效果有限,而心脏移植供体又严重不足,VAD 在国际上的研发和应用方兴未艾。

《中国心血管健康与疾病报道 2021》中指出:在我国心力衰竭患者中,有超过 1 300 万例需要积极地干预治疗,但因供体来源严重不足,2015—2020 年在内地实施并上报的心脏移植年手术数量依次为 279 例、368 例、446 例、490 例、679 例和 557 例,6 年仅完成 2 819 例,远远不能满足临床需求。VAD 已成为国际指南推荐的晚期心力衰竭的标准化治疗方式之一,但由于 VAD 的选材、设计和生产等技术难度大,其产品专利主要为国外公司垄断,且价格十分昂贵,加之对 VAD 植入操作、围手术期和术后长期管理等要求很高,使国内几十年来一直处于空白状态。可喜的是,近 3 年来中国已有四款 LVAD（EvaHeart、CH-VAD、HeartCon 和 Corheart 6）在国内被批准上市,一举打破了国外独家垄断的局面。但国产 LVAD 尚处于临床应用的初始阶段,截至目前总植入数量不足 400 例,尚未形成广泛的应用态势。在国内广泛开展 VAD 工作有几个不利因素:①没有纳入社会医保,治疗费用昂贵,广大患者也难以承担;②一些专家以传统心外科的经验来对待 VAD 术后患者,由于重手术、疏管理,严重影响了患者术后的生存质量和生存率;③受患者与家属文化素质、生活条件等影响,在电池、控制器、导线等体外附件的管理上出现很多问题,在术后情况沟通、配合治疗和管理上也出现诸多问题。

总之,对于目前我国国情,社会各界只有认识到差距、奋起直追,才能克服 VAD 在中国"早产"所发生的"并发症"。

近 10 年来,以 LVAD 为代表,在工程设计、控制技术、植入方式和植入后预后改善方面的提高十分迅速。在过去的 5 年当中,LVAD 的使用量已超过心脏移植的数量,治疗后 2 年生存率已经接近甚至超过了心脏移植。LVAD 在难治性 ESHF 患者中的应用占全部植入式 VAD 的 90%,为心脏移植治疗提供了一种切实可行的替代方案,可作为 BTT 或 DT。美国的人工心脏每套约 10 万美元(约合人民币 70 万元)。法国 2013 年的人工心脏手术费为 14 万 ~18 万欧元(人民币 110 万 ~140 万元)。2019 年,在日本换人工心脏的费用折合成人民币要 160 万元。总体看来,国际上人工心脏的价格是人民币 80 万 ~100 万元。随着自主知识产权、自主品牌的国产人工心脏的上市,必将打破国外垄断,有望大幅度降低人工心脏价格,施惠于晚期心力衰竭患者。可以预见,在未来的几年或十几年里,在中国乃至世界范围内,VAD 会成为终末期心力衰竭最常见的手术治疗选择,从而大大超过原位心脏移植的数量。

包括 VAD 在内的 MCS 在过去的 30 年里取得了巨大进展。在世界范围正掀起设计和开发新型、更先进 VAD 的热潮,正在有效地解决不良事件和特殊人群应用的突出问题,这些努力方向包括:用于长期支持的微创主动脉内球囊泵(NuPulseCV)、无阀 VAD,以及使用磁驱动活塞产生脉动流(TorVAD——风车技术)等。其他一些重大关注点是:植入式儿童 MCS、右心 VAD 和双心流量同步 VAD、经皮充电 VAD 等。

以 Carmat 和 BiVacor 为代表的两个领军性全人工心脏一旦被证明性能稳定而耐久,必将成为人工心脏花园中极为绚丽的奇葩。

究竟是双心室辅助好还是全人工心脏好? 笔者认为,不管多么严重的心力衰竭,如果左、右心室都有残存功能,既然如此,帮一下多好? 何必用全人工心脏将其彻底剥夺呢? 此外,双心室辅助一旦发生泵故障,总有余地更换。而全人工心脏一旦发生故障则无力回天了。

不管是全人工心脏还是 VAD,如能去除体外附件,将会大大降低感染率、提高患者生活质量。这是人工心脏必须克服的共同难题和努力方向。

跨学科团队密切合作在人工心脏的发明、制造和临床应用方面起着决定性作用。随着医学生物学、材料学、加工工艺、电池技术和自动控制等领域的不断进步,人工心脏将日臻完善。可以预计,小型化、全内置和自适应人体供血需求的全新一代高智能人工心脏时代会很快到来!

(刘晓程)

参考文献

[1] 中华医学会心血管病学分会心力衰竭学组,中国医师协会心力衰竭专业委员会,中华心血管病杂志编辑委员会. 中国心力衰竭诊断和治疗指南 2018 [J]. 中华心血管病杂志,2018,46(10):760-789.

[2] 《中国心血管健康与疾病报道》编写组.《中国心血管健康与疾病报道 2021》概述 [J]. 中国心血管病研究,2022,20(7):577-596.

[3] STAWIARSKI K,RAMAKRISHNA H. Left Ventricular Mechanical Circulatory Support-Assessing Outcomes With New Data [J]. J Cardiothorac Vasc Anesth,2021,35(8):2499-2502.

[4] DEMBITSKY W P,TECTOR A J,PARK S,et al. Left ventricular assist device performance with long-term circulatory support:lessons from the REMATCH trial [J]. Ann Thorac Surg,2004,78(6):2123-2129.

[5] AARONSON K D,SLAUGHTER M S,MILLER L W,et al. Use of an intrapericardial,continuous-flow,centrifugal pump in

patients awaiting heart transplantation[J]. Circulation, 2012, 125(25): 3191-3200.

[6] ROGERS J G, PAGANI F D, TATOOLES A J, et al. Intrapericardial left ventricular assist device for advanced heart failure[J]. N Engl J Med, 2017, 376(5): 451-460.

[7] GOLDSTEIN D J, NAKA Y, HORSTMANSHOF D, et al. Association of clinical outcomes with left ventricular assist device use by bridge to transplant or destination therapy intent: The multicenter study of MagLev technology in patients undergoing mechanical circulatory support therapy with HeartMate 3(MOMENTUM 3)randomized clinical trial[J]. JAMA Cardiol, 2020, 5(4): 411-419.

[8] 严舒, 陈娟, 卢岩, 等. 国内外植入式心室辅助装置研发与应用进展[J]. 中国医学装备, 2022, 19(1): 21-26.

[9] 肖学钧, 罗征祥. 心脏辅助循环发展史及其展望[J]. 医疗保健器具, 2005(3): 41-43.

[10] MUELLER M, HOERMANDINGER C, RICHTER G, et al. Retrospective 1-year outcome follow-up in 200 patients supported with HeartMate 3 and HeartWare left ventricular assist devices in a single centre[J]. Eur J Cardiothorac Surg, 2020, 57(6): 1160-1165.

[11] ZHIGALOV K, MASHHOUR A, SZCZECHOWICZ M, et al. Clinical Outcome and Comparison of Three Different Left Ventricular Assist Devices in a High-Risk Cohort[J]. Artif Organs, 2018, 42(11): 1035-1042.

[12] PLEŞOIANU F A, PLEŞOIANU C E, BARARU BOJAN I, et al. Concept, Design, and Early Prototyping of a Low-Cost, Minimally Invasive, Fully Implantable Left Ventricular Assist Device[J]. Bioengineering(Basel), 2022, 9(5): 201.

[13] TEUTEBERG J J, CLEVELAND J C JR, COWGER J, et al. The Society of Thoracic Surgeons Intermacs 2019 Annual Report: The Changing Landscape of Devices and Indications[J]. Ann Thorac Surg, 2020, 109(3): 649-660.

[14] TOPKARA V K, GARAN A R, FINE B, et al. Myocardial Recovery in Patients Receiving Contemporary Left Ventricular Assist Devices: Results From the Interagency Registry for Mechanically Assisted Circulatory Support(INTERMACS)[J]. Circ Heart Fail, 2016, 9(7): 10.

[15] MOLINA E J, SHAH P, KIERNAN M S, et al. The Society of Thoracic Surgeons Intermacs 2020 Annual Report[J]. Ann Thorac Surg, 2021, 111(3): 778-792.

[16] BIRKS EMMA J, DRAKOS STAVROS G, PATEL SNEHAL R, et al. Prospective Multicenter Study of Myocardial Recovery Using Left Ventricular Assist Devices(RESTAGE-HF[Remission from Stage D Heart Failure]): Medium-Term and Primary End Point Results[J]. Circulation, 2020, 142(21): 2016-2028.

[17] DANDEL M, WENG Y, SINIAWSKI H, et al. Pre-explant stability of unloading-promoted cardiac improvement predicts outcome after weaning from ventricular assist devices[J]. Circulation, 2012, 126(suppl 1): S9-S19.

[18] SIMON M A, PRIMACK B A, TEUTEBERG J, et al. Left ventricular remodeling and myocardial recovery on mechanical circulatory support[J]. J Card Fail, 2010, 16(2): 99-105.

[19] XYDAS S, ROSEN R S, NG C, et al. Mechanical unloading leads to echocardiographic, electrocardiographic, neurohormonal, and histologic recovery[J]. J Heart Lung Transplant, 2006, 25(1): 7-15.

[20] FARRAR D J, HOLMAN W R, MCBRIDE L R, et al. Long-term follow-up of thoratec ventricular assist device bridge-to-recovery patients successfully removed from support after recovery of ventricular function[J]. J Heart Lung Transplant, 2002, 21(5): 516-521.

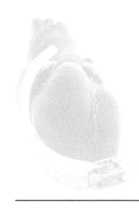

第二章
HeartCon 心室辅助系统的研制

近年来,随着科学技术的不断发展,人工心脏技术在国内外得到了高度重视、广泛研究和临床应用,丰富和改变了晚期心力衰竭的治疗方式,大大提高了患者的生存率和生活质量。我国 VAD 研究虽然起步晚,既往进展相对缓慢,但近些年得到了快速、蓬勃的发展。2009 年,中国运载火箭技术研究院(又名中国航天科技集团有限公司第一研究院)第十八研究所启动了国产 VAD 的研制,并于 2011 年由国家国防科技工业局(简称国家国防科工局)批准立项,2016 年经财政部国防司批准成立航天泰心科技有限公司,致力于实现完全自主研发、完全国内生产和完全自主可控的心室辅助系统。

在研发人员的不断摸索和努力下,首个国产心室辅助系统 HeartCon 横空出世,通过了电磁兼容、耐久、溶血和血小板激活等测试,截至 2018 年完成了数十例实验羊的长期存活实验,产品的安全性和有效性得到了充分验证,并于 2019 年成功实现 2 例人道主义救治,在 2020 年 9 月至 2021 年 7 月期间完成了 50 例多中心临床试验,不仅取得了优异的试验结果、使产品获批成功上市,而且挽救了众多患者的生命和家庭。该系统的性能达到了国际先进水平,实现了从无到有的突破,为国内心力衰竭患者带来了希望。

HeartCon 心室辅助装置采用了先进的磁液悬浮原理,血泵的内流道设计经历了多轮、多目标值优化,在液浮轴承稳定性、剪切力分布、流速分布、叶轮平衡力和血泵效率中取得了最佳平衡,其溶血实验结果可达 1×10^{-3}g/100L 以下。同时,先进的加工和表面处理工艺、良好的控制和驱动算法、稳定的电控系统设计也使得 HeartCon 系统能够成为晚期心力衰竭患者的福音。当代信息通信技术的开创性应用可以使医护人员对每个植入 HeartCon 血泵患者的生理状态进行远程监护,在出现紧急情况时对患者进行远程诊疗和指导,尽最大努力保障患者的长久获益。

第一节　心室机械辅助循环装置

一、原理和特点

心脏的主要功能是泵血。因此,MCS 是一种部分或全部替代自然心脏泵血功能的医疗器械。此类装置的核心部件是一个"血泵",通过泵的机械做功驱动血液持续前向流动,为全身循环提供流量和压力,从而实现对心脏的辅助或替代治疗。根据治疗的适应证和应用场所的不同,血泵既可以短期辅助,也可以长期使用;既可以体外应用,也可以植入体内。目前,国内外已经研发出了多种类型的机械辅助循环类医疗器械,例如体外短期应用的主要用于心脏手术的体外循环机、用于为重症心肺衰竭患者提供持续支持的体外膜氧合(extracorporeal membrane oxygenation, ECMO);体内短期应用的用于心功能不全等危重症患者的抢救和治疗的主动脉内球囊反搏(intra-aortic balloon pump, IABP);体内长期应用的用于终末期心力衰竭患者长期辅助治疗的植入式 VAD 和 TAH 等。

通常情况下,血泵有一个入口管道和一个出口管道;血液经过入口管道流入血泵,经过泵的机械做功后产生足够的流量和压力,从出口管道打入循环系统,从而起到对自然心脏泵血功能的辅助或替代作用。血泵的转流方式可以有多种,例如 ECMO 的 V-V 转流模式就是经静脉将静脉血引出,经氧合器氧合并排除二氧化碳后再泵入另一静脉,这种转流模式适合单纯肺功能受损的患者,主要用于体外呼吸支持。但是大部分血泵的应用都是跨心脏转流模式,从静脉或心室内引出静脉血,经血泵提供流量和压力后再泵入动脉,此时血泵是与心脏并联工作的,直接为心脏卸载,支持心脏功能。根据血泵应用场合的不同,入口管道和出口管道的连接方式是多样的,例如在体外应用的 ECMO,在采用 V-A 转流模式时,可通过股动脉和股静脉中植入插管,血泵通过插管从静脉吸出血液后,再通过插入管将血液泵入动脉;用于为危重心功能不全患者提供心脏辅助治疗的 Impella 是一种跨主动脉瓣将血液从左心室泵入主动脉的左心室辅助装置,泵从动脉中植入,泵的出口管道位于主动脉根部,而入口管道穿过主动脉瓣直接插入左心室内,血泵直接通过流入管道从心室内将血液泵入主动脉。

对于患有终末期心力衰竭且具有死亡风险的患者,如无法及时获得供体进行心脏移植,则植入 VAD 是最有效的治疗手段。VAD 的核心部件是一个可长期植入体内的血泵,其入口管道通常直接与心室连接,出口管道与主动脉连接。血泵的出口管道通常都选用织物材质的人造血管,与主动脉缝合。根据血泵的设计,尤其是体积和质量大小的不同,一些体积较大且质量较重的血泵会被植入至膈肌处乃至腹腔内,需要通过一根较长的入口管道组件将血泵的入口与心室连接,例如 EveHeart 和最早得到广泛应用的 HeartMate Ⅱ;而体积较小和质量较轻的血泵可以直接将泵固定在心包腔内,泵上伸出的较短的入口管道直接插入到心室内,例如 HeartMate Ⅲ 和目前国内得到临床应用的 HeartCon。

早期的血泵通常是仿照人类自然心脏搏动方式研制的搏动泵,采用气动或电动挤压来推动血液流动做功。此类血泵是一种容积泵,通过周期性改变泵内容积提供持续搏动性的流量和压力,但是这类血泵通常体积巨大、附件众多、可靠性也相对较低,大部分只能置于体外进行短期心室辅助,且因其提供的搏动性血流与心率并不匹配,因此在用作辅助治疗时,反而会导致血液出现回流从而增加了血栓形成的风险。

后续的研究者,特别是当 NASA 介入并引进在火箭上所采用的叶片泵技术后,采用旋转式的连续流血泵成为国际主流研究方向并取得成功。此类血泵采用轴流泵或离心泵的原理,使用高速旋转的叶轮转子为血液提供动力,可完全植入患者体内,相比搏动式产品更小更耐用,可安全应用于长期辅助,且不良事件更少。目前,国际主流的体内植入甚至于体外应用的血泵均是连续流血泵。

二、心室辅助装置分类及特点

(一)心室辅助装置分类

通常,旋转血泵根据其叶片工作原理的不同,又分为轴流泵和离心泵两种类型。

1. 轴流泵　轴流泵是靠旋转叶轮的叶片对液体产生的作用力使液体沿轴线方向输送的泵,主要是靠叶片的升力将流体引到出口,其原理实际上是机翼产生升力的反向作用。我们知道,假设机翼悬挂在流体中,流体以一定的速度流过时,翼面发生负压,翼背发生正压,其正、负压力的大小与翼形、迎角(翼背与液流方向之倾角)及流体速度的大小有关。如果流体不动,而机翼以相等速度在流体中运动时,则翼背和翼面受到与之前相同的正压和负压,即翼面(机翼上面)为负压,翼背为正压,在此压力的作用下机翼将获得升力。如果将机翼形的桨叶固定在转轴上,形成一个螺旋形的叶轮,并使之不能沿轴向移动,则当转轴高速旋转时,叶轮的入口一侧(即翼面)因负压而有吸流作用,出口一侧(即翼背)因正压而有排流作用,如此一吸一排造成了液体的流动,此时液体将通过轴流泵获得持续的压力和流量。

2. 离心泵　离心泵是靠叶轮旋转时产生的离心力来输送液体的泵,依靠的是液体因惯性产生的离心作用。离心泵在启动前,必须使泵壳和流入管道内充满流体,当叶轮高速旋转时,叶轮对位于叶片间的流体做功,流体受离心作用,由叶轮中心被抛向外围,蜗线形状的泵壳汇集从各叶片间被抛出的流体,这些流体在壳内顺着蜗壳形通道逐渐向扩大的方向流动,使流体的动能转化为静压能,减小能量损失,所以蜗壳的作用不仅在于汇集流体,它更是一个能量转换装置;依靠叶轮高速旋转,迫使叶轮中心的液体以很高的速度被抛开,从而在叶轮中心形成低压,流入管道中的液体因此被源源不断地吸入叶轮中心,此时液体将通过离心泵持续获得压力和流量。

(二)不同类型心室辅助装置的特点

旋转血泵采用轴流泵或离心泵原理,均有十分明显的特点。

1. 轴流泵的特点　①采用轴流泵设计原理的旋转血泵,因血液流通方向是沿轴向的,因此血泵的入口管道和出口管道是同方向的,且通常泵体呈现一个偏细长的圆柱形,形状相对规则,对于解剖相容性的设计更为有利;②旋转的叶轮叶片可以直接驱动血液产生向出口的流速,且泵内阻力相对较小,产生流量的能力高于建立压力的能力,因此更适合大流量、低压力的应用,例如用于右心室的辅助;③当泵停止工作时,反流现象会更加严重;④入口端不易产生负压,不易产生气蚀现象;⑤启动时对入口处的气泡不敏感,气体可以顺利地随流体排出,不会产生气缚现象;⑥泵产生流量的能力对压差相对不敏感,流量特性曲线更陡峭,在相同的心室压力脉动下产生的输出流量脉动较小,临床应用时产生脉压差的能力相对更低;⑦在同等体积和输出能力下,轴流泵的泵速通常比离心泵更高。

2. 离心泵的特点　①采用离心泵设计原理的旋转血泵,因流入管道的方向与流出管道是交错垂直的,且泵体通常是一个扁圆的蜗壳,形状相对不规则,特定的植入位置会使血液的流入管道和流出管道的走向更加顺畅,相对更适合蜗壳紧贴着心尖植入;②血泵的流量源自离心叶片建立压力的能力,因此更适合高压力、低流量的应用;③当泵停止工作时,因泵内阻力更高,反流现象并不明显;④入口端易产生负压,往往需要特别的设计以消除可能发生的气蚀现象;⑤启动时需要确保液体完全充满泵内空间,对排气的要求较高;⑥泵产生流量的能力对压差十分敏感,流量特性曲线更平直,在相同心室压力脉动下产生的输出流量脉动较大,临床应用时产生脉压差的能力相对更强;⑦在同等体积和输出能力下,离心泵的泵速通常比轴流泵更低。

三、心室辅助装置的设计及代表产品

旋转血泵与通常意义上的其他流体泵最大的不同是工作介质,即旋转血泵所驱动的流体为血液,血泵在驱动血液产生压力和流量的同时,需要确保不会对血液的生理功能产生破坏性影响。因此,血泵通常需要对其流体力学的特性进行精密的计算和优化,在控制血泵体积和保证输出能力的前提下,血泵的流场设计应尽可能地降低叶片旋转时对流体产生的剪切力,并尽可能消除湍流区和静止区,从而避免血液各类生物成分的破坏和血栓的形成。这种流场的设计和优化过程十分复杂和漫长,需要借助有限元计算工具实现。通常,由此设计出的血泵的流体组件(例如叶轮)的形状非常复杂,且必须十分精密,因为任何微小的改变都有可能破坏甚至颠覆原本的流场设计。

为减少血泵植入后的异物感,降低炎症反应的风险,提高患者长期植入血泵后的生存质量,血泵的体积、质量及长期运行时的发热应尽可能降低,因此血泵通常使用高度集成化的精密设计、高性能的电机定子线圈和磁体组件。血泵的电机设计通常高度优化且与泵体的设计高度集成,以在最小的体积下获得最高的运行效率。

血泵由于长时间与血液接触,必须保证足够的抗凝血功能,血泵往往会使用具有高度生物惰性但是加工难度较大的钛合金、陶瓷等材料制造,所有血液会接触到的表面必须高度抛光或经过特殊的表面改性处理以确保不会形成血栓和导致溶血。

所有上述设计要求使血泵成为高精密、高可靠性制造领域的尖端产品,需要多种特殊的加工技术和精密制造能力的保障。

由于血泵的叶轮相对泵壳高速旋转,常规的叶轮转轴与泵壳连接的轴承处往往会发热、出现滞流导致血栓形成及血泵转子对血细胞碾压造成溶血,因此对叶轮支撑方式的选择往往会成为对血泵设计方案最大的影响因素。

嵌入式机械轴承是最简单可靠的转子支撑方式,此类血泵可以安全地应用于长期辅助,已经在临床中得到了大量应用,其代表产品有 HeartMate Ⅱ,其叶轮由高度耐用的红宝石球形机械轴承支撑,通过红宝石自身的高硬度、高生物相容性和精密的表面抛光工艺,控制了发热,使其在植入体内后轴承的磨损可以几乎忽略不计,但是无法完全消除血栓形成的可能。Jarvik-2000 通过制造难度极大的锥形陶瓷轴承,进一步降低了血栓形成的风险。EVAHEART 则采用了相对传统的水润滑的滑动陶瓷轴承,通过额外的无菌水循环系统不停地冲刷轴承,实现了降低摩擦、散热和减少血栓形成的风险,但是其植入物和体外装置体积及重量较大、经皮电缆内还包含了润滑水管路,使用不便且增加了感染的风险。

目前,世界最先进的人工辅助心脏最重要的特征是采用非接触式轴承设计,叶轮在血液中悬浮旋转,与其他部件无机械接触,消除了摩擦生热和机械磨损,以其溶血少、血栓发生率低的优势而逐渐成为世界各个机构的研究热点。根据悬浮实现原理的不同,可以分为 3 类:磁悬浮式、液力悬浮式、混合悬浮式。

HeartMate 3 是采用有源磁悬浮技术的典型产品,其血泵的转子完全为磁悬浮支持,定子内包含由背铁、悬浮线圈和位置传感器等构成的有源磁悬浮组件,控制器根据传感器反馈的转子位置,适当控制悬浮线圈中的电流,来主动控制转子位置,使转子在血液中稳定悬浮运转。该技术除电机外还需要将有源磁悬浮组件与体外的控制器连接。CH-VAD 通过进一步将部分控制组件内置于血泵定子内的方式,简化了血泵与体外控制器的连接。

第二节　HeartCon 心室辅助装置简介

一、装置组成、手术工具及体外设备

1. 装置组成　HeartCon 心室辅助装置主要由 3 部分组成:植入附件、手术工具及体外部件,前两部分均为无菌产品。植入附件包含血管保护架(图 2-2-1A)、心室缝合环(图 2-2-1B)及血泵(图 2-2-1C)。血管保护架由钛合金和 8 节保护环构成。在术中,人造血管穿过血管保护架与血泵出口连接,可以防止人造血管在体内发生弯折。心室缝合环由钛合金和可植入布料构成,术中将其缝合于心尖开孔处,用于血泵的固定。血泵由钛合金制成,植入后可辅助心力衰竭患者进行心脏供血。

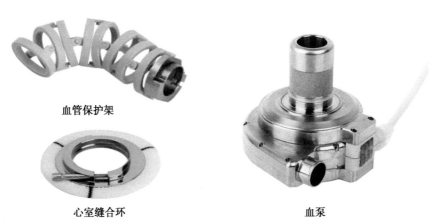

血管保护架

心室缝合环　　　　　　血泵

图 2-2-1　植入附件

2. 手术工具　手术工具主要包含开孔工具、旋紧工具、牵引工具、经皮导线延长线、入口管保护帽（图 2-2-2）。手术工具的金属部分均为钛合金制成。开孔工具可用于心尖开孔；旋紧工具用于旋紧血管保护架和心室环螺钉；牵引工具可将血泵导线由体内穿出至体外；经皮导线延长线用于植入前血泵的测试；入口管保护帽盖于血泵入口管可防止血泵暂未植入时进入异物。

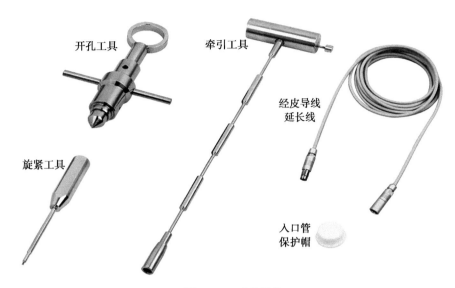

开孔工具　　牵引工具

经皮导线
延长线

旋紧工具

入口管
保护帽

图 2-2-2　手术附件

3. 体外设备　体外设备为非无菌产品，如图 2-2-3 所示。其中控制器用于血泵的控制，也可显示血泵的关键参数和报警信息；控制器电源延长线可用于延长电源与控制器的距离，方便患者在日常生活中的使用；交流电源适配器与 220V 市电连接可为控制器进行供电；每位患者配备了 4 块锂离子电池，可以在患者外出活动时同时连接 2 块，每块电池可正常使用 8~10 小时；电池电量低可由交流电源适配器进行充电，每次可同时为 4 块电池进行充电；监控器通过监控器数据线与控制器连接，可以查看血泵当前参数，如流量、功率波形、泵速等，同时可通过控制器输入患者信息、查看报警信息、调节泵速、读取历史数据等；患者外出活动时可使用患者背包；淋浴包为双层防水设计，患者可将电池和控制器放入后进行淋浴。

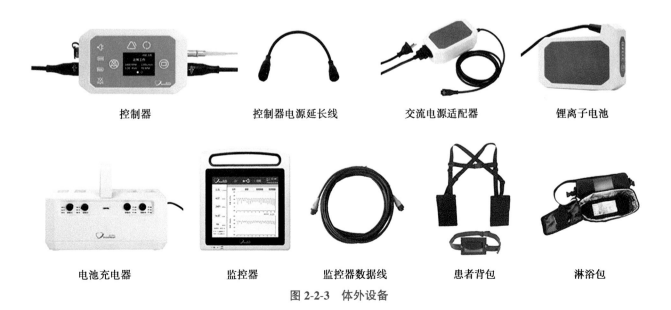

控制器　　　　　控制器电源延长线　　　　交流电源适配器　　　　锂离子电池

电池充电器　　　　　监控器　　　　监控器数据线　　　　患者背包　　　　淋浴包

图 2-2-3　体外设备

二、原理与特性

HeartCon 型左心室辅助系统的核心部件是一个旋转式的离心血泵,血泵可在体外循环下经正中开胸植入心包腔内,其入口管插入人体自然心脏的左心室,出口经人造血管(内径 10mm)与升主动脉相连,无须在腹部制作囊袋,其原理如图 2-2-4 所示。血泵仅有一个活动部件即离心叶轮转子,血泵为非接触悬浮式,转子在永磁轴承和液浮轴承的共同作用下悬浮于蜗壳内,因此无须用体外生理盐水灌注、清洗、润滑和降温;上下蜗壳也是盘式无刷电机的定子,仅通过一根 3.8mm 的三芯经皮导线与体外的控制器连接,控制器由外置电池或交流电源适配器供电,可控制血泵的离心叶轮转子以设定的泵速高速旋转,在离心力的作用下通过入口管从左心室内抽出血液并以一定的压力流量通过出口处人造血管泵入主动脉,最大能够输出 10L/min 的流量,此时血泵将与人体的自然心脏并联工作,从而实现帮助心室卸载和辅助供血的目的。

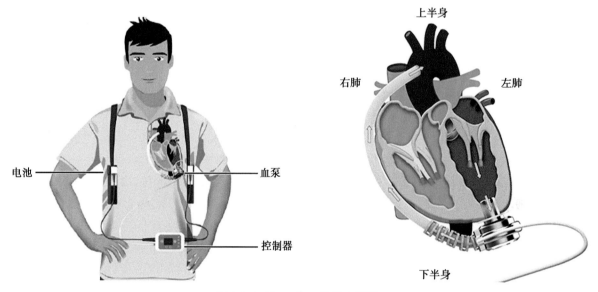

图 2-2-4 HeartCon 的基本原理

无论何种类型的血泵,应用于心室辅助时,最重要的性能参数有 3 个,分别是:流量(Q)、压差(P)[或者称为扬程(H)]和泵速(n)。

1. 流量(Q)是泵在单位时间内输送出去的液体量,对于 VAD 来说,成年人进行全流量心室辅助时所需的流量和其体表面积(body surface area,BSA)正相关,平均来说大约需要 5L/min(2~10L/min),以保证足够的组织灌注和携氧能力。

2. 压差(P),或扬程(H)表示泵将单位质量的液体从泵入口抽送到泵出口处的能量的增加值,在作为心室辅助装置使用时,一般常用 mmHg 作为单位来度量,值为用泵出口压力 Pout 减去入口压力 Pin。

3. 泵速(n)是泵叶片单位时间内的泵速,单位一般是 r/min(rotation per minute,RPM)。上述泵的压差和流量与泵的泵速正相关,不同的 n 对应不同的 P 和 Q。

在临床应用时,HeartCon 血泵将与自然心脏并联工作,左心室内的血液部分或全部经过血泵汇入动脉。血泵输出的血液流量与患者的心室压力、动脉压力、血管阻尼、血液黏度等生理参数有关,同时也与产品的设定泵速有关。理论上,血泵在某一特定泵速下,其输出的流量和压差是一个确定的关系,此即泵的流量特性曲线,该曲线是泵的本质物理特征,不同泵的设计会导致其流量特性曲线有本质的差别。临床医护人员将根据患者的生理状况并结合流量特性曲线选定合适的泵速。如图 2-2-5 所示为 HeartCon 血泵流量特性曲线。

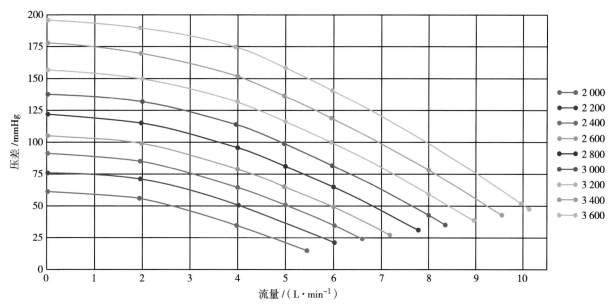

图 2-2-5　**HeartCon 血泵流量特性曲线**

　　特别需要指出的是,虽然旋转血泵因其在恒定泵速时会产生一个稳定流量的特点而被称为"平流"血泵(尤其是相对于那些采用容积泵原理的"搏动"血泵而言),但是因其流量和压差间存在确定关系,在临床应用中,旋转血泵的输出流量通常不是恒定的,而是体现出了一种搏动性,且这种搏动源于心室的搏动,其规律与心率完全契合,反而不会出现如"搏动"血泵那样搏动频率与心率不匹配的问题。

　　以左心室辅助血泵为例,血泵的入口是左心室,其入口压力就是左心室压(left ventricular pressure, LVP),出口一般接到主动脉,即出口背压是主动脉压(aortic pressure, AoP)。在通常情况下,主动脉压 AoP 相对稳定,而左心室压 LVP 则会随着左心室的舒张和收缩剧烈变化。此时血泵在设定泵速下工作,随着心脏的舒张和收缩,血泵的进出口压力差值 H=AoP−LVP,也是在变化的。如上文所述,在旋转血泵的流量特性中,在该泵速下其输出的流量和压差是一个确定的关系。因此,变化的压差必然会导致变化的流量,因此在临床表现中其输出流量也是一种变化的搏动流,且其振幅与左心室压力变化幅度有关,心功能越好,收缩和舒张时差值越大,反映在血泵上便是流量变化幅度越大。这种变化与心脏本身是否有输出并无直接联系,因血泵流量的搏动性变化来源于泵进出口压差的变化,即便是在主动脉瓣完全关闭的情况下(此时血泵处于全流量辅助,心脏本身无射血),随着心脏搏动产生的左心室压搏动性变化,血泵的输出流量依然会产生对应的搏动性变化。

　　HeartCon 血泵的流量对压差的变化较为敏感,因此在相同的心室压力搏动下,流量的搏动更加明显,经临床经验证明,该血泵在植入后容易产生搏动血流,患者通常可以有较明显的脉压差。因血泵流量的变化与心室内压力的变化直接相关,在临床应用中,通过监测血泵流量的实时变化通常可以直接反映出患者心功能的变化情况,甚至可以直接判断出诸如期前收缩、心室颤动(ventricular fibrillation, VF)、心率变化等生理症状,如图 2-2-6 所示为在临床实践中的流量及功率波形。

　　HeartCon 血泵采用了无源磁液悬浮技术,其血泵的转子在高速旋转时,液动力和永磁体磁悬浮力共同平衡,使转子在血液中稳定悬浮运转,且血泵内无有源控制组件,可实现长时间高可靠运行,图 2-2-7 为血泵结构示意。HeartCon 的流畅设计经过了多轮设计优化,与 HVAD 相比,HeartCon 的叶片旋转效率更高,在相同的输出流量下叶轮的泵速更低,液浮轴承效率更高,间隙更大、平均剪切力更小,减少了溶血和血栓的发生;磁悬浮轴承的特殊设计,降低了轴向载荷,使液浮面间隙更大,启动所需力矩更小。HeartCon 充分继承了在航天军品中已得到大规模成熟应用的流体技术、先进驱动技术和精密加工技术,产品完全自主可控且可靠性更高。

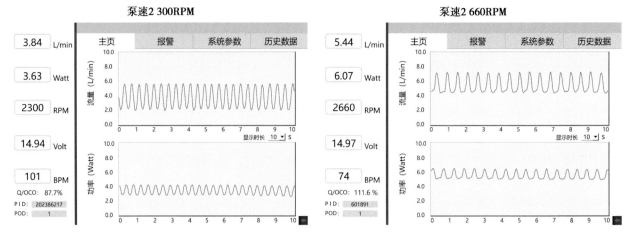

图 2-2-6 HeartCon 血泵在临床实践中的流量及功率波形

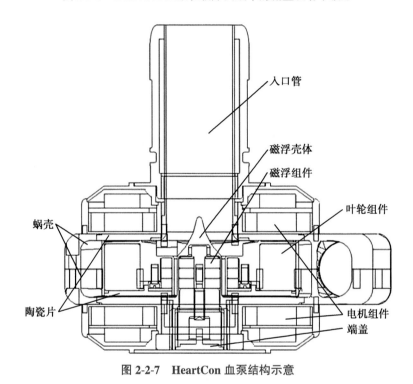

图 2-2-7 HeartCon 血泵结构示意

三、体外测试和验证

作为三类医疗器械,HeartCon 系统需要经过严格的测试和实验验证,包括体外验证、溶血验证和动物实验体内验证。本节主要介绍体外部分,体外测试和验证包括耐久性试验、震动测试、温升测试、可靠性测试、电磁干扰测试、电子产品安全性测试、重力加速度实验等。经过长时间的摸索和改进,在高标准、严要求下,HeartCon 系统经受住了重重考验,各项测试均达到甚至超过了预期目标,并且在后续的动物实验和临床试验中取得了良好成效。本文选取耐久性试验和多功能循环模拟测试实验进行着重介绍。

1. 耐久性试验 心室辅助装置作为长期植入设备,其可靠性要求较为严格,需要长时间的稳定运行,为了验证此项内容,航天泰心科技有限公司的研发人员设计了相应的耐久性试验台(图 2-2-8)。该试验台主要包含静脉腔、心室腔、搏动单元、比例阀、血泵、顺应腔及相应的流量传感器,外接数据采集、控制设备。设计的循环回路尽可能地模拟血泵的工作环境,通过搏动单元模拟心脏搏动提供血液流动的动力;通过顺应腔模拟血管顺应性,可显示液位高度且液位可调节;通过 485 电流转换模块对比例阀的开合度实施控制,模拟全身阻尼;通过两个单向阀的开闭模拟二尖瓣和主动脉瓣,来控制流动方向;静脉腔模拟心脏前负荷,此部分提供的前负荷压力应大于 25mmHg,连接各部分的管路应具有一定的尺寸,使其更符合真实的工作环境。泵置于水浴中,其环境也更贴近实际。

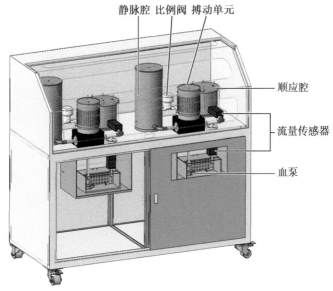

图 2-2-8　耐久性试验台示意

通过配制一定比例的甘油和水混合液来模拟人体血液,使其黏度相近,循环回路的温度为(37 ± 1)℃,通过放置在泵水域和顺应腔的温控系统进行控制。循环回路共设置了两个流速测量点和四个压力测量点,可实现实时数据读取和显示,且相关测量设备达到足够的精度。音圈电机、激光位移传感器、电机驱动器等组成的机电式搏动单元能够提供满足要求的搏动(频率和幅度)。整套设计方案具有防锈、防渗漏、易安装维护等特点。

晚期心力衰竭患者除了进行心脏移植外并无其他治疗方法,而心室辅助装置的应用最开始的目的是让患者能够有足够的时间等待合适的心脏供体。在现实中由于心脏供体的短缺,以及待移植患者和供体配型的复杂性,导致诸多时候患者在短时间内无法接受心脏移植手术。随着心室辅助装置的发展,设备、材料、工艺等技术的进步,人工心脏可以在长时间内维持患者的生命,并且在术后也能够实现更好的生活质量。HeartCon 系统在 2019 年开始进行耐久性试验,耐久试验台除停电、部件老化更换外一直处于昼夜不停的运行中,至今为止已长达 3 年,在此期间血泵和电控设备工作一直处于正常的稳定状态,各项指标均在预期范围内。由此可见作为国产首个心室辅助系统,其具有极高的稳定性和可靠性。

2. 多功能循环模拟测试实验　心室辅助装置的体外测试一直是国内外的研究热点,模拟人体生理环境的复杂性和多变性是其中的主要技术难点。为此,研发人员投入了大量精力设计研发了一套多功能循环测试系统,该系统可以完成多种生理状态模拟,模拟血泵植入后在不同生理状况下的工作情况,极大地便利了心室辅助装置的优化,同时也能够在体外复现人体正常生理状态及多种病症下的血流动力学环境,可以为临床应用提供大量的宝贵经验和依据。

多功能人体循环模拟系统(图 2-2-9)分为体循环(仅模拟左心室、主动脉、身体阻尼,最后回到左心房的循环)和全循环(深度模拟人体血液循环路径,包含左心房、左心室、体循环外周阻尼、右心房、右心室、肺循环外周阻尼等),并且可以通过手动方式对体循环和全循环模拟方式进行切换。该模拟系统主要包括模拟左心室腔、主动脉瓣、主动脉腔、体循环外周阻尼、体静脉腔、右心房腔、三尖瓣(tricuspid valve,TV)、右心室腔、肺动脉瓣、肺动脉、肺循环外周阻尼、肺静脉腔、左心房腔及二尖瓣等,基本全部涵盖了人体血液循环过程中的主要生理特征及功能。

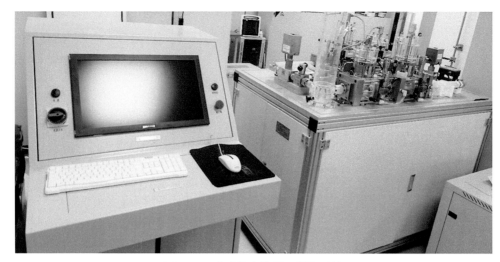

图 2-2-9　多功能人体循环模拟系统

　　采用自行设计研发的硅胶弹性容腔模拟心室,心室外为封闭的心室腔,通过改变腔内压力对心室囊进行挤压或放松来模拟心脏跳动,且压力/容积函数符合 Frank-Staring 机制,可以通过调整容积对收缩力影响的占比系数数值来实现心室容积对心室收缩力的影响,从而模拟不同程度的心力衰竭情况,更符合人体实际情况。本发明中瓣膜与动脉管路为自主研发的弹性元件,通过对结构和硅胶材质的设计使其容性和顺应性特征符合人体生理环境。本发明解决了以往人工心脏体外测试功能单一性的问题,不仅可以模拟单一的左心室辅助、右心室辅助,还可以进行双心室辅助测试;不仅可以极大限度地模拟正常人体环境,还可以完成左、右心衰竭的模拟,调节心力衰竭程度;可以实现对瓣膜关闭不全、室间隔缺损、体循环和肺循环阻性变化等状态时血液循环情况的模拟。多样化的功能为人工心脏的测试和临床应用提供了更大的参考价值。

　　双心室辅助为当前医学界的一个研究热点,即在患者左心室和右心室均植入人工心脏以维持患者的生命。而大多数模拟循环系统要么无法进行该项实验,要么收集的数据过于单一,意义不大。而本装置在循环回路左心室和右心室模拟系统中均装入人工心脏后,设置好实验参数,可以实现多种参数的收集,充分模拟植入双人工心脏后的生理状态。

　　此外,通过本系统还可以通过调节二尖瓣、三尖瓣、主动脉瓣、肺动脉瓣关闭不全阀和狭窄阀来模拟瓣膜类疾病患者的生理状态,以及患有这类疾病的患者在植入人工心脏后的生理状态,以判断植入人工心脏与患者生理间的相互作用;还可以进行主动脉和肺动脉顺应性变化模拟、体循环和肺循环阻性变化模拟、室间隔缺损的模拟等。

（韩志富　范庆麟　刘向宇）

参考文献

［1］MELTON N, SOLEIMANI B, DOWLING R. Current Role of the Total Artificial Heart in the Management of Advanced Heart Failure［J］. Curr Cardiol Rep, 2019, 21（11）: 142.

［2］MEHRA M R, GOLDSTEIN D J, URIEL N, et al. Two-Year Outcomes with a Magnetically Levitated Cardiac Pump in Heart Failure［J］. N Engl J Med, 2018, 378（15）: 1386-1395.

［3］Ono M, Sawa Y, Nakatani T, et al. Japanese multicenter outcomes with the HeartMate Ⅱ left ventricular assist device in patients with small body surface area［J］. Circ J, 2016, 80（9）: 1931-1936.

［4］Domae K,Toda K,Matsuura R,et al. Jarvik 2000 with post auricular cable as destination therapy：first clinical case in Japan［J］. J Artif Organs，2020，23（1）：89-92.

［5］管翔,陈志远,李庆国 . 植入式心室辅助装置的研究进展［J］. 国际心血管病杂志,2020,47（2）：76-80.

第三节　HeartCon 心室辅助装置的实验研究

血泵实验通常分为体外实验和动物实验。在实验过程中,不断改进、优化血泵,使其在效率、流量、溶血、温升、疲劳指标中,不断优化,达到预期标准,即国际标准。通过完成急性和慢性动物实验。使血泵在有效性和安全性方面得到满意的验证,最终完成血泵临床试验。下面分别阐述血泵的体外溶血试验和动物实验。

一、体外溶血试验

（一）体外溶血试验

体外溶血试验装置如图 2-3-1 所示,详细过程如下。

1. 血液　体温正常的牛、羊或猪（禁食、禁水 8 小时或更长时间）,无疾病。采血并收集到标准的 500ml 储血袋中,储血袋中含有柠檬酸磷酸葡萄糖腺嘌呤抗凝溶液或硫酸肝素。

2. 测试回路　测试回路由总长 2m 的 3/8 英寸管道组成。直径 9.5mm 的聚氯乙烯管,血容量应为（450±45）ml,连接成密闭测试回路。泵出口侧放置超声流量探头,以监测流量。用相应的温度计测量血温,血温应为（37±1）℃。

3. 血泵流量设定为（5.00±0.25）L/min;后负荷设定为（100±3）mmHg。

4. 评价　测定血浆游离血红蛋白（free hemoglobin,FHb）（g/L）。

5. 应用连续流血泵溶血评价方法。

6. 体外溶血试验流程

（1）分别在启泵前和泵血循环过程中每小时抽取 2ml 血液样本。在每次采样时,应该丢弃开始的 1ml 血液后再留样。

（2）对照血标本放入 37℃恒温水浴中。

（3）分别测定总血红蛋白浓度、血浆血红蛋白浓度和血细胞比容（hematokrit,HCT）。血泵启动测量值（即启泵前抽取的血液样本）,要取循环约 5 分钟后的血液,以确保完全混合。

（4）检测总时长为 6 小时,每次分别取血泵血样和对照血样,转泵前和每小时各取 1 份,共取 7×2 份血样。

（5）血样分别放入离心机,3 500RPM 离心 5 分钟。取上清血浆放入标准安瓶保存。

（6）应用血浆游离血红蛋白检测仪测定血样的游离血浆血红蛋白含量。

（7）代入公式:测定 NIH（g/100L）,即每 100L 血样中游离血红蛋白含量（g）。

$$NIH=\Delta FHb \times V[（100-Ht）/100] \times [100/（Q \times T）]（g/100L）$$

ΔFHb 为间隔时间内 FHb 的增量值（g/L）;V 为总循环容量（L）;Ht 为血细胞比容;Q 为血泵流量（L/min）;T 为间隔时间（min）。

血泵体外溶血试验结果举例:血样离心后外观及检验结果见图 2-3-2。

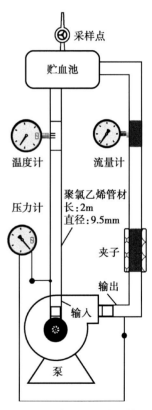

图 2-3-1　体外溶血试验装置

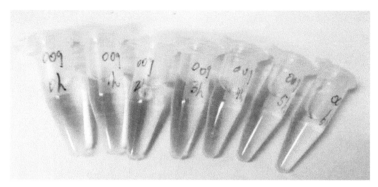

图 2-3-2　血泵体外溶血试验结果举例

　　HeartCon 型心室辅助系统 NIH 的优化经历了漫长的过程, 大体经历了 5 轮大的优化和改进设计, 使 HeartCon 型心室辅助系统 NIH 达到国际先进水平 (图 2-3-3)。

血泵	体外溶血标本	NIH/ $(g \cdot 100L^{-1})$
		2.215
		0.566
		0.138
		0.005
		0.002

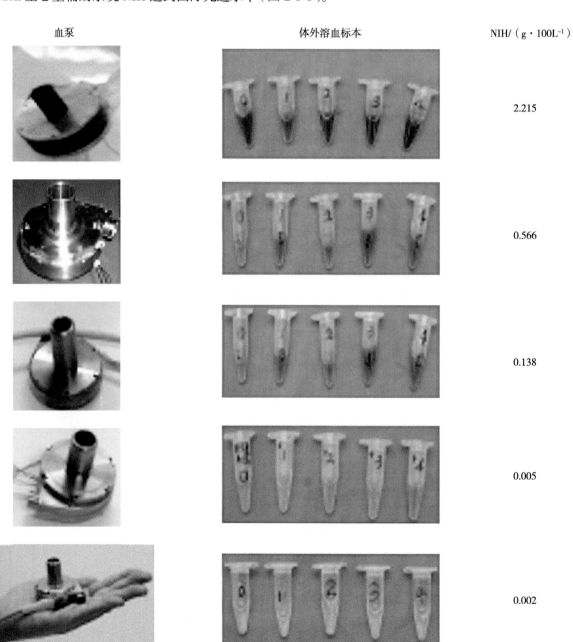

图 2-3-3　血泵经 5 轮优化后的 NIH 比较

（二）温升测试

血泵植入体内，其产生的热量会直接影响血泵中的血液及周围组织，因此，对血泵的温度场分析和设计至关重要。首先进行建模，再应用有限元分析软件对血泵的整体温度场进行分析，从而得出血泵模型在各种设定参数下总体温度场的情况及可能发生超临界温升的部位。血泵投产之前对血泵进行结构优化，消除温升超临界部位，将会提高血泵研发的成功率，且可节省大量研究费用。

在标准负荷（流量 5L/min、后负荷 100mmHg）和最大负荷（流量 7L/min、后负荷 180mmHg）工作状态下，从温度场计算结果可见血泵上部电机约在运行开始后 250 秒达到热平衡。HeartCon 血泵温升最高处为电机绕组，最高温度为 38.4℃，温升 1.4℃，铁芯部分温升 1.3℃，满足温升不超过 1.5℃的使用要求。

二、动物实验

动物实验对血泵和控制器的优化、改进及验证至关重要。通过动物实验，验证血泵和控制器的安全性和有效性，不断改进和优化血泵。

在 HeartCon 研发早期，由于流入管未进行烧结面处理，导致左心室腔内心内膜增生，形成类血管翳样物质，沿流入管外壁生长，堵塞血泵入口，同时血管翳脱落，组织进入血泵，导致血泵出现尖峰功率，转子不能稳定悬浮运转。通过大量的文献检索和学习，结合动物实验的经验教训，对 HeartCon 流入管外壁进行了烧结面的特殊处理，圆满地解决了心内膜过度增生的问题，且通过对左心室辅助羊进行安乐死后解剖得到了良好的验证（图 2-3-4）。

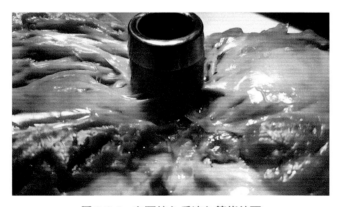

图 2-3-4　血泵植入后流入管烧结面

2013 年 3 月 14 日，泰达国际心血管病医院动物实验中心完成了 HeartCon 磁液悬浮离心血泵左心室辅助羊——"天久羊"的动物实验。实现了 HeartCon 磁液悬浮离心血泵真正动物实验验证应用，"天久羊"佩戴左心室辅助系统自由行走，血泵体外溶血 NIH 0.002g/100L，左心室辅助羊血浆游离血红蛋白正常，健康成活 120 天，创下当时国内左心室辅助羊最长成活纪录。

按照临床试验的要求，完成了大组左心室辅助羊长期成活动物实验。6 只左心室辅助羊，术后存活 95 天的 1 只，>150 天的 5 只（图 2-3-5），并完成单只左心室辅助羊术后不抗凝健康存活 390 天的国内最长成活纪录（图 2-3-6）。

非体外循环、不停跳左心室辅助羊动物实验手术常规和监护原则介绍如下。

（一）建立左心室辅助模型

1. 术前检测生化全项、血常规、凝血全项、游离血红蛋白、激活全血凝固时间（activated clotting time of whole blood，ACT）及动脉血气分析、尿便常规。术前禁食、禁水 24 小时。

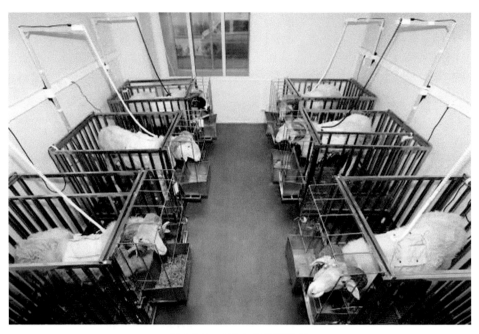

图 2-3-5 6 只左心室辅助羊

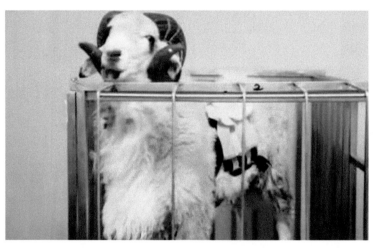

图 2-3-6 存活 390 天的实验羊

2. 麻醉前 30 分钟肌内注射盐酸戊乙奎醚注射液 2mg 和盐酸赛拉嗪注射液 0.6~1.0mg/kg。行右侧位胸部 X 线片及心脏超声检查。常规剪毛,手术切口区域安尔碘消毒。

3. 植入静脉通道,连接心电监护监测。

4. 左(或右)耳中动脉植入穿刺针,连续监测动脉血压,方便易行,可围手术期保留。

5. 慢诱导气管插管,静脉缓慢注射丙泊酚 3~8ml,大动物用加长喉镜,暴露会厌后用镜片挑起会厌直视下行气管插管(本中心用的是自主研发定制的超长 8.0 号气管插管,气囊加强型),口腔内置自制开口器固定,连接麻醉机,无误后静脉给予肌肉松弛剂克拉霉素 1mg。

6. 麻醉机设定为潮气量(tidal volume)8~10ml/kg、呼吸频率(respiratory frequency,RF)16~20 次 /min,呼气末正压(positive end-expiratory pressure,PEEP)设置为 5cmH₂O,吸呼比 1∶2,吸入氧浓度(fraction of inspired oxygen,FiO₂)为 40%~70%,吸入七氟醚浓度为 2%~4%。平稳后测动脉血气。

7. 颈静脉留置三腔管,监测 CVP,静脉输液,切皮前 30 分钟静脉注射头孢呋辛 1.5g。下胃管行胃肠减压,静脉通道保留 1~2 周。

8. 静脉注入芬太尼 0.1~0.2mg 持续泵入,利多卡因 2mg/(kg·min),预防室性心律失常(ventricular

arrhythmia, VA)。泵入乌司他丁 10 万 U/h。

9. 实验羊右侧卧位,羊头呈略低位,保护双眼。术野用安尔碘消毒,血泵引出线处消毒面积要充分。

10. 左侧第五、第六肋间(贴第六肋上缘)进胸(见羊胸部肋骨解剖),由于羊肺易损伤,须注意肺保护。要充分显露主动脉弓及降主动脉、心脏和肺动脉。

11. 剪开心包,充分显露心脏及心尖部位,选择好血泵流入端进入心尖的部位,确定人工血管的长度和吻合部位。显露降主动脉,剪开胸膜反折并适当保留主动脉外膜,在主动脉下套入保护带。

12. 静脉给予肝素 1.0mg/kg,测定 ACT 在 480s 以上。上主动脉侧壁钳,确保人工血管和主动脉端侧吻合顺利。

13. 在心脏下方垫入湿纱布,充分暴露心尖部,选择心室缝合环的适宜部位并做标记,应用主动脉瓣线(或 4-0 聚丙烯不可吸收缝合线),由缝合环下方及两侧间断褥式缝合 8~12 针。在缝合过程中,控制心率,避免过度搬动心尖,避免室性期前收缩和心室颤动。缝合完成后打结,留取 3 点和 9 点缝线备用。

14. 在左胸腔内植入 CO_2 管并通气,防止左心室进入空气。应用 3 点和 9 点缝线,固定心室缝合环和心尖部,用小圆刀或尖刀,十字切开心室缝合环内心肌,切口充分且不入心腔。应用心室打孔器,完成心尖打孔。检查切除心肌组织是否完整,确保无碎肉落入心室后将血泵流入管插入心尖,调整血泵位置满意后,旋紧螺丝固定血泵。

15. 于左胸脊柱内侧、切口下一肋间,将血泵导线用经皮导线穿引器引出,引出线的丝绒在皮内,距皮肤约 1.5cm。血泵引出线连接控制器,以备启动血泵。

16. 等待主刀医师下达启泵口令后,启动血泵,启动泵速 2 000RPM,经人工血管排气,满意后开放,完成左心室到降主动脉的辅助循环,常规血泵泵速为 2 400RPM。在血泵植入左心室的过程中,如出现低血压、室性期前收缩或心室颤动,根据实验动物的动脉血压,麻醉师必要时可静脉注射多巴胺 2.0~10.0mg 或肾上腺素 0.2~1.0mg,以确保心律转为窦性心律,血泵正常工作(图 2-3-7)。

17. 应用超声流量仪监测血泵流量,测定主肺动脉流量(即心输出量),估算血泵辅助百分率。

18. 止血,查看血泵位置,人工血管走行,置引流管,逐层关胸至术终。

19. 术中每间隔 30~60 分钟充分吸痰 1 次,小剂量追加克拉霉素,监测血气、血糖,晶体与胶体比例 1∶1 输入。

20. 关胸前复查 ACT,决定是否给予鱼精蛋白,如果 ACT<300 秒,一般无须中和。

至此,HeartCon 血泵左心室辅助羊模型建立完成。

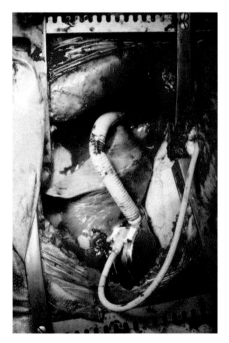

图 2-3-7　动物实验术中植入血泵

(二)血泵工作及辅助效果判定

1. 血泵正常工作判定。

2. 血泵启动后,检测流量达到辅助标准,血泵胸外听诊声音轻柔、均一。

3. 控制器显示血泵泵速、电流、电压平稳,波形正常。能完成泵速调整指令。无明显发热,各参数显示清楚无误。

4. 远程监控登录,可实时显示血泵工作电流、电压及泵速,并可储存和回放。

（三）术后监护及治疗

1. 早期监护指标和治疗

（1）神志。

（2）体温及末梢温度：肛温维持在 38.0~39.5℃，过低应重视保暖。

（3）血压（blood pressure，BP）：监测动脉收缩压、舒张压及 MAP。在辅助过程中，压差会减小。监测中心静脉压（central venous pressure，CVP），过低时可适当补液。

（4）心率及心律：心率维持在 60~100 次 /min 为宜，当心率 >150 次 /min，应查找原因并及时处理。心率 <50 次 /min 时，应给予阿托品、异丙肾上腺素等药物治疗。出现心律失常，可选用有效的抗心律失常药物治疗。

（5）血氧饱和度：当血氧饱和度（oxygen saturation，SpO$_2$）降低时，及时给予处置。

（6）呼吸：保持呼吸道畅通，气管插管未拔除前，应定时吸痰，注意气道湿化，出现痰鸣音应及时叩背吸痰。

（7）尿液：观察尿量、尿色并记录。观察有无血红蛋白尿。

（8）胸腔引流：保持畅通，胸腔引流液连续观察 8 小时，如少于 100ml，可拔除胸腔引流管。

（9）血气：定时检查血气，调整呼吸机参数。当钾离子 <3.5mmol/L 时，给予补钾；当钾离子 >5.5mmol/L 时，利尿并给予胰岛素、钙剂处理。

（10）血糖：术后每 4 小时监测一次血糖，当血糖 >10mmol/L 时，静脉泵入胰岛素。

（11）抗凝：术后早期肝素抗凝，将 ACT 维持在 160~180 秒。

（12）液体管理：术后应保证足够的血容量，根据动脉血压和尿量，控制液体入量，左心室辅助羊要保证有效循环容量充足。

（13）抗炎治疗：监测全血常规、肝功能、肾功能、血电解质、血糖、血脂、心肌酶谱、抗凝全项及游离血红蛋白等。一般静脉注射抗菌药物头孢呋辛 1.5g，每 12 小时一次，应用 3~5 天，化验时间表如表 2-3-1 所示。

表 2-3-1　实验羊化验时间表

项目	麻醉前	术中	术后 2 周（每日一次）	术后 3~8 周（每周或每 2 周一次）
激活全血凝固时间（ACT）（仅用于肝素抗凝）	√	√		
血气分析	√	√	√	√
血常规	√	√	√	√
凝血全项	√	√	√	√
生化全项	√	√	√	√
游离血红蛋白（FHb）	√	√	√	√
尿常规	√	√	√	√
便常规	√		√	√

2. 中后期监护和治疗

（1）左心室辅助羊每日按比例给予草料和精料，自由饮水，放置舔砖。

（2）每日根据凝血全项检查，给予华法林，调整用量维持国际标准化比值（international normalized ratio，INR）在 2.0 左右。

（3）血泵泵速设定为 2 400RPM，每日记录血泵检测参数。

（4）每日记录各项生命体征（包括精神状态、体温、进食情况、二便情况），每日估算出入量。

（5）每日检查血泵和控制器,包括导线位置、锂电池电量、充电情况、控制器正常工作判定及手机蓝牙可持续监测。

（6）根据左心室辅助羊的身体状况和精神状态,必要时安排其外出活动。

（张杰民）

参考文献

［1］ROGERS J G, PAGANI F D, TATOOLES A J, et al. Intrapericardial left ventricular assist device for advanced heart failure［J］. N Engl J Med, 2017, 376: 451-460.

［2］SILVIA MARIANI, JASMIN SARAH HANKE, TONG LI, et al. Device Profile of the Heartware HVAD System as a Bridge-To-Transplantation in Patients With Advanced Heart Failure: Overview of Its Safety and Efficacy［J］. Expert Rev Med Devices, 2019, 16（12）: 1003-1015.

［3］FARRAR D J, BOURQUE K, DAGUE C P, et al. Design features, developmental status, and experimental results with the Heartmate Ⅲ centrifugal left ventricular assist system with a magnetically levitated rotor［J］. ASAIO J, 2007, 53（3）: 310-315.

［4］ASAMA J, SHINSHI T, HOSHI H, et al. A new design for a compact centrifugal blood pump with amagnetically levitated rotor［J］. ASAIOJ, 2004, 50（6）: 550-556.

［5］张杰民,刘晓程,刘志刚等.磁液双悬浮离心血泵左心辅助的动物实验［J］.中华医学杂志,2014,94（22）: 1740-1743.

［6］Naito K, Mizuguchi K, Nosè Y, The Need for Standardizing the Index of Hemolysis［J］. Artif Organs, 1994, 18（1）: 7-10.

第四节　HeartCon 心室辅助系统参数与解读

在 LVAD 系统中,核心部件是植入人体的血泵,而血泵在运行过程中的参数对于监测血泵状态、指导医护人员判断患者循环状态有着重要意义。因此,这些参数的获取、显示、调整、查询对使用者尤为关键。而 LVAD 厂商通常会使用控制器来获取和显示血泵的重要参数,还会使用监控器实现对数据的读取、分析和调整等任务。

血泵参数中最重要的三个参数是泵速、流量和功率。在血泵植入术中和术后,医师都需要结合超声、左右心室容量、血泵流量波形等信息来综合判断患者情况,对血泵的泵速进行调整。而血泵泵速的高低会直接影响患者的血压、左右心室容量和心脏功能,因此过高或过低的泵速都是极其危险的。而流量曲线与患者心脏的生理曲线息息相关,血泵在工作过程中随着人体前后负荷的变化,血泵流量也会随着进行一定规律的波动。在患者术后护理的过程中,流量曲线的判读对于判断血泵状态和患者生理状态起着较为重要的作用。同时,异常的流量波形和功率波形的结合判读与超声等医疗手段的配合使用能够为医护人员判断患者病情、挽救患者生命节省宝贵的时间。

除了血泵的泵速、流量和功率,在 LVAD 使用过程中,制造商还会为使用者提供许多参数以帮助用户判断血泵状态。下面就为读者介绍 LVAD 系统中各参数的显示、调整及查询方法。

一、控制器参数

以航天泰心科技有限公司的 HeartCon 型 LVAD 为例,其控制器可控制和驱动血泵运行。控制器共有 4 个接口,分布在左右两侧。控制器左侧是一个带盖帽的监控器数据线接口和一个供电电源接口,右侧是一个经皮导线接口和供电电源接口。供电电源接口可连接电池或电源适配器。控制器面板上包含 1 个显示屏、2 个按键和 6 个指示灯。显示屏可显示血泵运行状态参数和报警信息。指示灯分别为报警信号指示灯、血泵状态指示灯、电源适配器指示灯、左电池指示灯、右电池指示灯、静音指示灯（图 2-4-1、表 2-4-1）。

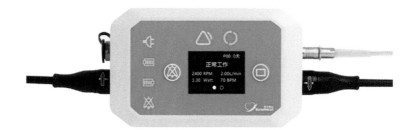

图 2-4-1 HeartCon 控制器

表 2-4-1 控制器指示灯说明

图标	名称	作用
	报警信号指示灯	当触发报警状态后,报警信号指示灯将亮起,可根据报警信号指示灯颜色和状态判断报警优先先级:高优先级报警指示灯为红色闪烁;中优先级报警指示灯为黄色闪烁;低优先级报警指示灯为黄色常亮
	血泵状态指示灯	当血泵启动运行时,指示灯为绿色常亮。当血泵停止运行时,指示灯熄灭
	电源适配器指示灯	当电源适配器电源线插头插入控制器接口时,控制器将优先使用电源适配器进行供电,电源适配器指示灯为绿色闪烁
	左电池指示灯	当电池电源线插头插入控制器左电源接口时,左电池指示灯为绿色常亮,当控制器使用该电池供电时,左电池指示灯为绿色闪烁。电池指示灯可指示电池电量,每一格电表示 20% 的电量
	右电池指示灯	当电池电源线插头插入控制器右电源接口时,右电池指示灯为绿色常亮,当控制器使用该电池供电时,右电池指示灯为绿色闪烁。电池指示灯可指示电池电量,每一格电表示 20% 的电量
	静音指示灯	按下静音键后,若控制器进入报警静音模式,指示灯为黄色常亮

控制器显示屏可显示血泵运行的泵速、流量、功率及心率信息。如图 2-4-2 所示为血本正常工作中的屏幕显示。

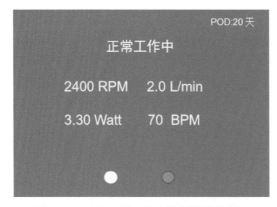

图 2-4-2 血泵正常工作中控制器屏幕所见

控制器在监测数据超过阈值范围时,将产生报警信号提示医护人员和患者注意当前可能出现的故障情况。报警信号分为 3 个优先级,分别为:低优先级、中优先级和高优先级。报警信号有两种,分别为视觉报警和听觉报警。产生的所有报警状态都为技术报警状态(表 2-4-2)。

表 2-4-2　控制器报警信号说明

	低优先级	中优先级	高优先级
视觉报警	黄灯常亮	黄灯闪烁	红灯闪烁
听觉报警	两声较急促的周期性蜂鸣	三声急促的周期性蜂鸣	五声急促的周期性蜂鸣
报警静音	可按下静音键静音 5 分钟	可按下静音键静音 5 分钟	无法通过报警音静音功能静音

即使触发报警的事件持续时间很短,控制器仍会按照对应的报警优先级发出一个完整周期的报警音,以提醒操作者注意。同时,可通过控制器查看历史报警信息或通过监控器读取控制器内存储的历史数据以详细评估短暂的报警事件。

二、监控器参数

以航天泰心科技有限公司的 HeartCon 型 LVAD 为例,监控器旨在提供一个操作便捷的方式监测和控制 HeartCon 系统,可根据使用需求选配(图 2-4-3)。监控器可实现:①显示血泵运行状态;②允许用户进行血泵参数设置,报警设置等操作;③显示报警情况,查看报警故障排除方法;④读取历史数据。

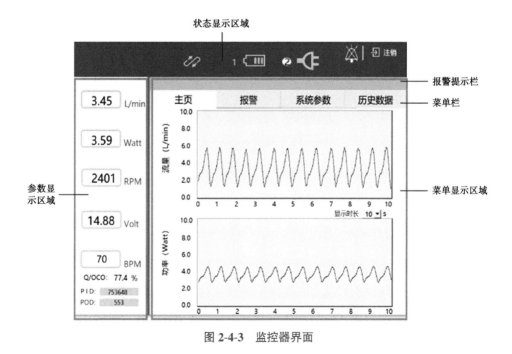

图 2-4-3　监控器界面

监控器软件界面主要分为状态显示区域、参数显示区域、报警提示栏、菜单栏和菜单显示区域几个模块。其中,状态显示区域、参数显示区域、报警提示栏和菜单栏为固定显示模块,通过点击菜单栏按键,仅切换各菜单显示区域。

监控器界面左侧为参数显示区域,显示参数包括血泵运行的流量(L/min)、功率(Watt)、泵速(RPM)、电压(Volt)、患者心率(BPM)、血泵流量与理想总心输出量比值(Q/OCO)、患者 ID(PID)和术后天数(POD)。每一个患者对应唯一的患者 ID,是患者的身份识别码,医师可通过查看 POD 了解患者的术后天数。

报警提示栏是位于菜单栏上方的一条绿色显示栏,当与监控器连接的控制器产生报警时,报警提示栏将滚动显示控制器的实时报警信息,包括产生报警的时间、报警代码和报警名称。滚动显示的报警信息根据颜色区分报警状态的优先级:蓝色字为低优先级报警;黄色字为中优先级报警;红色字为高优先级报警。

"报警"页面下包括"报警事件列表""报警故障排除方法""历史报警"3 个子页面。

点击菜单栏中的"报警",默认进入"报警事件列表"页面。点击下方"报警事件列表"可查看控制器在连接监控器期间产生的报警事件列表,包括报警事件发生的日期、起始时间、结束时间(仅在触发该条报警的事件已解决时显示)、报警信息(报警代码和报警名),以及触发报警状态时的参数记录(泵速、流量、功率、电压、心率)。

列表中不同优先级的报警事件显示为不同颜色的文字,低优先级报警为蓝色,中优先级报警为黄色,高优先级报警为红色。若触发某条报警的事件已解决,则该条报警事件显示背景变为绿色。监控器最多可显示 200 条报警事件。操作者可在此页面查看产生报警的事件,并进行分析(图 2-4-4)。

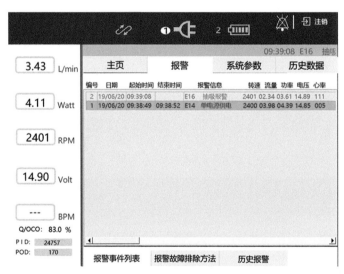

图 2-4-4 报警事件列表

点击下方"报警故障排除方法"可查看不同报警对应的可能原因及解决办法。通过点击报警名后的下拉菜单,选择需要查看的报警名称,并按照屏幕显示的解决方法及时处理。

系统参数页面下包括"泵速设置""参数设置""报警设置"3 个子页面。

"参数设置"子页面下还有多个分页面。监控器可自动读取控制器内存储的系统参数信息并显示到相应页面。

进入"泵速设置"页面需要用户名和密码登录。登录后可以调整血泵泵速,血泵泵速的调节范围为 2 000~3 400RPM(图 2-4-5)。

"启泵 / 停泵"上方显示血泵当前运行状态。通过点击"启泵"或"停泵",可控制血泵的启停状态。紧急情况下,可断开血泵经皮导线和控制器的连接,停止血泵运行,但应尽快重新连接。重连血泵经皮导线后,血泵将以断开连接前的设定泵速继续运行。点击"停泵"后需要用户输入密码才能停泵。血泵停止运行后,血泵运行状态切换为"血泵停止",控制器将进入待机模式。

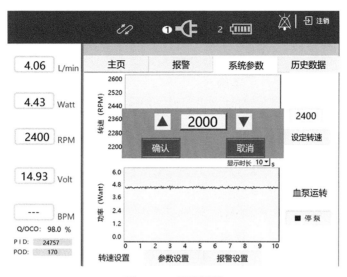

图 2-4-5　泵速设置

三、合理调节泵速

在讨论泵速调节的问题前,我们需要先了解血泵的"流量特性曲线(H-Q 曲线)"。血泵在不同泵速下,进出口压差(head presure)与血泵输出血液的体积流量(quantity of flow)之间的关系曲线称为流量特性曲线,是血泵的固有特性。

不同结构形式的血泵的 H-Q 曲线有所不同,但为了避免血泵出现不稳定的工作状态,其 H-Q 曲线都应是一组无驼峰、无拐点的光滑曲线,在该组性能曲线上,对于一定的压差,不同的泵速对应着不同的输出流量,通常把这一组相应的参数(泵速、压差、流量)称为工况点。在同一泵速下,流量随着压差的增加而减小(图 2-4-6)。

血泵植入人体后,血泵入口管插入自然心脏的左心室,出口经人造血管与主动脉相连。血泵进口处的压力即左心室压(LVP),血泵出口处的压力即主动脉压(aortic pressure, AoP)。因此,血泵在固定泵速下,人体前后负荷的变化会引起血泵输出流量的变化,即 H-Q 曲线在同一泵速曲线上不同的出入口压差对应着不同的泵输出流量。因此非搏动泵依然会产生脉动血流,这点在后文会有更为详细的解释。

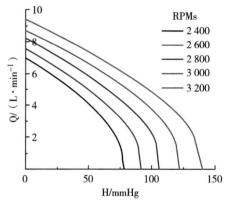

图 2-4-6　常见的流量特性曲线

H:进出口压差;Q:血泵输出血液的体积流量。

随着泵速的增加,H-Q 曲线向上移动,使得泵在给定的压力梯度下输送更多的流量。然而,下面要进一步强调的一个关键概念是泵速的增加并不总是导致泵流量的增加;相反,泵速变化对主动脉和心室压力的同时影响(由设备与患者之间相互作用的相对复杂性质决定)决定了泵速变化对流量的影响。泵流量的其他决定因素包括人体循环量、泵出入口通路情况及血液阻力等。

参考 Giles N.Cattermole 等用超声设备检测的心血管参数和 Edwards Lifesciences 公司发布的成人血流动力学参数可知正常成人的心输出量(cardiac output, CO)区间值为 4~8L/min,最大平均动脉压(mean artery pressure, MAP)在 70~105mmHg。

以航天泰心科技有限公司研发的第三代悬浮型 LVAD 为例,HeartCon 血泵的流量范围为 1~10L/min,相应的工作泵速设置在 2 000~3 600RPM。HeartCon 血泵产品的流量特性曲线如图 2-4-7 所示,可以观察到 HeartCon 血泵的流量特性曲线趋势相同、曲线平缓无突变,性能稳定,且可涵盖成年人的部分流量辅助和全流量辅助的临床需求。

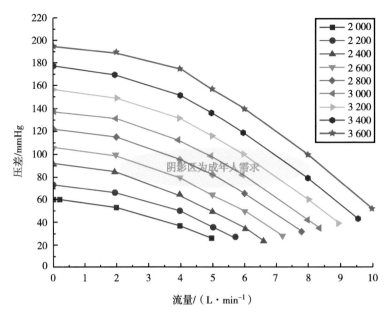

图 2-4-7　HeartCon 流量特性曲线

在 LVAD 植入术中,血泵插入左心室后,在手术医师判断满足起泵条件的情况下,由工程师启泵,启泵后需要手术医师结合超声、麻醉、左右心房压等情况指导工程师逐渐调整泵速至"最佳泵速"。但这时确定的"最佳泵速"并不是不可改变的,术后随着患者生理状态的变化,医师需要结合超声和患者实时的情况来调整这个"最佳泵速"。

若泵转速泵速过高,可能引发吸壁,同时泵速过高会使 MAP 升高,造成高血压,提高脑卒中的发生概率,而且泵速过高还会导致主动脉瓣保持关闭,主动脉瓣长期关闭不工作,易造成主动脉瓣功能退化,从而引发主动脉瓣反流。若泵速过低,患者可能发生"心力衰竭"症状,由于灌注不足和低血压而造成心悸、头晕、胸痛、气短等,且泵速过低时对于 MAP 较高的患者可能发生出口管"逆流"现象。

国外对于"最佳泵速"的选择有许多研究。例如 Daniel Burkhoff 等通过增速实验对于血泵泵速增加对人体生理参数的影响进行过研究,文章指出当泵速增加时,肺动脉压(pulmonary artery pressure,PAP)和肺毛细血管楔压(pulmonary capillary wedge pressure,PCWP)显著降低,但对 RA 压力的影响较小。根据临床可接受的中心静脉压(central venous pressure,CVP)范围(3~12mmHg)和 PCWP 范围(8~18mmHg),文章建议通过 CVP、PCWP 和心排血指数来确定"最佳泵速"。单个患者的反应取决于许多因素,如容积状态、固有右心室收缩力、全身和肺血管特性及任何共存的瓣膜病变等。因此,并不是每个患者都能进入所有测量值的正常范围,这种偏差表明需要对最终诊断和治疗进行额外的评估。

也有研究指出"最佳速度"应该介于"最小"和"最大"泵速之间。最小泵速由超声心动图参数定义为低于左心室舒张末期内径(left ventricular end-diastolic diameter,LVEDD)超过其基线值时的泵速,最小泵速下室间隔(interventricular septum,IVS)可能发生右移位,二尖瓣反流可能变得更加明显,可能发生主动脉瓣开放或开放变得更频繁或持续,右心房压和肺动脉收缩压(pulmonary artery systolic pressure,PASP)可能增加。临床上,最小泵速是指低于该速度则患者出现灌注功能下降、充血或终末器官功能恶化。最大泵速被定义为发生心动过速、心室间隔膜移位伴有三尖瓣瓣环变形或右心室扩大而加重,主动脉瓣可能停止开放,主动脉反流(aortic regurgitation,AR)增加。在最大泵速以上的一些或全部设置可能在流入管处形成"吸力",并伴有低流量报警。

而根据 HeartCon 型 LVAD 的临床试验经验,笔者认为在寻找"最优泵速"时可以根据以下 3 点作为判断依据。

1. 根据超声观察泵入口正对二尖瓣,室间隔居中或略微偏右,左、右心容量基本平衡。

2. 左心房压(left artrial pressure,LAP)>8mmHg 并始终高于 CVP 2~3mmHg(在可以监测两者时)。

3. 根据超声观察主动脉瓣开放次数与心跳次数的比例,应保持在至少 1∶3 的比例(若患者主动脉瓣功能较差不做强制要求)。

调整泵速前一定要考虑患者的抗凝状态和循环量,结合超声检查来进行判断。若患者心内或主动脉根部存在血栓,调整泵速可能会使血栓脱落进入血泵继而引发泵溶血。若左、右心的容量不足,贸然提高泵速可能引发吸壁,应先采取补容措施再调整泵速。在循环容量充足的情况下,若左心室直径偏大,室间隔偏左,应适当增加泵速;若左心室直径偏小,室间隔偏右,应适当减少泵速。无论在何种情况下调整泵速,都应该注意采用少量多次调节的方法。针对 HeartCon 产品,建议每次调节 20~50RPM,每调节一次都要通过超声观察,若趋势变好再进行少量调节,直到临床医师认为达到"最优泵速"。

而达到"最优泵速"与否,除了临床医师根据超声检查等常规医疗监测手段进行判断外,还可结合 LVAD 的参数曲线来进行判断。

四、泵流量波形解读

前文提到血泵的"H-Q 曲线",我们可知基于血泵的这一固有特性,血泵的流量会受到泵速、出入口压差的影响。而当血泵植入人体后,在长期植入过程中发生的前后负荷变化、左心功能变化(如重构和心肌功能恢复)等多方面因素造成血泵的流量波形是在不断变化的。在将 LVAD 波形的判读和临床医师的常规监测手段相结合用于患者管理方面,航天泰心科技有限公司在 50 例临床试验的实施中积累了一定的经验。

基于"H-Q 曲线",血泵的输出流量会随着出入口压差(即左心室和主动脉的瞬时压差)的变化而变化,在同一泵速下,随着出入口压差的增加泵输出流量会减小。因此,在血泵植入心室后,由于心室的收缩和舒张造成泵入口压不断变化,血泵受到心室和主动脉压力不断变化的影响,血泵流量也会呈现随心动周期波动的现象(图 2-4-8)。

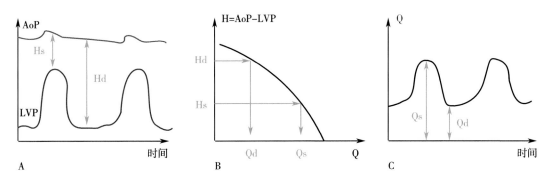

图 2-4-8　血泵植入后流量随出入口压差波动

A. 一个心动周期内主动脉压和心室压的关系图。在收缩期时心室压力快速上升,舒张期时下降,而动脉压的变化趋势与之相同;B. 一个心动周期内血泵流量与压差的关系图。在收缩期快速上升,而舒张期下降;C. 流量随心动周期变化图。一个心动周期的完成便会形成相应的一个类似正弦波的曲线,流量快速增加时即为收缩期,流量开始下降的某个阶段即为舒张期。AoP: 主动脉压;Hs: 心脏收缩期;Hd: 心脏舒张期;LVP: 左心室压力;Qs: 收缩期流量(L/min);Qd: 舒张期流量(L/min);Q: 流量(L/min)。

根据心室舒缩的起止作为心动周期的标志,可将心动周期划分为收缩期和舒张期,收缩期包括等容收缩期、快速射血期、减慢射血期和舒张前期;舒张期包括等容舒张期、快速充盈期、减慢充盈期和心房收缩期(图 2-4-9)。

在心脏收缩前,室内压和主动脉压之间的压差最大,即泵流量相对最小。随后在等容收缩期,室内压逐渐升高(压差变小,泵流量升高),当室内压超过主动脉压时,心室内的血液将半月瓣冲开,进入快速射血期。在快速射血期,主动脉瓣打开,室内压和主动脉压差值很小,这期间泵流量达到最大(波峰)。在射血后期,室内压已经略低于主动脉压(压差变大,泵流量开始减小),随后主动脉内的血液向心室反流而推动半月瓣关闭,进入等容舒张期。在等容舒张期,室内压急剧下降(泵流量下降),当室内压低于心房压时,血液冲开房室瓣进入心室,心室逐渐充盈,直到房室瓣关闭进入下一个心动周期。图 2-4-10 所示为实验时所同步的。

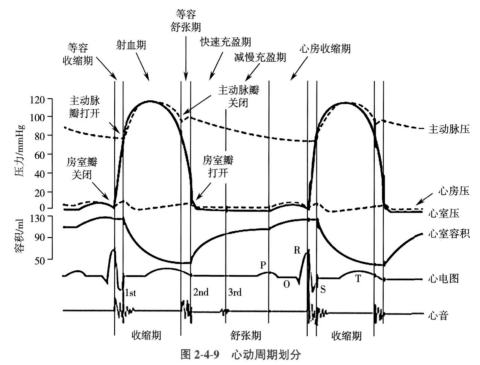

图 2-4-9　心动周期划分

1st:第一次;2nd:第二次;3rd:第三次;P:P 波;O:PR 间期;R:QRS 波群;S:ST 段;T:T 波。

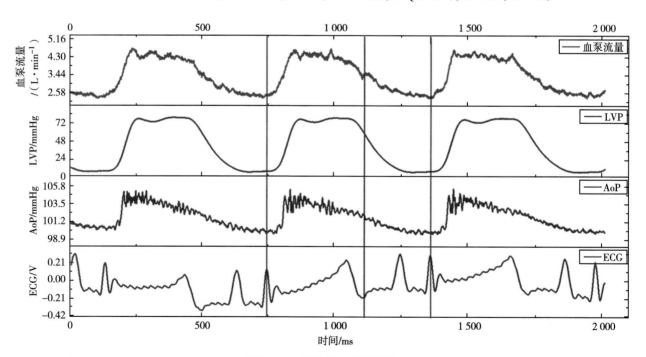

图 2-4-10　泵流量与心动周期

LVP:左心室压;AoP:主动脉压;ECG:心电图;血泵流量。

利用上述理论,我们分析三种理想情况下流量曲线的变化趋势,其余情况的分析与之类似。

(1)当泵速增加时,"H-Q 曲线"中泵速曲线上移,相同压差下对应的泵输出流量变大,因此流量波形也随之上移(图 2-4-11)。

(2)当收缩期左心室压增加,即收缩期泵出入口压差变小,因此收缩期流量变大(图 2-4-12)。

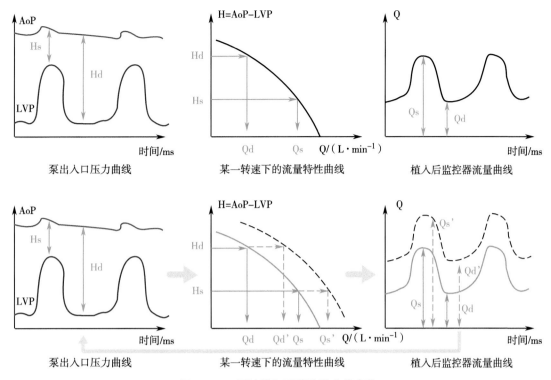

图 2-4-11　泵速增加时的流量曲线变化

LVP：左心室压（mmHg）；AoP：主动脉压（mmHg）；H：压差（mmHg）=AoP−LVP；Q：泵流量（L/min）；Hs：心脏收缩压差（mmHg）；Hd：心脏舒张期压差（mmHg）；Qd：舒张期流量（L/min）；Qs：收缩期流量（L/min）；Q：流量（L/min）；Qd'：增加泵转速时舒张期流量（L/min）；Qs'：增加泵转速时收缩期流量（L/min）。

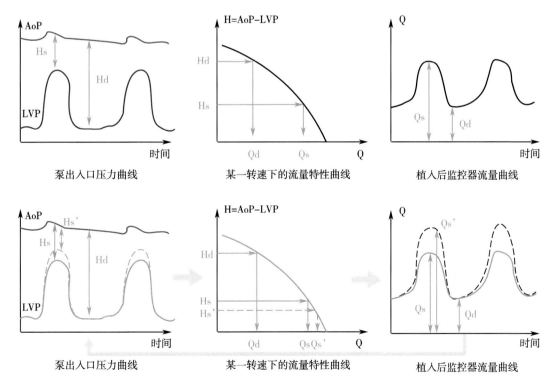

图 2-4-12　收缩期左心室压增加时的流量曲线变化

LVP：左心室压（mmHg）；AoP（mmHg）；H：压差（mmHg）=AoP−LVP；Q：泵流量（L/min）；Hs：心脏收缩期压差（mmHg）；Qd：舒张期流量（L/min）；Qs：收缩期流量（L/min）；Qd'：增加泵转速时舒张期流量（L/min）；Hs'：收缩期左心室压增加时的曲线；Qs'：增加泵转速时收缩期流量（L/min）。

（3）当患者主动脉压升高时，泵出入口压差整体变大，因此流量曲线整体下移。反之当患者主动脉压降低时，流量曲线波形会整体上移（图 2-4-13）。

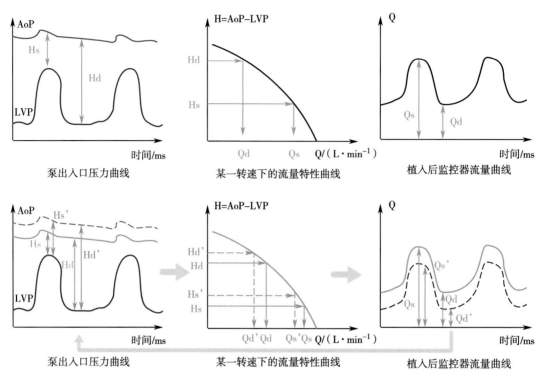

图 2-4-13　主动脉压升高时的流量曲线变化

AoP：主动脉压（mmHg）；Hs：心脏收缩期压差（mmHg）；Hd：心脏舒张期压差（mmHg）；LVP：左心室压（mmHg）；Qd：舒张期流量（L/min）；Qs：收缩期流量（L/min）；Q：泵流量；Hs'：主动脉升高时心脏收缩期压差（mmHg）；Hd'：主动脉升高时心脏舒张期压差（mmHg）；Qs'：增加泵转速时收缩期流量（L/min）；Qd'：增加泵转速时舒张期流量（L/min）。

需要说明的是，由于现在常用的 LVAD 都没有安装流量传感器，因此各家监控设备上显示的流量都为计算流量（利用功率、泵速等计算），各家的算法也不尽相同。由于是计算值，在某些异常情况下，由于公式中变量的异常会导致计算出的流量失准。但泵功率是真实检测的数值，因此这种情况下就需要将流量曲线波形和功率曲线波形相结合来进行判断。基于以上理论基础，下面我们将挑选临床中患者的几个典型异常生理情况，进行参数曲线波形的解读。

五、常见异常参数曲线波形解读

在解读异常参数曲线波形之前，笔者必须再次强调，LVAD 植入后患者生理变化受到多种因素的影响，监控器上的参数曲线波形及控制器报警信息可以对使用者起到警示或者提示的作用。但所有异常情况的诊断、泵速的调节都需要依靠超声、血压监测、心电图等常规医疗手段由临床医师作出判断，而不能只依赖于设备参数信息作出判断。下面结合 HeartCon 的 50 例临床试验，对临床中常见的几种异常参数曲线波形进行一一解读。

1. 容量变化　在术后早期，液体平衡可能经常搏动，这与输血、利尿、药物治疗等有关。在患者循环血量较多时，舒张期和收缩期的 LVP 都升高，因此流量曲线的振幅会比较大；而当患者的循环血量较少时，舒张期和收缩期的 LVP 都下降，因此流量曲线的振幅会比较小。患者术后在不同循环血量状态下 HeartCon 监控器的流量曲线如图 2-4-14 所示。

2. 血压变化　前面我们在理论分析中知道当患者高血压时，泵流量曲线下移。此外，在高血压的情

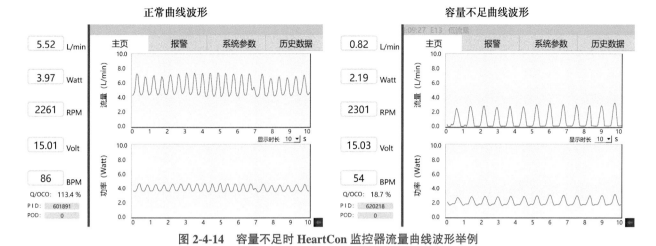

图 2-4-14　容量不足时 HeartCon 监控器流量曲线波形举例

况下,泵流量曲线波峰的降低幅度较小,因为波峰处泵前后压差的变化相对最小,但舒张期前后压差却显著增大,曲线波谷降低明显,因此流量曲线的波形振幅会显著增加(图 2-4-15、图 2-4-16)。可知,高血压是波谷较低、脉动加大、平均流量降低;低血压是波谷较高、脉动减小、平均流量升高。

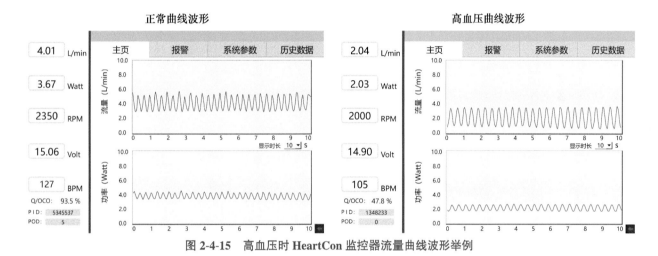

图 2-4-15　高血压时 HeartCon 监控器流量曲线波形举例

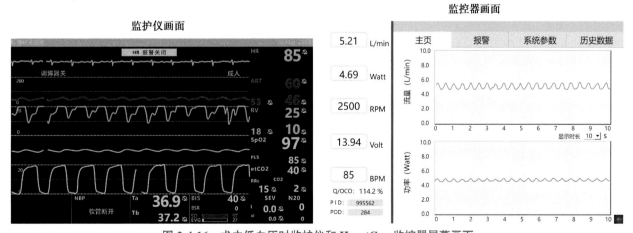

图 2-4-16　术中低血压时监护仪和 HeartCon 监控器屏幕画面

　　3. 心律失常　心律失常在心力衰竭患者中很常见,心律失常时流量曲线波形呈现不规则的搏动(图 2-4-17)。

　　4. 室性期前收缩　室性期前收缩也是心律失常的一种,在流量曲线上变化比较显著。曲线波形通常表现出补偿性暂停后心脏收缩期增强现象,间歇或突然出现一个波峰降低、收缩期缩短、舒张期增长的曲线波形(图 2-4-18)。

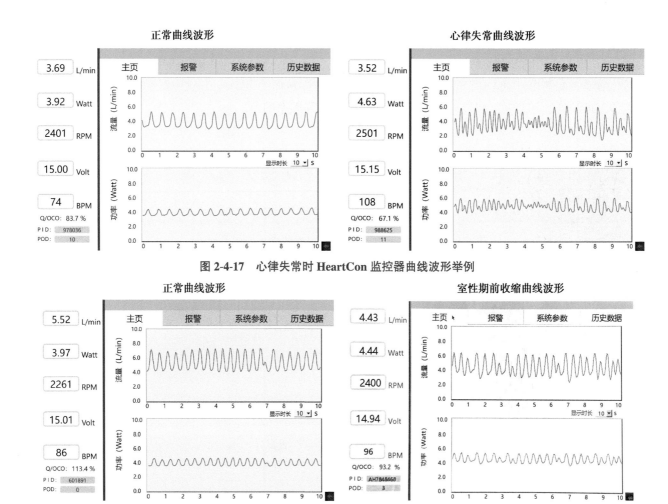

图 2-4-17　心律失常时 HeartCon 监控器曲线波形举例

图 2-4-18　室性期前收缩时 HeartCon 监控器曲线波形举例

5. 心动过速（室性心动过速）　室性心动过速（ventricular tachicardia，VT）可以起源于左心室或右心室，持续性发作时的频率常常超过 100 次 /min，并可发生血流动力学状态的恶化，可能蜕变为心室扑动、心室颤动，导致心源性猝死，需要积极治疗。但在 HeartCon 植入术后的多例临床案例中，笔者发现在 LVAD 辅助的情况下，患者在室性心动过速时大多无明显感觉，有时可自动消失，试验证明血泵在室性心动过速的情况下依然可以维持一定的血液循环。如图 2-4-19 所示，心动过速的流量波形呈现小振幅和高频率。

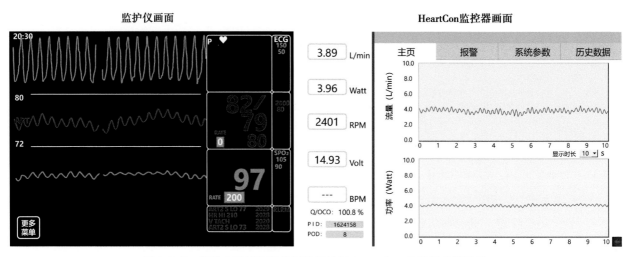

图 2-4-19　室性心动过速发作时监护仪及 HeartCon 监控器曲线波形

6. 心室颤动　心室颤动（简称室颤）心室肌快而微弱的收缩或不协调的快速乱颤,其结果是心脏无排血,心音和脉搏消失,心、脑等器官和周围组织血液灌注停止,会导致阿-斯综合征发作和猝死。但在 HeartCon 植入术后的多例临床案例中笔者发现,在 LVAD 辅助下发生室颤,如果心房和心耳仍能保持规律搏动,则单一血泵可以在一定时间内维持微弱的血液循环,从而给生命体征提供生理支持,可以为抢救赢得宝贵的时间。室颤时的流量曲线呈现微振幅、低流量、高频率的混乱曲线波形（图 2-4-20）。

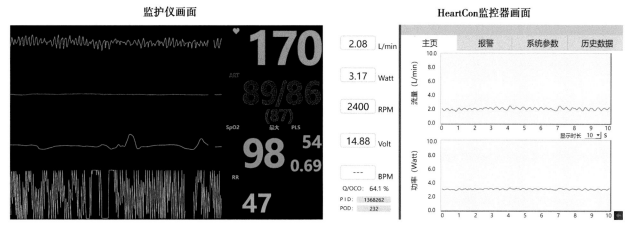

图 2-4-20　室颤发作时监护仪及 HeartCon 监控器曲线波形

7. 吸壁　吸壁指的是血泵入口管嗫到了心室内壁造成瞬间的入口管堵塞,无血液进入泵内,流量曲线突然触底。泵内瞬间无溶液,血泵功率也会相应的出现一个凹谷（图 2-4-21）。当患者心律失常时可能会引起间歇发生的吸壁,临床医师应结合超声,采取补容、降低泵速、调节血压等手段尽快消除吸壁现象。若吸壁不断发生,可能会导致血泵入口将心室内壁的组织吸入血泵中,造成血泵的严重故障。

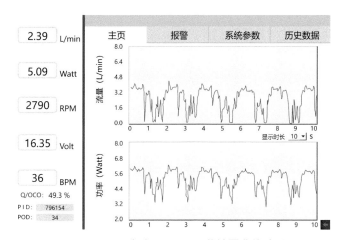

图 2-4-21　吸壁时 HeartCon 监控器曲线波形

8. 泵血栓　当患者抗凝管理不好导致血泵内生成血栓,或者由于吸壁、术中操作或其他原因使血泵内进入异物时,容易引发泵血栓故障。当血栓或者异物较大,影响血泵叶轮旋转的稳定性,导致叶轮反复磨蹭血泵内壁。血液中的血红细胞被反复碾压,则会发生溶血。此时血泵已经处于故障状态,功率急剧升高,由于泵流量的计算与功率成正比,因此监控器显示的泵流量也会异常升高（图 2-4-22）。

9. IABP 辅助　患者在植入 LVAD 的同时还装有 IABP 时,IABP 的辅助会对血泵流量曲线波形产生一定的影响。IABP 在舒张期球囊充气,导致主动脉压升高,泵流量减小,流量曲线波形呈现一个更低的波谷。根据流量曲线波形波峰和低波谷的比例可以反映出 IABP 在患者心动周期中的辅助比例（图 2-4-23）。

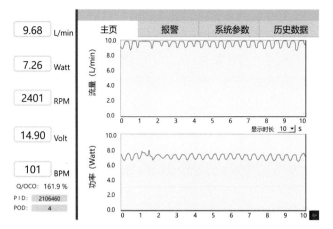

图 2-4-22　泵血栓时 HeartCon 监控器曲线波形

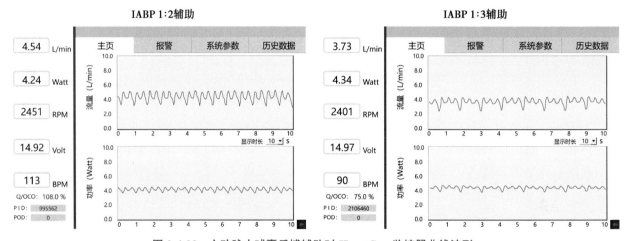

图 2-4-23　主动脉内球囊反搏辅助时 HeartCon 监控器曲线波形

（韩志富　张栩曼　刘向宇）

参考文献

［1］CATTERMOLE G N, LEUNG P Y, HO G Y, et al. The normal ranges of cardiovascular parameters measured using the ultrasonic cardiac output monitor［J］. Physiological Reports, 2017, 5（6）: 1-9.

［2］BURKHOFF D, SAYER G, DOSHI D, et al. Hemodynamics of Mechanical Circulatory Support［J］. J Am Coll Cardiol, 2015: 66（23）: 2663-2674.

［3］JEFFREY A MORGAN, ANDREW B CIVITELLO, O H FRAZIER. Mechanical Circulatory Support for Advanced Heart Failure ［M］. Cham: Springer International Publishing AG, 2018: 183.

［4］艾洪滨. 人体解剖生理学［M］. 北京: 科学出版社, 2015: 222-224.

第五节　心室辅助装置的远程监护系统

一、概述

对于植入了心室辅助系统的患者来说,手术过程虽然重要,但只是挽救他们生命的开始;心室辅助系统作为长期植入式医疗设备,会伴随患者直至心脏移植或者生命结束。植入 VAD 后,在患者长期生活过程中循环生理变化及健康情况调整都可能会影响 VAD 的运行。这些影响有些是产生报警的、有些是不产生报警的;而这些危险因素如果得不到及时调整,都有可能会影响患者的健康,甚至会危及患者的生命。由于这类特殊需求,要求患者出院后也能及时得到护理或者专业医护人员的监护,随之产生医疗服务需求。长期有效的护理是维持患者生存至关重要的方式。

对于解决护理问题,目前没有完善的方法。患者拥有惯性的生活环境,让患者长期生活在医院或医院周边,会为患者带来悲观的心理影响,并耗费患者大量人力和物力成本。当患者回到自身熟悉的生活环境后,与医师间存在着天然的距离影响,无论是对于护理来说,还是对于急救来说,都存在着隐匿风险和不便。因此需要一种远程的监护手段,以便于及时发现患者的异常情况,然后根据需要进行必要的返院护理和治疗。

现阶段 VAD 产品在中国地区的应用尚且处于初级阶段,无论是轴流泵还是离心泵,商业化的心室辅助系统都属于平流泵;人类原有的搏动血流被改变,产生区别于正常人类的平流式血流;相应的生理状态也会发生调整。目前,对于植入 VAD 后患者血流呈现平流特性对人体循环内环境到底会造成什么样的改变,患者甚至是心内、外科医师都缺乏了解。有了问题及时发现、诊断和治疗,对维护患者健康意义重大;长期植入 VAD 的患者的数据收集,对于维护患者健康和医学事业发展都具有积极的意义。

此外,由于我国医疗卫生资源分布不均,医疗水平发展不平衡,优质医院的工作负担原本就较重,而作为限制性医疗器械的 VAD 产品恰恰集中在优质医院中应用,造成本来就紧张的医疗资源显得更为紧张,这些医院的医护人员平时忙于应对各类患者,只有有限的精力用于关注 VAD 这类特殊患者,因此当患者离开手术医院后,如果要接受专业的医护管理,就需要技术支持。

VAD 远程监护平台是解决以上问题的比较现实的方案,可以在专业的医护团队和基层医院间搭建信息通道,专业的医护团队可以指导基层医院对 VAD 患者进行常规或更深层次的日常健康维护;远程会诊可以为疑难、复杂和危重患者提供水平更高、技术更全面和更快速的专业治疗;提高医疗资源利用率,减少患者奔波的麻烦。

VAD 远程监护平台具有重大意义:①VAD 远程监护平台具有设备运行数据收集功能,收集足够的运行数据,就可以进行数据统计,统计是医院管理科学化必不可少的重要工作,它为医护人员提供器械的运行情况,反映患者 VAD 的工作情况和自身健康状况,为医护掌握患者健康信息提供帮助;②可以提升高水平医疗资源的利用率。随着使用 VAD 的患者越来越多,高质量的医疗资源显得捉襟见肘,医护人员都需要专业的平台提升救治效率;③可提高 VAD 的管理水平。VAD 在中国的应用才刚刚开始,远程监护平台需要为 VAD 以后更好地服务于中国患者、提升医疗救治水平、提高出院后患者健康管控能力提供基础数据,指导医疗机构和生产厂家提供救治服务质量和产品质量。平台客观上加强了疾病管理和健康促进,使患者能够随时、随地、随身将自身健康信息(包括 VAD 和血压、心率、心电等数据)传输给专业的医护团队,是提升医疗效率的重要措施。后期根据患者情况可以增加个人健康信息、健康评估等功能,提升患者的满意度和接受程度。对帮助 VAD 在中国更好地开展应用具有积极的推进意义。

国内外在相关类似行业中也有一些专业性的网站。例如在机械辅助循环医疗的服务中,美国

INTERMACS 是目前世界上最大的机械辅助循环支持设备的信息统计系统,在美国和加拿大有众多参与医院,其目的是收集机械辅助循环支持设备相关数据并评估患者生存率、装置策略和不良结果风险因素的趋势。INTERMACS 根据自身丰富的数据制定了自身的心力衰竭分级方法,对 NYHA 的心力衰竭分级进行了细化;在心力衰竭的治疗中,尤其是药物、起搏、移植和机械循环辅助的选择决策上为医师提供帮助。根据 INTERMACS 发表的年报,医疗机构和各个医疗器械生产厂家也可以掌握更多的统计信息,便于医疗服务技术的提升和更新。

国内为了提高胸痛管理水平,提升质量控制水平,2016 年建立了"中国胸痛中心"信息化平台,平台通过认证方式,帮助各个参与单位建立相应的能力,并收集、统计中国胸痛患者治疗关键的质量控制指标;平台的目的是通过多学科协作,为胸痛患者提供快速而准确的判断、危险因素的评估和科学的治疗手段;从而减少误诊和漏诊,避免治疗不足或过度医疗,以降低胸痛患者的死亡率、改善临床预后。数据显示,自胸痛中心成立以来,3 年内 STEMI 院内死亡率显著降低,反映了信息化管理及质量控制的必要性。信息化管理为建立和完善适应中国国情的心血管领域质量评估和改进体系保驾护航;为提升医疗机构运行效率提供有力的技术支持;为相关医学科学研究提供支持和帮助。

远程监护平台是完善心力衰竭救治体系的一部分。随着《国务院办公厅关于促进和规范健康医疗大数据应用发展的指导意见》《"十三五"全国人口健康信息化发展规划》《关于深入推进"互联网 + 医疗健康""五个一"服务行动的通知》等国家各类相关政策、文件的出台,以及云计算、大数据、物联网、人工智能等新一代信息技术的发展,VAD 通过数智化转型聚焦提升患者就医体验已成趋势。为了建立健全 VAD 救治体系,坚持落实 VAD 治疗长期管理的原则,必须建立 VAD 远程监护平台。

二、相关法律、法规要求

由于 VAD 远程监护平台作为在中国境内运行的互联网软件平台,需要满足相关法规的约束和限制。其中最主要的法规就是 2017 年发布的《中华人民共和国网络安全法》(简称网络安全法)、2021 年 9 月 1 日起施行的《中华人民共和国数据安全法》(简称数据安全法)、2021 年 11 月 1 日实施的《中华人民共和国个人信息保护法》及 2021 年 7 月 1 日实施的《信息安全技术 健康医疗数据安全指南》(GB/T 39725—2020,简称《安全指南》)。

网络安全法规定个人信息安全得到法律保护,个人发现网络运营者违反法律、行政法规的规定或者双方的约定收集、使用其个人信息的,有权要求网络运营者删除其个人信息。这就要求我们需要向患者明确数据收集的范围、用途和作为数据收集方的义务,即做到明示性、合法性,并且区分收集信息,不能收集与目的无关的信息,收集信息需要满足正当性和必要性;为患者信息保密,为如何保护患者数据提供技术方式和手段。网络安全法规定任何个人和组织不得窃取或者以其他非法方式获取个人信息,不得非法出售或者向他人提供个人信息。如果患者发现组织窃取个人信息,可以依靠网络安全法来维权。

网络安全法规定数据需要本地化,关键信息基础设施的运营者在中华人民共和国境内收集和产生的个人信息和重要数据应当在境内存储。对云计算、大数据的存储必须在国内设立数据存储中心。企业需要设立网络安全负责人,也就是首席信息安全官(chief information security officer,CISO),并落实网络安全责任,防止网络数据泄漏或者被窃取、篡改。同时,按照规定留存相关的网络日志不少于 6 个月。如果以后企业发生信息安全事件,将会被追究责任。

为了进一步规范远程监护平台,除了遵守《中华人民共和国网络安全法》外,平台开发仍需要遵守《医疗器械网络安全注册技术审查指导原则》。医疗器械网络安全主要涉及的三个要素包括内部因素、外部因素及潜在风险,详细内容如下。

1. 内部因素 包括操作系统的脆弱性、TCP/IP 协议的脆弱性及人为因素。应对策略:积极进行操作系统更新,对路由器、交换机等网络设备进行安全配置,对使用网络设备的人员进行安全教育。

2. 外部因素　信息收集、网络欺骗、口令攻击等网络攻击及木马程序。应对措施：对网络行为进行监控、对异常行为进行隔离、对内外部网络进行物理隔离、对外来文件进行杀毒和摆渡处理。

3. 潜在风险　应用软件的漏洞、安全配置不当造成的漏洞、后门和木马程序。应对措施：对内部数据进行加密及定期备份处理、对应用程序进行定期更新、对网络配置进行定期更新和攻击测试、打开并配置终端机器防火墙。

《安全指南》对"健康医疗数据"进行了更为明确的界定，"健康医疗数据"包括个人健康医疗数据及由个人健康医疗数据加工处理之后得到的健康医疗相关电子数据。由于信息网络已经成为社会发展的重要保证，网络监护系统是收集患者生命支持设备的重要手段，保存有大量患者敏感信息，关系患者生命健康，所以需要防止无意的或有意的数据信息泄漏、信息损坏、信息窃取、数据篡改、数据删添、计算机病毒等。

在享受网络带来的高效、便利的同时，要防范可能发生的风险。通过网络监护系统保证网络安全的目的也是如此。避免因为偶然或者恶意的原因，导致系统被入侵、数据被泄漏或者篡改，影响系统正常工作。

（韩志富　吴文晋）

参考文献

[1] 孙佑海.网络安全法：保障网络安全的根本举措——学习贯彻《中华人民共和国网络安全法》[J].中国信息安全,2016(12):4.
[2] 朗胜.关于《中华人民共和国网络安全法（草案）》的说明[J].中国信息安全,2015,000(008):52-55.
[3] 齐爱民.中华人民共和国个人信息保护法示范法草案学者建议稿[J].河北法学,2005,23(6):2-5.
[4] 王思源.论网络服务提供者的安全保障义务[D].对外经济贸易大学,2018.

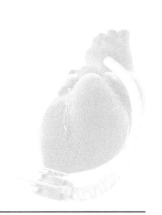

第三章
左心室辅助装置植入术
术前评估与管理

第一节　术前一般评估

随着心血管疾病（cardiovascular disease，CVD）各种诊疗技术的发展，心力衰竭（heart failure，HF）患者的生存质量得到很大改善，生存时间也得以延长。尽管如此，HF 仍然是一种进展性疾病。多数 HF 患者会发展至 ESHF，该阶段的特征是：虽然经过最大限度的药物优化治疗，患者的 HF 症状仍然持续存在。这样的患者预后差，1 年病死率为 25%~75%。同时，患者对药物治疗的反应也逐渐变差，需要考虑选择更为积极的治疗方法。心脏移植（heart transplantation，HTx）和长期 MCS 是目前可供选择治疗 ESHF 的两种有效方法。

近年来，MCS 的主要方式之一，即 LVAD，在治疗 ESHF 方面的发展十分迅速。LVAD 治疗成功与否取决于医学、工学及社会家庭的共同管理和合作。其中，术前准确评估与识别患者的合并症对于提高术后生存率，减少手术并发症至关重要。LVAD 植入术前评估需要考虑多方面因素，其中科学、合理地筛选适合接受 LVAD 治疗的患者，以及明确 LVAD 植入的最佳时机，是决定其治疗成功与否的关键。筛选适合接受 LVAD 的患者时，通常需要考虑以下 5 个关键因素：①LVAD 植入后是否可有效延长患者的生命；②LVAD 植入后患者的生活质量是否可有效改善；③LVAD 植入术后严重并发症的发生风险；④LVAD 的最佳植入时机；⑤医患共同决策。

目前，对于 LVAD 植入术，全世界尚无统一的患者选择和评估标准。ESHF 患者的一些容易被识别的临床特征，在 LVAD 适应证筛选时应予以特殊关注，主要包括以下临床特征：①需要静脉注射血管活性药来减轻心力衰竭症状或维持脏器血液灌注；②峰值氧耗（peak VO$_2$，pVO$_2$）<14ml/（kg·min）或 <50% 预计值；③6 分钟步行试验（6 minutes walking test，6MWT）<300m；④1 年内有超过 2 次以上因心力衰竭症状加重而急诊就医或住院治疗；⑤近期需要增加利尿剂的剂量（呋塞米使用量达到 160mg 以上或需要额外应用噻嗪类利尿剂）以维持容量状态；⑥循环状况与肾功能的情况使肾素 - 血管紧张素 - 醛固酮系统（renin-angiotensin-aldosterone system，RAAS）抑制剂或 β 受体阻滞剂应用受限；⑦频繁发生低血压［收缩压（systolic blood pressure，SBP）<90mmHg］；⑧NYHA Ⅲ ~ Ⅳ级心功能症状持续存在或进行性加重；⑨各种心力衰竭生存模型预测的 1 年病死率升高（比如达到 20%~25%）；⑩肝、肾等终末器官功能不全进行性加重；⑪持续性低钠血症，血清钠 <134mmol/L；⑫反复发生恶性室性心律失常或植入埋藏式心律转复除颤器（implantable cardioverter defibrillator，ICD）后发生频繁放电；⑬心脏再同步化治疗（cardiac resynchronization therapy，CRT）反应不佳；⑭心脏恶病质（cardiac cachexia，CC）状态。

首字母组合 "I-NEED-HELP"，有利于掌握 ESHF 患者的临床特征判断，解释如下。

"I"：inotrops，血管活性药，即患者需要通过静脉注射米立农、多巴胺、多巴酚丁胺和去甲肾上腺素等药物来维持循环。

"N"：NYHA 心功能持续 Ⅲ ~ Ⅳ级，同时也代表利钠肽（natriuretic peptides）（包括 BNP 和 NT-proBNP）持续性升高。

"E"：end-organ dysfunction，终末器官功能障碍。

"E"：ejection fraction，射血分数 <20%。

"D"：defibrillator shocks，植入式心脏除颤器反复放电。

"H"：hospitalization，过去 1 年内因心力衰竭症状加重而住院超过 2 次。

"E"：edema/escalating diuretics，持续性液体超负荷或利尿药剂量不断增加。

"L"：low blood pressure，持续低血压状态，收缩压 <90~100mmHg。

"P"：prognostic medication，预后药物，患者不能耐受上调抗心力衰竭药物，尤其是需要减量或停用血管紧张素转化酶抑制剂（angiotensin converting enzyme inhibitor，ACEI）、血管紧张素受体抑制剂（angiotensin receptor blockers，ARB）、血管紧张素受体脑啡肽酶抑制剂（angiotensin receptor neprilysin inhibitor，ARNI）、β 受体阻滞剂和盐皮质激素受体拮抗剂（mineralocorticoid receptor antagonists，MRA）。

评估 ESHF 患者死亡风险，有助于明确患者的植入指征并确定手术时机。一般认为，依赖强心药治疗的 ESHF 患者，其 1 年生存率约为 50%。对于不依赖强心药的患者，通常依靠各种评分系统评估患者的生存率，主要评分系统如下。

1. 心力衰竭生存评分（heart failure survival score，HFSS）　主要由左心室射血分数（left ventricular ejection fraction，LVEF）、MAP、峰值氧耗（peak VO₂，pVO₂）、钠离子浓度及静息状态下心率（heart rate，HR）组成。其计算公式为 HFSS=0.046 4 × LVEF+0.025 5 × MAP+0.054 6 × pVO₂+0.047 0 × 血清钠离子浓度 – 0.021 6 × HR（若为缺血性心肌病则应减去 0.693 1；若为传导阻滞则应减去 0.608 3）。HFSS≥8.1 被认为死亡风险较低。

2. 急性生理学和慢性健康状况评价 Ⅱ（acute physiology and chronic health scores Ⅱ，APACHE Ⅱ）　由 13 个变量组成，包括：年龄、体温、平均动脉压、心率、呼吸频率、动脉氧分压（arterial partial pressure of oxygen，PaO₂）、动脉酸碱值、钠、钾、肌酐、血细胞比容、白细胞计数和格拉斯哥昏迷评分。一般认为，APACHE Ⅱ 评分 >20 的 ESHF 患者其住院死亡率显著增加；APACHE Ⅱ 评分在 11~20 的患者植入 LVAD 后将获益最大。

3. 西雅图心力衰竭模型（Seattle heart failure model，SHFM）　可以预测低至高危 ESHF 患者的 1 年、2 年和 3 年生存率，其由年龄、性别、NYHA 心功能分级、体重、射血分数、收缩压、是否存在缺血性心肌病、每日呋塞米用量、强心药、他汀类药物、ACRI/ARB、β 受体阻滞剂、保钾利尿剂、植入型心律转复除颤器、血红蛋白、淋巴细胞百分比、血清尿酸、血清胆固醇和血清钠等 20 个变量组成。一般认为，SHFM 评分 >3.53 为高风险，预测 6 个月生存率为 50%。

目前尚未证实任何一种风险评分更具有决定性的预测价值，LVAD 植入术后患者生存率与不良事件的发生率由多种因素决定，所以必须与患者的临床状况结合使用。以上统计数据与其他临床风险评分相结合，可帮助指导医师围手术期管理、患者选择决策及院外生活指导。

大量临床试验已经确认 LVAD 对于治疗左心室射血分数明显下降（LVEF<25%）且持续依赖正性肌力药物患者的有效性。另外，对于经过充分优化药物治疗的患者心功能 NYHA 分级仍长期处于Ⅲb 或Ⅳ级的患者，也推荐使用 LVAD。HF 患者最大氧耗量 <12ml/（kg·min）也经常应用于入选标准。LVAD 植入术的主要适应证包括：①过渡到移植；②终点治疗；③过渡到康复；④过渡到决策。过渡到移植和终点治疗是目前最常见的适应证。

INTERMACS 分级和欧洲机械循环支持患者登记（European registry for patients with mechanical circulatory support，EUROMACS）把 ESHF 分为 7 个级别，用于指导术前患者评估（表 3-1-1）。目前普遍认为，LVAD 主要适应证包括 INTERMACS 分级 1~4 级。INTERMACS 1 级患者接受 LVAD 的预后较 2~3 级更差，接受短期 MCS 过渡是更佳选择。

表 3-1-1 终末期心力衰竭患者的 INTERMACS 分级

分级	描述	特征
1	严重的心源性休克	尽管快速上调强心药和升压药用量,患者仍出现危及生命的低血压伴随以明显酸中毒和乳酸升高为表现的组织器官低灌注
2	心功能持续恶化	在持续的强心药支持下,患者仍然表现为营养状况、肾功能、液体潴留进行性恶化等。也适用于容量负荷难以纠正和伴有组织灌注异常表现的患者,以及因心律失常发作及心肌缺血等原因不能持续静脉应用强心药或其他原因不能耐受强心药的患者
3	稳定但是正性肌力药物依赖	在持续静脉应用强心药或临时应用机械循环辅助装置支持的情况下,患者临床情况稳定。但一旦撤除上述支持措施,便会出现症状性低血压或进行性器官(常为肾)功能衰竭
4	居家口服药物静息时有症状	居家口服药物治疗的患者在休息或日常活动(穿衣或沐浴)时频繁有充血性心力衰竭症状,患者可能表现为端坐呼吸、穿衣或沐浴时气短,胃肠道症状(腹部不适,恶心和食欲减退),腹水或严重下肢水肿
5	不能耐受活动	患者在休息时无症状,但不能耐受任何活动,生活主要在室内,无法外出
6	活动受限	患者无明显液体潴留表现,休息或日常活动没有不适症状,可以进行一些轻微的户外活动,比如走访亲友或出外就餐,但进行任何重体力活动几分钟内即可出现乏力症状
7	进展性 NYHA Ⅲ级	患者在当前或近期(1 个月以内)进行一定程度的体力活动都没有症状,患者通常能够步行一个街区(约 100~200m)以上

调整选项:患者频繁因心力衰竭失代偿(通常 3 个月内至少 2 次,6 个月内至少 3 次)急诊就医或住院应用静脉利尿剂、超滤或短暂应用强心药治疗。如果患者在家,应定义为 3 级;如果为 7 级,应调整为 6 级或更低。其他调整选项还有:再发室性心律失常导致临床事件发生(例如频繁 ICD 放电或要求体外除颤,通常超过 1 周 2 次)或住院患者需要临时辅助装置支持,应调整为 1~3 级。

目前普遍认为,INTERMACS 3~4 级为最佳手术时机。对于 INTERMACS 1~2 级的患者是否行 LVAD 治疗,应该经过仔细讨论后再决定。有严重症状和动态变化的 INTERMACS 4~7 级患者,愿意接受不良事件风险换取更长的生存时间和更好的生活状态的患者,也可以考虑手术。很明显,INTERMACS 并没有捕捉到所有潜在 LVAD 指征患者的潜在信息。

第二节 右心功能的评估

一、右心生理概述

正常的右心功能受全身静脉回流、肺动脉(pulmonary artery, PA)负荷(右心室后负荷)、心包顺应性,以及右心室游离壁和室间隔的自然收缩力控制。因为肺循环具有高顺应性、低阻力的特点,所以右心室输出仅需要消耗左心室能量的 1/6。右心功能的主要影响因素是后负荷,右心室对其变化高度敏感。后负荷轻微增加即可导致右心室每搏输出量(简称每搏量, stroke volume, SV)大幅下降。常用的右心室后负荷测量参数包括 PA 收缩压(PA systolic pressure, PASP)和肺血管阻力(pulmonary vascular resistence, PVR),但这两个参数对右心室后负荷的描述不够充分,因为它们不能反映搏动负荷的贡献。当血液从右心室喷射到肺部时,由肺动脉瓣(pulmonary valve, PV)顺行流出的血液遇到由肺血管系统多个分支产生的逆行血流波,逆行血流波将会减少顺行血流并增加 PA 峰值。在左心衰竭时,左心房压升高会导致 PA 顺应性进一步降低。因此,左心室充盈压力升高会直接增加右心室后负荷,继发降低 PA 顺应性,并通过急性血管收缩和慢性血管重塑增加 PA 抵抗。与左心室冠状动脉灌注主要在舒张期不同,正常的右心室冠状动脉灌注包括收缩期和舒张期。在右心室壁内压升高和全身动脉压降低的情况下,压力超载的右心室由于灌注压降低而出现缺血的风险便会增加。任何增加右心室舒张末期压的过程都会导致右心室冠状动脉血流减少,并有可能诱发心内膜下缺血。

二、左心室辅助装置植入术后右心衰竭

有 20% 或更多的患者在接受 LVAD 植入后会经历急性右心衰竭(acute right heart failure, ARHF),这是术后早期死亡的主要原因之一。与 LVAD 植入相关的右心衰竭的发生病因可能部分来源于潜在的心肌病变。LVAD 植入后 ARHF 的生理机制是复杂的,从血流动力学的角度来看,LVAD 会增加静脉回流,导致回心血量过多,右心功能受损,造成右心室扩张、三尖瓣(tricuspid valve, TV)、室间隔左移和右心室每搏量(stroke volume, SV)下降。随着右心室输出下降,室间隔向左移动,左心室前负荷和 LVAD 流量减少。右心室的功能很大程度上依赖于左心室收缩,而由左心室卸载引起的室间隔向左移位会对右心室收缩产生直接的有害影响。此外,将 LVAD 锚定在左心室心尖可能会改变心脏正常的收缩扭转模式。心尖变形的方向(即心尖的拉与推,取决于器械的配置和放置)是否会改变右心功能障碍的风险仍不确定。在与 LVAD 相关的 PCWP 急性下降后,左心室卸载加机械支持可通过降低 PAP 来改善右心室收缩力。然而,肺动脉高压(pulmonary hypertension, PH)是左心室辅助装置植入后的患者发生 ARHF 的一个危险因素。当遇到其他术中并发症时,残留的肺动脉高压可能会促进右心室 - 肺动脉解耦联,即使在术前得到有效治疗,慢性功能不全的右心室加上固定且较高的后负荷可能无法耐受术中损伤(如缺血和容量负荷),从而导致 ARHF。此外,植入血泵后全身后负荷的减少可能导致左心室收缩力下降,进而造成右心室收缩力的继发性下降。Anrep 效应是动脉后负荷增加导致心室收缩力增加的生理后果。据此推测,在 LVAD 支持的循环中,后负荷的减少也可能导致左心室收缩力的降低。

在 LVAD 植入术后患者中,首次出院后发生晚期右心衰竭的患者约占 10%,室性和房性快速性心律失常可能是重要因素。

三、右心功能评价方法

1. 体格检查　明显右心衰竭的患者通常颈静脉压升高,三尖瓣产生的 V 波突出。窦性心律时由于右心室舒张异常,可见明显的颈静脉 a 波。吸气时颈静脉压升高(Kussmaul 征)也可见到。肝颈静脉回流征阳性,可提示隐性静脉压升高。查体还可见右心室抬举样搏动、三尖瓣区全收缩期杂音、肝大、腹水、下肢或骶前水肿。对于继发于动脉高压(pulmonary hypertension, PH)的右心衰竭患者,在听诊中会听到第二心音(P2)的一个明显的肺成分,可以用以区分 TV 和二尖瓣反流。

2. 心电图　慢性右心衰竭常伴有电轴右偏, V_1 导联的 R : S 振幅比 >1, V_1 导联的 R 波 >0.5mV, Ⅱ、Ⅲ、aVF 导联的 p 波振幅 >2.5mm, V_1 导联的 P 波振幅 >1.5mm 提示 RA 增大。急性右心衰竭可能表现为窦性心动过速和 V_1 导联 qR 模式。 Ⅰ 导联 S 波起始、Ⅲ 导联 Q 波起始和Ⅲ导联 T 波倒置(S_I、Q_{III}、T_{III})提示可能存在急性右心室张力增加。

3. 血清生化标志物　在慢性右心衰竭时,转氨酶可能正常或轻微升高,而在急性右心衰竭患者中,转氨酶水平普遍较高。在晚期慢性右心衰竭患者中,肝合成功能可能受损,白蛋白降低,INR 升高。胆红素增加可能与被动充血或胆汁淤积有关,也可能提示肝纤维化和肝硬化的发生。在更严重的情况下,静脉充血合并全身灌注不足可导致出现以血尿素氮和肌酐升高为特征的肾功能不全(renal dysfunction, RD)。

4. 超声心动图　由于右心室复杂的几何形状和胸骨后位置、观察者操作的显著差异性导致二维超声

心动图对右心功能的量化存在局限性。

由于右心室形状复杂,二维超声测量右心室大小可能有局限性。在心尖四腔图中,如果右心室面积大于舒张末期左心室面积,则提示右心室扩张;线性右心室基底测量 >4.2cm,也提示右心室扩张;右心室中部横径≥3.4cm,也提示右心室扩张,如果≥4.2cm 则提示右心室严重扩张。若右心室内径≥5.0cm,或右心室 / 左心室横径比值 >0.75,则预示存在 LVAD 植入后右心功能不全的风险。

另外,在评估右心室径线和容积时,不应忽视右心房大小。扩张的右心房常为右心室前负荷或后负荷增高的征象。右心房横径 >45mm,或右心房 / 左心房横径比 >0.8 提示右心房增大。右心房横径 >50mm 为 LVAD 植入术后右心室心力衰竭的预测因子。

三维超声心动图可测量右心室射血分数(right ventricular ejection fraction, RVEF)。RVEF<45% 表示右心室收缩功能障碍。但三维超声对设备和技术均有较高要求,且对成像质量比较依赖,导致临床应用受到限制。美国超声心动图学会(American Society of Echocardiography, ASE)指南推荐以下几项常用指标用于 LVAD 植入术后患者右心室功能评估:面积变化率(fractional area change, FAC);三尖瓣瓣环水平收缩期位移(tricuspid annular-plane systolic excursion, TAPSE);三尖瓣瓣环平面收缩期速度(tricuspid annular-plane systolic velocity, TAPSV)和右心室峰值纵向应变(right ventricular peak longitudinal strain, RVLS)等。

(1)面积变化率:FAC 定义为(四腔切面舒张末期面积 – 收缩末期面积)/ 舒张末期面积 ×100%,是一项关于右心室收缩功能的评价指标。一般在心尖四腔切面测量 FAC。对于右心室显示欠佳者可改用改良的四腔切面或右心室居中的四腔切面,探头需要从标准四腔切面位置轻度左移或右移,以便使右心室进入图像中心,心尖顶点仍然位于图像扇区顶端,然后旋转探头以获得最大右心室面积(图 3-2-1、图 3-2-2)。研究证实,FAC 与磁共振成像测量的 RVEF 高度相关。FAC<35% 提示右心室收缩功能异常。通常,有 LVAD 植入适应证的患者 FAC 应为 20%~30%,FAC<20% 的患者更容易出现术后右心室衰竭(right ventricular failure, RVF)。

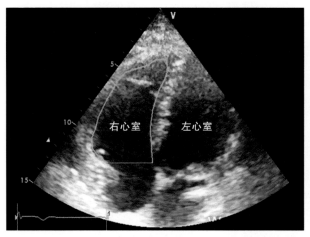

图 3-2-1　改良四腔切面超声测量右心室
面积变化率(FAC)

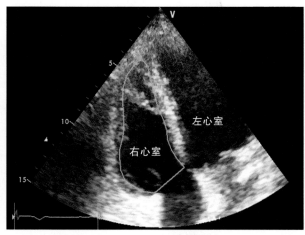

图 3-2-2　右心室居中的四腔切面超声测量
右心室面积变化率(FAC)

(2)三尖瓣瓣环水平收缩期位移:右心室的每搏量主要是通过纵向缩短产生的,而不是像左心室那样以径向缩短为主。TAPSE 指的是三尖瓣瓣环从舒张末期到收缩末期的位移,可用于量化右心室的纵向变化。通常在心尖四腔切面中应用 M 型测量,使 M 型取样线穿过外侧三尖瓣瓣环,显示和测量瓣环组织在心动周期中的最大位移(图 3-2-3)。TAPSE 测量操作简单,可重复性高,对图像质量的依赖性相对小,已成为当前右心室收缩功能评估的常用指标之一。根据指南,TAPSE<1.7cm 为异常。然而,TAPSE 具有依赖于角度的缺点,且易受到节段性室壁运动影响,因此在心力衰竭患者中低估或高估右心室收缩功能的情况并不少见。

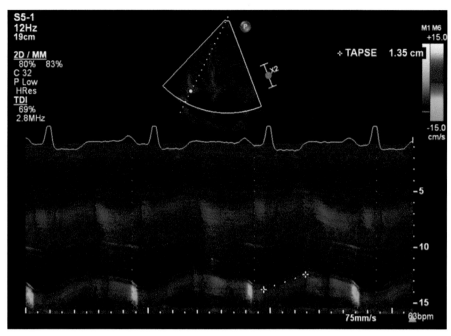

图 3-2-3　超声测量三尖瓣瓣环水平收缩期位移（TAPSE）

（3）三尖瓣瓣环平面收缩期速度：应用组织多普勒技术测量的 TAPSV 是 TAPSE 的一个替代参数，反映了右室壁的纵向收缩功能（图 3-2-4）。TAPSV<8cm/s 对 LVAD 植入术后右心室衰竭（right ventricular failure，RVF）有较高预测值。然而，TAPSV 也同样存在角度依赖，多普勒取样线必须平行于心肌运动的方向，才能进行可靠的评估。此外，心脏的平移运动和节段性心肌病变的影响均会导致 TAPSV 对右心室收缩功能低估。

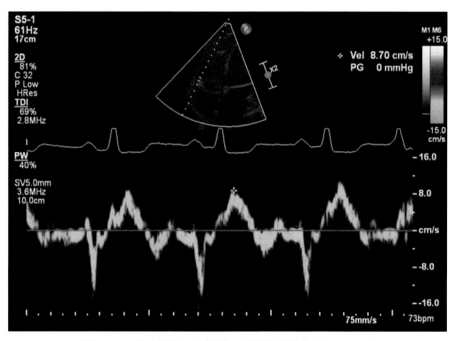

图 3-2-4　超声测量三尖瓣瓣环平面收缩期速度（TAPSV）

（4）右心室峰值纵向应变：斑点追踪超声心动图（speckle tracking echocardiography，STE）测量的右心室整体纵向应变（right ventricular global longitudinal strain，RVGLS）和右心室游离壁纵向应变（right ventricular free wall longitudinal strain，RVFWLS）可以对右心室心肌整体和节段功能进行客观和定量评估，并且独立于声波角度和心脏平移运动。右心室收缩期峰值纵向应变绝对值 <9.6%，可预测 LVAD 植入术

后右心室衰竭的可能性。

（5）三尖瓣反流：三尖瓣与右心功能密切相关，左心功能障碍继发的肺动脉高压会导致右心室进行性扩张和三尖瓣瓣环非对称性扩张，最终导致三尖瓣反流（tricuspid regurgitation，TR）恶化。有学者指出，即使术前没有严重的三尖瓣反流，也并不意味着三尖瓣没有异常。2013年国际心肺移植协会（International Society for Heart and Lung Transplantation，ISHLT）《机械循环支持指南》建议，LVAD植入术时应同时进行三尖瓣外科修复。我们发现，严重的左心衰竭患者其三尖瓣瓣环常因受压而掩盖其实际的扩张程度，此时术前超声测量的瓣环径值会显著低估实际瓣环径值。LVAD植入术后的患者，由于右心室负荷会较术前增加，使术前即存在的三尖瓣瓣环扩张进一步恶化，从而导致三尖瓣反流加重，最终影响LVAD的工作效率。因此，在LVAD植入术的同时实行三尖瓣成形术，能有效防止LVAD植入术后三尖瓣出现明显反流。

三尖瓣瓣环径通常在胸骨旁右心室流入道长轴切面（图3-2-5A）和心尖四腔切面（图3-2-5B）测量。对于右心室增大伴有三尖瓣瓣环扩张的患者，前述诸切面的三尖瓣瓣环径测量值比较接近，其原因可能是三尖瓣瓣环扩张后形状更接近圆形。而对于左心室严重扩张导致右心室受压的患者，上述切面的测量值更接近瓣环最小径（D_{min}）。三尖瓣瓣环最大径（D_{max}）的测量通常需要在接近前叶-隔叶交界和前叶-后叶交界的连线上，在大动脉短轴切面或四腔切面的基础上，将探头轻度逆时针旋转，在隔叶即将消失且后叶刚出现时即为理想的D_{max}显示切面（图3-2-5C）。

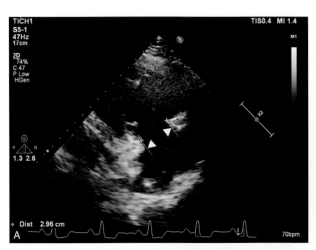
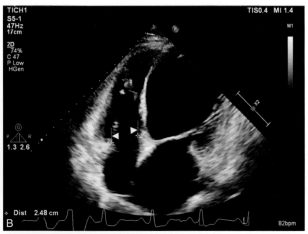
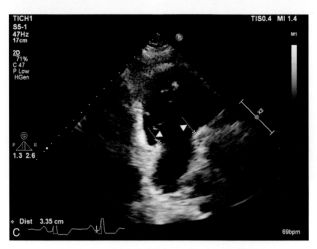

图 3-2-5　不同切面超声测量三尖瓣瓣环径

A. 超声经胸骨旁右心室流入道长轴切面测量三尖瓣瓣环径；B. 超声经心尖四腔切面测量三尖瓣瓣环径为2.48cm；C. 超声D_{max}切面测量三尖瓣瓣环径为3.35cm。

一般，De Vega 瓣环成形术的目标是将瓣口直径指数环缩至 22.5mm/ m² × 体表面积（m²），泰达国际心血管病医院心脏外科采取更严格的标准，即三尖瓣瓣口直径环缩至 26~27mm。研究证实，瓣口直径指数 ≥22.5mm/ m² 是预测三尖瓣反流复发的临界值。

5. 心脏磁共振电影成像（cardiac magnetic resonance，CMR） 大多数 ESHF 患者存在不同程度的右心衰竭（right heart failure，RHF），而严重的右心功能不全是 LVAD 终身治疗的禁忌证，因为 10%~40% 的 LVAD 植入后患者早期会出现 ARHF，从而延长患者的住院时间并增加围手术期死亡率。由于右心室形态的变异性和复杂性，超声心动图评价相对困难，CMR 固有的三维特性适用于右心室的研究。因此，CMR 对拟行 LVAD 植入术后患者的右心功能评价起到关键作用。CMR 右心室容积测量方法与左心室测量方法基本相同，可在四腔心平面或短轴位进行勾画。但由于右心室室壁较薄，故大多只勾画心内膜，可以得到收缩期和舒张期容积及射血分数，但对心肌质量评价能力有限。CMR 测量右心室容积时，将肌小梁和乳头肌包括在内可以节省时间，EF 测量值具有更稳定的可重复性，且并不影响右心室容积和右心室心输出量的测定。右心功能不全的患者，需要进一步行心导管检查对肺阻力进行评估。右心功能测定方法见图 3-2-6。CMR 测量的左、右心功能参考值见表 3-2-1。

6. 右心功能血流动力学的有创性评估 血流动力学变量可以辅助判断术前患者右心功能和预测 LVAD 植入术后发生右心衰竭的危险性（表 3-2-2）。

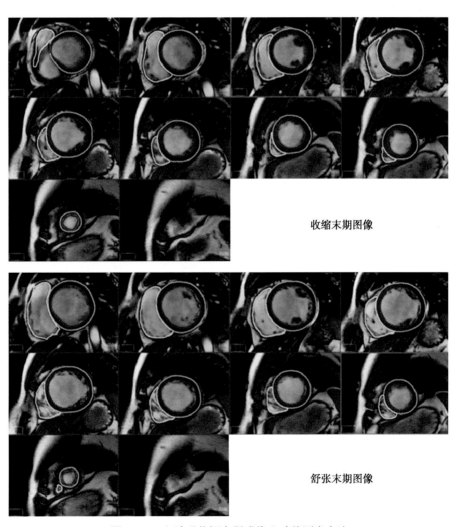

收缩末期图像

舒张末期图像

图 3-2-6 心脏磁共振电影成像心功能测定方法

患者男性，39 岁。主因"扩张型心肌病"入院，进行 LVAD 植入术术前评估。红色圈为左心室心内膜；绿色圈左心室为心外膜；黄色圈为右心室心内膜；勾画完毕后由软件自动计算心功能参数。

表 3-2-1 心脏磁共振电影成像测量的左、右心功能参考值

左心功能参数	参考值	右心功能参数	参考值
LVEF	50%~70%	LVEF	40%~60%
LVEDVI	50~84ml/m²	LVEDVI	62~88ml/m²
LVESVI	17~37ml/m²	LVESVI	19~30ml/m²
SVI	30~65ml/m²	—	—

注：LVEF，左心室射血分数；LVEDVI，左心室舒张末期容积指数；LVESVI，左心室收缩末期容积指数；SVI，心脏每搏量指数。

表 3-2-2 右心功能血流动力学的有创性评估参数

血流动力学参数	计算	阈值
RAP（或 CVP）	—	>15mmHg 则易发生 LVAD 植入术后右心衰竭
右向左充盈压力失调	RAP∶PCWP	>0.63 则易发生 LVAD 植入术后右心衰竭
PA 搏动指数	（PASP-PADP）/RAP	<1.85 则易发生 LVAD 植入术后右心衰竭
右心室做功指数	（肺动脉平均压 -CVP）×SVI	<0.25~0.30mmHg·L/m² 则易发生 LVAD 植入术后右心衰竭
PVR	（MPAP-PCWP）/CO	>3.6WU 则易发生 LVAD 植入术后右心衰竭

注：RAP，右心房压；CVP，中心静脉压；LVAD，左心室辅助装置；PCWP，肺周围毛细血管楔压；PA，肺动脉；PASP，肺动脉收缩压；PADP，肺动脉舒张压；SVI，每搏指数；PVR，肺血管阻力；MPAP，平均肺动脉压；CO，心输出量。

7. RVF 风险模型　表 3-2-2 提及的指标在临床验证研究中表现并不十分准确。RVF 复杂的生理机制使术后事件的准确预测变得复杂。此外，预测模型不能模拟右心室与 LVAD 的相互作用及 LVAD 血流动力学改变对右心功能的直接影响，包括右心室循环容量负荷和室间隔收缩模式的几何变化对右心室每搏量的影响。风险评分的其他局限性包括所研究人群的差异和右心衰竭定义的变异性。

难治性心力衰竭通常伴有严重的双心室功能障碍。考虑到超声心动图和血流动力学变量的局限性，没有任何一种参数能够高敏感性或高特异性地独立识别具有临床意义的右心衰竭。右心功能的评估需要采用多通道方法，仔细评估血流动力学、血液学和影像学参数的趋势。当各种模式的多个参数共同提示右心衰竭时，右心衰竭临床诊断的可信度才会增加。

第三节　心脏合并症的评估与处理

术前评估与识别其他的心脏合并症对于提高患者术后生存率，减少并发症至关重要。一些心脏合并症需要适当的术中治疗计划。

一、心脏瓣膜病

术前评估瓣膜情况可以增强 LVAD 植入的成功率，目前超声心动图仍是"金标准"，CMR 可以对心脏超声评估的瓣膜情况进行补充。CMR 可通过相位对比（phase contrast，PC）法测得的反流量及反流分数来评估瓣膜关闭不全的程度，其定量评价反流严重程度的准确性优于超声心动图。

主动脉瓣关闭功能是否正常对于 LVAD 的长期治疗效果至关重要。LVAD 治疗时主动脉 - 左心室之间持续存在的较高压差会促使主动脉瓣反流加重，严重时导致左心室前负荷增加，体循环灌注降低。

因此,术前需对主动脉瓣反流及其程度进行充分评估。一般情况下,LVAD 植入术要求主动脉瓣无反流或仅有微量反流。轻度以上的主动脉瓣反流,需在术前制定手术治疗计划。术前存在主动脉瓣钙化或瓣叶挛缩、主动脉瓣瓣环增宽(≥23mm)等,预示着 LVAD 植入术后发生新的主动脉瓣反流的可能性较大。对于中度以上的主动脉瓣反流,可以考虑在 LVAD 植入的同时进行主动脉瓣成形术或生物瓣膜置换术。

ISHLT 的《2013 年国际心肺移植学会机械循环支持指南:执行摘要》和 ASE 的《超声心动图在左心室辅助装置患者的管理:来自美国超声心动图协会的推荐》指南提出,LVAD 植入术中应避免二尖瓣干预,除非二尖瓣存在明显的结构异常。LVAD 植入患者合并二尖瓣反流最常见。术前超声心动图检查应该重点排除需要外科干预的原发性或器质性瓣膜病,无论二尖瓣关闭不全程度如何,存在以下超声心动图征象者应视为存在器质性瓣膜病变:脱垂、连枷、穿孔或瓣叶裂隙、黏液样变性和弹性纤维缺失性小叶重构、风湿性瓣膜疾病和心内膜炎、先天性二尖瓣疾病;任何有二尖瓣狭窄(mitral stenosis, MS)迹象的二尖瓣瓣环钙化或无狭窄的中度以上的二尖瓣瓣环钙化。

中重度二尖瓣狭窄会限制左心室充盈。在 LVAD 植入术后,由于狭窄瓣膜的限制,左心室充盈不能伴随心输出量的增加而增加。LVAD 流量会受到限制,影响其辅助效果,严重者可造成吸壁。此外,由于左心房不能得到充分卸载,肺动脉压依然保持在较高水平,增加了术后右心衰竭的风险。对于任何原因的中重度二尖瓣狭窄(平均跨瓣压差≥10mmHg)需要同期实施二尖瓣切开术或生物瓣置换术。

功能性二尖瓣反流(functional mitral regurgitation, FMR)是常见的心力衰竭并发症,在心力衰竭患者中的患病率达 10%,其中高达 39% 为中重度反流。FMR 也被称为继发性二尖瓣反流(secondary mitral regurgitation, SMR),其发生机制是左心室重塑引起的二尖瓣瓣环扩张和乳头肌顶端移位,以及小叶的正常接合丧失导致小叶束缚。在 LVAD 的支持下,左心室容积减小,二尖瓣瓣叶闭合情况改善,术前存在的 FMR 通常会减少。然而,研究表明在 LVAD 植入术后仍有 6%~30% 的中重度 FMR 会持续存在。二尖瓣装置变形(包括严重的瓣叶牵张和闭合点后移≥30mm)及明显扩大的左心房也可能是导致 LVAD 植入术后 FMR 持续存在的预测因子。二尖瓣成形术已被证明可以改善 LVAD 植入后的血流动力学参数(肺动脉高压、肺血管阻力)和再入院率。对于那些在 LVAD 植入后可能不会改善的中重度 FMR,我们建议应适当放宽指征,实施同期二尖瓣人工瓣成形术。

由于术前和术后的中重度三尖瓣反流与术后患者生存率降低相关,因此术前应仔细评估三尖瓣反流程度。如果病情允许,推荐在充分使用利尿剂治疗后,再评估患者的三尖瓣反流程度。对于是否同时进行三尖瓣成形术,目前有两种观点:部分专家认为同时进行三尖瓣成形术是必要的,因为术前和术后的 TR 都与死亡率增加有关;另外一种观点则倾向于相对保守的治疗策略。功能性 TV 在 LVAD 植入术后反流程度有可能减轻,而原发性 TV(例如由起搏器或植入式心律转复除颤器导联引起的)可能不会。因此,术前制订手术计划时,应综合考虑 TV 的病因、右心功能障碍严重程度及潜在的心肌疾病。目前的指南建议在患者术前即存在中度或重度 TV 时,应考虑同期行 TV 成形术。

二、先天性心脏病

关于先天性心脏病接受 LVAD 治疗的经验有限。对于严重肺动脉高压和双心室衰竭的患者不宜接受 LVAD 治疗。对于经筛选无手术禁忌证的患者,推荐根据分流量,决定是否闭合房间隔缺损。建议在 LVAD 植入的过程中闭合室间隔缺损。建议在 LVAD 植入术后,在手术室强化使用经食管超声心动图(transesophageal echocardiography, TEE)。

第四节 非心脏合并情况的评估

一、年龄

植入 LVAD 时,患者通常处于 50 多岁（EUROMACS：接受 LVAD 的患者平均年龄为 51.7 岁,中位年龄为 55 岁）或以上（ISHLT 机械辅助循环注册研究：72% 接受 LVAD 的患者在 50 岁以上）。年龄本身不是 LVAD 植入的排除标准,但高龄是发生术后并发症的独立危险因素。

二、衰弱

衰弱是一种生理和自稳态储备受损和对应激过度反应的生物学综合征,由于多种疾病、衰老和残疾导致。在 INTERMACS 注册登记中,衰弱的发生率接近 10%。衰弱至少包含以下表现型症状之一：畏缩、无力、疲惫、迟钝和不活动。

目前,除了弗里德标准,没有公认的衰弱定义。衰弱会导致机械通气时间延长,使 LVAD 植入术后患者住院时间和远期死亡率增加。在 LVAD 植入后,患者的衰弱可能会好转。年龄大是衰弱及其合并症的危险因素。心脏恶病质（cardiac cachexia, CC）是指 HF 患者非主动及非水肿消除原因的体重减轻 >5% 持续至少 6 个月。CC 与高龄相关,可能导致更长的住院时间和更高的治疗成本。

三、肾功能

肾功能不全（renal dysfunction, RD）在晚期 HF 患者中十分常见,术前应仔细评估。根据发生原因,分为原发性肾功能不全和继发性肾功能不全。LVAD 植入可能逆转继发性肾功能不全。严重的 RD［肾小球滤过率（glomerular filtration rate, GFR）<30ml/min］增加了 LVAD 植入术后患者围手术期需要肾脏替代治疗（renal replacement therapy, RRT）的风险,并使早期右心衰竭、感染和住院死亡率增加。由于预后不良,原发性非可逆性肾病合并严重的 RD 可能为 LVAD 植入术的禁忌。慢性血液透析患者应被视为 LVAD 植入术的相对禁忌证,如仍考虑行 LVAD 植入,术前应仔细评估。腹膜透析患者行 LVAD 手术的安全性数据有限。

四、神经功能

INTERMACS 注册研究提示,在 LVAD 植入前,有 3.6% 的患者存在脑卒中,有 3.8% 的患者存在其他脑血管疾病。神经和认知功能应该在 LVAD 植入前进行评估。目前,还没有公认的在 LVAD 植入术前对所有需要接受长期机械辅助装置植入的候选者进行的仔细的神经系统检查,包括痴呆和精神状态评估。推荐多学科评估合并神经肌肉功能障碍的患者的预后。斯坦福大学移植综合心理社会评估可以用于 LVAD 植入术候选者,推荐心理和精神障碍（包括认知功能）及药物滥用筛查,建议评估患者的依从性（烟草、酒精和药物滥用）、心理社会风险和家庭支持,推荐对于衰弱、精神或神经障碍的患者,对他们操作 LVAD 控制器的能力进行评估。

五、肺功能

推荐在 LVAD 植入术前进行肺功能评估。HF 患者中慢性阻塞性肺疾病的患病率很高,可导致 HF 的预后更差。限制性通气异常和／或肺泡毛细血管换气障碍可能是慢性肺淤血的后果。纠正容量过负荷后,建议重新评估肺功能。为了评估肺动脉高压的程度,通过有创性血流动力学评估肺血管阻力(PVR)是必须的。有资料显示,在 LVAD 长期支持下患者的高 PVR 可能恢复正常,从而使心脏移植(heart transplantation, HTx)成为可能。

六、容量评估

ESHF 患者多存在不同程度的液体潴留,尽管经过对药物治疗的充分优化,仍不能达到真正意义上的"干重"。并且,对于部分 ESHF 患者,心输出量有赖于一定水平的静脉压维持。因此,临床常见到这样的患者:尽管存在严重水潴留的临床表现,早期对利尿剂的反应也很好,但随着机体水分的减少,尽管心力衰竭症状有一定程度的缓解,收缩压也能维持在 90mmHg 左右,但会逐渐出现对利尿剂的反应变差、组织灌注不足等表现。鉴于 ESHF 患者的这一特点,LVAD 植入术前患者往往达不到真正意义上的干重。而水潴留程度的正确评估,对于指导术后脱水、减少并发症的发生至关重要。

(一)容量状态评估流程

心力衰竭患者 LVAD 植入术术前评估患者容量状态分为以下 3 步。

1. 根据症状、体征初步判断患者容量状态

(1)症状:典型心力衰竭淤血症状包括左心功能不全导致的肺淤血症状和右心功能不全导致的体循环淤血症状。存在上述任何一种症状,均提示容量超负荷。完全没有淤血症状则容量状态正常。无淤血症状,同时皮肤弹性差、干燥,眼窝凹陷,提示容量不足。淤血症状的改善是容量控制达标的直接反应。

(2)体格检查:有针对性地进行体格检查,应重点评估如下体征,包括颈静脉怒张、肝颈静脉回流征、肺部啰音、浆膜腔积液、肝脏肿大及水肿等。颈静脉怒张的顶点到胸骨角的垂直距离加上 5cm 为颈静脉压力值,>8cm 时提示容量超负荷(敏感性 70%,特异性 79%)。肝颈静脉回流征对于容量负荷反应的敏感性和特异性高于颈静脉怒张。水肿是最直观评估容量负荷的体征,多为双下肢水肿或身体低垂部位水肿(长期卧床者)。

体质量、尿量、液体净平衡能客观地反映容量负荷的动态变化。短期体质量明显增加,尿量减少、入量大于出量(液体正平衡)提示液体潴留。血压下降、心率加快,可由于容量超负荷引起心力衰竭加重所致,也可因有效循环血容量不足所致。采用卧立位试验,患者平卧 2 分钟后测量卧位血压和心率,待患者站立 1 分钟以后再测量立位血压和心率,如果收缩压显著下降(>20mmHg,1mmHg=0.133kPa),则提示存在容量不足。

2. 根据检查和化验辅助判断容量状态

(1)胸部 X 线片:胸部 X 线检查是 LVAD 植入术术前的常规检查。胸部 X 线片出现肺上叶血管扩张、肺淤血、肺泡间质水肿、胸腔积液、克氏线等征象提示容量超负荷。

(2)超声心动图:超声心动图评估血容量最常用的下腔静脉(inferior vena cava, IVC)参数是 IVC 径值和呼吸塌陷指数(respiratory collapse index, RCI),常规测量切面是剑突下、右侧肋间或肋缘下 IVC 长轴切面(图 3-4-1)。一般在距右心房入口 2cm 处测量 IVC 内径,于吸气末和呼气末两个时间段冻结图像,测量 IVC 的最小径(IVC_{min})及最大径(IVC_{max})。也可应用 M 型超声直接显示 IVC 内径随呼吸变化的曲线,应用公式 $RCI=(IVC_{max}-IVC_{min})/IVC_{max} \times 100\%$ 来计算 RCI 值。正常 IVC 内径 <1.7cm,RCI 15%~40%。当 IVC_{max}<1.2cm 且伴有自发性塌陷时,常见于血容量不足的患者;当 IVC_{max}<2.1cm、RCI>50% 时,CVP 约 3mmHg(0~5mmHg);当 IVC_{max}>2.1cm、RCI<50% 时,CVP 约 15mmHg(10~20mmHg);若 IVC_{max} 及 RCI 均不在上述范围内,CVP 约为 8mmHg(5~10mmHg)。

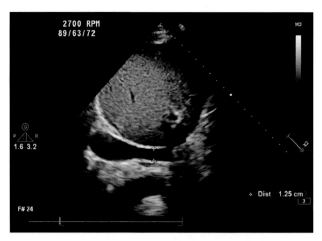

图 3-4-1 超声心动图测量下腔静脉径值

另外一个重要的参数是在 IVC 短轴上测量并计算 IVC 直径比（diameter ratio, DR）。DR=（横截面长径 / 短径）。当 DR≤1.2 时,下腔静脉横截面接近圆形,提示容量增多;当 DR>1.8 时,下腔静脉横截面呈椭圆形,提示容量可能不足;当 DR≥3.0,则提示容量严重不足。

（3）血液浓缩指标:在治疗过程中,血液浓缩指标（如血细胞比容、血红蛋白浓度、白蛋白水平、总蛋白水平、血钠等）进行性升高,在除外其他原因后,提示容量超负荷已纠正,甚或出现了容量不足。这些指标的绝对值与容量负荷相关性差,动态监测它们的变化趋势更有助于临床判断。

（4）肾功能指标:血肌酐、血尿素氮是反映肾灌注和肾损害的指标。血尿素氮与血肌酐比值 >20∶1,尿钠、氯浓度降低,尿肌酐 / 血肌酐、尿比重或渗透压升高等均提示容量不足。

（5）利钠肽指标:在根据利钠肽指标进行容量评估时,一定要动态监测利钠肽水平,确定患者"湿体质量"（容量负荷过重时）和"最佳容量"对应的利钠肽值。

3. 有创性监测评估

（1）测定中心静脉压:通过中心静脉置管监测中心静脉压可反映右心前负荷,简单、易操作。中心静脉压的正常值范围为 5~12cmH$_2$O（1cmH$_2$O=0.098kPa）,易受左心功能、心率、心脏顺应性、瓣膜功能、肺静脉压、胸腔内压力等多种因素影响。监测中心静脉压应同时监测心输出量及组织灌注。应动态观察中心静脉压的变化趋势,不能依据一次测量值判定。

（2）漂浮导管检查:漂浮导管检查可提供一系列的血流动力学信息,包括肺毛细血管楔压、肺动脉压、心输出量、中心静脉压等。当低血压或容量状态判断困难时,可行漂浮导管检查。当低血压伴 PCWP<14mmHg 时,适当补液后,如果血压回升、尿量增加、肺内无湿啰音或湿啰音未加重,提示存在容量不足;低血压伴心排血指数明显降低,PCWP>18mmHg,提示肺淤血。

（二）血容量组分分析

血容量包括血浆容量和红细胞,心力衰竭时分为 3 种情况:①血浆容量增加,红细胞量减少,即真性贫血;②血浆容量和红细胞量同时增加;③血浆容量和组织间液增加,红细胞量正常,即稀释性贫血。有些慢性心力衰竭（chronic heart failure, CHF）患者不仅血浆容量增加,红细胞量也增加,过度利尿后则会出现血细胞比容明显升高。

（三）体成分分析

体成分是指人体中肌肉、脂肪、无机盐等各组分的含量及其在人体总体质量中所占的百分比。体成分测量不仅可以提供患者全身营养状态、健康状况等信息,还可以为多种疾病的诊断和治疗提供非常有价值的信息,这对作出一个完整的临床评估十分有用。ESHF 患者不仅存在不同程度的水钠潴留,而且由于营养状况的恶化,机体骨骼、肌肉和脂肪等也有别于正常人,即便是与代偿期心力衰竭患者相比也不一样。因此,对于 ESHF 容量评估,单纯应用对普通心力衰竭患者的评估办法,如客观查体和称重等,往往会造成误判。因此,我们建议在 ESHF 患者接受 LVAD 植入术的术前评估中引入体成分分析概念。

目前常用的体成分测量方法包括人体测量法、水下称重法、生物电阻抗法(bioelectrical impedance analysis, BIA)、双能 X 线吸收法(double energy X-ray absorption, DEXA)、超声、MRI 和 CT 扫描法等。不同的测量方法存在各自的优缺点,因此在临床工作中应根据实际需求,选取最合适的体成分测量方法,为临床工作提供最有利的帮助。根据我们的经验,LVAD 植入术术前体成分分析采用人体测量法,联合超声、生物电阻抗法和 DEXA,能够准确评估术前患者体成分,避免误判。

人体测量法包括身高、体质量、体重指数(body mass index, BMI)、腰围、臀围、腰臀比及皮褶厚度的测量。BMI 是世界公认的肥胖筛查指标,但是 BMI 并不能很好地区分脂肪组织含量(fat mass, FM)和瘦组织含量(lean mass, LM)。最近的一项研究发现较之体脂率,BMI 与瘦组织质量之间存在着更好的相关性。皮褶厚度测量法不仅能测量局部的脂肪厚度,还能推算出全身脂肪的分布,是测量脂肪含量最常用的方法,且其费用低廉、操作简单,常用的皮褶厚度测量部位有臂部、肩胛部、腹部及髂部等。

生物电阻抗法(bioelectrical impedance analysis, BIA)采用的原理是传导与导体内离子的浓度成正比。具有操作简便、安全性好、多用途、非侵入性等特点。但是值得注意的是生物电阻抗法测量体成分的准确性易受饮水及活动水平影响,特别是在慢性心力衰竭患者中,由于液体潴留在骨骼肌纤维细胞内和细胞间隙中,往往被判断为骨骼肌质量,很难鉴别。相关研究也发现,在慢性心力衰竭患者中使用 DEXA 和 BIA 进行类似的身体成分测量,无论是否存在 LVEF 或性别差异,DEXA 的 FM 值和 LM 值始终低于 BIA。

DEXA 是利用两种 X 线能量的衰减差异来确定身体组成的方法,用于测定身体脂肪组织、瘦组织和骨矿物质含量。近年来,国外已将 DEXA 作为体成分测定的标准方法,广泛应用于临床。DEXA 不依赖于人体组织各化学成分的固定含量,受机体水分总量变化影响较小,其在对人体脂肪组织进行评估时,不仅能对体内脂肪含量进行定量诊断,同时也可对体内脂肪异常分布进行客观评价,具有良好的重复性和很高的准确性,一般全身体成分测量精密度在 0.7%~1.2%。但是,DEXA 测量费用相对昂贵,且受设备条件和检查场所限制,很难普及。由于不同的体成分测量方法测量出来的 FM、LM 和 BM 结果存在差异,且来自 DEXA 和 BIA 的度量不能互换使用,因此我们建议如设备条件和患者状况允许,LVAD 植入术前应做 DEXA 检查,以充分了解患者术前营养基线状态。

总之,任何一种容量评估方法都存在一定的价值和局限性,临床上选择容量评估方法应基于由简便到复杂、由无创到有创、由易到难的原则,尤其是对于 ESHF 患者,需要结合多种评估方法,并根据临床指标的动态变化进行综合分析。

对于 ESHF 患者 LVAD 机体水分的评估,笔者的经验是:如临床无水潴留表现且体成分分析显示机体水分在正常范围,建议以术前空腹体重的 97% 作为基线体重参考值;如临床无水潴留表现但体成分分析显示机体水分超出正常范围,建议以术前空腹体重的 95% 作为体重基线参考值;如临床判断患者为轻度水潴留(水肿位于双踝关节以下),建议以术前空腹体重的 90% 作为基线体重参考值;如临床判断患者为中度水潴留(水肿位于双膝关节以下),建议以术前空腹体重的 85% 作为体重基线参考值;如临床判断患者为重度水潴留(水肿超过双膝关节),建议以术前空腹体重的 80% 作为体重基线参考值。以上仅是小样本的临床经验总结,尚需更大的患者样本和更长的观察时间来验证。

七、术前营养评估

研究显示,BMI 过低或过高均与 LVAD 植入后病情恶化有关。所有准备接受 LVAD 治疗的患者都应该接受营养状态评估,从而制订针对每位患者的个体化策略。

终末期心脏病引起的恶病质,即心脏恶病质,常表现为 $BMI<20kg/m^2$ 或 $<80\%$ 理想体重,伴有低蛋白

血症和营养状况差等特点,是 ESHF 患者常见的并发症,与死亡风险增加有关,常常预示着不良预后。营养不良会增加术后并发症的发生风险,如因患者虚弱而产生感染、出血和器官功能不足等。曾经体表面积(body surface area, BSA)<<1.5m² 被认为是 LVAD 植入的相对禁忌证,但 BSA 的限制通常与设备类型和工学特点有关,不同设备所要求的患者的 BSA 不完全相同。

病态肥胖的定义为 BMI>35kg/m²,其通常与 LVAD 植入后的不良结局相关。BMI 较高的患者术后发生感染和血栓栓塞的风险增加、再住院率增加。因 LVAD 传导系统通常从腹部经皮穿出体外,病态肥胖患者腹部脂肪较多,可导致传导系统感染、切口愈合不良。

实际上,仅有 10% 接受心脏移植或 LVAD 植入的患者被评估为"营养良好",更常见的是心脏恶病质状态。需要 LVAD 植入的患者,术前外科医师应与营养科配合,综合患者个体情况,个体化提供营养支持,尽最大可能改善患者的营养状况,从而降低其术后死亡、感染等并发症的发生。

如病情允许,所有患者术前都应进行营养风险筛查,可应用国内外普遍推荐的 NRS-2002 营养风险筛查表,如≥3 分则表示存在营养风险,需要进行进一步的营养状况评估,包括对身高、体重、上臂围、小腿围、腰围、皮褶厚度及握力的测量和营养相关生化检测,并进行患者膳食史调查,综合作出营养诊断。如有条件可进行人体成分分析检测(图 3-4-2),从而得知患者体脂含量和肌肉含量,并通过对体内水分的测量判断是否存在水肿及严重程度,作为临床利尿治疗的指导参考。

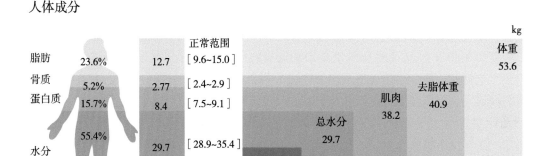

图 3-4-2 用生物电阻抗法分析检测人体成分主要数据内容

八、康复评估

由于 HF 患者的身体功能随着病情的恶化会有不同程度的减退,因此在 LVAD 植入术前要对体适能、心肺适能、睡眠质量、生活质量、认知功能等进行充分评估,同时还要对患者的生物学病史、生活习惯、危险因素、心血管功能和运动风险进行评估,为术后制订精准的运动处方提供依据。

1. 体适能评估 LVAD 植入术前的体适能评估主要以日常生活相关的身体功能表现为主。功能性体适能的定义为具有安全、独立完成一般日常生活活动所需的能力。只有合适的肌肉力量、心肺耐力、柔软度及活动力,才能维持自理、家务、购物、社交、休闲及运动的需求。HF 患者随着疾病的进展,日常生活能力逐渐减弱,术前需要做好充分的评估建立基线数据,以利于术后进行纵向对比,对 LVAD 效果给予客观评价。

(1)肌肉适能评估:部分 ESHF 患者会出现肌肉萎缩和消瘦,甚至发展到肌少症,需要评估肌肉力量。肌肉力量评估的方法很多,我们常使用的四肢肌肉力量评估方法有握力和伸膝肌力的评估,它们也是反映全身肌肉力量很好的指标,在 LVAD 的研究中也是经常使用的指标。

(2)平衡适能评估:平衡是人体在有或无外力作用下,保持全身处于稳定状态的能力,是人体应该具备的基本素质的一种。人的任何运动几乎都是在维持身体平衡的状态下进行的,尤其是大肌肉的活动,更需要有较好的平衡能力才能胜任。ESHF 患者因受限于心功能,缺乏运动,导致活动能力和平衡能力差,可应用简单便捷可床旁进行的睁眼单脚站立来进行平衡适能评估。ESHF 患者还可能存在机体骨骼肌质量下降、外周肌肉细胞长期供血不足、合并肌少症的情况,躯体功能差。对这部分患者可采用简易体能状况量表(short physical performance battery, SPPB)或 5 次起坐试验(five-times sit-to-stand test, FTSST)来对患者躯体功能进行评估。

2. 心肺适能评估　心肺适能已被公认是心血管健康的重要标志。研究显示,心肺适能水平越低,心血管疾病全因死亡率越高。临床上进行心肺适能测试的常用方法有 6 分钟步行试验(6 minutes walking test, 6MWT)和心肺运动试验(cardiopulmonary excercise test, CPET)。既往研究表明,在 LVAD 植入后的第 1 年内,通过 6 分钟步行试验和峰值摄氧量(peak VO_2)测量可以看出大多数患者在术后前 6 个月内表现出功能状态的显著改善。6MWT 等功能测试可能与 LVAD 植入后的生存率相关,运动耐力差(6MWT 结果 <300m)的患者死亡率增加。

(1)心肺运动试验:CPET 是一种可以使研究者同时观察患者的心血管系统和呼吸系统对同一种运动应激的反应情况的临床试验。在运动中实时检测气体交换的同时监测心电图、心率和血压变化,通过直接检测或间接计算的方法来判定心脏功能和肺功能。迄今为止,CPET 被认为是评估心肺适能的最佳方式,是心血管疾病康复风险评估的重要手段,更是心肺储备功能检测的"金标准"。对于 HF 患者,CPET 是进行诊断、评估、危险分层和制订治疗计划的最重要的方法之一。其中,peak VO_2 能够反映 HF 的严重程度和预后,是危险分层和生存率预测中最重要的参数,它还可以作为运动方案制定和心脏康复效果评价的有效指标。

(2)6 分钟步行试验:6MWT 是一种客观评估的标准化程序,评估了在运动过程中涉及的所有身体系统的整体反应,是次极量试验的代表,可以用来反映日常活动中所需要的运动强度,但是在测定 peak VO_2 方面较 CPET 欠精确。对于无条件完成 CPET 者可进行 6MWT,6MWT 与日常活动量相近,可客观反映患者的日常活动能力,方法简单、易行、重复性及安全性均较好。次极量运动能力的提高对于日常生活中旨在提高活动能力和独立性的 LVAD 植入术后患者的康复非常重要。

3. 睡眠质量评估　睡眠质量与 HF 是相互影响的关系。已有研究表明,睡眠时间过短或过长及睡眠质量低是心血管事件的重要危险因素,睡眠与 HF、高血压、冠心病等都有较强的关联。而 HF 患者的躯体不适和心理不适会影响睡眠质量。通过对患者及其家属问诊来了解患者的睡眠质量和睡眠状态,采用匹兹堡睡眠质量指数(Pittsburgh sleep quality index, PSQI)客观评价患者的睡眠质量,对于高度怀疑阻塞性睡眠呼吸暂停低通气综合征(obstructive sleep apnea hypopnea syndrome, OSAHS)的患者可以采用多导睡眠监测仪来了解患者夜间缺氧程度、睡眠呼吸暂停时间及次数,中度和重度睡眠呼吸暂停的患者需要治疗。

4. 生活质量评估　20 世纪 90 年代,世界卫生组织已明确将改善患者的生活质量(quality of life, QOL)作为疾病治疗的重要结果和指标。QOL 是指个人对自己在他们生活的文化和价值体系中所处地位的感知,以及与他们的目标、期望、标准和关注点的关系。在过去几年里,研究显示 LVAD 植入术后对身体功能和 QOL 有积极影响。目前,临床常用于评估 HF 患者的 QOL 量表有明尼苏达心力衰竭生活质量问卷(Minnesota living with HF questionnaire, MLHFQ)、堪萨斯城心肌病问卷(Kansas City cardiomyopathy questionnaire clinical summary score, KCCQ)、欧洲五维健康量表(five-level European quality of life five-dimensional questionnaire, EQ-5D-5L)等。通过调查可以确定患者在经过治疗后 QOL 是否有所改善。

5. 认知功能评估　虽然心血管病手术后患者出现长期认知缺陷的很少,但术后住院期间患者可能发生谵妄。在既往研究中,LVAD 植入术前 ESHF 患者的认知功能障碍的发生率为 67%,LVAD 植入术后第 1 年认知功能障碍的累积发生率为 29.2%,LVAD 植入术后的认知缺陷似乎与 LVAD 无关。由于认知缺陷可影响 QOL 和功能能力,因此在心脏康复过程中常规进行系统的认知筛查。我们应用在国内外广泛使用的简易精神状态检查量表(mini-mental state examination, MMSE)。

ESHF 患者病情较重,需要认真评价评估风险与获益,选择合适的评估时机,评估前要对患者的病史、目前的治疗、治疗后的结果、评估前的生命体征进行认真评价,识别潜在禁忌证(表 3-4-1),提高评估的安全性,有禁忌证的患者在病情稳定或进行适当治疗后再进行。

表 3-4-1　术前禁忌证评估

检查指标	其他情况
<ul><li>安静时心率 >120 次 /min</li><li>安静时呼吸频率 >30 次 /min</li><li>血氧饱和度 ≤90%</li><li>收缩压 >160mmHg 或舒张压 >100mmHg</li><li>糖尿病空腹血糖 >14mmol/L</li><li>直立性低血压(血压降低 >10mmHg 以上)</li><li>3 天内体重增加 1.8kg 以上</li></ul>	<ul><li>急性失代偿性 HF 未得到有效控制</li><li>未控制的心律失常</li><li>发热等急性感染性疾病</li><li>对运动有影响的神经系统、骨骼肌肉系统或风湿性疾病</li><li>患者不愿配合评估</li></ul>

九、社会心理评估

临床医师,特别是刚刚开展 LVAD 手术的团队,术前常常只重视患者临床状况的评估而忽视评估患者的社会心理。LVAD 是十分复杂的机械循环辅助装置。该治疗成功与否取决于医学、工学及社会家庭的共同合作。因此,患者术前社会心理评估十分重要。出于强烈的求生欲望,患者及其家庭在术前往往都表现出"极好的"依从性。但事实情况并非如此。当"活下来"这一基本需求得到满足后,患者及其家庭的表现可谓千差万别。部分患者可能并未做好与器械共度余生的准备。尽管患者心力衰竭症状得到了最大程度的缓解,但现实状况仍会与其心理预期存在落差。患者的抱怨常常包括:①频繁的取血化验带来的不便和经济负担;②随身携带器械行动不便;③携带器械出席公共场合的"羞怯感"。这些抱怨如不能得到很好解决,将会影响患者的生活质量,甚至导致更严重的后果。因此,LVAD 团队应在术前对患者及其家庭进行全面社会心理评估,并将评估结果纳入判定手术适应证的重要部分。目前尚无公认的 LVAD 植入术前社会心理评估标准,斯坦福大学医学中心的斯坦福移植综合社会心理评估(Stanford integrated psychosocial assessment for transplantation,SIPAT)量表可作为参考。从已有的临床经验可以知道,心理稳定、家庭和睦、经济状况好及教育背景高的患者临床依从性好,有利于术后患者的长期管理。另外,患者家庭住址距离血泵植入医院距离近,方便患者随访及紧急情况处理,也是术前患者评估中的必要因素。即便对于术前社会家庭心理评估良好的患者,也应在术前制订术后及中远期心理干预预案。

心理 - 社会因素在 LVAD 植入术后患者的管理中起着关键作用,可以影响患者的预后。抑郁症往往是最受关注的,因为其在 ESHF 患者中的发病率明显高于一般人群。心力衰竭患者抑郁的患病率和严重程度差异很大,门诊患者为 11%~25%,住院患者为 35%~70%,因此 LVAD 植入前对患者的社会 - 心理评估至关重要。有研究表明,抑郁症与 ESHF 患者死亡率的增加有关。甚至有研究表明,抑郁症可直接通过生理机制恶化心力衰竭患者的预后。其他精神疾病如:焦虑、自杀倾向、药物或酒精依赖等也与较差的术后生存率有关。由于护理的复杂性,患者在接受 LVAD 植入后必须具备自我护理的能力,以及社会 - 心理方面的认知。目前,LVAD 植入前患者的社会心理评估可遵循 ISHLT 发布的《心脏移植受者护理指南》。

十、其他

推荐术前进行便隐血检测。在 LVAD 人群中,胃肠道出血(gastrointestinal bleeding,GIB)常与血管畸形和获得性血管性血友病(von Willebrand)综合征有关。低氧性肝炎引起的肝功能障碍可发生在 HF 背景下急性 HF 或更常见的"心肝综合征"的患者。肝功能障碍是晚期 HF 患者预后不良的预测因子,由于肝脏有很强的再生能力,因此这可能发生在 LVAD 植入后。术前肝功能障碍影响循环凝血因子的水平,并影响术后对血制品的需求。

第五节　术前主要器官功能优化与手术时机

晚期 HF 常合并终末器官功能障碍。术前对患者进行全面评估,以确定可能影响术后生存的合并症,并在术前进行调整。这种调整在 INTERMACS 分级为 3~4 级的患者中起主要作用,因为这部分患者有更多的时间可以进行调整和准备。术前器官功能优化治疗的主要目标是改善血流动力学状态,增加心输出量,改善右心功能及减轻液体负荷。在优化治疗过程中,观察器官功能的改进潜力至关重要。在基线时,应按常规标准评估器官功能。优化治疗开始后,根据血流动力学状态变化及对药物或短期 MCS 治疗的反应进行器官功能恢复潜力的评估。优化并不意味着调整至正常,具体治疗后的好转趋势应作为判断指标。在优化心输出量和充盈压力前,器官功能障碍的可逆性是无法得出结论的。一般规律是:如果心输出量恢复,新近发作的 HF 和较低的年龄可能与终末器官功能障碍恢复相关。对肾功能不全患者,可通过改善心输出量和减少充盈压来优化治疗。推荐用血胆红素浓度评估肝功能。血胆红素浓度明显升高的患者,可在植入 LVAD 之前进行短期 MCS。对于植入前严重肺水肿的患者,应考虑 ECMO 左心室卸载以优化肺功能。术前应考虑呼吸功能锻炼。术前应考虑凝血优化,特别是对临时 MCS 的患者。营养、代谢和内分泌方面的考虑:术前应考虑代谢、内分泌和营养状况的评估,包括可能采取的干预措施。必要时可考虑营养支持。

一、优化抗心力衰竭治疗

对于存在右心功能衰竭风险的患者,在 LVAD 植入前,应进行血流动力学评估和容量优化。正常右心功能的评估可依靠血流动力学指标。有研究表明,LVAD 植入后导致右心功能衰竭的病理生理改变在术后早期就已经产生。LVAD 植入后右心功能衰竭的可能机制是:①左心室压力降低,心输出量增加,导致右心室回流增加,加之术中血制品等应用,最终使右心室前负荷增加;②LVAD 植入后,室间隔向左侧移位,导致右心室收缩功能下降。

虽然 LVAD 植入前优化抗心力衰竭治疗方案非常重要,但应针对患者个体特征进行优化,目前尚无统一标准。围手术期预防右心功能衰竭的抗心力衰竭治疗方案主要在于前负荷、后负荷的优化,以及血管活性药的选择。

1. 优化前负荷　有研究表明,CVP>16mmHg 与术后右心功能衰竭相关。因右心室是容积依赖性心室,优化中心静脉压是降低右心功能衰竭风险的关键。目前,减轻容量负荷(积极利尿和必要时超滤)是主要治疗方案。

2. 减轻后负荷　优化右心室后负荷可进一步帮助改善血流动力学,并有助于术后体外循环脱机。右心室对后负荷敏感,LVAD 植入后,这种敏感性进一步增加。所以,在 LVAD 植入前尝试降低肺血管阻力可降低右心功能衰竭的发生率。目前常用的优化方案为围手术期吸入一氧化二氮气体和使用磷酸二酯酶抑制剂扩张肺血管。2022 年的一项最新研究显示,磷酸二酯酶抑制剂可降低 LVAD 植入后患者的死亡率和脑卒中的发生率。

3. 血管活性药应用　米力农和多巴酚丁胺是 LVAD 植入患者围手术期用于心脏支持的主要血管活性药,但鉴于 β 受体阻滞剂的负性肌力作用,围手术期应避免使用。

二、术前营养支持

心力衰竭患者因长期肺淤血导致呼吸困难增加能量消耗,胃肠黏膜充血水肿,甚至已出现肝、肾功能异常,常常会有消化功能减弱、吸收不良等症状,造成患者食欲减退、进食费力且延长进餐时间,从而引发营养不良且体力变差的状况。此类患者术前 10~14 天应即开始加强营养供给,在短期内尽可能增加脂肪储备和提高免疫力,以利于增强手术耐受力和减少术后感染的发生率。同时,也有些患者因体力活动减少反而出现体重超重甚至肥胖,针对不同类型的患者在术前膳食安排上需注意以下几点。

1. 应在对患者进行营养评估和膳食现况调查后,结合患者当前食量、营养和心功能状况,计算每日所需能量和营养素的摄入量,设计食谱。

2. 一般情况下每日提供能量应为 25~30kcal/kg 理想体重;活动受限的超重和肥胖者,可给予低能量平衡膳食(1 000~1 200kcal/d),以减少心脏负荷,并逐渐达到适宜体重;蛋白质的特殊动力作用可能增加心脏额外的能量需求,宜每日摄入 0.8g/kg;脂肪在胃内停留时间长,影响消化,建议每日不超过 60g;其余能量由复合碳水化合物供给,尽量避免单糖类食物。

3. 饮食中应限制钠盐,每日控制在 3g 以内,以减轻水钠潴留,同时根据病情控制液体摄入量,如限制严格,可考虑选择高热量的食物以保证基础代谢消耗。

4. 对存在营养不良、低体重者应给予高热量、高蛋白、高维生素饮食,将体重和血红蛋白、血清总蛋白、前白蛋白及其他各项营养指标尽可能提升至正常范围内或接近正常,如经口饮食摄入不足,可给予口服营养制剂补充能量和蛋白质。

5. 为避免腹胀和横膈膜上升影响心脏活动,应采用少食多餐的方式,如每日 4~5 餐,选择细软易消化的食物,避免坚硬和高脂肪的食物。

6. 若合并其他疾病,需同时考虑相适应的饮食限制,如糖尿病饮食、低嘌呤饮食等。

7. 研究表明,术前禁食 10~12 小时,可使患者过早进入分解代谢状态,不利于术后康复。本院 28 例患者术前 2~6 小时均予口服低渗性碳水化合物清饮料,可起到减少术中低血糖、低血钾的发生及缓解患者术前饥饿感和焦虑情绪的作用。

三、手术时机

LVAD 植入的最佳时机仍是业界存在争议的话题之一。延迟植入可导致右心功能恶化或其他机体功能下降(如虚弱、肾功能或肝功能不全),从而增加风险。适时植入不仅可避免医疗资源的浪费,也可提高患者的生存率,并有助于患者心脏功能的恢复。

1. 手术时机的一般参考 INTERMACS 对 LVAD 植入的时间窗进行分级,一共分为 7 个等级(表 3-5-1)。最新的临床研究资料显示,LVAD 的最佳植入时机实际上是一个很窄的窗口期,当患者进入到药物治疗无

表 3-5-1 根据 INTERMACS 分级参考的手术时机

INTERMACS 分级	时间窗	血流动力学特点
1 级	数小时内急诊手术	尽管快速升级治疗方案,并最终采用 IABP,但仍存在持续性低血压,并伴有严重的器官低灌注
2 级	数天内择期手术	静脉推注血管活性药,血压尚可接受,但营养状态、器官功能或液体潴留症状持续恶化
3 级		少至中量血管活性药即可维持循环稳定,但低血压症状和肾功能不全有进行性加重趋势
4 级		间断使用血管活性药,但液体潴留无法纠正
5 级	由器官功能和营养状态综合决定	对活动的耐受性严重受限,静息状态可稳定症状;伴有轻度液体潴留和肾功能不全
6 级		活动受限但不伴有液体潴留
7 级	不具备近期植入指征	NYHA 心功能 Ⅱ ~ Ⅲ级,不伴有液体潴留

效的不可逆性 ESHF 阶段（即 INTERMACS 4 级），在尚未发生其他脏器不可逆的功能损害时，就应该对患者状况进行全面评估，考虑实施 LVAD 植入术辅助循环。一般而言，INTERMACS 5~7 级的患者，相对于通过 LVAD 长期植入来改善较高的出血、脑卒中和感染并发症发生率而言，优化抗心力衰竭药物治疗结果更佳、患者获益更大。INTERMACS 2~4 级的患者处于实施 LVAD 植入的窗口期，研究认为此时将 LVAD 作为长期治疗手段，患者术后生活质量改善最为显著，获益大于并发症风险。然而，INTERMACS 1 级的患者多处于心源性休克状态，此时植入 LVAD 后出现并发症的风险增加，术后恢复期明显延长，手术死亡率显著提高，通常情况下对于此类患者的治疗，目前推荐使用 ECMO 循环辅助，然后再根据患者的肺、肝、肾等重要脏器功能的恢复情况进一步决定下一步是否过渡到 LVAD 植入术，进而进行心脏移植前的过渡治疗，或者进行长期循环支持治疗。

2. 急诊手术　LVAD 急诊植入术主要用于治疗心源性休克，期望达到稳定的患者循环状态或为制订最终治疗决策提供过渡。急诊 LVAD 植入的血流动力学标准包括：①收缩压 <90mmHg，且持续时间 >30 分钟；②低血压导致少尿或其他器官灌注受损；③心排血指数（cardiac index，CI）降低［心肌梗死时 $CI<2.2L/(min \cdot m^2)$，或使用肌力药物后 $CI<1.8L/(min \cdot m^2)$］；④ PCWP>15mmHg。

急诊 LVAD 植入术的主要适应证包括：①急性心肌梗死导致急性二尖瓣关闭不全、左心功能障碍等；②因慢性心力衰竭或暴发性心肌炎、应激性心肌病或围生期心肌病等非缺血性心肌病引起的严重失代偿心力衰竭；③心脏移植后供心功能衰竭或右心功能衰竭；④心脏手术后无法脱离体外循环；⑤顽固性恶性心律失常，如导致血流动力学损害的反复室性心动过速或心室颤动等；⑥严重左心功能障碍（EF<35%）需行心脏介入手术治疗的患者。

急诊 LVAD 植入术的绝对禁忌证包括：①严重不可逆的非心脏器官衰竭、不考虑移植或长期 LVAD 辅助的不可逆的心力衰竭、严重主动脉瓣关闭不全和主动脉夹层；②各种原因所致的预期寿命 <2 年；③严重右心衰竭；④严重肺部疾病，如严重阻塞性肺疾病、限制性肺疾病；⑤伴有严重器官功能衰竭且 LVAD 辅助后仍无法逆转，如不可逆性脑损伤、透析依赖性肾衰竭、肝衰竭等；⑥严重主动脉瓣关闭不全；⑦主动脉夹层。

急诊 LVAD 植入术的相对禁忌证包括：①严重凝血障碍或抗凝禁忌证；②严重或未经治疗的外周动脉疾病。

影响急诊 LVAD 植入术后结局的因素主要是休克和多器官功能损伤的严重程度。目前认为年龄 <60 岁且 $CI \geqslant 1.5L/(min \cdot m^2)$ 的患者在急诊 LVAD 植入术后的结果更好。

（张云强　任书堂　刘志刚　史宏岩　白绍蓓　范丽娟　刘宇帆）

参考文献

［1］DAVOR M，BINYAMIN B A，OVIDIU C，et al. Heart Failure Association of the European Society of Cardiology position paper on the management of left ventricular assist device-supported patients for the non-left ventricular assist device specialist healthcare provider：Part 2：at the emergency department［J］. ESC Heart Failure，2021，8（6）：4409-4424.

［2］PAUL A H，BIYKEM B，DAVID A，et al. 2022 AHA/ACC/HFSA Guideline for the Management of Heart Failure：A Report of the American College of Cardiology/American Heart Association Joint Committee on Clinical Practice Guidelines［J］. 2022，145（18）：e895-e1032.

［3］POTAPOV E V，ANTONIDES C，CRESPO-LEIRO M G，et al. 2019 EACTS Expert Consensus on long-term mechanical circulatory support［J］. Eur J Cardiothorac Surg 2019，56（2）：230-270.

［4］FELDMAN D，PAMBOUKIAN S V，TEUTEBERG J，et al. The 2013 International Society for Heart and Lung Transplantation

Guidelines for mechanical circulatory support: executive summary [J]. J Heart Lung Transplant, 2013, 32 (2): 157-187.

[5] GUILLAUME B, NICOLAS N, ERWAN F, et al. Characteristics and outcome of ambulatory heart failure patients receiving a left ventricular assist device [J]. ESC Heart Failure, 2021, 8 (6): 5159-5167.

[6] SOLIMAN O I I, AKIN S, MUSLEM R, et al. Derivation and Validation of a Novel Right-Sided Heart Failure Model After Implantation of Continuous Flow Left Ventricular Assist Devices. The EUROMACS (European Registry for Patients with Mechanical Circulatory Support) Right-Sided Heart Failure Risk Score [J]. Circulation, 2018, 137 (9): 891-906.

[7] MARVIN A K, MICHAEL S K, DANIEL B, et al. Evaluation and Management of Right-Sided Heart Failure. A Scientific Statement From the American Heart Association [J]. Circulation, 2018, 137 (20): e578-e622.

[8] 中国医师协会心力衰竭专业委员会,中华心力衰竭和心肌病杂志编辑委员会.心力衰竭容量管理中国专家建议 [J]. 中华心力衰竭和心肌病杂志, 2018, 2 (1): 8-16.

[9] PARIN S, ALEXANDRA A I A, VENNELA B, et al. A comparison of non-invasive methods of measuring body composition in patients with heart failure: a report from SICA-HF [J]. ESC Heart Failure, 2021, 8 (5): 3929-3934.

[10] MCDONAGH T A, METRA M, ADAMO M, et al. 2021 ESC Guidelines for the diagnosis and treatment of acute and chronic heart failure [J]. Eur Heart J, 2021, 42 (36): 3599-3726.

[11] STAINBACK R F, ESTEP J D, AGLER D A, et al. Echocardiography in the Management of Patients with Left Ventricular Assist Devices: Recommendations from the American Society of Echocardiography [J]. Journal of the American Society of Echocardiography, 2015, 28 (8): 853-909.

[12] LANG R M, BADANO L P, MOR-AVI V, et al. Recommendations for cardiac chamber quantification by echocardiography in adults: an update from the American Society of Echocardiography and the European Association of Cardiovascular Imaging [J]. Eur Heart J Cardiovasc Imaging, 2015, 16 (3): 233-270.

[13] VLADISLAV C, NICOLA R P, CLAUDIA T, et al. A novel echocardiographic method for estimation of pulmonary artery wedge pressure and pulmonary vascular resistance [J]. ESC Heart Fail, 2021, 8 (2): 1216-1229.

[14] CAMELI M, LOIACONO F, SPARLA S, et al. Systematic Left Ventricular Assist Device Implant Eligibility with Non-Invasive Assessment: The SIENA Protocol [J]. J Cardiovasc Ultrasound, 2017, 25 (2): 39-46.

[15] DANDEL M, JAVIER M F D M, JAVIER DELMO E M D, et al. Accurate assessment of right heart function before and after long-term left ventricular assist device implantation [J]. Expert Rev Cardiovasc Ther, 2020, 8 (5): 289-308.

[16] 刘玉清,凌坚,朱杰敏等.心血管病影像诊断学 [M].合肥:安徽科学技术出版社, 2000: 56-77.

[17] 白人驹,张雪林,孟俊非等.医学影像诊断学 [M].北京:人民卫生出版社, 2010: 232-233.

[18] 金惠铭,王建枝,殷莲华.病理生理学 [M].北京:人民卫生出版社, 2013: 22-25.

[19] MELENOVSKY V, ANDERSEN M J, ANDRESS K, et al. Lung congestion in chronic heart failure: haemodynamic, clinical, and prognostic implications [J]. Eur J Heart Fail, 2015, 17 (11): 1161-1171.

[20] RAMAN S V, TRAN T, SIMONETTI O P, et al. Dynamic computed tomography to determine cardiac output in patients with left ventricular assist devices [J]. J Thorac Cardiovasc Surg. 2009, 137 (5): 1213-1217.

[21] Lampert B C, Teuteberg J J. Right ventricular failure after left ventricular assist devices [J]. J Heart Lung Transplant, 2015, 34 (9): 1123-1130.

[22] 中国康复医学会心血管病专业委员会,中国营养学会临床营养分会,中华预防医学会慢性病预防与控制分会,等.心血管疾病营养处方专家共识 [J].中国内科杂志, 2014, 53 (2): 151-158.

[23] 李响,闫凤.心血管疾病预防与康复临床路径丛书:营养管理 [M].北京:人民卫生出版社, 2017: 200-228.

[24] 中华医学会.临床诊疗指南:肠外肠内营养学分册 [M].北京:人民卫生出版社, 2021: 49-52.

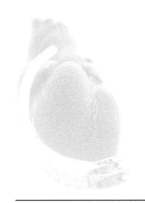

第四章

左心室辅助装置植入术中技术与管理

第一节 左心室辅助装置植入术的麻醉管理

一、麻醉前准备

（一）麻醉特殊准备

由于需要植入 LVAD 的患者在接受手术前的情况不同于普通心血管外科手术患者,因此在 LVAD 植入手术前除了一般情况准备外,尤其要注意患者的心脏功能和呼吸功能,还要特别注意患者离子水平的变化。要注意和患者本人进行充分的交流以便平稳渡过麻醉诱导期。

1. 麻醉前评估内容

（1）心脏评估:主要是心功能评估,记录患者的最佳血压和适宜心率,同时对患者的容量状态也要充分评估。还要关注患者平时的最佳舒适体位。

（2）肺功能评估:一般状况和活动后状态的评估。

（3）肝肾功能评估:对是否存在实质性病变还是功能性不全要加以区分。

（4）神经系统功能评估:判断是否存在脑血管病变、注意颈动脉是否有狭窄及意识状态判断等。

2. 术前实验室检测和影像学检查　所有手术相关的化验项目和影像学检查都能够提供非常有意义的参考价值。

3. 知情同意和家庭讨论　在手术麻醉前需要向患者家属如实讲解麻醉过程、术后可能出现的并发症及最严重的后果,以取得患者家属的理解。

（二）左心室辅助装置植入术麻醉诱导前药品准备

接受 LVAD 植入术的患者经过术前访视、术前讨论及制订充分的麻醉计划和手术计划,在麻醉诱导前必须依据术前麻醉计划进行充分准备,包括药物、物品和设备等。

1. 药物准备

（1）麻醉诱导常用药物:咪达唑仑、依托咪酯、艾司氯胺酮、罗库溴胺、顺苯磺酸阿曲库铵、舒芬太尼、瑞芬太尼等。

（2）抢救药物:多巴胺、肾上腺素、多巴酚丁胺、甲氧明、西地兰、利多卡因等。

（3）麻醉维持药物及常用剂量:盐酸右美托咪定[0.3~0.7μg/（kg·h）];顺苯磺酸阿曲库铵[0.1~0.2mg/（kg·h）];丙泊酚[2~3mg/（kg·h）];瑞芬太尼[0.2~0.3μg/（kg·h）];米力农[0.5~1.0μg/（kg·min）];多巴酚丁胺[3~5μg/（kg·min）];舒芬太尼（单次静脉注射,1.0~1.5μg/kg）。

（4）各种抗凝及凝血药物：普通肝素、鱼精蛋白、人血纤维蛋白原、人凝血酶原复合物、注射用重组人凝血因子Ⅶa、血凝酶等。

（5）液体及血制品：不含乳酸类的复方电解质液、中分子人工代血浆、白蛋白、血浆、冷沉淀、血小板、悬浮红细胞等。

2. 设备及相应物品准备

（1）仪器设备：①多功能监护仪。包括以下监测参数 HR、血压（blood pressure，BP）、CVP，左心房压（left atrial pressure，LAP）、PAP、呼气末二氧化碳分压（end-tidal carbon dioxide partial pressure，$PetCO_2$）、血氧饱和度（oxygen saturation，SpO_2）和脑电双频指数（bispectral index，BIS）等；②麻醉机及配套的呼吸管路和吸氧面罩；③可视喉镜及配套物品；④近红外光谱（near infrared spectrum，NIRS）脑氧饱和度监测仪及配套电极片；⑤一氧化氮（nitric oxide，NO）吸入装置及气体。

（2）麻醉物品：根据所需进行常规准备，需要特殊准备的是多个压力换能器。

二、麻醉管理

（一）麻醉诱导及注意事项

术前访视患者，制订个性化麻醉方案。由于患者心功能差，因此所有静脉药物需要更长的循环起效时间。麻醉诱导过程力求平稳，用药循序渐进，通过慢诱导来保证患者生命体征平稳，待患者达到理想的麻醉深度时行气管插管。在口腔及咽喉部局部使用利多卡因胶浆可以降低气管插管所引起的应激反应。由于任何由麻醉深度不够所引发的心动过速对衰竭的心脏都会造成不可预估的危险，因此也可以通过静脉注射艾司洛尔来对抗麻醉诱导过程中的浅麻醉不足以克服插管刺激所引发的心动过速，但是对于心力衰竭患者此项处理不能成为一种常规操作手段。

终末期心力衰竭患者通常依赖于循环系统高浓度的儿茶酚胺来维持血管收缩。左心室对突然下降的前负荷或升高的后负荷耐受性很差，因此在麻醉诱导期应避免左心室前、后负荷骤然变化。心率的降低对此类患者影响很大，因为这些患者不能通过增加每搏输出量来补偿因心率下降而造成的心输出量降低。因此，在麻醉诱导时可以根据患者具体的心功能情况适当控制液体入量，同时输注小剂量多巴胺、小剂量去甲肾上腺素或肾上腺素以维持心率和心输出量。

依托咪酯（2mg/kg）起效快、对循环扰动比较小，是常用的心血管手术麻醉诱导药物之一，但其有引起肌肉震颤及影响肾上腺皮质功能的风险。氯胺酮（1~2mg/kg）可以避免出现这种现象，但是由于使用氯胺酮有增快心率的可能，应用于心力衰竭患者的麻醉诱导也有一定的风险。而艾司氯胺酮（0.5mg/kg）是右旋氯胺酮，对心率的影响轻微，对于心力衰竭患者是一种非常理想的麻醉诱导药物。其他能被用作麻醉诱导的药物包括：咪达唑仑（0.5~1.0mg/kg）、罗库溴铵（0.6~0.9mg/kg）、苯磺酸顺阿曲库铵（2~3mg/kg）、舒芬太尼（0.5~1.0µg/kg）。依据手术进程及血流动力学监测随时调整术中麻醉维持用药的剂量。控制麻醉深度，避免术中苏醒。在保持心输出量的同时限制液体输入量以避免增加右心室舒张末期压力，从而避免加重心脏前负荷。

总之，选择合适的麻醉药物，维持足够的麻醉深度是体外循环（cardiopulmonary bypass，CPB）之前的麻醉管理目标之一。

（二）体外循环前麻醉管理

1. 常规管理　麻醉诱导插管结束后，常规经右侧颈内静脉植入 7.5F 三腔中心静脉导管监测 CVP。同时植入规格为 16G、长度为 30cm 的单腔中心静脉导管，此导管在术中由外科医师经房间隔植入左心房留置 2~3cm 进行直接左心房压力监测。经口植入食管超声探头。

诱导后应获得相关实验室检查，包括：基础生化、动脉血气、胶体渗透压（colloid osmotic pressure，

COP）和 ACT。应维持稳定的酸碱平衡、积极治疗低钾、低镁血症和高血糖症,调节合适的呼吸机参数。切皮前 1 小时内,预防性给予抗菌药物,并在手术开始 3 小时后追加。

2. 循环管理　诱导后至体外循环（cardiopulmonary bypass,CPB）开始期间管理的主要目的是维持生命体征平稳,控制液体入量,帮助患者过渡到体外循环过程。循环出现变化时可能需要应用血管活性药,如单次给予甲氧明、多巴胺、低剂量去甲肾上腺素或肾上腺素以维持心率和心输出量。在处理循环波动的过程中需要特别注意:单纯的低血压可通过适当补充容量和使用低剂量血管收缩药来提高血压,而不应该使用增加心率的药物以避免出现快速性心律失常。对于心动过缓合并心输出量低的患者可以选择应用多巴胺或肾上腺素进行循环调控。需要特别注意的是,由于心力衰竭患者长期存在淤血性肺循环高压或高动力性肺动脉高压,因此在发生低血压时,应首先判断是否是由肺血管痉挛导致的低血压。因为血管活性药在提升动脉血压的同时也会增加肺循环阻力,可能会诱发肺动脉高压危象,所以在治疗低血压的过程中首先要分析低血压的原因而不是单纯应用强效血管活性药。

某些合并心律失常的患者,在长期内科治疗过程中可能植入 ICD,其除颤功能会捕捉到外科手术时电刀的异常电信号而错误地判断是心室颤动发生而引起除颤起搏器异常放电,因此需在手术开始前关闭 ICD 的除颤功能,保留其起搏功能并设定最低起搏频率,而其他功能则需在手术结束后再使用。所有此类患者在麻醉诱导前需连接体表除颤电极。

此外,此类患者需要在体外循环辅助下完成手术,应该常规使用肝素进行肝素化处理,待 ACT 达标后可以开始体外循环。对于 ACT 不达标的患者按照常规处理。在建立体外循环的过程中,一旦出现心律失常或循环异常波动则应该积极对症处理。

3. 呼吸管理　通气管理目标:足够氧供、有效通气、低气道压力、低 PEEP、有效的平台交换压力,避免由于机械通气导致肺内压力过高,从而引起肺动脉压力升高。

通常采用的方法是:吸入氧浓度选择在 50% 左右,潮气量 6~8ml/kg、呼吸频率 10~14 次 /min、吸气时间和呼气时间的比值即吸呼比（ratio,inspiratory/expiratory ratio,I∶E）为 1∶2、PEEP 5~6cmH_2O、吸气平台百分比选择在 10%~15%。通过 PetCO_2 监测调整呼吸频率、潮气量及吸呼比,使 PetCO_2 维持在 30~35mmHg,以避免由于高碳酸血症所引起的肺动脉高压。

4. 麻醉维持　在手术过程中,以 BIS 导向麻醉深度的维持,BIS 值在 40~60,一般以 50 左右为中点进行调整。为了维持稳定的麻醉深度,所有麻醉性用药均采取连续输注模式,如丙泊酚 2~3mg/（kg·h）、盐酸右美托咪定 0.5~0.7μg/（kg·h）、苯磺酸顺阿曲库铵 0.2mg/（kg·h）、盐酸瑞芬太尼 0.2~0.6μg/（kg·min）。另外,在麻醉管理过程中所应用的各种血管活性药均采取连续输注标准化用药模式。

在维持容量平衡的液体选择上,应该选择中分子人工代血浆或者不含乳酸类的电解质溶液。高分子人工代血浆在人体内代谢比较慢,也会对衰竭的肾功能造成进一步打击甚至引起恶化。中分子人工代血浆易于被人体代谢,引起肾功能损害的概率较低,在循环血液中存在时间较长,利于循环容量的维持,而晶体液在循环系统中停留时间短,不利于循环容量支撑,同时晶体液会快速转移到外周组织中,加重外周组织水钠潴留。此外,由于晶体液快速经肾排泄,需要进一步进行容量补充,在造成离子水平变化且引发许多不稳定因素的同时,也会加重肾负担。所以在体外循环前的麻醉管理过程中,应避免大量使用晶体液。如果使用晶体液,也要避免使用含乳酸类的电解质溶液,术前患者长期存在外周组织低灌注状态,会引起酸性物质堆积,如果进一步应用含乳酸类电解质溶液会增加体内乳酸含量,进一步加重外周组织乏氧表现。

（三）体外循环中的麻醉管理

1. 呼吸管理　体外循环开始后,应该选择静态膨肺。一般静态膨肺的压力设为 5~10cmH_2O,其目的是减轻体外循环期间由于支气管动脉供给肺泡的血运对肺组织呼吸膜造成的水肿,能有效降低体外循环湿肺的产生,利于术后肺功能的恢复。

在安置 LVAD 环节,应适当增加静态膨肺压力至 15cmH₂O,以确保肺内血液回流入左心室,维持左心室内的血液量不低于二尖瓣乳头肌水平,避免左心室内积存过多的气体。

2. 循环管理　在体外循环前中期,循环状态主要由体外循环医师调控,包括容量调整、酸碱调控、离子稳态等。体外循环医师应在心脏复苏前将患者的内环境状态调整至相对理想程度,如:通过使用超滤及反超滤技术滤出体内潴留的水分并提高胶体渗透压、合理地输入悬浮红细胞增加循环中的血细胞含量等。

在主动脉开放前给予多巴酚丁胺 3~5mg 或肾上腺素 20μg,以增加心肌细胞的活动能力,帮助心脏复跳;同时连续泵注米力农 [0.5~0.75μg/(kg·min)] 和经麻醉机环路吸入 NO(20~40PPM),以降低肺循环压力及右心室后负荷。

3. 麻醉医师与外科医师的合作　手术过程中应根据手术进程随时调整患者的体位,如:当心尖打孔时,将患者置于右倾头低足高位,使心尖处于术野最高位,这样调整便于打孔安装 LVAD 且可以保证泵口在左心室内与室间隔平行并朝向二尖瓣开口,同时也便于排气;直到心脏复跳时、LVAD 开始运转前,再将患者恢复至平卧位。当心腔排气时,麻醉医师应配合手动膨肺,在排出肺内气体的同时肺血回流入左心房和左心室,帮助心腔排气。在长时间静态膨肺后,麻醉医师也可通过手法膨肺达到肺复张的效果,有效减少术后肺不张。

4. 麻、体、外、超声和工学团队的合作　LVAD 植入成功后,心脏复跳过程中需要多团队合作。此团队成员包括心脏外科医师、麻醉医师、体外循环医师、超声医师和工学团队。各团队成员必须明确在此过程中各自所要承担的角色任务。

(1)心脏外科医师:主要负责 LVAD 的安置位置、排气、吻合口外科出血等问题。若遇到吸壁事件,需及时阻断泵的排出管或指挥工学团队立即降低泵速,并告知体外循环医师快速补充体循环血量等。

(2)麻醉医师:主要负责调控心率和节律、进行呼吸管理、进行循环调控、处理容量平衡问题及循环血液质量问题、调控血管活性药、通过尿液的排出速度判断有效的循环血压等。

(3)体外循环医师:主要负责容量调控、超滤和反超滤技术,将患者体内多余水分排出以达到停机前高质量的循环血质量,以便达到一种良好的凝血功能恢复状态。

(4)超声医师:超声医师在体外循环过渡到 LVAD 工作过程中的指导作用至关重要。通过经食管超声心动图(transesophageal echocardiography,TEE)监测双心室容量平衡状态及不均衡变化,指导外科医师排气、确认泵口位置和工作状态、判断是否有血气栓,指导工学团队运转 LVAD,指导体外循环医师及时调控容量状态和体外循环辅助比例,指导麻醉医师及时调整血管活性药用量,并且通过观察左、右心室平衡状况实时判断是否存在 LVAD 运转后医源性肺动脉高压问题,及时调整应用降低肺动脉压力的药物。

(5)工学团队:主要负责泵的连接、运转,观察泵的工作状态、功率,通过 LVAD 工作做功的变化及时发现是否存在泵内栓子问题、通过精细的研判监测波形判断容量状况及循环后负荷情况是否适合,及时与其他成员沟通,以便及时改善血管活性药用量及调整容量状态。

在团队工作过程中,对一些特定问题必须取得共识。例如当 LAP 低于 6cmH₂O 时意味着有抽吸(suction)风险和需要补充容量;LAP 低于 RAP 且压力差超过 4cmH₂O、血压不低则可能是由于泵转速过高而需要降速;如果 RAP 超过 LAP 并且在正常值范围内,而 LAP 过低、动脉血压也过低时则需要补充容量,此种情况若 RAP 超过正常值而血压仍然低时,则要考虑是否存在肺循环高压问题,那么需要及时使用降低肺血管活性药。

5. 注意事项

(1)空气栓塞:在肝素化状态下,气泡表面张力比较低,易于被流动的血液冲击成微小的气泡,但在用鱼精蛋白中和肝素后,血液凝血功能恢复、血液黏滞度增加,气体表面张力增加,大的气泡不容易被打碎,就可能形成空气栓塞。在开放的心腔内,最容易有气体残留的位置包括肺静脉、左心房、左心耳、左心室、室间隔左心室面、LVAD 流入口、LVAD 流出管路、升主动脉根部和右冠状窦。因此,在鱼精蛋白中和肝素前必须认真排空心腔内各个位置可能存留的气体,同时在撤除 CPB 之前须再次通过 TEE 指导判断心腔内是否排气彻底,以确保不形成气栓恶性事件。心腔内残留气体被泵入升主动脉后,最易发生右冠状动脉气栓,进而引起右心室缺血和功能不良,更有甚者会导致恶性心律失常事件,如室性期前收缩、室性心动过速、心室颤动等;同时亦或导致全身各器官空气栓塞。同时应注意的是,LVAD 流出管路中的气栓与心腔内气栓一样都可以导致脑血管事件,所以在 LVAD 运转前也应首先确保管路内的气体已经排空。

（2）保证容量充足:LVAD 工作期间要保证容量充足以维持循环稳定,避免过大的循环波动。在体外循环过渡到 LVAD 的过程中,应依据左、右心房压力绝对值和压力差,并结合动脉血压变化和组织灌注情况调整循环容量状态。在判断容量是否充足时,可依赖 LVAD 的工作波形进行判断。术中 TEE 监测是评估容量多少的更加精准的手段,其可以直接通过室间隔的位置及双心室容量状态来判断容量是否充足。

（3）血管活性药:在心脏复跳前,给予多巴酚丁胺 2~3mg;心脏复跳后,可根据循环情况确定血管活性药的使用。多巴酚丁胺可通过其变力、变时作用改善心功能、增加心脏的活跃状态,且不增加外周血管阻力。然而 α 受体激动剂类具有缩血管效应,可能会加重肺循环高压而进一步影响循环状态,故应尽量避免使用。对于心脏不能正常复跳且无 ICD 的患者则需要建立心表临时起搏。在停止体外循环前,要通过调整麻醉深度、容量状态及血管活性药来维持血流动力学稳定。需要注意的是,LVAD 的最低泵速为 2 000RPM,LVAD 输出口连接升主动脉,心脏后负荷在一定情况下可限制泵的流出速度,此时考虑使用扩血管药物也需特别谨慎,这是因为在 LVAD 启动后,大部分患者的 AV 处于关闭状态,心输出量主要靠 LVAD 来维持,一旦应用血管扩张药后负荷便会快速下降,此时在 LVAD 产生的强大吸力及外周血管扩张的双重影响因素下,外周循环血液不能及时回到心脏,导致左心室前负荷不足;同时也会增加抽吸事件（suction events）的风险,严重时还会把心肌组织吸入泵内,甚至把左室壁吸破,损坏 LVAD,影响手术进程。

（4）栓子:LVAD 设计时泵内间隙非常小,一旦有异物吸入泵内,LVAD 做功将会瞬间增大直至异物被磨损至能够排出泵体的大小,同时对血液也会造成破坏,从而增加脑血管并发症的风险。如果发生抽吸事件并伴有泵阻力突然增加的事件,为了患者的安全必须更换新的 LVAD,随之增加的手术时长和体外循环时间所伴随的相关风险因素也会增加,所以在停止体外循环前一旦出现不明原因的泵阻力增加、泵的工作功率上升,一定要提高警惕。

在 LVAD 运转后,LV 和 LA 压力急剧下降,如果存在卵圆孔未闭（patent foramen ovale,PFO）或其他间隔缺损,可导致右向左分流,从而增加体循环缺氧和反常血栓栓塞的风险。针对这种情况,体外循环前的检查是必不可少的,因为修复分流可能需要改变手术插管方式。瓦尔萨尔法有时不能成功发现那些严重心力衰竭和心房压力升高患者的 PFO,术中 TEE 经食管中段的双腔心平面通过配合注射生理盐水的方式更容易发现 PFO。因此建议在停机前需要通过 TEE 监测再次确认是否有 PFO。

（5）双心平衡:通过 TEE 判断室间隔位置,确定其正常位置,以此作为容量平衡的标准。停止体外循环前要应用 TEE 指引容量调整,评估心脏功能、瓣膜开放状态及心腔内是否有气体存在,指导 LVAD 流入管指向二尖瓣的瓣口方向,并平行于室间隔。LVAD 流入管的尖端应放置在心室腔中央,远离心室游离壁,以减少抽吸事件。LVAD 流出道管路缝合到主动脉时很少造成主动脉夹层。当 LVAD 功能正常时,流出道的血流应该是单向、层流的;任何原因引起的流速 >2m/s 都应引起关注。

（6）主动脉瓣开放与关闭:当 LVAD 植入完成开始运转时,室间隔应处于中间或偏右侧位置,以使 LV 适度减压。减压过度和明显的室间隔左移会更容易发生抽吸事件。而 LV 减压不足和室间隔明显向右偏移表明 LVAD 流量不足。同时应评估主动脉瓣在心脏收缩期间的开放情况。持续的主动脉瓣闭合虽然可保证足够的全身血流,但也会增加主动脉瓣形成血栓的风险。在严重的心力衰竭患者中,主动脉瓣的永久闭合可能是不可避免的,主动脉瓣关闭状态可以通过调节 LVAD 的泵速来改善。

（7）启动 LVAD 前必须具备以下 5 个条件:①麻醉医师通过显示压力波形来确认左、右心房测压管位置正确、重新调整压力换能器机械零位、电子调零及确认测压数值正常;②麻醉医师依据肺动脉压力情况随时准备使用米力农和吸入的 NO;③超声医师确认 TEE 探测功能正常,确认左心室适度充盈（或容量充足）;④体外循环医师确认回流室血量充足;⑤工程师团队随时准备启动 LVAD。

在以上工作内容逐一得到确认后,体外循环医师开始为心脏回血充盈心脏,麻醉医师开始机械通气（注意此时以不影响外科医师操作为限）,当超声医师证实心脏充盈度满意（CVP≥10cmH$_2$O 且 LAP 比 CVP 高至少 3cmH$_2$O 以上）后,工学团队即可以启动 LVAD。起始转数应该以该泵推荐的最低安全转数开始（本院应用的泵最低安全转数为 2 000RPM）。

（8）降低肺循环压力药:晚期心力衰竭患者,由于长时间的病理生理变化,左、右心都处于衰竭状态,从而出现肺淤血及淤血性肺循环高压、肺动脉压力升高、体循环淤血、肝肾功能受损等一系列症状。左心室安装辅助装置后,功能性地使左心衰竭症状得到缓解甚至解除,但由于右心室并没有得到辅助,右心功能尚未缓解。况且由于左心功能从流体力学上得到改善,结果是回流到右心的血量增加,从效果上使右心衰竭（right heart failure,RHF）加重。然而可改变这种结果的有效措施就是降低右心室后负荷。

目前能够降低右心室后负荷（即降低肺循环容量）的药物包括:①米力农,为常用药物,维持剂量为 0.5~1.0μg/（kg·min）;② NO,将 NO 吸入管路连接在呼吸环路的吸入端,应用公式:NO 浓度（PPM）=NO 流量（L）×800/MV（L）+NO 流量（L）+呼吸机基础流量。根据上述公式和患者体重,计算出在不同分钟通气量和呼吸机基础流量的情况下,吸入 NO 浓度不同时所需要的流量。根据患者肺动脉压力和血流动力学指标来设定 PPM 值,正常情况下 NO 在 10~40 PPM 就能起到有效的作用。

（9）瓣膜修复:心脏瓣膜存在病变对于心力衰竭患者的影响是不可忽视的。

尤其需要注意的是,AI 引起的反流会使 LV 在舒张期过度充盈。与正常情况相比,当 LVAD 的流量增加,由于局部存在无效循环,除了冠状动脉以外,全身血流没有增加甚至可能减少。

主动脉瓣狭窄对血流动力学影响明显,AV 不能间断开放,因为会增加左心室主动脉瓣下血栓形成的风险,从而引发 LVAD 血栓风险。

中 - 重度二尖瓣狭窄（mitral stenosis,MS）将影响 LVAD 充盈速度并且可能由于淤血性肺循环高压而妨碍右心功能。二尖瓣反流不影响 LVAD 功能,但是应多一些临床考量,当患者的循环容量不充足或者充足而不过量时,二尖瓣关闭不全的效果体现不明显;而当存在长期排出不良导致体循环容量增多时,会引起左心回血量增多;或者当 LVAD 转数不足时,会导致左心房压升高,进而诱发恶性心律失常和肺循环压力进一步升高,从而加重右心后负荷,影响右心功能。

大多数患者都存在由三尖瓣瓣环扩张导致的三尖瓣反流（tricuspid regurgitation,TR）。由于患者在术前存在左心房、室同时扩大,二尖瓣环对三尖瓣瓣环产生挤压作用,不同程度地影响术前超声检查结果,可能会导致超声医师低估三尖瓣反流的程度。而在 LVAD 成功植入并开始运转后,左心功能得到改善,左心房、室容积缩小,三尖瓣恢复其原本状态,三尖瓣反流量增大。如果在手术中不处理过度反流的三尖瓣,则会导致右心室前向血流减少或者不足以克服已经升高的肺循环压力,导致循环状态不能达到理想状态。所以,若患者术前存在中度或严重 TR,应及时考虑三尖瓣修复或置换。

（10）其他:在 CPB 期间,要进行良好的血压调控,在保证容量的基础上可适当给予升压药,必要时泵注去甲肾上腺素或血管升压素。同时,在 CPB 期间还要注重脏器保护。通过良好的心肌灌注、合适的温度,以及轻柔的操作做好心肌保护;应用激素、甘露醇、保证 60~80mmHg 的稳定灌注压力;实时监测 NIRS,维持在入手术室时 NIRS 基础水平上下 20%。维持良好、稳定的循环状态是保护神经功能的重要手段。

术中严格维持液体平衡。停止 CPB 前严格进行液体超滤,保证合适的胶体渗透压,达到出入量平衡。

另外,手术开始前可利用预先放置好的体重秤,分时段(如入室时、CPB 开始前、停止 CPB 后及出室前)测量患者体重以确认患者出入量是否平衡。经过围手术期对于液体平衡的调整,一定要确保患者体重在手术过程中是减少趋势。CPB 停机后要经过一段时间高质量反超滤过程,其主要目的是减轻患者在 CPB 过程中由于血液稀释导致的外周组织水肿状态及术前长期心力衰竭导致的水潴留状态,滤出体内过多水分,以提升循环血液质量。由于外周组织水分进入循环是一个缓慢过程,所以在反超滤时要适当延长时间并同时保证循环血液的高 COP。超滤和反超滤的目标为 Hb>100g/L、COP>28mmol/L,在反超滤过程中要保证循环血量充足,如果需要补充容量应以悬浮红细胞、血浆和白蛋白为主,而不宜应用人工代血浆制品,尤其是高分子右旋糖酐类人工胶体,因为此类物质在某种程度上会影响血液的凝血功能。

(四)体外循环后管理

1. 循环调控 左心室辅助装置植入手术在 CPB 后期及脱离 CPB 期间的麻醉管理方式不同于其他心脏手术,它涉及外科医师、麻醉医师、体外循环医师、超声医师、工学团队的密切配合问题。脱离 CPB 后的麻醉管理需关注许多内容,包括 LVAD 转数的优化、容量治疗、体内多余水分的滤出、红细胞输注、凝血功能的调整、血管活性药的使用等。这些事项有的承自转前的管理,有的与术后治疗紧密结合,但不能否认的是,CPB 转后管理是 LVAD 植入手术麻醉管理的重点和难点,直接关系到患者术后的治疗效果与转归。

LVAD 安置后患者发生 RVF 的比例较高,并且是导致其病死率居高不下的重要原因。虽然 LVAD 可以改善右心室后负荷,但机械地改变心脏收缩形态可以导致右心室收缩能力下降并提高右心室充盈压力;另外,与术前比较,已安装 LVAD 的左心室心输出量增加有可能使右心室前负荷增加,因此术后发生右心衰竭的可能性非常大。为保护右心功能,应当优化 LVAD 转数、减低右心室后负荷,改善容量状态,适当使用血管活性药。而这些调整与优化应伴随着手术进程反复进行。同时,任何心律失常都应该得到及时处理,因为它们将对右心室的收缩功能产生显著影响。

在总的循环调控原则中,我们必须设定一系列目标以便于合作团队之间达成共识,便于快速建立队员之间的高效合作。

(1)容量平衡:经 TEE 监测容量状态时利用室间隔位置,例如偏左、偏右、居中等术语。偏左提示左心室容量少或右心室容量多;居中提示双心室容量平衡;偏右则提示左心室舒张末期容积过多,意义在于提示容量过负荷或者是 LVAD 转数不足等情况。再结合 CVP 数值确定理想的容量状态,通过调整 LVAD 的转数,利用 TEE 观察左心室出现吸空时的左心房压力,以此作为临界点(安全点)来指导容量输入操作。我们的经验是,6mmHg 是安全的压力节点,即 LAP 不低于 6mmHg。从临床经验反馈看,在 LVAD 植入后,MAP 维持的安全范围为 70~80mmHg,当血压超过此范围时,首先要考虑麻醉深度不足和血管活性药剂量过大,其次要考虑是否为 LVAD 辅助流量过大;如果血压、LAP 和 RAP 都高于正常值,则提示容量超负荷,此时应该应用血管扩张剂或利尿剂以减轻心脏负荷、降低增高的"三压";如果血压低于此范围,首先考虑是否存在容量不足;而当左、右心房压力都高于正常值(LAP>15mmHg、RAP>15mmHg)时,则应考虑 LVAD 辅助流量不够,需要提升转数,更主要的是此时是容量超负荷,需要减少容量负荷。在双心关系上,应该保证 LAP>RAP,其差值 >3mmHg 则比较理想,若这种关系出现逆转则要考虑容量不足(RAP 没有超过正常值)、肺动脉高压(由于肺血管压力增高导致血流减少、RAP 超过正常值,可能出现心动过缓),还要考虑是否存在 LVAD 辅助转数过高。

(2)压力预警:LVAD 植入患者术前多存在体液潴留的情况,且 CPB 和手术的影响等也会增加对于 CPB 后患者血容量与右心室负荷预判的难度。在确定 LVAD 流入管的位置没有偏移的前提下,LVAD 流入管通畅程度完全与患者血容量相关,一旦 LAP<6mmHg,左心室吸空的可能性将急剧增加。因此,当左、右心功能均衡时,应补充容量使左、右心房压力均大于 10mmHg 为宜,尤其是维持左、右心房的压力梯度更加重要。然而,当左、右心房压力大于 15mmHg 时,则提示容量过负荷,需要进行调整。值得关注的是,

当左心容量不足时,室间隔可能会向左心室偏移,因而会严重影响右心室的收缩功能。而且,LVAD植入患者本身往往也存在右心功能不全,不恰当地补充容量可能会导致右心室前负荷过度增加,而左心室前负荷得不到补充。综上所述,适当的容量对患者的右心功能至关重要。除了监测心腔内压力水平外,上述情况也可以通过TEE指导得到证实。当出现容量不足的情况时,除积极对症处理外,须与工学团队充分沟通,严密监测LVAD电流波形,以便及时处理,以避免出现吸空的情况。

2. 呼吸调控　在脱离CPB后进行良好的呼吸管理是非常必要的。首先需要明确:经过长时间的CPB过程,患者普遍存在湿肺现象,故在CPB过程中及停机前进行超滤和反超滤对肺功能的恢复至关重要。追求的脱水目标为:在恢复正常通气的状态下,气道压力恢复或低于术前水平,氧合能力得到提升,肺顺应性恢复至术前状态。吸氧浓度设置在50%以下较为理想。在正常情况下,继续应用容量控制模式通气,潮气量5~6ml/kg、PEEP 5~6cmH₂O、吸气平台15%、吸氧浓度随着监测调整,起始设定40%。呼吸频率依据呼气末二氧化碳水平调整,使之保持在30mmHg左右,以维持轻度过度通气为准,避免因高碳酸血症导致的肺循环高压现象。

3. 血液保护　LVAD手术需要在CPB辅助下完成。临床经验证明,无论CPB时间长短,在体外循环过程中,由于滚压泵的直接机械作用或者体外循环的管路黏附和不规则连接处的接触都可能导致血液中有形成分的破坏。同时,低温度的体外循环转机技术也可使血液中的凝血因子功能受损。因此,为了减轻对血液有形成分的破坏,常需采用有效措施进行血液保护,例如血液稀释、低温低流量、减少心内吸引等措施以减轻对血液有形成分的机械破坏。另外,通过应用药物(如乌司他丁、甲泼尼龙等)对血液有形成分进行血液功能保护,以及CPB后期的超滤脱水等措施均可帮助血液功能在最短的时间内恢复正常。在CPB停机后,通过各种措施积极调整,使凝血功能恢复至正常状态。

术后应该谨慎使用红细胞。心脏手术中输注过量的红细胞是手术预后不良的独立危险因素。然而相较于其他心脏手术患者,LVAD植入患者由于其原发疾病与手术打击,对于组织缺氧更加难以耐受,而术前有肾损害的患者更是如此。虽然,现阶段并没有一项统一的输血标准,但是低血红蛋白合并低混合静脉氧饱和度或高乳酸浓度可以说明患者的组织氧供不足,可以考虑输血。对于可能需要输血的患者,努力争取将输注红细胞的时机放在CPB期间,在停机前将患者的血红蛋白浓度提升到一个较高水平,以减少CPB后输血的可能性。

自体血回输技术在心血管手术领域已经非常成熟:麻醉医师在患者全身肝素化前,通过静脉系统将患者的自身血液引入含有血液保护液的血袋妥善保存,在鱼精蛋白中和肝素结束后回输到患者体内。这一技术可以减少患者由于CPB导致的血液破坏,提高患者的凝血功能,减少血制品的输注。但是在LVAD植入手术中,避免使用这一技术是很有必要的。一方面患者的心脏功能处于边缘状态、在全身麻醉后难以承受容量的过度变化,即使选择等容血液稀释的方法也可能因为血红蛋白降低而加重患者组织缺氧的情况;另一方面,患者术前的抗凝治疗和原发疾病都会影响其自身血液的凝血功能,导致回输的自身血液并不能明显改善CPB后的凝血功能。因此,根据患者术中情况直接选择输注血制品更有利于患者的围手术期安全。

在LVAD植入术后,ACT应>150秒且INR应>2.0。考虑到LVAD植入患者多存在术前凝血功能不全或已接受抗凝治疗等因素,且出血是LVAD植入术后最常见的并发症之一,所以应该在手术室内完全中和肝素,将ACT恢复到生理值。应积极改善患者凝血功能,制订特殊的用血策略。外周组织的水分向循环内转移量为成人每小时500ml左右。在CPB中虽然已经经过超滤和反超滤滤出了患者体内多余的水分,但由于时间短暂,并不能完全滤出患者体内因手术前右心功能低下所造成的外周组织水钠潴留量,即使提高了循环内的胶体渗透压也不能在短时间内滤出所有的多余水分,所以在CPB后的调整过程中还要考虑组织向循环内水分转移的现象。麻醉医师要通过增加尿液的排出改变循环血液中的胶体渗透压水平。

血液中有形成分的补充应该在监测指导下进行。悬浮红细胞、新鲜冰冻血浆(fresh frozen plasma,

FFP)、冷沉淀、血小板都可选择性输注。如术前使用抗血小板药物,可能会使血小板的需要量显著增加。凝血因子Ⅶ可以增加血凝块的形成,必要时也可以使用。但是在使用凝血因子Ⅶ前,一定将体内血小板水平纠正至正常计数,其效果才能比较理想。鱼精蛋白中和肝素后,积极进行 ACT、凝血功能四项及血栓弹力图(thromboelastography,TEG)检查,以及时发现凝血功能异常。但需要注意,如果 LVAD 转数低于最小安全转数(2 400 RPM),仍需适度抗凝,以避免出现血栓。当患者返回重症医学病房(intensive care unit,ICU)后,即可开始正式的抗凝治疗,这将在本书第五章第五节具体阐述。

4. 心律和心率的维护　当 LVAD 开始工作后,心脏跳动的状态是非常重要的。在正常生理状态下,窦性心律是最佳的。只有良好的心脏跳动状态,双心室才能得到良好的舒张期充盈,才能有效驱动血液从右心室流入左心室。房颤心律会减弱心房在舒张期为心室灌注血液,尤其会减少右心室血液充盈,而进一步减少左心室前负荷。在心室颤动时,由于 LVAD 的运转,在泵口位置正确、没有吸壁现象时,LVAD 泵口产生的负压吸引作用会产生抽吸作用,经肺静脉、肺动脉、右心室、右心房、腔静脉系统将体循环血吸入 LVAD 而产生前向血流供机体利用,所以短暂的心律紊乱不会危及生命安全,但会影响血流动力学的稳定性。但是长时间的心律紊乱及低灌注压对心脏也是一种伤害,临床必须积极处理。在术后早期,全心衰竭的心脏发生心律紊乱较常见,如果心率比较慢或者为房颤心律,应该在关胸前放置心表经心室的单极起搏;如果是房室传导异常则应放置心房心室双极顺序起搏;单纯窦性心动过缓则仅需要进行心房起搏。应用起搏器调慢心律的效果优于使用血管活性药提升心率的效果,因为任何对心肌变时、变力有作用的血管活性药都会不同程度地引起心肌较高的电活动,从而进一步引发心律失常。

5. 血管活性药　LVAD 的植入会对安置区域左心室的局部功能造成影响:心尖收缩力的丧失和左心室形态的改变都会导致左心功能障碍。在脱离 CPB 后,左心室收缩和 LVAD 运转共同产生前向血流,在一些情况下[如 AV 未能打开(在严重心力衰竭患者中,可能会出现永久的 AV 闭合状态,甚至有些术前伴随严重室性心律失常的患者,在安置 LVAD 前进行大面积冰冻消融也会对左心室的心肌收缩功能造成短暂影响)],前向血流完全由 LVAD 运转产生,原本至关重要的左心室收缩功能现在趋于次要地位,所以在 CPB 后使用血管活性药的目的更侧重于维持心率和提高右心功能,这时低剂量的多巴酚丁胺和米力农往往可以满足手术需要。当出现血压过低的情况时,需优先考虑 LVAD 转数是否合适及容量状态是否满意,再考虑是否需要增加其他血管活性药。对于植入 LVAD 的患者而言,体循环血压也应该被控制在一个合适的范围,这一点非常值得被关注。由于 LVAD 提供了一个连续的心输出量,原本生理性的搏动血压减弱甚至消失。因此合适的血压便意味着良好的器官灌注、稳定的 LVAD 运转和更低的脑血管并发症(无论是缺血性还是出血性)。考虑到 LVAD 植入后患者脉压减小的情况,CPB 后的循环管理应选择 MAP 来描述。一般情况下,CPB 后将患者的 MAP 控制在 75~80mmHg,超过 85mmHg 的血压被认为是需要处理的。需要特别注意的是,当 LVAD 运转后的脉压差变小,血压接近平流时,患者的 SpO_2 监测也会失效,需要通过频繁的动脉血气监测来判断肺的氧合情况,以免误判。

（五）转运

当患者的 LVAD 转数优化适宜,体温、内环境、容量状态调整满意,凝血功能恢复至正常,术野没有过多的渗血时即可完成手术关胸。

合上胸骨后,不急于剪断胸骨钢丝,首先通过术中 TEE 判断患者的容量情况、心脏是否有射血、泵口情况、泵的流出管与主动脉吻合口是否有狭窄、增加泵速判断容量平衡等,再决策是否继续关胸。

手术结束后,患者需要转运至 ICU 进行监护治疗。此类患者在术后早期尚需要进一步进行呼吸机治疗和容量调整,不适合在术后早期即让患者恢复至清醒状态,所以在转运前需要维持手术过程中的麻醉深度而不应该减浅麻醉,否则会由于麻醉深度的变化而导致出现循环波动问题的出现。

患者在转运过程中应该持续监测 BP、CVP、LAP 和 PAP。翔实细致的 ICU 交班是非常必要的,通常我们会在 ICU 护士完全连接好患者监护与呼吸机后开始交接。需要制订一张交接表格,内容包含麻醉及术中的多个要点。术中各团队都需到场交接,外科、麻醉、体外医师需要向 ICU 医师与护士复述手术中的各种情况,之后 ICU 医师应向全体人员简述患者的治疗方案与要点,超声医师和设备工程师也需要到床边参与交接,以便了解后续的治疗。

(六)侧开胸 LVAD 植入术麻醉

接受二次开胸手术患者的 LVAD 植入手术风险明显增加,可以选择无须正中开胸和 CPB 辅助下左侧开胸入路,流出管可以选择与降主动脉吻合或者经左右锁骨切口与锁骨下动脉吻合。

经左侧胸腔入路的手术方式,需要单肺通气,在气管插管要求上需要插双腔气管插管或支气管封堵器。需要特别注意的是,左肺应自然排空,不能强行用负压吸引或者由外科医师强制压迫排空,否则会容易造成肺损伤。如果手术选择微创方式,可以不需要双腔气管插管完成手术。

非体外循环下 LVAD 植入手术应该进行部分肝素化,ACT>250 秒即可安全手术。手术中当在心尖植入泵流入口时,需取头低脚高位以避免左心进气。同时为使左心室减压,需经心外膜快速起搏至 180 次 /min。完成心内操作后需在 TEE 指导下细致排气。这一术式对血流动力学不稳定的患者更为有利。有研究显示,相较于体外循环下的 LVAD 植入手术,非体外循环手术在血液输注、心律失常发生率、透析治疗、围手术期感染和机械通气时间等方面更有优势,同时还可以减少体外循环停机后的右心衰竭。一项研究则证明,对于既往手术粘连的患者或可能再次手术的患者,最好避免胸骨正中劈开手术。

随着 LVAD 技术的成熟和国产化的实现,LVAD 手术会逐步在国内开展,在具备条件的心脏中心可能将会成为常规手术。细节决定成败,手术过程是复杂的,其成功的关键在于事先周密的计划、术中各专业熟练的配合和围手术期的多学科协作管理,还包括与麻醉相关的各个环节。

(王洪武　董素素　王鹤昕　胡奕瑾)

参考文献

[1] KARACA N, SAHUTOGLU C, KOCABAS S, et al. Anesthetic Management for Left Ventricular Assist Device Implantation Without Using Cardiopulmonary Bypass: Case Series[J]. Transplant Proc, 2015, 47(5): 1503-1506.

[2] HADDAD F, DOYLE R, MURPHY D J, et al. Right ventricular function in cardiovascular disease, part II: pathophysiology, clinical importance, and management of right ventricular failure[J]. Circulation, 2008, 117(13): 1717-1731.

[3] MATTHEWS J C, KOELLING T M, PAGANI F D, et al. The right ventricular failure risk score. A pre-operative tool for assessing the risk of right ventricular failure in left ventricular assist device candidates[J]. J Am Coll Cardiol, 2008, 51(22): 2163-2172.

[4] TAGHAVI S, JAYARAJAN S N, KOMAROFF E, et al. Right ventricular assist device results in worse post-transplant survival[J]. J Heart Lung Transplant, 2016, 35(2): 236-241.

[5] MIKUS E, STEPANENKO A, KRABATSCH T, et al. Reversibility of fixed pulmonary hypertension in left ventricular assist device support recipients[J]. Eur J Cardiothorac Surg, 2011, 40(4): 971-977.

[6] OGAWA R, STACHNIK J M, ECHIZEN H. Clinical pharmacokinetics of drugs in patients with heart failure[J]. Clin Pharmacokinet, 2013, 52(3): 169-185.

[7] MCILVENNAN C K, JONES J, ALLEN L A, et al. Bereaved caregiver perspectives on the end-of-life experience of patients with a left ventricular assist device[J]. JAMA Intern Med, 2016, 176(4): 534-539.

[8] METS B. Anesthesia for left ventricular assist device placement[J]. J Cardiothorac Vasc Anesth, 2000, 14(3): 316-326.

[9] GRAVLEE G P, HADDON W S, ROTHBERGER H K, et al. Heparin dosing and monitoring for cardiopulmonary bypass. A comparison of techniques with measurement of subclinical plasma coagulation[J]. J Thorac Cardiovasc Surg, 1990, 99(3):

518-527.

[10] PATANGI S O, GEORGE A, PAULI H, et al. Management issues during HeartWare left ventricular assist device implantation and the role of transesophageal echocardiography [J]. Ann Card Anaesth, 2013, 16 (4): 259-267.

[11] AISSAOUI N, SALEM J E, PALUSZKIEWICZ L, et al. Assessment of right ventricular dysfunction predictors before the implantation of a left ventricular assist device in end-stage heart failure patients using echocardiographic measures (ARVADE): combination of left and right ventricular echocardiographic variables [J]. Arch Cardiovasc Dis, 2015, 108 (5): 300-309.

[12] GIGLIA T M, JENKINS K J, MATITIAU A, et al. Influence of right heart site on outcome in pulmonary artery with intact ventricular system [J]. Circulation, 1993, 88 (5 Pt 1): 2248-2256.

[13] MALTAIS S, DAVIS M E, HAGLUND N. Minimally invasive and alternative approaches for long-term LVAD placement: the Vanderbilt strategy [J]. Ann Cardiothorac Surg, 2014, 3 (6): 563-569.

[14] MCCARTHY P M, SAVAGE R M, FRASER C D, et al. Hemodynamic and physiologic changes during support with an implantable left ventricular assist device [J]. J Thorac Cardiovasc Surg, 1995, 109 (3): 409-417.

[15] HARJOLA V P, MEBAZAA A, ČELUTKIENĖ J, et al. Contemporary management of acute right ventricular failure: a statement from the heart failure association and the working group on pulmonary circulation and right ventricular function of the European society of cardiology [J]. Eur J Heart Fail, 2016, 18 (3): 226-241.

[16] BIRATI E Y, RAME J E. Left Ventricular Assist Device Management and Complications [J]. Crit Care Clin, 2014, 30 (3): 607-627.

[17] KAVARANA M N, PESSIN-MINSLEY M S, URTECHO J, et al. Right ventricular dysfunction and organ failure in left ventricular assist device recipients: a continuing problem [J]. Ann Thorac Surg, 2002, 73 (3): 745-750.

[18] POTAPOV E V, STEPANENKO A, DANDEL M, et al. Tricuspid incompetence and geometry of the right ventricle as predictors of right ventricular function after implantation of a left ventricular assist device [J]. J Heart Lung Transplant, 2008, 27 (12): 1275-1281.

[19] HOEPER M M, OLSCHEWSKI H, GHOFRANI H A, et al. A comparison of the acute hemodynamic effects of inhaled nitric oxide and aerosolized iloprost in primary pulmonary hypertension [J]. J Am Coll Cardiol, 2000, 35 (1): 176-182.

[20] ORLOV D, O'FARRELL R, MCCLUSKEY S A, et al. The clinical utility of an index of global oxygenation for guiding red blood cell transfusion in cardiac surgery [J]. Transfusion, 2009, 49 (4): 682-688.

[21] KIMMALIARDJUK D M, RUEL M. Cardiac passive aggressive behavior? The right ventricle in patients with a left ventricular assist device [J]. Expert Rev Cardiovasc Ther, 2017, 15 (4): 267-276.

[22] DOBRILOVIC N, BOTTA D M, BARRETT P W, et al. Left thoracotomy approach for implantation of the abiomed left ventricular assist device [J]. J Card Surg, 2012, 27 (3): 395-396.

[23] MARKUS F, CHIROJIT M, JENS G, et al. Anaesthesia for patients undergoing ventricular assist-device implantation [J]. Best Pract Res Clin Anaesthesiol, 2012, 26 (2): 167-177.

[24] HOUSTON B A, KALATHIYA R J, HSU S, et al. Right ventricular after-load sensitivity dramatically increases after left ventricular assist device implantation: a multi-center hemodynamic analysis [J]. J Heart Lung Transplant, 2016, 35 (7): 868-876.

[25] SELZMAN C H, SHERIDAN B C. Off-pump insertion of continuous flow left ventricular assist devices [J]. J Card Surg, 2007, 22 (4): 320-322.

[26] DE JONGE N, VAN WICHEN D F, SCHIPPER M E, et al. left ventricular assist device in end-stage heart failure: persistence of structural myocyte damage after unloading. An immunohistochemical analysis of the contractile myofilaments [J]. J Am Coll Cardiol, 2002, 39 (6): 963-969.

[27] PARR K G, PATEL M A, DEKKER R, et al. Multivariate predictors of blood product use in cardiac surgery [J]. J Cardiothorac Vasc Anesth, 2003, 17 (2): 176-181.

[28] JAKOBSEN C J, RYHAMMER P K, TANG M, et al. Transfusion of blood during cardiac surgery is associated with higher longterm mortality in low-risk patients [J]. Eur J Cardiothorac Surg, 2012, 42 (1): 114-120.

[29] KUKUCKA M, STEPANENKO A, POTAPOV E, et al. Right-to-left ventricular end-diastolic diameter ratio and prediction of right ventricular failure with continuous-flow left ventricular assist devices [J]. J Heart Lung Transplant, 2011, 30 (1): 64-69.

第二节 体 外 循 环

一、体外循环术前评估

对于需要植入 LVAD 的心力衰竭患者,体外循环医师应对患者的术前状况做细致了解,根据患者的各器官受心力衰竭累及而造成的病理生理状态制订完整且有针对性的体外循环预充方案和体外循环转流中的管理方案。体外循环医师必须提前做好充分的体外循环准备工作,以备在手术准备过程中若突发病情恶化需紧急进行体外循环支持时,能够及时进行体外循环转流。

拟行 LVAD 植入手术的患者一般处于终末期心脏功能衰竭阶段,严重的心肌损害及血流动力学功能障碍致心脏功能发生病理性改变,心脏负荷加重致代偿性心肌增厚和心腔扩大,心肌氧供不足,心肌收缩力和储备功能均重度降低,且大多数患者存在不同程度的肺动脉高压。严重的心功能不全导致身体重要器官功能亦受损,多表现为全身状况不佳、肝肾功能下降、凝血功能下降、低蛋白血症和全身组织水肿,以及组织间液增多而有效循环血量减少等状况。体外循环医师在术前准备时应做好体外循环预充方案,调整好预充液的酸碱、离子水平,渗透压和胶体渗透压,必要时应用红细胞预充的方法调整好稀释后红细胞压积的水平,以满足转流后机体内环境的平稳。同时,在术前做好术中血制品的充分准备,包括红细胞(red blood cell,RBC)、新鲜冰冻血浆(fresh frozen plasma,FFP)5~10ml/kg、血小板和冷沉淀等。另外,体外循环医师根据心力衰竭专家、营养专家对患者的身体成分评估计算出患者的标准体重,以此标准体重作为术中灌注流量、脱水目标的依据。

二、体外循环实施方案及术中关注要点

(一)体外循环实施方案

体外循环准备时应选择生物相容性及性能良好的膜式氧合器和体外循环管路系统,以减轻转流过程中血液有形成分的破坏,并减轻炎性反应的程度,从而减少对各器官功能的损伤,尤其是对肺功能的影响。应用肝素涂层技术处理的体外循环装置能有效地减轻炎性反应,同时也减轻长时间体外循环和缺血后的心肌损害。

体外循环预充液采用中度血液稀释,在术中维持血细胞比容(hematokrit,HCT)为 25%~28%,能够有效降低血液黏滞度和末梢循环阻力,从而改善微循环灌注效果,使组织氧供增加,同时减轻血液有形成分的破坏,保护凝血功能。此类患者术前多因存在低蛋白血症而有不同程度的组织水肿,患者真实体重需按照测量体重 ×0.97 进行校正,以校正体重作为术中用药及灌注流量的依据。预充液需添加血浆、白蛋白以维持预充液较高水平的 COP(20~25mmHg),以减轻组织水肿的程度。体外循环中采用预充白蛋白来维持 COP 的水平,经白蛋白涂层的体外循环管路能减低炎性反应激活、降低血管通透性和炎性反应程度,从而减轻对凝血功能的影响。预充液中还应加入乌司他丁、甲泼尼龙和氨甲环酸,应用其抗炎、抗纤溶作用达到血液保护的目的。

(二)术中关注要点

1. 心肌保护 体外循环时采用浅低温,即鼻咽温度 32℃、肛温 30℃。因体外循环手术时主动脉阻断时间多数在 60~90 分钟,所以体外循环中对心肌的保护至关重要。一般采用一次性灌注含血心肌保护液(DelNido 液,晶体∶血液 =4∶1)对心肌进行保护,心肌保护液的首次剂量 20ml/kg,成人用量为 1.0~1.5L。

阻断期间保持心肌无电活动,若心肌有电活动需及时再灌注心肌保护液,心肌保护液灌注间隔时间为 90 分钟,复灌剂量为 10ml/kg。主动脉阻断期间应在心包腔内加入冰泥,并用纱布垫隔离心脏和后纵隔。

2. 保障脏器有效血液灌注　体外循环转流过程中的灌注指标管理:①灌注流量,1.8~2.0L/(min·m²);②MAP,维持在 50~70mmHg;③混合静脉血氧饱和度(oxygen saturation of mixed venose blood, SvO₂),>65%;④减少血压波动,维持血流动力学稳定和目标灌注导向;⑤保持机体氧供充足,根据血气结果调整血流动力学及维持内环境的稳定;⑥确保尿量在 0.5~1ml/(kg·h)。终末期心力衰竭患者多伴有水钠潴留,加之术中体外循环预充的稀释作用,因此在体外循环中应严格控制液体的出入量。通过利尿、联合超滤等措施,既要保证有效充足的循环容量还要保证较高的 COP 水平。通过适当补充白蛋白注射液,维持白蛋白 >40g/L,目的是减轻术后的炎症反应,最终改善心、脑和肺等重要器官的水肿,减少脏器损伤。术后因 LVAD 运行后的平流灌注易导致血管内液体的外渗,补充白蛋白也有助于维持足够的有效循环血量,从而保障脏器的有效血液灌注。

3. 术中积极配合外科操作　转流过程中体外循环医师要随时关注手术进程,及时与外科医师保持有效沟通,保证心脏腔内恰当的血容量以利于 LVAD 的顺利植入。在进行心尖打孔、处理孔内残余心肌组织和缝合金属环等操作时,体外循环医师需注意维持左心室内血容量,既不能从孔中溢出影响手术操作,又不能低于乳头肌水平以防止气体进入左心房及主动脉根部,调整适当引流量来维持左心室的适当充盈。在 LVAD 流出管与升主动脉吻合前,要让心脏充盈以评估流出管的长度是否合适。体外循环医师要配合心脏容量的充盈与空虚,此时氧合器中要有充足的容量。同时需应用负压辅助静脉引流装置(vacuum-assisted venous drainage, VAVD)来增加静脉回流以配合心脏快速空虚的要求,应用 VAVD 的优点在于可避免为了配合心脏快速空虚而降低流量所带来的机体低灌注,但 VAVD 在应用时一定要控制负压的绝对值 <40mmHg,并根据需求随时关闭。

4. 排气方法的改进　在 LVAD 植入术体外循环中血泵的排气比常规心脏手术要复杂,血泵在高速运转中若气体入泵会使气体泵入体循环产生气栓,为此我们不断提高认识改进操作流程。早期,在血泵排气时采取控制静脉回流充盈左心室的方法,但发现这种方法存在产生肺循环淤滞导致肺损伤的弊端,于是我们将其改进为通过主动脉根部灌注冷血的方法,这样即使主动脉瓣关闭正常,在心脏静态下通过主动脉根部也有灌注的冷血经主动脉瓣进入左心室,但经多次尝试发现这种方法仍存在充盈较慢的缺点,遂又进一步改进为应用主动脉多支灌注管灌注冷氧合血来充盈左心室的方法,此方法快速有效,此外体外循环医师还可通过观察术野实时视频及时判断和调整左心室容量情况,以顺利配合手术进程。在主动脉钳闭的情况下,心脏回血充盈,麻醉医师配合进行充分膨肺,启动血泵达 2 000RPM,使心内血液驱动大量残气从缝好但不拉紧的人工血管远端开口排出,同时主动脉根部吸引排气。此时体外循环医师需与超声医师密切沟通,保证心脏有效充盈,很快即会排出心内残存气体,实现高效排气。再次确认心内残气彻底排净后再开放主动脉阻断钳。

三、脱离体外循环的策略

(一)脱离体外循环前的操作准备

在确定 LVAD 流出管长度、准备将其与升主动脉吻合时,体外循环开始复温,通过检验 SvO₂、HCT 及血气来调整足够的灌注流量,以保证复温带来的氧供需求。在此阶段,体外循环医师可以根据氧合器液平面及 HCT 水平进行适当超滤。

在 LVAD 植入术完成后、尚未开放主动脉阻断钳时,体外循环医师应提前做好容量储备,原因是在 LVAD 启动后左心室需有充足的容量才能保证血泵的正常输出,否则极易造成因容量不足而产生抽吸甚至吸壁的严重后果。

在开放主动脉阻断钳之前,静脉给予多巴酚丁胺 5mg 或肾上腺素 20μg,以促进心肌兴奋,为心脏复苏做好准备;同时,给予利多卡因 2mg/kg,以防心脏复苏后心律失常的发生。

（二）脱离体外循环前的多专业配合要点

在即将开放主动脉、启动 LVAD 时，体外循环医师要与超声医师、麻醉医师、工程师和外科医师五部门不间断地沟通以做好共同准备。我们发现最简便、最准确、最快速反映心脏功能的方法就是左心房直接测压。要在确保 CVP 和 LAP 数值的准确性，并在心脏充盈时保证 CVP 为 10~12cmH$_2$O，再经超声医师确认左心室容量满意后再启动 LVAD，此为"三心"阶段（心脏、LVAD、体外循环）。体外循环医师依据 CVP 数值适当还血，依据 LAP 调整 LVAD 转数，以达到 CVP 10~12cmH$_2$O、LAP 10~14mmHg，目的是维持 LAP 数值较 CVP 数值大 2~3 且维持 MAP 在 70mmHg 以上，此阶段需由外科医师、麻醉医师、体外循环医师、超声医师和工程师密切合作实现平稳过渡。超声医师及时汇报"一气二管三容平"的情况："一气"指心脏是否有残气情况；"二管"指检查血泵的人工血管有无扭曲、流出管与升主动脉的吻合口是否狭窄，有无高速血流和湍流，流入管是否居中且朝向于二尖瓣；"三容平"指首先注意血泵启动后左心室是否有足够容量以不致于吸空，其次注意左、右心容量是否平衡，LV：RV≥1.4~1.9。对于刚刚开放的心脏，虽有 LVAD 的左心辅助卸载，但仍存在缺血再灌注损伤的影响，以及右心功能尚未完全恢复，仍会发生右心负荷过重（CVP 过高），所以此阶段应保持较高的灌注压力及适当的辅助时间，目的是增加冠状动脉血流量、改善心肌灌注，以便有助于恢复心脏功能。对于合并肺动脉高压的患者，在 LVAD 启动后可适当经静脉持续泵入米力农、前列腺素 E 或吸入 NO 以扩张肺血管、降低肺血管阻力，目的是降低右心后负荷。随着左心辅助时间的延长，右心功能逐渐恢复，LVAD 既有左心卸载作用，又能够对左心房 - 肺静脉系统形成负压从而降低肺循环阻力，达到一定的全心辅助功能。

（三）脱离体外循环的时机

当循环稳定、鼻咽温度达到 37.0℃、肛温达到 36.5℃以上时，经超声评估 LVAD 能承担心脏部分辅助功能，且 CVP、LAP 和 MAP 数值满意，各吻合口无出血，则考虑减低 CPB 流量，缓慢脱离体外循环，同时工程师酌情以每次 100RPM 的精准适度增调血泵流量。在此期间，体外循环医师要与麻醉医师、外科医师、超声医师和工程师密切配合，共同完成脱机过程。具体的脱机指征包括：①MAP、CVP、PCWP 和 LAP 均在正常范围，LVAD 工作正常，血流动力学指标满意；②恢复窦性心律，心率在 80~100 次 /min，可应用起搏器、ICD 调整节律；③尿量 >1ml/（kg·h）；④患者内环境、电解质均调整满意，HCT 在 30% 以上，COP 在 28mmHg 以上；⑤患者温度达标，鼻咽温在 37.0℃、肛温在 36.5℃以上；⑥血管活性药和所需的肺动脉扩张剂已持续有效地给入。

在我们的 60 余例 LVAD 植入手术经验中，在体外循环与人工心脏交接辅助任务的过程中，人工心脏的流量开始会很高，最高泵速达 2 900RPM，随后可以逐渐调低，随着大量机体水分的排出，在一般体重情况下，一般血泵流速在 2 400~2 600RPM。根据经验观察，HeartCon 型 LVAD 这种高性能的磁液悬浮血泵在 37kg 小体重患者最低泵速可降至 2 000RPM。

（四）脱离体外循环后的处理

脱机后观察到循环已稳定且 LVAD 起到有效的辅助，即可实施改良超滤（modified ultrafiltration, MUF）。MUF 时需持续关注 CVP 和 LAP 水平，经超声医师实时观察左、右心室容积的变化从而制订合适的血容量补充方案，谨防造成因容量欠缺而导致 LVAD 抽吸甚至吸壁危险的发生。在 LVAD 辅助后谨慎应用血管扩张药，以防泵吸空风险。根据血液凝血指标适当补充 FFP 5~10ml/kg，这样既能提升凝血因子数量，达到巩固凝血功能、减少出血的作用，又能避免麻醉医师在中和鱼精蛋白后大量输入凝血物质而造成的血液稀释。

MUF 作为婴幼儿小体重体外循环的快速减轻水负荷恢复生理状况的常规手段，但它在成人体外循环中不常规应用。由于拟行 LVAD 植入术的晚期心力衰竭患者在术前就存在大量的间质水肿，术后 LVAD 平流灌注亦会导致体液外渗，所以这类患者在体外循环后进行高质量 MUF 具有重要的应用价值。在更新的血液保护临床实践指南中也指出，改良超滤应用于成人 CPB 心脏手术中对保护血液和减少术后失血是合理的。

我们在临床中发现,患者心力衰竭越严重则机体水分越多、标准体重越低,术前,我们与心力衰竭专家、营养专家共同评估患者的体质成分,计算出标准体重以指导体外循环中灌注水平及主动脱水程度;在 LVAD 植入术后早期,我们需要将 LVAD 植入患者的体重减去 3%~5% 作为标准体重;在体外循环脱机后,实施 MUF 时更要关注因血液浓缩导致的血管内、外液体再分布,而且组织间隙的大量水分需缓慢回吸收入血管内,所以应适当延长 MUF 的时间,尽量排出体内多余水分。滤出液的数量应以 COP 达到正常值上限为准,MUF 时需超声及时评估体血容量的变化。通过在 MUF 过程中适当补充凝血物质,使其作用不只是有效地减轻出血和减少输血,还能净化血液内环境,达到维持有效循环血容量,进而维持 LVAD 有效辅助的效果。

(王试福)

参考文献

[1] 董念国,廖崇先. 心肺移植学 [M]. 北京:科学出版社,2019:51-62.
[2] 龙村,李欣,于坤. 现代体外循环学 [M]. 北京:人民军医出版社,2017:374-375.

第三节　左心室辅助装置植入术

一、术前准备和计划

查明有无可能导致术后严重并发症的显著心脏异常,如严重主动脉瓣关闭不全、独立的右心功能不全、左心系统内血栓和心房水平分流等。经多学科充分准备和会诊评估后,进入手术准备程序。对既往没有正中开胸手术史者取胸部正中切口体位。消毒前在右腋中线肋缘和脐(腰带)水平中点做记号,以备术中穿出血泵导线。如患者心力衰竭(简称心力衰竭)十分严重,需采取半坐位麻醉。在搬动接受 IABP 或 ECMO 辅助治疗者时,应注意管线不受牵拉,以确保在进入体外循环前辅助循环功能正常。在麻醉后插入 TEE 探头。经右颈内静脉穿入左心房测压管,以备术中经房间隔插入左心房。放置体外除颤电极,以纠正开胸和心脏操作过程中可能出现的心室颤动。血泵的平流循环会使术后体重明显增加,产生较严重的水潴留,所以常规在手术床下放置磅秤(图 4-3-1),精准对比患者术前、术后的体重,以便及时发现和处理水潴留。

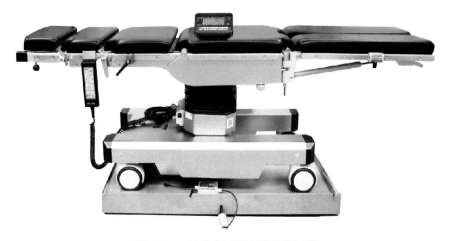

图 4-3-1　手术台下磅秤及无线屏幕

二、血泵的准备与测试

笔者主刀或直接指导了在国内多个临床中心开展的同一型号共 100 余例 LVAD 植入手术。所植入的均为航天泰心科技有限公司研制的 HeartCon 纯国产磁液悬浮 LVAD（图 4-3-2），重量 180g，额定功率 5W，最大流量 10L/min。

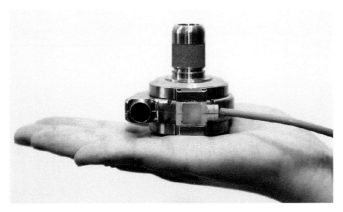

图 4-3-2　HeartCon 血泵

根据患者身高，在手术器械副台将长 20~30cm、直径 10mm 的人工血管固定于血泵流出口。工程师对血泵进行测试：用浓度为 20U/ml 的 10% 葡萄糖肝素溶液试泵；将血泵流入口向上，顶端距容器液面至少 100mm；通电后以 2 000RPM 的速度运转 1 分钟，以测试泵的旋转是否正常及工学参数是否稳定（若血泵旋转平稳，功率≤2.7W，即证明功能正常）。用浸满抗菌药物的纱布包绕人工血管及外包 25cm 长丝绒材料的导线（图 4-3-3）。将缝合固定环浸泡在抗菌药物溶液中。血泵的流入管口和导线端口均罩保护帽。向泵体和人工血管内注满 50U/ml 的肝素盐水，夹闭人工血管远端。将全套泵装置送达主器械台。

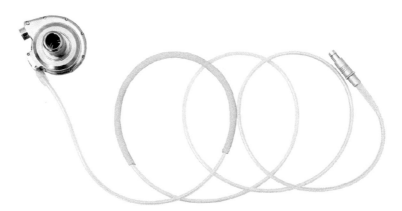

图 4-3-3　血泵导线外包长丝绒材料

三、手术技术策略及围手术期要点

LVAD 植入术除了常规正中开胸术式，还有侧开胸术式，包括单纯左前外侧开胸术式和微创联合开胸术式，后者还包括左前外侧小切口 + 胸骨上段半切开术式或左前外侧小切口 + 右侧第二肋间小切口式。

（一）正中开胸术式

1. 开胸　全身麻醉，常规正中开胸。如患者术前就有 ICD 或心脏再同步治疗除颤器（cardiac resynchronization

therapy-defibrillator, CRT-D ），应在应用电刀前关闭自动除颤功能，但要评估和预防关闭自动除颤功能对心脏功能失去保护的负面影响。用皮肤保护膜覆盖全层切缘，防止组织干燥、感染和不愈合。

2. 血泵导线的穿出与固定　把血泵套件置于手术台上，将血泵导线在心包返折处经右侧腹直肌后鞘穿入，在腹直肌内潜行足够长度后斜行穿出腹直肌前鞘和皮下组织，在术前定好的位置穿出皮肤，使丝绒材料前端在皮肤切口内 1.5~2.0cm，缝固导线，使外包丝绒材料的导线尽量长地在腹直肌内潜行，这样将有利于血运丰富的组织长入丝绒材料的微缝隙，以实现紧密愈合，防止滑动与感染。用无菌塑料套袋将导线前端插头递到台下，由工程师连接控制器和电池。全程应确保插头内不进入任何液体。

3. 体外循环插管要点及左、右心房的相关处理　为了方便位于主动脉右前侧的人工血管的吻合，在升主动脉尽量远离心脏的心包返折处插入主动脉灌注管。心脏停搏液灌注针的位置也应尽量偏向左上。常规行上、下腔静脉插管。为避免在阻断后升主动脉发生位置变化妨碍正确定位，应于体外循环转机前在主动脉右前方人工血管预吻合处做好标记。开始体外循环。如有永久起搏器，应于体外循环转机后关闭。保持中度低温，阻断主动脉后灌注 del Nido 心脏停搏液保护心肌。终末期心力衰竭患者明显扩大的二尖瓣环会把房室环间的十字交叉部挤向右侧，往往造成术前临床和超声低估三尖瓣关闭不全的程度。由于我们经常发现，术前超声诊断三尖瓣瓣环直径 <40mm，而术中实测 >50mm，因此切开右心房后常规采用2-0 聚丙烯不可吸收缝合线双头针作 De Vega 三尖瓣瓣环缩成形术，一般 60~70kg 体重者用 26mm 塞规支撑、体重 80~100kg 者用 27mm 塞规支撑，打结缩小瓣环。在卵圆脊下方刺破继发房间隔，将事先经颈内静脉插入的单腔深静脉管送入左心房，使其尖端距二尖瓣闭合平面 10mm 左右，以备测量左心房压。用 5-0聚丙烯不可吸收缝合线双头针将测压管在房间隔上行连续包埋缝合直至上腔静脉入口，以免滑脱。

缝闭右心房切口。如右心房很大，可在缝闭时适当去除切缘减容。开放上、下腔静脉。将上腔静脉管端经三尖瓣口送入右心室腔穹顶，通过心脏回血彻底完成右心排气。用心耳钳扯起左心耳，距心耳根部5mm 处表浅环形缝置 2-0 聚丙烯不可吸收缝合线荷包，结扎左心耳。如超声检查发现左心耳内有血栓，在操作时不要用心耳钳并尽量避免过度机械刺激和牵拉左心耳，以防血栓脱落。对术前存在持续心房颤动（简称房颤）者，可切除右心耳并作彻底的改良迷宫射频消融术。

4. 主动脉瓣和二尖瓣的处理策略　关于在 LVAD 使左心室持续卸载的状态下是否处理二尖瓣反流对于术后长期疗效的影响存有争议。有研究表明，修复严重的二尖瓣反流可能会改善 LVAD 植入术后患者的总体生存率。此外，以应用 LVAD 为终点治疗目的时，术前存在肺动脉高压或临界右心衰竭也可能是矫治二尖瓣反流的一定指征。笔者与 Stulak、Feldman 等的观点基本一致，认为：一般的扩张型心肌病和缺血性心肌病患者，其左心室明显扩大后，往往二尖瓣会有不同程度的功能性关闭不全。当植入 LVAD后，左心室得到充分卸载，使瓣环缩小、瓣下装置短缩。随着左心功能的恢复，最终二尖瓣反流会明显减轻甚至恢复正常。即使依然存在轻度关闭不全，但不会影响左心室卸载，也不会影响左心室自身收缩期增压而产生的相对理想的脉压。所以，除非有严重的器质性二尖瓣病变，一般不必做外科矫正。但我们强调，术后如二尖瓣反流仍较明显，则应在体液控制适度、不增加右心室负荷的前提下，适当提高血泵泵速，加大左心室卸载程度，以使二尖瓣反流减轻，减少左心房和肺静脉压力，进而使右心室后负荷降低。经过这种合理微调，二尖瓣反流及其产生的负效应均得到了缓解。最近的 MOMENTUM 3 研究表明，为 927 例无既往二尖瓣手术史或同时进行二尖瓣手术者植入 LVAD，其中 403 例（43.5%）具有基线状态的严重二尖瓣反流。HeartMate Ⅲ 和 HeartMate Ⅱ 两种血泵术后 1 个月有残余二尖瓣反流者分别为 6.2% 和 14.3%，但二者术后 2 年二尖瓣反流均未加剧。可见，不论术后 1 个月的残余二尖瓣反流量大小，也不论使用哪种血泵，LVAD 对心脏的连续卸载会在术后早期和中后期持续改善严重的二尖瓣反流，因此不会影响 LVAD 的长期效果。在作者参与的 LVAD 植入手术中，<10% 的患者接受了二尖瓣成形术，术后长期观察的结果证明，虽有少数患者术后仍有轻到中度的二尖瓣关闭不全，只要适当提高血泵泵速并加强脱水即可减轻，既不影响左心室收缩期增压产生理想脉压，也不增加左心房容量负荷及肺静脉压力。

但对于主动脉瓣关闭不全的处理原则却迥然不同，仅允许对脉压 <50mmHg 的轻度反流不做处理，对

中度及以上程度的关闭不全,必须做瓣叶成形术或换瓣术。心力衰竭越重、预估置泵后主动脉瓣不能开放者,这一标准应越严格。我们反对把主动脉三个瓣尖缝拢这种自断后路的方法。这种剥夺而非辅助的方法不仅使血液不能对主动脉瓣上区域进行冲刷,导致血栓形成,甚至有可能阻塞冠状动脉开口,也放弃了因心脏部分射血产生脉动血流而减少内脏出血风险的有利条件。

5. 体外循环流量的量化标准和即效药物的标准化输入 在长期心脏外科的实践中,笔者一贯主张不管在成人还是在小儿心外科体外循环手术中,心外科医师与体外循环医师之间均用流量百分比来标准化指令和报道流量。流量标准化去除了体重差异的因素,有利于精准高效的互动调节流量。

在 20 世纪 80 年代早期,笔者即在全球首次推出标准化微量输液泵静脉给药公式:体重(kg)× 3mg溶质,溶入 50ml 溶液,则微量输液泵每输入 1ml/h=1μg/(kg·min);在没有微量输液泵的基层医院,可采用体重(kg)× 3mg 溶质,溶入 200ml 溶液,则 1gtt/min(假定 1ml 为 15gtt)=1μg/(kg·min)。对运用此二公式有三点提示:①因药物的效力不同,只要配液时使溶质的量与 3 形成倍数关系,即可灵活运用此公式;②应用效力更强的药物(如去甲肾上腺素、肾上腺素类),配液时可把溶质的量由 mg 改为 μg,后面的给药结果自然变成 ng/(kg·min);③因不同厂家的滴壶每毫升的滴数不同,但只要计算出每毫升滴数与 15 的倍数关系也可灵活应用此公式。这种标准化剂量与即效药物的输注方法安全、可靠、高效,已被国内外很多医院接受和采纳。但仍有大量医院延用固定浓度的不科学方法,为医疗和护理带来极大的不便,建议予以纠正。

6. 植入式机械辅助循环与心脏移植的前景预测 患者调查初步显示:绝大多数人宁愿长期使用LVAD 而不愿再换同种心脏。美国胸外科医师协会(Society of Thoracic Surgeons,STS)的 INTETMACS2020 年年报显示,在 2018 年前,约 50% 的终末期心力衰竭患者接受 LVAD 作为终点治疗手段。随着此后新的供体心脏分配方案的实施,有超过 70% 的终末期心力衰竭患者选择 LVAD 作为终点治疗手段。2010—2019 年,25 551 例 LVAD 植入术后患者术后 1 年、2 年和 5 年的生存率分别为 81.5%、71.2% 和43.3%。另一项囊括 63 项研究的系统性分析报道证实,9 280 例患者术后 1 年、2 年和 4 年的生存率分别为 82%、72% 和 57%。中国近 400 例 LVAD 植入术后患者 3 年的生存率也已证明 LVAD 对于终末期心力衰竭患者的疗效优于同种心脏移植。可见,LVAD 植入术的预后很好,短、中期生存率已与同种心脏移植相当。由于同种心脏供体的缺乏将是长期状态,在转基因异种心脏移植成功之前,相信随着研发的不断进步及综合术后治疗和管理水平的不断完善,LVAD 将成为被更多人接受的选项。

7. LVAD 植入操作步骤

(1)心尖打孔位置的选择:用大纱布垫围绕心脏,使心尖部凸显在术野正中。向心脏周围纱布上撒满

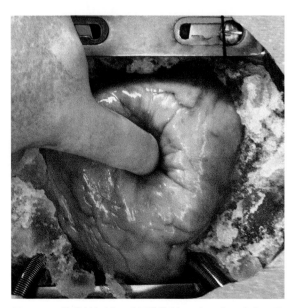

图 4-3-4 体外并行循环后用单指触压,在心尖区找出凹坑

冰泥以有效保护心肌。关于如何确定植入血泵流入管在心尖区的打孔位置众说纷纭。笔者认为,在球螺旋肌和窦螺旋肌汇合的心尖区域心肌最薄,当体外并行循环使心脏空虚后,单指触压即会发现此处有明显的凹坑。有人主张"打洞"取芯的位置在冠状动脉左前降支左侧1~2cm 凹坑附近,也有人主张在心尖凹坑处,还有人主张在近左心室下壁处,笔者只选择心尖凹坑处。因为通过心血管影像和计算机流场计算,都证明这个凹坑正是心脏旋转收缩的"地极",也像飓风的"风眼",是力学上压力最低的部位,从功能上正位于流入道和流出道 V 字形血流主轴的交汇点,所以不管横位心还是悬垂心,也不管心脏扩大后怎样变形,心脏解剖学和流体生理学的基本原理是不会改变的。我们常规在心尖部这个最薄弱的凹坑打孔(图 4-3-4)。术后超声证明,血泵流入口基本都正对二尖瓣开口,方向较理想。

（2）缝合血泵金属固定环的原则：在凹坑中心缝8字形标志线（图4-3-5）。经反复优选证明，以直径为50mm的圆周缝入缝合环固定针最为合适，既可使扩张的心尖部适度缩小，又可使打结后均匀隆起的环状心肌不至于顶住血泵泵体，故作者特别设计了内环直径为50mm的规具，在其中孔将标志线穿出（图4-3-6）。用干纱布擦去心脏表面水分，将规具扣压在半充盈的心脏上，用彩笔沿其内环边缘在心脏表面画出将要缝入多组缝线的外围边缘，并在规具所设12个边孔处和12个中孔处标出均等点位（图4-3-7），以规范12对双头针的进针点和出针点（图4-3-8）。

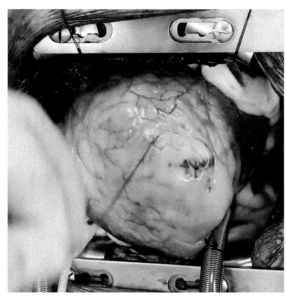

图4-3-5　在凹坑中心缝8字形标志线

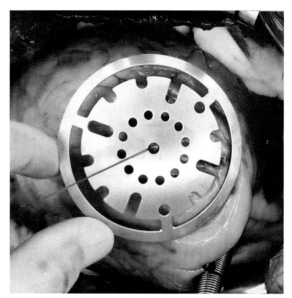

图4-3-6　从规具中孔穿出标志线

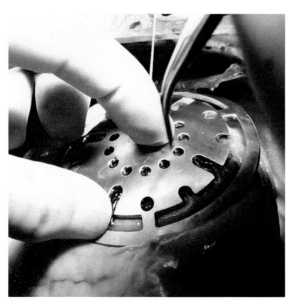

图4-3-7　用彩笔在规具内环边缘、
边孔和中孔处心脏表面做标记

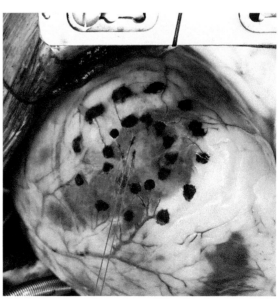

图4-3-8　精确标出12对双头针的进针点和出针点

（3）心尖打孔及处理要点：向术野连续注入二氧化碳。移除规具，将标志线套入中空旋切刀，通过灌注心脏停搏液使心脏半充盈，以标志线为圆心下压并单向旋转切刀，切透全层心肌（图 4-3-9）。移除连在标志线上的心尖部心肌团块送常规组织学检查、电镜检查和多组学研究（图 4-3-10）。心尖部显露出圆形的全层洞口（图 4-3-11）。因心内有一定程度的充盈，打洞后会由洞口向外涌血，需用拇指暂时堵住洞口，由心脏停搏液灌注管适量"倒吸"，使左心减压，但血平面不能低于乳头肌水平，以免气体进入左心房和主动脉根部。仔细观察并修剪心肌洞口周围有可能妨碍血泵流入口插入或可能在启泵后被吸入血泵内的心肌组织、假键索，彻底清除可能存在的附壁血栓（图 4-3-12）。全程严防任何细微组织碎屑或异物掉入心腔。

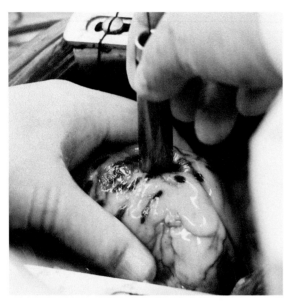

图 4-3-9 以标志线为圆心下压并单向旋转切刀，切透全层心肌

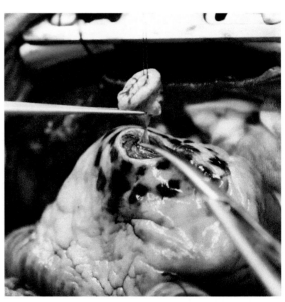

图 4-3-10 移除连在标志线上的心尖部心肌团块

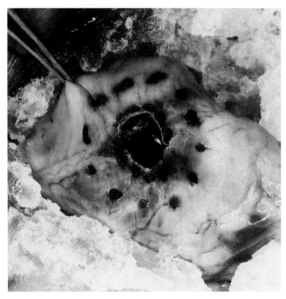

图 4-3-11 心尖部显露出圆形的全层洞口

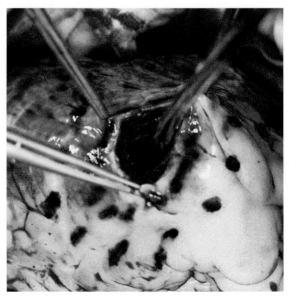

图 4-3-12 剪除可能妨碍血泵流入口插入或可能在启泵后被血泵吸入的假键索、肌小梁和附壁血栓

（4）缝合血泵金属固定环：关于缝环与在心尖"打洞"的顺序，业内有先缝环、后"打洞"的，也有先"打洞"、后缝环的。笔者认为前者局限性很大，由于金属环的限制，无法观察"洞"内情况，更难以修剪多余组织、清除附壁血栓；而后者恰好规避了上述诸多缺点。所以，我们采取先"打洞"、后缝环的方法。在术野放置用于固定摆放缝线的弹簧圈，沿预先画好的标记线上的 12 个边孔点位，缝入带有涤纶毡片的3-0 26mm 双头针聚丙烯不可吸收缝合线。进针时全层缝入心肌，心内膜出针点保持"等高线"，以达到拉力均等的最佳效果。每对双头针的邻针间的缝入点尽

量靠近甚至略有交叉，以不产生间隙。涤纶毡片要足够长，使缝入后的每一个涤纶毡片在打结后能够相互搭接，利于第二道连续缝合，防止术后出血。从心内膜出针后，仅在洞口心肌断缘处缝入外侧半层心肌，距洞口边缘约 3mm 心外膜处的同半径方向的中孔点出针。这种缝法能把心内膜处的心肌断缘拉离洞口边缘，以免妨碍血泵流入口插入。12 对双头针缝满整个圆周后，将针穿过血泵金属固定环与涤纶缝合环的交接部（图 4-3-13）。使固定螺钉对准助手的右手方向，便于事后由助手旋固螺钉（图 4-3-14）。打结后保留一对缝线带针，剪断其余尾线。用保留带针的一对缝线向反方向在涤纶缝合环和外周涤纶毡片之间做连续缝合，各走半周后会合打结，加固缝合环以避免出血（图 4-3-15）。这种双重缝合的方法很可靠，没有必要再往外周涤纶毡片上打胶。

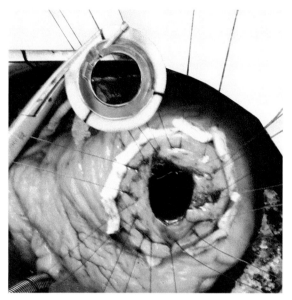

图 4-3-13　将 12 对双头针穿过血泵金属固定环与涤纶缝合环的交接部

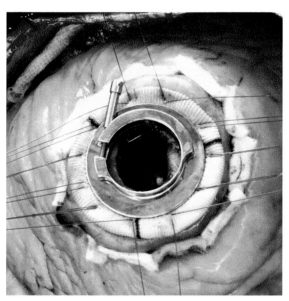

图 4-3-14　使固定螺钉对准助手的右手方向

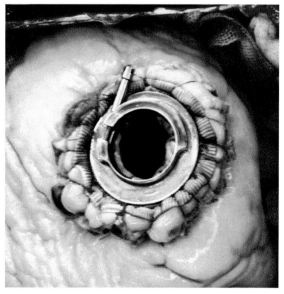

图 4-3-15　打结后再连续缝合 1 周以加固并防止出血

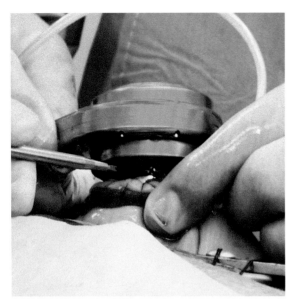

图 4-3-16 确定人工血管走向后,助手初步拧紧螺钉,将血泵固定在缝合环上。

（5）血泵固定与人工血管缝合:通过心脏停搏液另一分支管向心尖洞口内灌血,使血面升至洞口。使血泵入口管下缘与金属固定环下缘水平靠近,在二者逐渐对合的过程中,继续向对合敞口部位连续注入血液,确保在没有空气间隙的情况下将血泵入口管插入金属缝合环,进入左心室。根据经验,离心血泵外切线型流出口金属管指向患者体轴的右下方 45° 是比较适合的血泵方位。确认血泵完全插入左心室后,助手初步拧紧金属环上的固定螺钉,将血泵固定在缝合环上(图 4-3-16)。取出心脏周围的纱布。为避免已固定的血泵在心脏充盈的情况下因单独搬动心脏或血泵产生的杠杆作用引起外周缝线被牵拉、出血,可经心脏停搏液灌注管"倒吸"使心脏半空虚,但不产生负压,然后用左手四指托住心脏,拇指从泵顶把泵沿左心室长轴下压,使血泵和心脏之间不产生杠杆扭力,将二者一起放入心腔。再次通过心脏停搏液灌注管注入全血,充盈心脏,检查血泵流出管及人造血管方向是否对准下腔静脉和右心室的交汇处。经常发现,血泵和人造血管逆时针旋转不够,致使人工血管从右心室前方掠过。如发生此现象,需要重新让心脏空虚,用相同方法将血泵和心脏一起抬至术野中央,拧松螺钉,继续逆时针适度旋转血泵至预定理想位置,再次旋紧螺钉,放回血泵和心脏,确认人造血管先在膈上向右走行,达心脏右缘后沿右心房室沟方向上行至升主动脉右前侧。体外循环开始复温和脱水。再次通过人工血管向血泵和左心尖注入 50ml 50U/ml 的肝素盐水,使血泵和心尖部心腔充满较高浓度的肝素,以免在启泵前形成泵内血栓。夹闭人工血管远端。通过心脏停搏液灌注管注入全血,充盈心脏,测定适宜的人工血管长度,在远端斜行剪断,使切口长度达血管直径的 1.8 倍以上,以减少人工血管与主动脉的夹角,使血流更加顺畅。向主动脉根部一次性给予 10mg 多巴酚丁胺以使右心室做好复苏储备。在升主动脉右前方的预画线处,呈"柳叶"状纵行切除部分主动脉右前壁。切除血管壁的宽度以 3mm 为宜,使经人工血管流出的血液能更顺畅地进入升主动脉。

因各家缝合理念、技巧和习惯不同,血管吻合的质量和效率迥异,因此有必要分享一下笔者认为合理有效的一次穿针"双垂直"缝合技法。用 4-0 20mm 的聚丙烯不可吸收缝合线防渗漏针在人工血管断口下角与主动脉切口下角间连续挂线,拉紧缝线使人工血管与主动脉切口下角贴紧。在任何方位均从人工血管进针、从主动脉外侧出针,用保持针尖与血管边缘的平面垂直,同时保持针体与切口方向垂直的"双垂直"缝法,一次缝过人工血管和主动脉。这要求助手将人造血管边缘扯平,略外翻,与主动脉切缘平行贴近。在术者侧,采取正手缝法;在对侧,采取反手缝法,从而快速精准地完成吻合。两侧缝线在远端吻合口会合后,留 3~5 针不拉紧以备排气。

流出管吻合口的理想位置通常位于升主动脉中远段,一般距离主动脉瓣环 3.5~5.0cm 之间,出口朝向主动脉弓方向,进入升主动脉的角度通常设计为在 30° 至 45° 之间(图 4-3-17)。此时血流动力学对主动脉瓣干扰较小,以利于术后主动脉瓣开放。流出管 TEE 应常规测量流出管与升主动脉吻合口内径,测值通常应≥7mm。由于左心室固有的收缩性,离心泵的流出管虽然是连续性血流,但仍随心动周期变化呈时相一致的脉动性,峰值流速度应≤2.5m/s(图 4-3-18)。

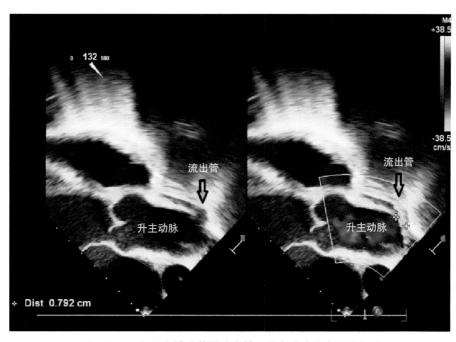

图 4-3-17　左心室辅助装置流出管 - 升主动脉吻合口及血流

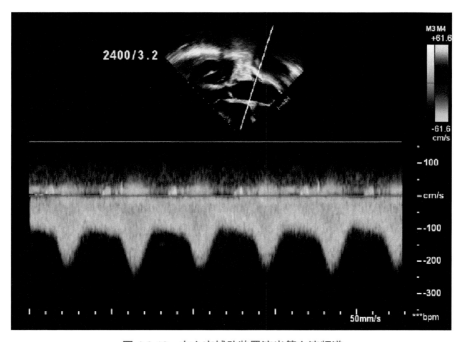

图 4-3-18　左心室辅助装置流出管血流频谱

（6）启动血泵、心内排气及脱离体外循环的原则及技术要点：启动血泵前必须具备 4 个条件。①麻醉医师确认左、右心房测压管位置和测压数值正常，同时准备好静脉用米力农和吸入性 NO，也有人主张吸入前列腺素类药物（如依前列醇、伊洛前列素）和吸入静脉用米力农。②超声医师应用 TEE 与体外循环医师配合，在逐渐减小体外循环流量的过程中，使左心室内径减至术前测值的 70%~80%，但应≥40mm（图 4-3-19）。③体外循环医师确认回流室血量充足。④工程师确认各项参数设置正确，随时准备启泵。

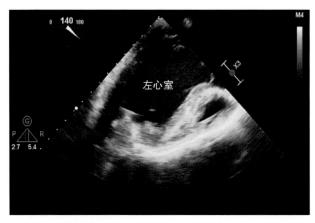

图 4-3-19　左心室辅助装置植入术中患者（超声示左心室容量适中）

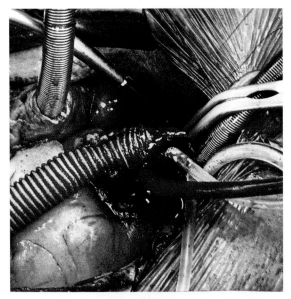

图 4-3-20　血泵中打出的血液夹带心腔和泵内
气体快速从人工血管远端开放的吻合口喷出

体外循环医师继续回血充盈心脏。当 CVP≥10mmHg，且 LAP 高于 CVP 3mmHg 后，开始以 2 000RPM 的泵速启泵。为确保双前负荷参数精准，有必要直接进行双心房测压以校准之。麻醉医师开始中等量通气。由血泵打出的血液会夹带着心腔和泵内的气体快速从未打结的人工血管远端开放的吻合口喷出（图 4-3-20）。在启泵的同时，主动脉根部心脏停搏液灌注管开始以 >300ml/min 的流速倒吸，协同排出可能进入主动脉根部的气体。启泵后，超声医师和麻醉医师必须通过严密观察和互动，连续报道心脏充盈程度和双房压，以确保左心室有满意的充盈度，以免血量不足使左心室被血泵抽空。此过程心脏前负荷瞬息万变，不能单独依靠体外循环掌握回心血量。为确保心脏不被抽空，术者宜用手指酌情控制人工血管口径，严格掌握泵血流量。同时术者抖动心脏和血泵，促进气体快速排出。经超声医师确认心脏内没有残气后，将主动脉远端吻合口缝线拉紧、打结。打结后，为

确保排出可能仍残存在左心系统内的气体，增加心脏停搏液灌注管倒吸的流速达 400ml/min 以上。完成以上程序后，实施患者头低位，体外循环减流量，改为半夹闭主动脉前壁。使心脏恢复供血、搏动。持续主动脉根部倒吸排气。当超声医师再次确认心腔内没有残存气体后，去除半钳，全部开放主动脉，改为平卧位。以上全部程序配合得好的话，用时不到 1 分钟。通过比较国际上各种排气方法，如慢速启泵、人工血管插入针头等，笔者认为上述方法最简捷有效，但尚未见国内外有关此排气方法的相关报道。由于本手术方法一般心脏缺血时间不超过 90 分钟，只用一次 del Nido 心肌停搏液，在心脏"打洞"前用部分剂量心脏停搏液充盈心脏，加之在心脏外周放足冰泥、采用中低温体外循环，因此在对心肌保护和全身代谢方面是很安全的。

一旦改为半钳夹闭主动脉、心脏恢复血运，即静脉给予米力农，吸入 NO 或前列腺素、米力农，以降低肺循环阻力，减少右心后负荷。由于 NO 对肺血管有选择性扩张作用，而对血压影响小，吸入 NO 应被视为术后早期降低肺动脉高压的一线治疗方法。国际上推荐 NO 的吸入剂量范围为 1~20 PPM，但并未评价最佳剂量。

我们认为，NO 的使用剂量应因病情而异，摸索理想剂量的方法是逐渐增量，一直到动脉血压有轻微下降，说明残余药物已达体循环，此时再稍稍减少 NO 流量，直至血压恢复正常即为该患者最有效的 NO 吸入量。此种方法只要血压正常，从未出现过因 NO 过量引起肺动脉压力过度下降的案例，但此种确定吸入 NO

理想剂量的方法也未见有相关文献报道过。根据实践经验,我们推荐吸入 NO 的剂量范围为 20~40PPM。

术后早期吸入 NO 能持续改善肺血流动力学,缓解右心衰竭,增加 LVAD 植入患者的心输出量。但因吸入 NO 的半衰期短,需要持续给药并严密监控血压,如突然停用 NO 可能出现反跳性肺动脉高压,导致心输出量骤减和急性低血压。所以,当术后反射性肺动脉高压期过后,应在保持适宜肺动脉压及双房压平稳的前提下渐停 NO。长期使用 NO 既无必要,还会导致高铁血红蛋白血症,产生的二氧化氮会造成肺损伤。总之,应用 NO 时应保持适宜剂量,跟踪监测相关指标(肺血流动力学指标和右心负荷指标),适可而止。西地那非和波生坦能有效防止肺动脉高压反弹,可作为吸入药物的后续"桥接"口服药。对于吸入米力农和前列腺素降低肺动脉压力的剂量和方法此处不做赘述和评价。

心脏复苏后,进一步积极滤水。因左心室在血泵支持下已卸载,所谓心脏复苏实际专指右心复苏。开放循环后,给予 <5μg/(kg·min)的多巴酚丁胺。

如果有永久性起搏器,将起搏器重新调整到 50~60 次 /min "保驾"。通过积极滤水使 COP、HCT 逐渐接近生理状态。待体温恢复正常、内环境趋于稳定后,开始在 TEE 和双房前负荷多重标准的指导下,逐渐减少体外循环流量,并同步增加血泵流量。

国产 HeartCon 型 LVAD 具有较宽的泵速调节范围,对于一般体重患者,要求最低泵速为 2 000RPM。但如体重≤37kg,泵速下限可降至 2 000RPM。在特殊情况下,可以短期降至 1 800RPM。此过程 TEE 起着举足轻重的监督和指导作用。根据我们的经验,在术后从开放循环到停止体外循环这段时间的重点工作可精炼归纳为"一气、二管、三容平"。所谓"一气"就是确保各心腔没有残存气体;"二管"就是看血泵流入口方向是否正确,即是否正对二尖瓣口(图 4-3-21);人造血管是否有异常扭曲,主动脉内是否有异常湍流;"三容平"是指既保证心脏有足够容量,又保证左、右心容量关系平衡。自泵启动至 CPB 脱机之前,左心室 - 主动脉处于三心(左心室、CPB、LVAD)并行循环状态,此阶段要求对循环的控制非常精准,循环血量必须充足。LVAD 启动后,TEE 须连续性监测心腔容量及平衡状态。同时进行麻醉监测确保 LAP>8mmHg 并始终比 CVP 至少高 3mmHg。依据上述形态、功能和血流动力学的联合监测和指导协助 CPB 逐步降低流量,LVAD 同步增加泵速和流量(HeartCon 一般为每次递增 25~50RPM),最终平稳过渡至双心(LVAD+ 左心室)工作状态。此过程中,TEE 监测的方法和标准是:左心室与右心室舒张末期横径比值平均约为 1.3;房间隔居中或略偏右;左心房与右心房收缩末期横径比值平均约为 1.7;室间隔居中且呈同向运动(图 4-3-22A、图 4-3-22B);主动脉瓣开放频率为 1/1~1/3;二尖瓣和三尖瓣无反流。若在泵速 >2 400RPM 的情形下,左、右心腔均增大(LVEDD>65mm 或 ≥ 术前 LVEDD 的 80% 以上),同时伴有血压和双心房压升高,则可诊断为心腔容量增大(图 4-3-22C);心腔严重欠容则表现为左心室内径 <30mm,室壁出现"接吻"征(图 4-3-22D),同时伴有双房压及体循环压降低。若左心室内径为 30~40mm,伴有室间隔同向运动增强,亦应考虑存在心腔欠容。停体外循环后确认心内没有任何残存气体,即可停止主动脉根部心脏停搏液灌注管的倒吸。

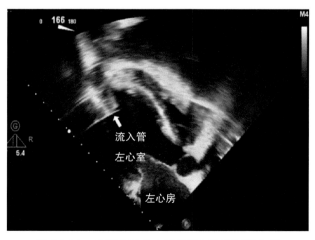

图 4-3-21 食管中段左心室长轴切面显示流入管

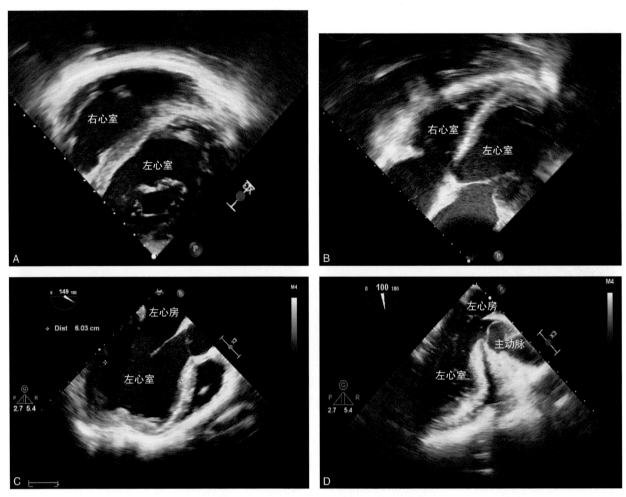

图 4-3-22 左心室辅助装置(LVAD)植入术中经食管超声心动图判断左、右心室容量状态

A. 胃底心室短轴切面示左、右心室平衡;B. 食管下段四腔切面示左、右心室平衡;C. 左心室容量增加;D. 左心室欠容。

对于终末期心力衰竭患者,不管怎样强化综合治疗,术前体内仍有严重的水钠潴留。因此,在体外循环停机后,我们一律采取一般仅用于婴幼儿心外科手术的 MUF 措施,尽量把多余的水分在中和肝素前滤出。在 MUF 时,只补充等量的新鲜冰冻血浆、冷沉淀和悬浮红细胞以实现"腾笼换鸟"。需要注意的是,即使 MUF 后短期内血红蛋白(hemoglobin,Hb)和 COP 达标,随着循环的改善,过一段时间,大量组织间隙中的水分又会回流至循环血中,因此应强调这种 MUF 不可"早退",也不宜过早中和肝素。对于一般的心力衰竭患者,只有达到以下条件后方可停止 MUF:①利用特设的手术台下体重秤称得的体重低于术前体重的 3%~5% 达到理想体重(称之为"标重");②Hb 稳定在 110~120g/L;③COP≥25mmHg 或血浆白蛋白≥45g/L,所以我们称之为"高质量 MUF",只有当达到这样的高指标后才可以开始中和肝素。由于执行了高质量 MUF,中和肝素后并不需要很多凝血物质,渗血也并不比普通心外科手术严重,很容易关闭胸腔。这种将 MUF 和对比手术前、后体重变化运用于 LVAD 植入术的方法,在国内外也未见报道。本组 LVAD 植入术的临床实践证实了该方法的有效性和安全性,是值得推广的方法。由于不管术后怎样实施高质量 MUF,第三间隙仍会存有过剩水分,不仅不利于组织代谢,还特别不利于肺换气,严重者,尤其是大体重者极易发生呼吸窘迫综合征,因此术日及次日只补胶体、不补晶体,让组织间隙潴留的水分继续排出。

停止体外循环后,有效循环血量是否充足可以通过将工学流量波形、波谷、Y 轴高度等结合血泵转数进行判断。只有兼顾医、工双屏的所有参数,才能判断有效循环血量是否适宜、左右心是否平衡、血泵辅助量是否恰当,并动态做出合理调整(图 4-3-23)。

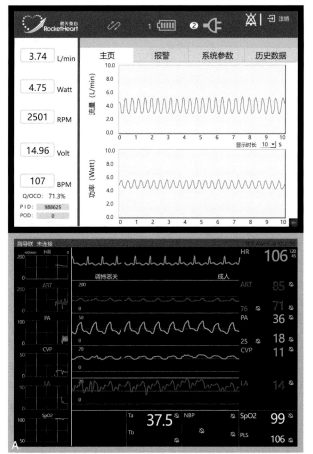

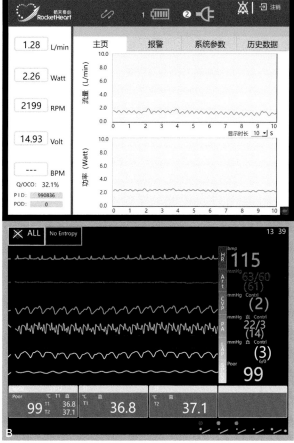

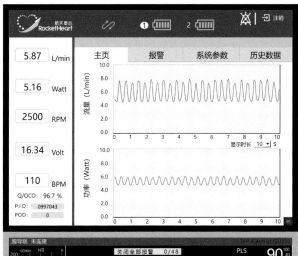

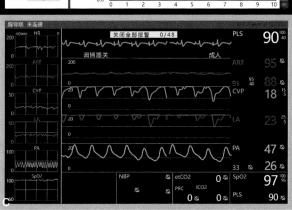

图 4-3-23　从血泵流量工学波形辅助
判断有效循环血量举例

图 A~C 的上图为血泵工学波形截屏,下图为相应时刻的监护仪生理参数截屏。列举了 3 种循环血量情况。A. 血泵泵速为 2 501RPM,平均流量为 3.74L/min,流量波形为标准正弦波,振幅适宜;监护仪显示患者的 MAP 为 76mmHg,CVP 为 11mmHg,LAP 为 14mmHg,提示体内有效循环血量适度;B. 血泵泵速为 2 199RPM,平均流量为 1.28L/min,流量较低且波形细小、无明显振幅;监护仪显示患者的 MAP 为 61mmHg,CVP 为 2mmHg,LAP 为 3mmHg,提示体内有效循环血量明显不足;C. 血泵泵速为 2 500RPM,平均流量已达到 5.87L/min,流量波形振幅正常但整体上移;监护仪显示患者的 MAP 为 91mmHg,CVP 为 18mmHg,LAP 为 23mmHg,提示虽然血泵流量偏高但仍无法实现左心室的有效卸载,证明有效循环血量过多。

（二）左前外侧开胸术式

如患者有正中开胸手术史，若不同期进行心脏其他手术，可选择左前外侧开胸术式（图4-3-24）。在非正中开胸术式中，血泵植入心尖的方法分为心包内法和膈肌下法。前者人工血管在开胸后经胸内走行；后者则在开腹后经膈肌下走行。我们只主张并介绍心包内法。

若患者较瘦、心脏较大，更适合行左前外侧开胸术式。根据超声判定的心尖位置，在左前外侧第五或第六肋间切开15cm入胸。在左心尖以相同方式植入LVAD，并以类似方式穿出导线，但血泵的人工流出血管走行完全不同：切开左肺韧带，使人工血管形成先上后下的自然弧形，向后接近降主动脉以备吻合。关于

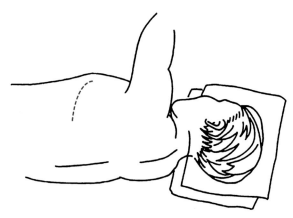

图4-3-24　左前外侧开胸术式示意

人工血管与降主动脉之间的成角关系，有不同见解：有人认为向上逆降主动脉血流方向吻合可能利于头部供血，但作者认为LVAD的作用是左心辅助，而非使左心室卸载，因此左心室应该保留部分射血功能，而逆血流方向吻合会产生对冲血流，不仅消耗能量、不符合生理，而且使血液流场不稳，影响离心血泵转子悬浮的稳定性。所以，笔者团队把人造血管与降主动脉平行走向吻合，使泵出的血液与降主动脉的血液呈同一流向，这样应更符合生理，利于血泵的稳定运转。笔者还认为，LVAD毕竟是辅助循环，心脏一般仍有部分射血，二者共同构成了血压，即使左心室在小体重者可能完全不射血、动脉系统为弹力系统、血液在持续流动，但仍然不违背帕斯卡定律的基本原理——液体在密闭系统中会传递压强，因此吻合口处与主动脉弓部间的压力势能差可以忽略不计，故指望通过增加降主动脉上下血流对冲动压以增加头部供血的说法也是不合理的。

在相应部位游离出降主动脉后，在该部位放侧壁钳，用与正中开胸术式类似的方法将人工血管顺向吻合到降主动脉，并用类似方法排气，完成LVAD的植入（图4-3-25）。由于此手术的重要前提是无严重的需要手术矫治的二、三尖瓣和主动脉瓣关闭不全，因此在选择术式时要注意研判三种瓣膜的功能。

虽然左前外侧开胸术式解决了有正中开胸手术史患者的LVAD手术入路问题，使手术大大简化，但必须注意到，因从主动脉瓣到降主动脉吻合口之间的血流"静默区"过大，严重心力衰竭使主动脉瓣不开放者尤甚，所以此术式在主动脉根部可能发生血液淤滞甚至形成血栓，也可能使主动脉瓣融合、关闭，并有脑卒中的风险。所以更应强调，辅助流量足够即可，争取保持主动脉瓣以相对高的比例开放且强调在抗凝中要执行高标准的"双抗"。目前问世的血泵流量冗余均过大，而流量下限又过于苛刻，多为"大马拉小车"，所以寄希望于工学团队研发出可进一步调低流量的血泵，以适应小体重患者和儿童的需求。笔者团队所做的1例临床经验证明，在充分治疗心力衰竭、使左心室与血泵合理分配各自射血量的前提下，我们主张的血泵射血与降主动脉成同一流向的观点是合理、可行的。

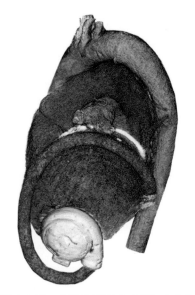

图4-3-25　左前外开胸术式植入左心室
辅助装置后CT三维重建影像
人造血管流出口与降主动脉成同向吻合。

（三）微创联合开胸术式

微创联合开胸术式包括左前外侧小切口＋右上胸骨半切开术式或左前外侧小切口＋右侧第二肋间小切口术式。

通过TEE的引导和触诊确认左心室心尖位置，取左前外侧第

五或第六肋间小切口入胸,用类似方法植入血泵。在第二或第三肋间隙做 J 形上半胸骨切开或在右侧第二肋间隙切口以完成向上潜行的人工血管与升主动脉的吻合(图 4-3-26)。纵观国际一些中心的这种"微创联合开胸术式",似乎不仅创伤不"微",而且也会费时、费事,尚看不出优越性。据莱比锡大学心脏中心报道,他们曾为 26 例 INTERMACS 2~3 级患者实施非体外循环支持的微创联合开胸术式血泵植入手术。笔者认为,针对真正终末期重症心力衰竭患者,此法似有失稳妥,在巨大的张力极高的心脏上操作,一旦出现恶性心律失常,恐无补救余地,哪怕只采用并行循环、不阻断升主动脉,也可能是一种比较安全的"保驾"措施。综上,笔者团队对这类微创联合开胸术式尚持保留态度。

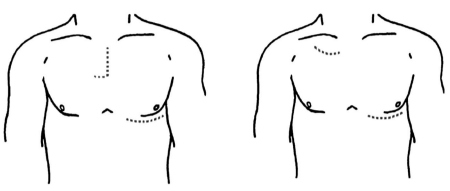

左前外侧小切口+胸骨上段半切开术式　　　　左前外侧小切口+右侧第二肋间小切口术式

图 4-3-26　微创联合开胸术式示意

四、术后左心辅助装置辅助流量的调控

如前面多次强调的那样,不仅在停体外循环时要保持 LAP 高于 CVP>3mmHg,而且在术后早期数天内一直要持续保持双房压之间的这一关系,以指导血泵的最适宜卸载。

拔除 LAP 管后,对怎样长期判断 LVAD 的适宜辅助流量及其合理调节众说纷纭,也出现了很多认识误区。笔者认为,心肌固有病变使终末期衰竭的心脏像失去弹性的气球,心肌顺应性和回弹能力很差,即使左心室已充分卸载、左心房压很低,但左心室腔依然可能很大,因此当启动 LVAD 后,用判断左心室腔大小或判断室间隔和左心室侧壁距离的方法来判断和指导辅助循环流量都是机械的、没有道理的错误概念。当三尖瓣获得满意成形及应用米力农和 NO 充分降低肺血管阻力后,在没有心脏压塞的前提下,用 TEE 判定下腔静脉直径及呼吸变异率应是判定心脏容量负荷满意的重要指标。在呼吸机控制呼吸的状态下,当呼吸变异率在 10%~17% 时,即说明心脏容量适中;呼吸变异率越小,说明容量越大;反之为容量不足。这就是前述要注意保持适宜的"容"的理由。除通过对比双心房压关系确定左、右心平衡外,我们强调术后由以下超声方法判定左、右心平衡,继而判断血泵辅助流量是否适宜并作出相应调整,即贵在兼顾左右以使之持"平",具体做法如下。

1. 测算左、右侧心腔径线比值比观察心腔的绝对径线值更有意义。如前所述,我们在理想辅助循环状态下测得的左心室/右心室舒张末期横径比值平均约为 1.7,左心房/右心房收缩末期横径比值平均约为 1.3。这与 Himelman 等报道的参考值非常一致。比值低了,说明左心室卸载过多、辅助过量;比值高了,说明左心室卸载不够、辅助不足。

2. 我们强调观察室间隔的运动方式和运动方向,只要室间隔与左心室后壁呈同向运动,即说明左心辅助已经足够。

以上动态观察左、右心腔相对关系和心脏各部分运动状态的思路和方法,比静态观察径线绝对值要合理和实用得多。

3. 除前述用超声评价心脏结构相对运动的方式指导调控血泵流量外,使主动脉瓣开放次数与心跳次数之比保持在 1∶1~1∶3,是 LVAD 适宜辅助流量的又一种判定方式。但对于严重心力衰竭只适于 BTT 者,可能主动脉瓣根本不开放,故无法实现这一比例。

4. 术前存在二尖瓣功能性关闭不全的患者,术后如果二尖瓣仍有中等以上的反流,要综合评估左心室卸载是否达标、循环血量是否过多,再酌情调整泵速并合理掌控体液量,直至二尖瓣反流消失或仅存在轻微反流。

综上,笔者认为,不论术中还是术后近、中、远期,心脏超声都是判定适宜有效循环血量和左、右心平衡的“金标准”。

五、术后水分漏出和出血的原因、机制及抗凝策略

没有经验的医师往往使血泵辅助过量,致左心室过分卸载、主动脉瓣完全关闭。在这种情况下,如果心脏收缩力不强加之容量不足,脉压会很小。这种近乎平流的新的循环生理会导致毛细血管漏出水分、血浆甚至血细胞,引起组织水肿甚至内脏出血。笔者认为,水分漏出和出血的机制有三:①在人类进化过程中,除其他被人们熟知的调节组织灌注的生理机制外,在生理的脉动血流下毛细血管前阻力血管和毛细血管前括约肌对调节流经毛细血管的流量起着重要作用。当脉动血流变为平流后,使二者均失去了识别和调节功能,处于松弛状态,于是导致超量的平流血液涌入毛细血管。②毛细血管壁仅是一层没有弹力的细胞。当大量没有脉动的血液涌入毛细血管后,血管内容量和净压力增加,使细胞间隙扩大,先发生水分漏出,继而血浆漏出,严重情况下血细胞开始逸出。③持续较高强度抗凝是出血的诱因,会使出血加重。以上机制也解释了 LVAD 与机械瓣植入术后患者接受同样强度的抗凝疗法,而前者出血更严重的原因。

出血是 LVAD 植入术后患者最常见的并发症,发生率为 20%~60%,死亡率很高。早期出血与近 20% 的死亡率有关。其原因具有多重性,包括:组织间隙潴留的水分未被有效滤出从而稀释了凝血物质;过度抗凝;血压过高;过度辅助循环导致的平流循环生理。Jessup 等对 2 358 例 INTERMACS 数据分析的结果显示,植入 LVAD 后首发出血事件的最常见部位为纵隔(45%)、胸膜腔(12%)、下消化道(10%)、胸壁(8%)和上消化道(8%)。脑出血相对较少,而一旦发生则后果严重。

通过大量动物实验和临床工作实践,我们认为只要血泵设计合理、工艺精湛、生物相容性好,在出血和泵内凝血这一对矛盾中,出血是主要矛盾。为减少出血并发症,通过反复对比和实践,我们采取了以下 3 项改良措施。

1. 胸腔引流减少后,先用肝素进行“桥接”,使 APTT 控制在 50~60 秒。这个标准大大低于 80 秒的国际标准。我们的近百例 LVAD 植入手术经验证明,对这种生物相容性十分优异的血泵,术后当日或次日开始给予华法林,而停用肝素桥接并未发生任何泵血栓并发症。

2. 因华法林在口服后约 3 天才能起效,所以在术后当日或次日胸腔引流减少后,即根据华法林代谢的基因型尽早开始口服华法林。在监测华法林用量时,我们把 INR 由 3.0 降到 2.5。

3. 我们认为,一般情况下单用华法林抗凝已经足够,因此取消了抗血小板药物。但有以下两种情况须特殊提高抗凝强度。

(1)术后伴发恶性心律失常者:LVAD 虽然挽救了生命,但由于导致终末期心力衰竭的器质性心脏疾病所引发的恶性心律失常却会在 LVAD 延长生命后得以表现并频繁发作,其发生率为 28%~52%,是术后第二个主要并发症。缺血性心肌病所致室性心律失常(ventricular arrhythmia,VA)占术后 VA 的 71%,尤应引起重视。

导管射频消融治疗 LVAD 植入术后 VA 已有 10 年之久。近期的 AHA 报道指出,对 VA 行射频消融的短期成功率达 77%~86%,但 VA 复发率从 15% 到 85% 不等。导管射频消融后,泵血栓发生率上升,尤其在流入管周围心尖处消融后发生率更高。

　　作者所参与的 LVAD 植入患者中,术后有 10 例(9.8%)发生 VA。其中 2 例反复发生心室颤动(ventricular fibrillation, VF),紧急住院接受导管射频治疗后仍发生室性心动过速甚至 VF,故接受了一次比一次彻底的总共 4 次导管射频消融。虽 VA 明显减轻,但于最后一次射频消融术后 7 天出现泵血栓,故行血泵更换。术中又进行了心外膜与心内膜联合的直视下冷冻消融,术后未再发生恶性 VA。这种直视下心内膜、心外膜联合冷冻的方法尚未见报道。

　　鉴于消融术后会使心内膜产生创面,可能会引致血栓形成,故应至少执行国际标准的"双抗"疗法 6~8 周,适度调增华法林剂量使 INR 升至 2.5~3.0,并应用肠溶阿司匹林使血小板聚集率达到 30%~40%。

　　对术前即有严重 VA 者,作者已完成 3 例植入 LVAD 同时行心内、外膜联合冷冻消融术式,术后 VA 均消失,取得令人满意的效果。目前团队正实施该联合术式的前瞻性临床研究。

　　(2)有正中开胸手术史的患者需要接受左前外侧开胸术式植入血泵时,血泵的人工血管要被吻合于降主动脉,可能使低流量盲区加大,也要仿效上述方法,提高抗凝强度。

　　笔者治疗的 1 例 57 岁男性患者,体重 67.8kg,接受此术式后血泵泵速为 2 400 RPM,术后主动脉瓣呈 1∶1 小幅度开放,平均动脉压控制在 70~75mmHg,INR 控制在 2.0~2.5。术后 4 个月共复查心脏超声 9 次,均未见异常。术后 11 个月复查时在 INR 为 2.38 的条件下发现,主动脉右冠瓣和无冠瓣上形成眼镜状相连的血栓。经改为"双抗"疗法,使 INR 控制到 3.0 并将泵泵速降到 2 300RPM 后,血栓逐渐消失(图 4-3-27)。

　　这种术式使人工血管吻合处远离主动脉口,当过度辅助或心力衰竭较重时,心室射血减少,甚至不射血,在主动脉瓣上会形成比正中开胸术式更广泛的血流"静默区",因此更易形成瓣上血栓。故应强调长期采用国际标准进行"双抗",并尽量降低血泵泵速,使心脏在高标准抗凝条件下尽量射血,使主动脉呈较大幅度开放,以消除"静默区"。

　　做好肝素和华法林的"接力"很重要。我们制成坐标,观察和比较抗凝剂与检测结果的动态变化,证明这种方法对精准监测抗凝很有裨益(图 4-3-28)。术中及术后禁用人造血浆,因其会严重影响凝血功能,导致出血。如术中抗凝物质使用过多,会造成"医源性抗凝血酶缺乏",使术后桥接肝素效力下降。"医源性抗凝血酶缺乏"是我们经过反复临床验证提出的新概念。参照坐标,利于严格调控肝素和华法林在"接力区"剂量的消长。一般情况下,当 INR 达到 2.0 即停用肝素。

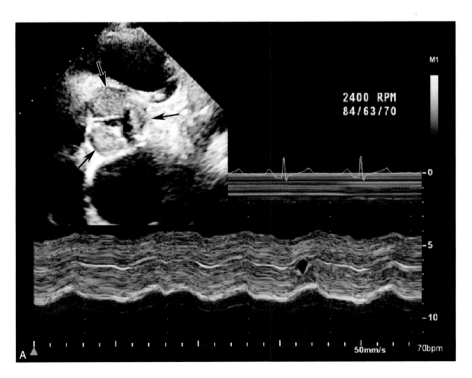

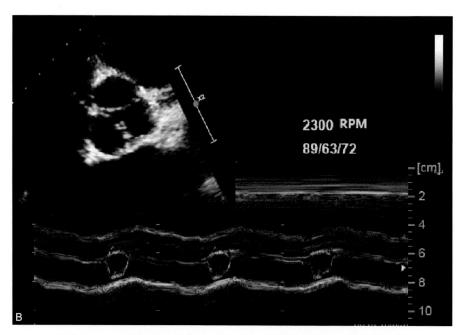

图 4-3-27　左前外侧开胸术式植入血泵患者超声监测主动脉根部血栓

A. 术后 11 个月复查心脏超声见主动脉根部新鲜血栓；B. 经"双抗"疗法加降低泵速后血栓消失。

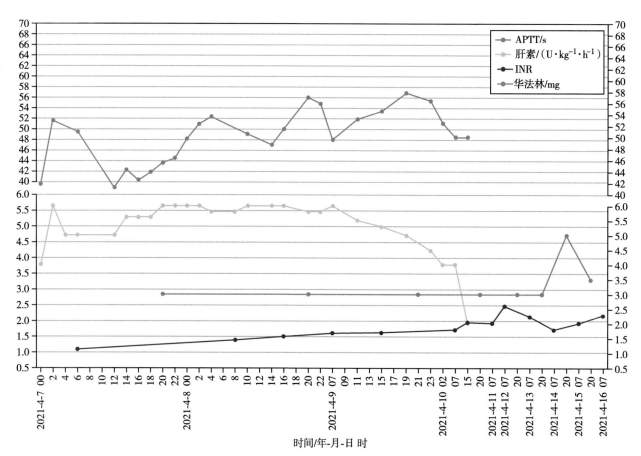

时间/年-月-日 时

图 4-3-28　抗凝剂与抗凝结果动态坐标举例

APTT：活化部分凝血活酶时间；INR：国际标准化比值。

六、合理调控术后血压

在本院就诊的1例67岁终末期扩张型心肌病患者,术后36天在血压为93/77(82)mmHg的情况下发生直径达3cm的脑出血。按照神经科指南,脑出血必须停止抗凝,平均动脉压必须保持在120~125mmHg。在止血和抗凝的两难中,我们将MAP降至60mmHg,发现踇趾血氧饱和度在吸氧浓度仅为2L/min的情况下仍高达98%;血气除PCO_2为25~27mmHg,呈代偿性呼吸性碱中毒外,其他参数全部正常,唯尿量明显减少。在严控血压又不致产生代谢性酸中毒的前提下,于脑出血后第4日坚持给予1mg华法林,并逐渐谨慎地把MAP提到70mmHg、酌情增加华法林剂量,结果出血停止,LVAD运转正常。此人至本文截稿日已正常存活2.5年,MAP仅维持在65~70mmHg、INR仅维持在2.2~2.5,既无出、凝血问题,又无体位性低血压症状。此后我们在多例患者中发现了这种按常理难以解释的现象。

纵观文献,有关平流LVAD对微循环的效应其说不一。

众所周知,细胞外被(即糖萼)是构成血管内皮细胞表面的海绵状保护层,是内皮屏障的重要组成部分,成为血管内外液体平衡调控的关键环节,在很大程度上决定了血管腔和组织间隙之间的流体静压和血浆胶体渗透压梯度。除血管内皮的保护功能外,细胞外被也是血管壁剪切力机械性刺激的感受器。Poredos等认为,平流LVAD使血管壁剪切力下降,使内皮细胞NO的合成和保护因子释放减少,使微血管阻力升高、氧合恶化,但这与我们的观察结果相反。Cortese等的研究认为,与慢性心力衰竭和心脏移植的同质患者相比,平流LVAD不会加重血管内皮功能的损害,观点中庸。临床实践证明,LVAD的平流循环除可能引起一过性水分、血浆漏出和出血外,反而会增加组织灌注、加强氧合功能。我们认为,尚不能用细胞外被的损伤和功能下降解释平流循环生理下的内皮功能改变及其效应。我们发现,LVAD的平流循环会产生临床上从未见过的"高质量的低血压"。其可能的机制是:毛细血管壁在术后逐渐适应了平流循环的病理生理改变,血管内皮细胞间加大的孔隙接近正常,使漏出减少。但在平流循环条件下,毛细血管前阻力血管和毛细血管的直径仍比生理条件下大,尽管血压偏低,而流经单位体积组织的总血量仍然是增加的,因此组织灌注质量比生理条件下还高。这种平流循环条件下的"高质量的低血压"现象尚未见报道,对指导术后适度调低血压、减少出血并发症有重要的理论和实践意义。

因此,我们的结论是,人工血泵卸载不宜过多,"帮忙"不能"添乱"。只要经超声和临床综合判断证明心力衰竭已得到彻底纠正,功能性二尖瓣关闭不全基本得到缓解,则辅助流量越低越好,脉压越大越好。按此原则处理,水分漏出和出血并发症应会大大减少。

认识了"高质量的低血压"后,我们对LVAD植入术后MAP的控制标准也由国际最高的80mmHg降到了75mmHg。我们对LVAD植入术后患者的长期严密观察证明,按此标准控制血压,既没有发生脏器出血,也没有发生泵内凝血和血栓栓塞。结论是,脉压越小,"高质量的低血压"现象越明显,越容易出血,因此越应合理降低血压;脉压越大,出血风险越小,越可以适当提高血压控制标准。

实践证明,对大多数患者不仅适度降低APTT、INR标准及不用抗血小板药物是合理的,而且适度降低血压标准也是合理的。我们相信,通过抗凝强度及血压标准的"双降",对减少术后出血合并症会起到至关重要的作用。我们将以更严谨的科学实践去继续验证合理的抗凝和血压标准,并与同道们分享"中国经验"。

值得强调的是,在平流循环使毛细血管前阻力血管和毛细血管前括约肌降低了调节功能的状态下,降压药致外周阻力下降作用更显著;而离心泵在平流循环条件下的泵血流量有很强的后负荷依赖性,后负荷下降时会使泵血流量明显增加。因此,在两种因素叠加的非生理状态下,即使是有经验的高血压医师,也会因使用常规剂量降压药造成患者血压骤降,使左心室抽空甚至血泵吸壁。在有效循环血量不足的情况下使用降压药,更易发生抽空和吸壁。这种现象在我们的LVAD多中心临床试验中屡有发生。例如在某临床中心,对一位术后患者在大量利尿的情况下仅用了30mg硝苯地平即导致重度休克状态和房颤,经联合应用大量钙剂、去甲肾上腺素、快速补液和电复律等紧急综合处置措施几小时后才转危为安。所以必须保证患者足够的有效循环血量,并更加审慎地应用硝苯地平等二氢吡啶类钙拮抗剂降低血压,也要慎用既抑制心肌又扩张血管的地尔硫䓬、维拉帕米等非二氢吡啶类钙拮抗剂对抗心律失常。我们也不主张在任何情况下应用β受体阻滞剂,因为其虽对已得到充分卸载的左心室无副作用,却可能明显抑制在"贫富不均"的形势下处于弱势的右心室而加重右心衰竭。

七、术后血容量评估的意义及其方法

LVAD植入术后患者的容量评估与管理是综合管理中的重要一环。术前由于患者的交感神经和RAAS系统激活等机制,即使强化药物治疗,体内仍存在不同程度的水钠潴留。在LVAD植入手术过程中,即使我们在体外循环停机后一律采取"高质量MUF"的措施,但是通过临床实践发现在术后一段时间内大量组织间隙的水分仍会继续回流至循环血中。LVAD植入术后中远期,由于血泵长期的平流循环生理,水分会持续从血管内向组织间隙渗出。所以,LVAD围手术期及术后长期管理中的容量评估尤为重要。

我们发现,术后惯用的计算液体出入量的方法极不准确、不可靠,所以不仅在手术室要严格对比手术前、后患者的体重,而且又发明了在术后对比体重的方法,即术前体重 ×0.95,视为一般心力衰竭患者去掉多余水分后的术前标准体重。心力衰竭越重,体内水分越多,越要酌情估低术前标准体重。例如:1例术前呈严重恶病质、严重心力衰竭的濒死的22岁男性患者,身高185cm,术前体重50.2kg,而术后脱掉多余水分后,体重降至39.8kg,实际BMI则由15.6降至11.6(图4-3-29)。所以,此人的"标准体重"应该是术

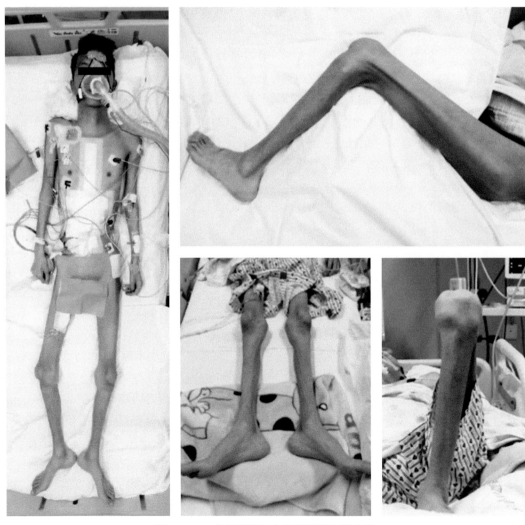

图4-3-29 术前严重心力衰竭伴恶病质患者
术前水潴留程度极高,测算"标准体重"时必须去除更多水分。此患者经测算应去除21%的水分。

前体重 ×0.79。为防止术后水外渗、水潴留,我们术后每天称重,并与术前标准体重相比,观察变化量值,简称其为"标差";还把每日体重与上一日相比,观察变化量值,简称其为"环差"。把标差和环差画成连续坐标(图 4-3-30),监测体重的动态变化趋势,以便及时掌握患者体内水潴留情况并及时做出相应处理。这也是在国内外首次把该手段用于 LVAD 植入术后水潴留的监测和处理。

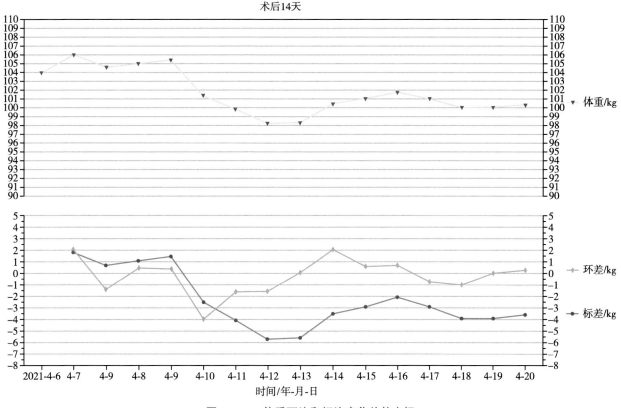

图 4-3-30　体重环比和标比变化趋势坐标

慢性心力衰竭(chronic heart failure, CHF)与其他慢性病相似,为慢性消耗性疾病,常导致恶病质,估计占 CHF 患者的 5%~15%,是 CHF 患者的不良预后指标。术后患者在 LVAD 辅助循环下随着心功能的改善逐渐康复、营养改善,身体成分也随之会发生显著变化。此时体重增加,增加的应是脂肪和蛋白质,而体内水分的比例会减少。所以,动态观察和判断体内水分、脂肪、蛋白质等含量的变化,根据情况适时合理更改患者的"标准体重"尤为重要。为此,我们引入身体成分测定(body composition, BC)的概念和方法,用以指导医疗、营养和康复。近年在心力衰竭患者中应用 BIA 及 DEXA 检测身体成分、预测其预后已成为研究热点。Elizabeth Thomas 等提出,心力衰竭患者较高的脂肪质量指数(body fat mass index, BFMi)与其预后改善独立相关;而较高的瘦质量指数(lean body mass index, LBMi)患者虽然与低 LBMi 者相比生存预后有改善,但不是其独立的预测因素。

CHF 患者由于心肌收缩力下降、神经 - 体液调节机制过度激活,导致血容量增加造成体循环淤血,通常以受重力影响最大的部位表现最为显著,多有双下肢可凹性水肿。但 LVAD 植入术后患者,由于左心室卸载,心肌收缩力降低、神经 - 体液调节机制激活所致的静脉淤血已不是主要矛盾。由于血泵的平流循环生理,水分持续从血管内向组织间隙渗出导致的广泛组织间隙水肿转而成为主要矛盾。因此,LVAD 植入术后患者容量负荷过重的表现与普通心力衰竭患者相比更加隐匿,通过常规的查体、胸部 X 线片、心脏彩超、B 型利钠肽(B-type natriuretic peptide, BNP)等手段可能不易察觉。BIA 在监测脂肪、蛋白质等人体成分的同时,亦可监测患者机体水分总含量、细胞内液及细胞外液含量。我们将 BIA 检测与患者的临床表现、心脏彩超、体重变化等手段联合应用,用于 LVAD 围手术期及术后中远期精准评估患者的容量状态。

在心力衰竭患者中,尤其是 LVAD 植入术后,应用 BIA 指导临床容量管理,目前国内外尚无相关文献报道。如上文所述的 22 岁终末期心力衰竭患者,在 LVAD 植入术后 90 天好转出院时,临床评估制定的标准体重为 52.6kg,术后 270 天回院常规复查,体重已增长至 61.2kg,标差为 8.6kg,同时发现有肝大、肝颈静脉回流征阳性等容量负荷过重的表现。入院后给予强化利尿治疗,体重下降至 51.4kg,标差为 -1.2kg,同时患者已无容量负荷过重的临床表现,但通过 BIA 检测,发现体内总水含量占体重百分比为 68.8%,较 60% 的理想值仍有一定差距。所以,通过综合评估,我们考虑患者标准体重应调整至 46.0kg。通过 BIA 检测,及时发现"隐匿性水肿"患者,指导"标准体重"的制定,方法简单、成本低廉、便于操作,重复性好,得到了临床实践的验证。当然,随着心力衰竭的减轻,消化功能的改善,脂肪、蛋白质也会增加,所以标准体重也应酌情"水涨船高",故应兼顾 BIA 和 DEXA 结果。

（刘晓程）

参考文献

［1］ KASSIS H, CHERUKURI K, AGARWAL R, et al. Significance of residual mitral regurgitation after continuous flow left ventricular assist device implantation［J］. JACC Heart Fail, 2017, 5（2）: 81-88.

［2］ STULAK J M, TCHANTCHALEISHVILI V, HAGLUND N A, et al. Uncorrected pre-operative mitral valve regurgitation is not associated with adverse outcomes after continuous-flow left ventricular assist device implantation［J］. J Heart Lung Transplant, 2015, 34（5）: 718-723.

［3］ FELDMAN D, PAMBOUKIAN S V, TEUTEBERG J J, et al. The 2013 International Society for Heart and Lung Transplantation Guidelines for mechanical circulatory support: executive summary［J］. J Heart, 2013, 32（2）: 157-187

［4］ KANWAR M K, RAJAGOPAL K, ITOH A, et al. Impact of left ventricular assist device implantation on mitral regurgitation: An analysis from the MOMENTUM 3 trial［J］. J Heart Lung Transplant, 2020, 39（6）: 529-537.

［5］ OZBARAN M, YAGDI T, ENGIN C, et al. Left ventricular assist device implantation with left lateral thoracotomy with anastomosis to the descending aorta［J］. Interact Cardiovasc Thorac Surg, 2018, 27（2）: 186-190.

［6］ STRUEBER M, MEYER A L, FEUSSNER M, et al. A minimally invasive off-pump implantation technique for continuous-flow left ventricular assist devices: early experience［J］. J Heart Lung Transplant, 2014, 33（8）: 851-856.

［7］ HIMELMAN R B, STRUVE S N, BROWN J K, et al. Improved recognition of cor pulmonale in patients with severe chronic obstructive pulmonary disease［J］. Am J Med, 1988, 84（5）: 891-898.

［8］ BOUCHEZ S, VAN BELLEGHEM Y, DE SOMER F, et al. Haemodynamic management of patients with left ventricular assist devices using echocardiography: the essentials［J］. Eur Heart J Cardiovasc Imaging, 2019, 20（4）: 373-382.

［9］ KEVIN L S, YAGHOUB D, THOMAS F, et al. Investigating the Role of Interventricular Interdependence in Development of Right Heart Dysfunction During LVAD Support: A Patient-Specific Methods-Based Approach［J］. Front Physiol, 2018, 9: 520.

［10］ BOUCHEZ S, VAN BELLEGHEM Y, DE SOMER F, et al. Haemodynamic management of patients with left ventricular assist devices using echocardiography: the essentials［J］. Eur Heart J Cardiovasc Imaging, 2019, 20（4）: 373-382.

［11］ DOBARRO D, URBAN M, BOOTH K, et al. Impact of aortic valve closure on adverse events and outcomes with the HeartWare ventricular assist device［J］. J Heart Lung Transplant, 2017, 36（1）: 42-49.

［12］ LITZLER P Y, SMAIL H, BARBAY V, et al. Is anti-platelet therapy needed in continuous flow left ventricular assist device patients? A single-centre experience［J］. Eur J Cardiothorac Surg, 2014, 45（1）: 55-59.

［13］ MICHAEL E N, SHANE J L, DAVID S R, et al. Relationship Between Anticoagulation Intensity and Thrombotic or Bleeding Outcomes Among Outpatients With Continuous-Flow Left Ventricular Assist Devices［J］. Circ Heart Fail, 2016, 9（5）: e002680.

［14］KATZ J N, ADAMSON R M, JOHN R, et al. Safety of reduced anti-thrombotic strategies in HeartMate Ⅱ patients: a one-year analysis of the US-TRACE Study［J］. J Heart Lung Transplant, 2015, 34（12）: 1542-1548.

［15］JOHN D E Jr, DESSY B, MARK M, et al. Antithrombin Deficiency in Trauma and Surgical Critical Care［J］. J Surg Res, 2020, 256: 536-542.

［16］POREDOS P, JEZOVNIK M K, RADOVANCEVIC R, et al. Endothelial Function in Patients With Continuous-Flow Left Ventricular Assist Devices［J］. Angiology, 2021, 72（1）: 9-15.

［17］BRENT C L, CHAD E, STEPHANIE W, et al. Blood pressure control in continuous flow left ventricular assist devices: efficacy and impact on adverse events［J］. Ann Thorac Surg, 2014, 97（1）: 139-146.

［18］JENNIFER A C, PALAK S, FRANCIS D P, et al. Outcomes based on blood pressure in patients on continuous flow left ventricular assist device support: An Interagency Registry for Mechanically Assisted Circulatory Support analysis［J］. J Heart Lung Transplant, 2020, 39（5）: 441-453.

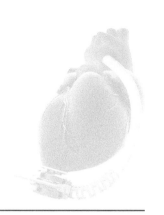

第五章

左心室辅助装置植入术后治疗与管理

第一节　术后循环生理与管理

　　ESHF 是心力衰竭发展的晚期阶段。患者虽然接受了规范的药物治疗,但休息时仍有明显症状,而且需要反复住院治疗或不能出院。LVAD 是治疗 ESHF 的革命性治疗手段,它不仅提高了 ESHF 患者的生存率,而且能显著改善其生活质量。随着技术的进步和设备耐用性的提高,植入 LVAD 植入术后患者的生存时间得到显著延长,其 2 年生存率已接近接受心脏移植的患者。然而,LVAD 植入术后会带来特殊的血流动力学改变及由此而产生的一系列病理生理变化,都会明显不同于其他治疗手段,对此必须有清楚的认识并掌握其内在规律,这对患者 LVAD 植入术后的治疗和管理都至关重要。本节重点介绍 ESHF 患者在 LVAD 植入术后的血流动力学变化特点、液体管理策略、血压管理和血泵参数的调整原则,以及在 LVAD 植入术后患者管理中我们的一些经验和教训。

一、左心室辅助装置植入术后患者血流动力学变化特点

　　目前,国内外应用的 LVAD 多为连续流离心血泵,即血泵由一个流入道、一个叶轮和一个流出道组成,通过一个经皮传动系统将泵连接到外部控制器和电源,在整个心脏周期中以连续流的方式卸载左心室,输送血液到达主动脉,从而推动体循环。在整个心动周期中,血流是连续的,但不是恒定的。连续流血泵具有固定的流量依赖性。在不增加血泵泵速的情况下,如果流出阻力恒定,血流量越大,则泵出的血流量就越多。根据血流动力学的状态,连续流血泵亦可分为轴流泵和离心泵。离心泵具有体积小、并发症发生比例较少的特点,同轴流泵比较,其优势更明显,业已成为升级换代产品。从概念上讲,尽管泵的设计存在显著差异,但轴流和离心流 LVAD 所产生的循环生理学特点是非常相似的。

（一）对血压的影响

　　LVAD 植入术后的患者血压主要依赖血泵产生,压力的高低与血泵向主动脉输出的流量有关。由于 LVAD 产生连续性血流,这样不管在心脏的收缩期还是舒张期均会有血液输出,由此导致舒张期血压升高,因此 LVAD 植入术后的脉压差会明显降低(图 5-1-1),而且也将会随着泵速的增加而进一步降低。植入 LVAD 的患者其主动脉瓣开放程度和搏动程度表现各不相同。主动脉瓣的开放程度可有完全关闭、间歇性开放和完全开放,由此而产生不同的搏动性血压或脉压差。动脉脉压差反映了 LVAD 与心血管系统之间的生理相互作用,受到左心室收缩力、前负荷、后负荷及泵速的影响。若左心室血液被血泵过度抽吸,则会出现主动脉瓣无法开放的情况,此时患者的器官和组织灌注将完全依赖于血泵供血,这时脉压差仅依

赖于左心室自身收缩推动血泵而产生的搏动性血流,会进一步降低,甚至消失,导致血压测量困难。因此,术后早期应进行有创性动脉血压监测。患者撤除有创性动脉血压监测后,测量血压的唯一方法是采用多普勒血压计测量的 MAP。这种脉压差的降低和主动脉瓣的长期关闭对机体产生的后果目前仍然未完全知晓,有研究表明这可能会增加机体胃肠道出血的风险。1958 年,Heyde 首次在终末期主动脉瓣狭窄的患者中描述了小肠和大肠的动静脉畸形(arteriovenous malformation, AVM)所引起的消化道出血的现象。Frazier 等认为连续流血泵引起的搏动减少与主动脉瓣狭窄患者的搏动减少所产生的后果可能相似。脉压差的这种改变可以通过降低血泵的泵速和应用药物增加心肌收缩力而得以改善。左西孟旦为钙离子增敏剂,具有正性肌力作用但不增加心肌的耗氧,可以增强心肌收缩力,对增加 LVAD 植入患者的脉压差具有一定作用。对于大部分血流完全依赖于 LVAD 输出的患者,新扪及的脉搏则提示心脏收缩功能的改善或出现了 LVAD 故障。

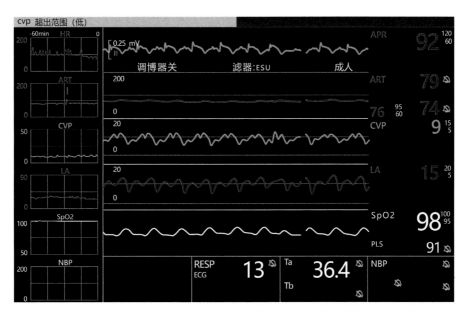

图 5-1-1　左心室辅助装置植入术后脉压差仅有 5mmHg,动脉脉搏波近似一条直线

(二)对右心系统的影响

理论上,ESHF 患者一旦植入了 LVAD,左心室的容量负荷会迅速下降,左心室舒张末期压力(left ventricular end-diastolic pressure, LVEDP)下降,PCWP 下降,肺淤血症状减轻,PAP 也会随着肺淤血症状的改善而逐渐降低,右心室的后负荷随之下降,患者右心室射血功能也会得到相应的改善。研究表明对于术前存在右心功能障碍的患者,在植入 LVAD 之后右心功能会有一定的改善;一项回顾性分析研究证实,植入连续流 LVAD 后患者的右心功能和三尖瓣反流情况均有改善。

然而,RVF 在 LVAD 植入术后的患者中也经常发生,INTEMACS 将 RVF 定义为 CVP>18mmHg(1mmHg=0.133kPa)、CI<2.0L/(min·m²),且无 LAP 升高、心脏压塞、室性心律失常或气胸。文献表明,LVAD 植入术后 RVF 的发生率可以达到 20% 或更高,是影响患者预后的重要原因之一。LVAD 植入术后发生 RVF 的病理生理机制非常复杂,部分与既往已存在的心肌自身疾病有关。研究显示,存在化疗相关的心肌病比那些非缺血性或缺血性心肌病具有更高的 LVAD 植入术后 RVF 发生率。PAH 是 LVAD 植入患者发生 RVF 的另一个危险因素。CPB 术后残留和固有的 PAH 在围手术期合并其他并发症时促进了右心室-肺动脉的解耦联。从血流动力学方面看,RVF 的发生可能与血泵设定过高的泵速有关,左心室血容量被过度抽吸,增加了右心静脉回流,导致右心容量增加,这会进一步加剧之前已经存在的右心功能障碍,导致右心室扩张和三尖瓣反流加重。另外,过度的左心室抽吸,也会导致室间隔向左移位,从而减少了室间隔对右心室收缩的贡献,使右心室每搏输出量下降。我们在磁液悬浮 HeartCon 型 LVAD 的多中心临床试验中也观

察到,在左心室卸载不够的情况下同样也会影响右心的血液通过肺循环回到左心,从而引起右心功能的进一步恶化。因此,LVAD 植入术后泵速的优化管理十分重要。

RVF 会出现相关的症状和体征,严重者会出现低血压及循环休克。超声心动图测量的 TAPSE 对预测 LVAD 植入术后 RVF 的发生具有较好的特异性。回顾 50 例 LVAD 临床试验受试者的资料,未发现 RVF 病例,总结主要的成功经验如下:①术前对患者的右心功能进行充分评估,选择合适的患者;②对所有术前存在三尖瓣反流的患者均在术中同期实施了三尖瓣瓣环成形手术,从而减少了三尖瓣反流对右心室的影响;③术中及术后早期积极应用米力农、吸入 NO 及口服西地那非等降低肺动脉压力;④试验早期就确立了 LVAD 应该作为辅助目的来使用,而不是完全夺获患者心脏自身的功能,以血泵的泵速在能够满足患者需求的前提下尽可能低作为原则;⑤在围手术期应极力避免缺氧、高碳酸血症、肺不张、高通气压力和高水平 PEEP 等会增加 PVR 的因素。

(三)对肺动脉压力的影响

ESHF 患者由于左心室向主动脉输送的血液减少,导致 LVEDP、LAP 和肺静脉压升高,并随着时间的延长,肺动脉血管内皮功能发生障碍。因此,大多数患者合并有不同程度的 PAH、PVR 增加,而 LVAD 植入的适应证之一要求 PVR 不超过 5WU。理论上,LVAD 植入术后,在血泵的作用下左心室容量被有效卸载,LVEDP 下降,LAP 也会较术前明显下降,肺静脉淤血的程度减轻,肺静脉压力会明显下降,PAP 也会伴随肺静脉压力的下降逐渐减低。这种现象在早期的研究中就得到了证实,且最近的研究也观察到 PAP 的这种变化。Wieselthaler 等报道,植入 LVAD 的患者于术后 3~4 天 PVR 开始下降,并在 6 周内降到正常范围(<2.5WU)。我们从 50 例 LVAD 受试者的临床试验中观察发现,PVR 在体外循环早期仍然会持续一段时间,考虑可能与体外循环、术中主动脉阻断及术后肺血流增加导致肺血管痉挛有关;另外,输血相关的肺损伤也会导致 PVR 增加。因此,围手术期仍需给予一定的肺血管扩张剂来降低 PVR,比如静脉泵入米力农注射液、吸入 NO、口服枸橼酸西地那非片或波生坦片等。我们的经验是,在术中就开始给予吸入 NO(浓度 20~40PPM),同时静脉泵入米力农注射液[0.375~0.750μg/(kg·min)]来降低肺动脉压力,直到返回 ICU 后经超声或 Swan-Ganz 导管评估肺动脉压力不高后即停用,这个过程一般需要 2~3 天。

(四)血压与血泵流量

同 ECMO 一样,平流血泵的血流量大小具有后负荷依赖的特点。根据泊肃叶定律[$Q=\pi \times r^4 \times (P_1-P_2)/8\eta L$],即单位时间内液体的流量($Q$)与管道两端的压力差($P_1-P_2$)及管道半径($r$)的 4 次方成正比,与管道的长度($L$)和液体的黏滞性($\eta$)成反比。因此,在人工血管口径和长度、血液黏滞度不变的情况下,血泵的血流量取决于血泵流入口和流出口两端的压力差(即离心血泵产生的压力和主动脉压力之差)。因此,当血压升高时,血泵流入口和流出口之间压差减小,泵的血流量随之下降;反之,血流量会随着血压的降低而增加。也就是说,在一定的血泵泵速下,血泵的流量和主动脉压力(后负荷)与左心室的压力(前负荷)相关。在心动周期中,血泵的压差在收缩期(较小)和舒张期(较大)之间发生变化。泵的流量在收缩期最大,在舒张期最小(当左心室压力最低时)。就这一点来说,收缩期的泵血流是由心脏内在收缩辅助的,舒张期的血流主要反映了泵所做的功。离心泵中较平坦的压力 - 流量曲线导致在心室收缩期和舒张期流量波动性较大,从而使泵的流量在心动周期中随左心室压力的变化而产生较高的脉动。

(五)平流对其他器官的影响

LVAD 植入术后所带来的连续流(即平流)改变了机体的生理机制。一直以来,人们认为长时间的非搏动血流会给机体带来不良影响。然而,搏动血流在正常人身上只在主动脉、大动脉和小动脉有所表现,在静脉系统和其他器官终末水平并不存在。近年来,有限数量患者的临床研究显示连续流血泵可被机体很好地耐受,对于接受长时间 LVAD 辅助的患者,并不会对主要脏器功能、生理激素反应、大脑功能及认知水平产生显著的影响。我们在 LVAD 多中心临床试验中也发现,对于术前存在肾功能不全的患者,植入 LVAD 后患者肾功能较术前逐渐改善,但仍需要更多的病例观察 LVAD 植入术后对肾功能的影响,且这种平流循环对肾脏的长期影响仍然未知。Daimee 等的观察研究也发现,对于术前肾小球滤过率(glomerular filtration rate, GFR)<45ml/min 的心力衰竭伴肾功能不全患者,LVAD 植入术后患者的肾功能得到改善。虽然前期的研究表明机体可以很好地耐受非搏动性灌注,但目前仍然存在一些研究空白,比如在平流生理机制下机体的体液及内分泌变化,以及对自身血压的影响和最佳的血压调控目标,这些仍然需要更多的数据和长期的研究来揭示。

二、术后体液变化特点及液体管理策略

(一)术后体液变化特点

ESHF 患者术前处于长期体循环淤血状态,外周组织水肿,充血性肝脾大,部分患者甚至出现腹水。在 LVAD 植入术后,左心室负荷被有效卸载,患者心力衰竭症状迅速改善,体循环淤血的状况也会逐渐改善,组织间隙内积聚的液体开始逐渐吸收进入血管内,血管内容量增加。另外,由于体外循环导致的水潴留也常有发生。在脱水速度不够的情况下,也就是当液体回吸收的速度大于脱水速度时,会出现液体外渗的情况。此外,LVAD 植入术后由搏动血流向平流生理的改变也会导致液体渗出的增加。笔者对 50 例 LVAD 植入术后患者的观察发现胸腔是液体渗出的主要部位。导致术后早期出现胸腔渗出增加的原因主要有以下几个方面:①体外循环术后出现的低血浆 COP 是导致术后出现渗出增加的原因之一;②术后早期在 PVR 增加的情况下,CVP 升高,静脉回流减少,体循环毛细血管静水压增加可能也是导致渗出增加的另一个原因;③血泵的作用改变了正常的血管生理,也会导致渗出的增加,但具体机制目前仍不清楚。最新的研究发现,血管内皮的表面覆盖着一层称作糖萼的结构,是血管内皮和血浆之间的天然屏障;心肺转流术后,内皮糖萼的脱落导致内皮功能的损伤,从而导致生物力学紊乱,血管通透性增加,致使液体渗出。泰达国际心血管病医院 HeartCon 型 LVAD 主研专家刘晓程教授提出“毛细血管前小动脉括约肌开放假说”,认为:LVAD 植入术后的平流生理可能会引起毛细血管前小动脉括约肌开放,而毛细血管后括约肌仍保持原来状态,因此毛细血管内有效血容量增加,毛细血管有效滤过压增加,促使血管内液体沿血管壁渗透到组织间隙,形成渗出。因此,术后早期阶段应采取保护性的液体管理和治疗策略,加强脱水治疗,尽可能维持相对高的 COP(不低于 25mmHg)和正常的血浆白蛋白水平。血泵对血管内皮功能的影响仍需进一步研究。

(二)液体管理策略

在 LVAD 植入术后的治疗阶段,容量管理对患者的预后起着非常重要的作用。LVAD 植入术后患者由于术前长期体循环淤血,加之术中血液制品、围手术期液体移位和术后 RVF 等因素,术后早期容量超负荷是常见的。患者常规需要利尿剂治疗,偶尔要在超声引导下进行泵速调整或应用有创性血流动力学监测手段来调整利尿剂和血管活性药的用量。液体的选择在术后早期以人血白蛋白为主,可以应用 5% 或 20% 人血白蛋白治疗。需谨慎应用羟乙基淀粉,否则可能会影响凝血机制而增加早期出血风险,并可能增加术后急性肾损伤(acute kidney injury, AKI)的风险。对于 LAP 和 CVP 均升高或存在肺充血的患者,可以选择呋塞米或托拉塞米利尿治疗;部分患者术后存在利尿剂抵抗,可以联合重组人脑利钠肽。托伐普坦是一种选择性血管加压素 V_2 受体拮抗剂,可导致排尿增加,可用于术后体液潴留明显应用其他利尿剂效果不佳的患者,但需警惕高钠血症的发生。对于术后并发 AKI 的患者可考虑应用血液滤过的方式进行脱水治疗。术后早期尽量维持每日液体的负平衡,精确计算每日患者的液体摄入量,量出为入,同时监测每日体重变化,避免过度脱水导致容量不足的情况,否则在左心室心腔较小的情况下也有可能引起血泵抽吸

甚或吸壁事件的发生。

我们推荐,所有植入 LVAD 的患者在术中均应植入中心静脉导管和左心房测压管,以便对 CVP 和 LAP 进行监测,术后应维持 CVP 不高于 12mmHg、LAP 不高于 15mmHg,并始终维持 LAP 高于 CVP 2~3mmHg。过高的 CVP 有增加术后 RVF 的风险或提示已经出现了 RVF。尤其对于已经存在右心功能不全的患者,维持较低的 CVP 显得尤为重要。CVP 和 LAP 监测除了帮助临床医师判断术后患者的容量状态之外,还可以指导术后血泵泵速的调整。研究表明,CVP 和 PCWP 之间的变化对术后观察右心功能起到重要指导作用。

床旁超声检查在术后容量管理中起着非常重要的指导意义,是 LVAD 植入术后指导容量管理的"金标准"。根据超声显示的下腔静脉的变异情况、左右心室内径的比率和室间隔的位置等综合判断患者的容量状态。术后第 1~3 日,LVAD 植入术后患者血流动力学不稳定的最常见原因是血容量不足(来自顽固性出血)、急性右心功能障碍和心脏压塞等。因此,对于 LVAD 植入术围手术期患者,应采取超声评估心腔充盈度、结合经体表超声评估下腔静脉形态的方法来综合评价血管内容量。LVAD 植入术后患者由于存在剑突下切口引流和敷料,推荐在右侧肋间或肋缘下显示 IVC。连贯的 IVC 超声监测是协助临床进行容量管理的重要方法,因此,高重复性的 IVC 声窗和切面图是准确评估血管内容量的基本条件。

需要注意的是,在术后患者机械通气期间的 IVC 生理学特点与自主呼吸状态下有所不同:呼气末正压通气时,吸气末 IVC 管腔扩张(IVC_{max}),呼气相 IVC 管腔缩小(IVC_{min})。亦可采用下腔静脉扩张指数(IVC distensibility index,IVC-DI)来评价容量反应性:IVC-DI=(IVC_{max}–IVC_{min})/IVC_{min}×100%。机械通气期间,通常应 IVC 内径 >17mm,IVC-DI<18%,约相当于呼吸塌陷指数(respiratory collapse index,RCI)<15%,下腔静脉 - 直径比(IVC-diameter ratio,IVC-DR)≤1.2(管腔横截面近于圆形)。若 IVC<17mm,IVC-DI≥18%(约相当于 RCI≥15%),IVC-DR>1.8,则提示容量不足;若 IVC>21mm(或明显超过术前内径),RCI<5%,则提示容量负荷过重。

另外,在血泵泵速和心脏功能稳定的情况下,临床医师还可以通过血泵监控器屏幕的流量波形变化来综合判断患者的容量状态:流量波形"低平"或呈"直线"提示可能存在血容量不足,波形"宽大"提示血容量充足,但这只适用于住院期间患者的容量辅助判断。

总之,针对 LVAD 植入术后患者,术后尽量保持液体"负平衡"的策略,既需要积极脱水治疗,还需警惕脱水过度,同时需监测好电解质和酸碱平衡,容量的过多或过少都会增加患者不良事件的发生。

三、术后血压管理

LVAD 植入术后的血压管理不管是在近期还是在远期都非常重要。体格检查时,使用连续流离心血泵的患者可能无法扪及脉搏。然而,固有心室的收缩仍可以产生动脉血流量及血压有规律的波动。术后住院期间,可以进行有创性动脉血压监测。自动袖带或人工听诊不能可靠地得出可测量的值,获得的值通常会低估 MAP 和收缩压。使用多普勒在肱动脉获得的血压与有创性动脉血压监测结果的相关性较好,但这一测量反映的是 MAP,而不是收缩压。

血压是反映外周血管阻力的重要参数,对左心室卸载和超声心动图检查结果有重要影响。血压控制不良会对 LVAD 植入术后患者产生不利后果。目前,关于 LVAD 植入术后血压的维持目标仍存在争议,MAP 过高和不足都会对 LVAD 植入术后患者带来不良影响。由于离心血泵具有后负荷依赖特点,血压过低会使血泵流量迅速增加,从而增加了血泵产生抽吸甚或吸壁的风险,而吸壁一旦发生,对患者可能是致命性的,同时可能还会增加 LVAD 植入术后患者远期缺血性脑卒中的风险。血压过高会导致血泵流量下降,增加了血泵内血栓形成的风险,同时可能会对血泵及患者本身带来不良结局,例如增加主动脉瓣关闭不全的风险。在平流状态下,过高的 MAP 增加了 LVAD 植入术后患者出血的风险,包括消化道出血和脑出血等。后负荷增大导致左心室排出量降低、左心房和肺动脉压力升高。心室充盈压升高可能诱发心内膜下缺血和室性心律失常。ISHLT 对持久机械循环辅助装置患者的目标血压建议如下：对于使用脉动装置的患者，目标收缩压应 <130mmHg，舒张压应 <85mmHg；对于非脉动装置支持的患者，建议目标 MAP 应 <80mmHg。亦有一些中心将 MAP 维持在 70~90mmHg。CH-LVAD 研究也表明，MAP<80mmHg 降低了出血性脑卒中、血栓栓塞事件及主动脉瓣关闭不全的发生率。

术后早期患者返回 ICU 后，血压的波动一般与患者疼痛、容量状态和血管的张力有关。血压控制仍以镇痛及调整患者的容量状态为主要治疗手段，引流液过多者积极止血治疗，同时可能会应用到正性肌力药（多巴酚丁胺）、扩血管药（乌拉地尔）和收缩血管药（去甲肾上腺素）等。在临床实践中我们发现植入 LVAD 的患者对降压药的敏感性增加，常规剂量的降压药会增加术后低血压的风险。例如，有 1 例植入 LVAD 的患者在仅应用了 20mg 硝苯地平后就出现了顽固性低血压，经应用去甲肾上腺素和钙剂等治疗后血压才恢复，但因低血压时间较长，导致 AKI，后经肾脏替代治疗后恢复。因此，对于 LVAD 植入术后患者，在围手术期血流动力学不稳定的情况下需谨慎使用口服降压药。LVAD 植入术后，部分患者表现为血管张力偏低，末梢暖，出现血管扩张性休克，可能与术前长期心力衰竭服用大量血管紧张素转换酶抑制药有关。有研究认为这种休克是由于体外循环使神经 - 体液因子和炎症因子激活而引起的。处理对策是应用去甲肾上腺素维持一定的血管张力和 MAP，对于难治性病例应用亚甲蓝、维生素 B_{12} 和类固醇。术后低血压的定义为在 LVAD 辅助状态下的 MAP 仍小于 60mmHg，伴有典型的灌注不足的体征或症状。LVAD 辅助过程中低流量情况下的低血压需要评估心功能和左心室充盈压力，这可能是低血容量、右心室衰竭、心律失常或其他原因（如心脏压塞或器械相关并发症）的迹象。另外，尚未知过低的目标 MAP 对患者是否会产生远期的预后影响。泰达国际心血管病医院各相关专业团队将 LVAD 植入术后患者的目标 MAP 控制在不大于 75mmHg，"脉压差"接近正常的患者血压控制在 80mmHg 以下，未观察到与血压相关的不良事件的增加。我们在随访过程中也观察到部分患者在未使用降压药的情况下 MAP 维持在 65~70mmHg，患者没有器官组织灌注不足的表现，我们称之为"高质量的低血压"。甚至有 1 例患者因治疗的需要，我们将 MAP 短时间控制到 60mmHg，患者仅表现为尿量减少，并没有其他不适主诉。由此，我们认为 LVAD 植入后改变了患者原有血液循环的病理生理，术后血压的控制要根据患者的年龄及基础疾病综合考虑。另外，还需考虑到"脉压差"的大小，长期平流状态下引起的血管内皮功能的改变在血压的目标调整中对患者预后起着重要作用。因此，对于 LVAD 植入术后患者确立合适的目标 MAP 仍然是不断研究的方向。

四、LVAD 参数调整

LVAD 植入术后装置相关的主要参数包括泵速、流量和功率，其中泵速是能由操控者调整的唯一变量。血泵的泵速以 RPM 为单位，连续流血泵泵速的正常范围取决于设备的类型，轴流泵的泵速（例如 HeartMate Ⅱ泵速在 8 000~10 000RPM）要明显高于离心泵（例如 HVAD 的正常泵速在 2 200~2 800RPM；HeartCon 的正常泵速在 2 000~3 600RPM）。泵速的高低与血泵叶轮的旋泵速度有关，同时也部分决定了血泵由左心室向主动脉输出血流的速度。选择合适泵速的目的是提供足够水平的心输出量，同时使右心室负荷最小化。过高或过低的泵速都会给患者带来不良影响，不合适的泵速可能会增加血栓形成和溶血的风险，从而导致血泵功能障碍。因此，优化围手术期泵速在 LVAD 植入患者中非常重要。

LVAD 植入术后最佳泵速设置的标准还不清楚。一些实践者主张完全支持左心室，而另一些人主张部分支持。前一种策略最大限度地减少了左心衰竭症状和可能的泵血栓和全身血栓栓塞的风险。部分支持的假定好处包括允许间歇主动脉瓣开放，这可能会降低胃肠道出血及主动脉瓣反流的风险。术后过高的血泵泵速除增加对血液成分的破坏外，还会增加术后右心衰竭的风险。在高泵速下，左心室被过度吸引，可能会导致主动脉瓣永远无法开放的情况，同时由于血泵使左心室内产生明显负压，使室间隔向左心室移位，甚至左心室塌陷，出现血泵抽吸甚或吸壁现象，将导致低 MAP、低泵流量和心输出量的下降。当主动脉瓣无法开放,机体在完全依赖血泵输出的情况下,患者脉压差明显降低,在这种平流生理下可能会增加患者手术近期或远期脑出血及胃肠道出血并发症发生的风险,以及其他一些未知的风险。当前的共识是:LVAD 的泵速应该设置在确保主动脉瓣间歇打开和室间隔中立位置的水平上。也有研究强调最佳的泵速应该是在能够维持 MAP>65mmHg 且存在少量的二尖瓣反流的情况下使主动脉瓣间断开放。我们更赞同后者的观点,LVAD 泵速的调整只要能够达到缓解患者心力衰竭的目的,同时能够使术前存在的二尖瓣反流减轻,就应该尽可能地降低血泵的泵速,最大可能地保留患者主动脉瓣的开放,这样会保留患者的自主脉压,以减少由于平流对机体带来的不良影响。我们在 50 例 HeartCon 型 LVAD 的多中心临床试验中,对所有受试者的泵速调整均遵循“辅助而不是夺获”这一原则,随访结果显示受试者的术后脑出血和胃肠道出血并发症明显少于国外同类报道。

第三代心室辅助装置为磁液或全磁悬浮离心血泵设计,可以提供连续性血流。LVAD 流量的直接测量法是通过超声心动图测量血泵流出道流量。在 LVAD 监视器上显示的血泵流量是根据测量的泵功率和设定的泵速计算出来的,流量受到泵速和血泵流入口与流出口之间的压力差影响,同时又依赖于左心室内的压力和周围血管张力的影响,一些影响血液黏滞性的因素也会对血泵的流量产生影响。在通常情况下,计算的流量可以有效反映血泵的实际流量,但在某些情况下,血泵流量的显示可能不准确。例如:在血泵流入管受阻导致血泵前负荷降低的情况下,由于血泵输出功率的增加会导致对 LVAD 流量计算的错误高估;流出口狭窄或流出管过长同样会因增加血液流出的阻力而导致对血泵流量的高估。另外,患者血压和心动周期的变化也会对血泵的流量产生影响。

功率是反映血泵在不同泵速下所消耗的能量,同样受血泵泵速的影响,也受到与血泵叶轮接触的血液性质的影响,如血液黏稠度增加,在同等泵速下显示的血泵功率会增加。悬浮装置同等泵速下功率的突然变化可能预示血泵内血栓形成或流出口出现梗阻。

当 LVAD 泵速设置过高或患者低血容量时发生抽吸甚或吸壁事件,可因右心功能障碍、流入管位置不当、室性心律失常和心脏压塞而加重。在 LVAD 植入术的围手术期,要在一些指标的指导下根据患者血流动力学变化对血泵的泵速进行调整和优化,用合适的泵速来满足机体的需求。泰达国际心血管病医院 ICU 医疗团队在术后早期根据 LAP 和 CVP 的变化来指导泵速的调整,经超声监测证实效果满意。经验如下:术后维持 LAP 高于 RAP 2~3mmHg;若出现左、右心房压倒置的情况,则提示患者容量不足或血泵的泵速过高,是由过多的血液回到右心室、使右心室负荷加重而引起的,这时需要适当降低血泵的泵速。

超声心动图评估是血泵泵速调整的“金标准”。利用超声心动图对室间隔的位置、左右心的大小及功能进行评估,在 LVAD 植入术后泵速的调整中发挥着重要作用。超声评估主动脉瓣开放情况可以帮助评估左室壁自身的功能。如果泵速太高,左心室被充分卸载,此时超声无法监测到主动脉瓣开放,室间隔被过度拉向左心室,严重时可能会导致血泵流入口碰触到间隔壁,引起流入管局限性梗阻,这时应降低血泵泵速;如果血泵泵速过低,则左心室排空不充分,左心室仍处于扩张状态,超声上表现为室间隔向右心室明显突出,这时应当在超声指引下增加泵速,使左心室充分卸载,保持室间隔处于轻度凸向右心室或中立位置状态,与左心室游离壁呈同向运动。任何室间隔的过度向左或向右凸出均会影响室间隔参与右心室的收缩,对右心功能产生不利影响。同时,超声需评估心室大小,在机体容量负荷适中的情况下,若出现左心室或右心室的过度膨胀,均提示需要对血泵的泵速进行调整。

综上所述,参数调整是 LVAD 植入术后患者围手术期管理的重要组成部分,临床医师要熟悉血泵的原理,根据患者血流动力学改变在围手术期优化血泵的参数,使 LVAD 对患者达到最佳的治疗效果。超声所提示小的左心室伴室间隔向左移位提示泵速过高、低血容量或右心功能障碍,并可发展为抽吸甚或吸壁事件;反之,左心室扩张伴室间隔向右移位,则提示泵速过低、流入管或装置内存在梗阻。选择泵速的原则是 LVAD 能提供足够水平的心输出量,同时使右心室负荷最小化。应避免高泵速引起室间隔左移和随后增加的三尖瓣反流、左心房或左心室塌陷。

须引起注意的是,在连续流 LVAD 固定泵速下被动的流量调节容易出现流量平衡问题,以及与动脉脉压和流量降低相关的不良血流动力学后果。由于流量只会随着容量的变化发生改变,并不能随着静脉回流的变化而调整,这就限制了连续流 LVAD 的性能和安全性。当前,LVAD 自主流量调节策略已被提出,通过模仿心脏的弗兰克-斯塔林机制(Frank-Starling mechanism),以提高泵和自身心血管系统之间的协调同步性。这些流量调节策略包括通过同步和保持恒定流量或恒定压力来调节连续流 LVAD 的泵泵速,或将这些变量组合在一起,随着技术的进步,相信这一策略在未来一定会实现,使植入 LVAD 的患者获益更大!

(王　伟)

参考文献

[1] BORUAH P, SAQIB N, BAROOAH J, et al. Left Ventricular Assist Device: What the Internist Needs to Know. A Review of the Literature [J]. Cureus, 2019, 11 (4): e4399.

[2] CROW S, JOHN R, BOYLE A, et al. Gastrointestinal bleeding rates in recipients of nonpulsatile and pulsatile left ventricular assist devices [J]. J Thorac Cardiovasc Surg, 2009, 137 (1): 208-215.

[3] BALCIOGLU O, ENGIN C, YAGDI T, et al. Effect of aortic valve movements on gastrointestinal bleeding that occurred in continuous flow left ventricular assist device patients [J]. Transplant Proc, 2013, 45 (3): 1020-1021.

[4] ATLURI P, FAIRMAN A S, MACARTHUR J W, et al. Continuous flow left ventricular assist device implant significantly improves pulmonary hypertension, right ventricular contractility, and tricuspid valve competence [J]. J Card Surg, 2013, 28 (6): 770-775.

[5] LAMPERT B C, TEUTEBERG J J. Right ventricular failure after left ventricular assist devices [J]. J Heart Lung Transplant, 2015, 34 (9): 1123-1130.

[6] SOLIMAN O I, AKIN S, MUSLEM R, et al. Derivation and validation of a novel right-sided heart failure model after implantation of continuous flow left ventricular assist devices: the EUROMACS (European Registry for Patients With Mechanical Circulatory Support) Right-Sided Heart Failure Risk Score [J]. Circulation, 2018, 137 (9): 891-906.

[7] OLIVEIRA G H, DUPONT M, NAFTEL D, et al. Increased need for right ventricular support in patients with chemotherapy-induced cardiomyopathy undergoing mechanical circulatory support: outcomes from the INTERMACS Registry (Interagency Registry for Mechanically Assisted Circulatory Support) [J]. J Am Coll Cardiol, 2014, 63 (3): 240-248.

[8] HOUSTON B A, SHAH K B, MEHRA M R, et al. A new "twist" on right heart failure with left ventricular assist systems [J]. J Heart Lung Transplant, 2017, 36 (7): 701-707.

[9] ATLURI P, FAIRMAN A S, MACARTHUR J W, et al. Continuous flow left ventricular assist device implant significantly improves pulmonary hypertension, right ventricular contractility, and tricuspid valve competence [J]. J Card Surg, 2013, 28 (6): 770-775.

[10] KILIC A, KATZ J N, JOSEPH S, et al. Changes in Pulmonary Artery Pressure Utilizing Remote Monitoring Data after Left Ventricular Assist Device Implantation [J]. Journal of Cardiac Failure, 2017, 23 (8): S30.

[11] DAIMEE U A, WANG M, PAPERNOV A, et al. Renal Function Changes Following Left Ventricular Assist Device Implantation [J]. The American Journal of Cardiology, 2017, 120 (12): 2213-2220.

[12] LIM H S, HOWELL N, RANASINGHE A. The Physiology of Continuous-Flow Left Ventricular Assist Devices [J]. J Card Fail, 2017, 23 (2): 169-180.

[13] HEALY A H, MCKELLAR SH, DRAKOS SG, et al. Physiologic Effects of Continuous-Flow Left Ventricular Assist Devices [J]. Journal of Surgical Research, 2016, 202 (2): 363-371.

[14] 孟利江,张山.血管内皮糖萼在液体复苏中的作用 [J].国际麻醉学与复苏杂志,2018,39 (1): 88-91.

[15] EVANS L, RHODES A, ALHAZZANI W, et al. Surviving sepsis campaign: international guidelines for management of sepsis

and septic shock 2021 [J]. Intensive Care Med, 2021, 47 (11): 1181-1247.

[16] SAMURA T, YOSHIOKA D, ASANOI H, et al. Right Atrial Pressure Waveform Predicts Right Ventricular Failure After Left Ventricular Assist Device Implantation [J]. The Annals of Thoracic Surgery, 2019, 108 (5): 1361-1368.

[17] WASSON L T, YUZEFPOLSKAYA M, WAKABAYASHI M, et al. Hypertension: an unstudied potential risk factor for adverse outcomes during continuous flow ventricular assist device support [J]. Heart Failure Reviews, 2015, 20 (3): 317-322.

[18] ALVAREZ P A, PONNAPUREDDY R, VORUGANTI D, et al. Noninvasive measurement of arterial blood pressure in patients with continuous-flow left ventricular assist devices: a systematic review [J]. Heart Failure Reviews, 2021, 26 (1): 47-55.

[19] FELDMAN D, PAMBOUKIAN S V, TEUTEBERG J J, et al. International Society for H and Lung T (2013) The 2013 International Society for Heart and Lung Transplantation guidelines for mechanical circulatory support: executive summary [J]. J Heart Lung Transplant, 2013, 32 (2): 157-187.

[20] SAEED O, JERMYN R, KARGOLI F, et al. Blood pressure and adverse events during continuous flow left ventricular assist device support [J]. Cric Heart Fail, 2015, 8 (3): 551-556.

[21] COUPERUS L E, DELGADO V, KHIDIR M J H, et al. Pump Speed Optimization in Stable Patients with a Left Ventricular Assist Device [J]. ASAIO J, 2017, 63 (3): 266-272.

[22] TCHANTCHALEISHVILI V, LUC J G Y, COHAN C M, et al. Clinical Implications of Physiologic Flow Adjustment in Continuous-Flow Left Ventricular Assist Devices [J]. ASAIO J, 2017, 63 (3): 241-250.

第二节 术后重症医学病房的监测

一、血压监测

血压是血液在血管里流动时对血管壁形成的压力,也是血液在全身流动起来的动力之一。机体基础的生命体征之一就是血压,它能够在一定程度上反映心脏输出量、血管阻力和血容量等多种变量。正常人的血压与年龄、性别、运动状态、精神状态和激素水平等多种因素有关。常见监测血压的方法有有创监测法和无创监测法。

对于接受 LVAD 植入手术的患者,血液的流动形式发生了显著变化,由原来心脏提供的搏动性血流变成了部分平流或完全平流,血管生理发生了变化,血管内皮功能也会产生相应的改变。此类患者自血泵开始工作起,表现为收缩压明显降低,脉压差明显减小,所以常规血压标准已经不适用于该类患者。因此,术后应常规进行有创性动脉血压监测,优先选择桡动脉血压监测,监测重点为 MAP。MAP 过低会导致组织低灌注、酸中毒,临床表现为末梢湿冷、尿少等症状。MAP 过高则会增加出血风险,术后近期可出现术后创面出血,严重者需再次手术治疗;就远期而言,消化道及颅内出血(intracerebral hemorrhage, ICH)更为常见,可见术后维持患者适宜的 MAP 对患者近期或远期的预后都尤为重要。泰达国际心血管病医院 ICU 医疗团队将术后 MAP 控制在不大于 75mmHg,脉压差正常的患者将 MAP 维持在不大于 80mmHg。

二、心律失常监测

室性心律失常是 LVAD 植入术后最常见的心律失常,主要包括室性期前收缩和室性心动过速。术后室性心律失常的发生包括以下两种情况:一种常见情况是血泵的流入管道与左室壁相接触导致室性心律失常,尤其是当左心室容量过小或主动脉压力过低时更容易出现,对于这种情况临床上称之为"触壁"。触壁不等同于吸壁,它并不是指 LVAD 流入管道完全闭塞,此时血泵的流量会显著下降并伴随波形异常,此时可能血流动力尚稳定,但必须积极处理以避免心肌损伤和心律失常的加重。另一种情况可能与心肌纤维化的瘢痕有关。被 LVAD 支持的患者可以耐受这些心律失常数小时而不影响血流动力学。心律失常的治疗方案可以选择电复律及药物治疗。LVAD 植入术后常用的抗心律失常药物有胺碘酮、利多卡因、美西律和尼非卡兰。首先抗心律失常治疗之前需治疗原发病纠正诱因，然后在用药治疗之前需保证充足的有效血容量和正常的平均动脉压力。如果患者表现为顽固性低血压且短时间内靠液体输注改善不了可以选用适量收缩血管药物，例如去甲肾上腺素或盐酸甲氧明注射液等。如果心律失常频发可以选择 ICD 植入治疗。

接受 LVAD 植入术的患者均有双心房增大的病理基础，术前及术后发生房性心律失常（atrial arrhythmia，AA）的概率较大，且多为长期顽固性房颤。术后顽固性房颤患者的治疗目标为控制心室率 <120 次 /min。β 受体阻滞剂因其负性肌力作用，故对此类患者慎用。

三、中心静脉压和左心房压监测

术后早期常规监测中心静脉压与左心房压。术中经颈内静脉穿刺进行深静脉置管至上腔静脉与右心房开口位置监测中心静脉压，同时选择经颈内静脉或经胸留置左心房测压导管进行左心房压力监测。中心静脉压可以在一定程度上反映右心负荷情况，而左心房压可以在一定程度上反映左心负荷情况。血泵植入早期需要频繁调节泵速以达到左心室最佳前负荷状态，并且不会对右心功能造成严重影响。左心房压和右心房压的监测不仅有助于临床医师在术后对患者容量和心脏功能进行判断，而且可以帮助指导术后血泵泵速的调整，笔者所在 ICU 维持术后左心房压比中心静脉压高 2~3mmHg。泰达国际心血管病医院牵头的 LVAD 多中心临床试验结果证明，术后早期监测双房压并分析双房压数值的变化及相互关系对于调整血泵泵速提供了有力的证据。为了更好地观察 LVAD 植入术后患者围手术期左心房压和中心静脉压的变化趋势，指导临床对容量的评估和血泵泵速的调整，泰达国际心血管病医院 VAD 研发专家刘晓程教授创新性设计出围手术期双房压力监测坐标（图 5-2-1）。

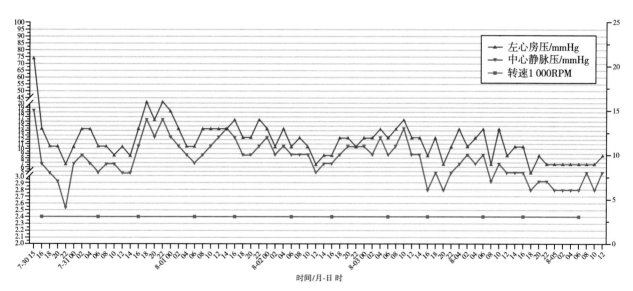

图 5-2-1　左心室辅助装置植入术后双房压力变化趋势

四、抗凝指标监测

为维持血泵正常工作，LVAD 植入术后患者均需接受抗凝治疗。化验指标参考血小板数量及功能、凝血功能的指标，临床上根据术后引流液的性状及量，选择合适时机进行抗凝。既要考虑出血的风险又要考虑器械血栓形成的风险。抗凝治疗原则参考了 HeartMate Ⅱ 的抗凝方案。在术后第 1 天或第 2 天开始使用普通肝素，初始目标为 APTT 40~60 秒。到术后第 2 天或第 3 天，患者通常接受阿司匹林（81~325mg）、华法林。研究结果表明 HeartMate Ⅱ 的抗凝经验并不适用于中国人群,同等强度的抗凝会增加术后出血的风险。笔者所在 ICU 使用的是单一抗凝策略,即普通肝素在术后 6 小时内开始使用,初始目标为 APTT 40~50 秒;术后当日即口服华法林治疗,如未脱离呼吸机则鼻饲华法林,华法林剂量参考术前华法林代谢基因检测的结果;INR 的目标为 2.0~2.5,肝素"桥接"至 INR 达标。

长时间的体外循环导致机体不同程度上凝血因子的丢失及抗凝血酶Ⅲ(antithrombin Ⅲ, AT-Ⅲ)的缺乏。在术后早期肝素治疗的过程中会出现抗凝过于敏感或过于迟钝。积极补充血小板及凝血因子是做好抗凝工作的基础。

新型抗凝剂在 LVAD 植入术后患者中的应用尚未得到严格评估,也未被泰达国际心血管病医院 ICU 所采用。一些研究表明,围手术期可能不需要静脉抗凝,这样可以减少出血并发症。该策略对长期血栓形成风险的影响尚未评估,需要进一步调查。

五、体重监测

ESHF 患者术前均有不同程度的水潴留情况,体重看似标准其实均有一定"水分";尤其在经历体外循环后水钠进一步潴留;缺少搏动的平流循环更加速了血管内的渗出,多种因素参与其中使得患者的真实体重变成一个错综复杂的难题,也使患者的术后体重监测变得尤为重要。"标重"顾名思义指的是患者的标准体重,它是根据患者术前水肿的情况决定的,它的数值为实际体重减去 3%~5% 的水分,具体的水肿程度根据临床评估。"标差"是指真实体重与标准体重的差值,用于指导术后控制液体及脱水、利尿的治疗。"环差"是指今日体重与昨日同一时间体重的差值,用于描述患者近两天内的体重变化趋势。同时为便于观察术后患者体重变化趋势,我们也采用了坐标的形式进行监测(图 5-2-2)。

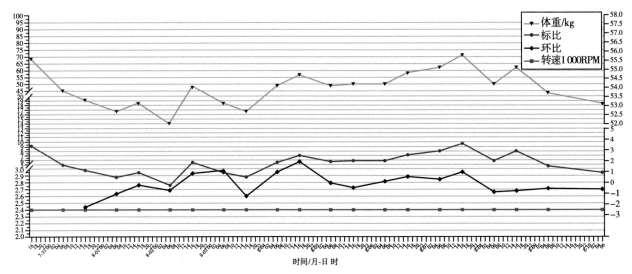

图 5-2-2 左心室辅助装置植入术后患者体重变化趋势

六、超声心动图

超声心动图在 LVAD 管理中起着重要作用,除了前面提到的帮助评估术后血管内容量外,超声心动图检查还有助于临床医师对 LVAD 的功能、瓣膜反流和心肌恢复等情况进行评价。从手术室到重症监护病房早期,经食管超声心动图检查仍然是心脏结构及血流动力学的最佳监测工具。术后数日患者经胸声窗条件改善后,经胸超声心动图检查将逐渐替代经食管超声心动图检查,并一直持续到预定间隔的超声心动图随访时间。

（一）左心室卸载的评估和泵速优化

LVAD 植入术后患者左心室卸载的影响因素包括患者自身和 LVAD 因素两个方面，前者包括患者体重、容量状态、体循环压、内在心肌收缩力和右心功能等；后者包括泵速设置、流入管位置和流出管通畅性等，其主要因子与左心室卸载之间的相互关系可表达如下：

左心室卸载 =（LVAD 泵速 × 流出管通畅性 × 肺血管阻力 × 三尖瓣反流）/（前负荷 × 体循环阻力 × 右心室收缩性）。

1. 变速研究 在 LVAD 植入术后，可以通过调整设备速度设置来改变 LVAD 的性能，以优化血流动力学，称为变速研究或 Ramp 试验。完整的泵速优化首先自原始泵速或基线泵速开始，然后以 25~50RPM（以 HeartCon 型 LVAD 为例）的增量逐步增加泵速。在每个新的泵速，采取固定切面（一般为胸骨旁左心室长轴切面）测量和记录：LVEDD、左心室 M 型运动曲线、室间隔位置、主动脉瓣开放频率、主动脉瓣反流程度、二尖瓣反流、心率、血压和相应泵速等。在初始和结束阶段还应记录右心室大小、三尖瓣反流和流出管血流。HeartMate Ⅱ测试泵速范围为 8 000~12 000RPM；HVAD 的测试泵速范围为 2 200~3 200RPM；HeartCon 型 LVAD 的测试泵速范围为 2 300~3 200RPM。一旦达到设备的上限速度、LVEDD≤3.0cm、左心室吸壁或发生心室异位搏动，试验即告完成。

指南推荐每次泵速调整的推荐间隔时间为 2 分钟。然而，根据泰达国际心血管病医院 LVAD 多学科医疗团队的实践经验，变速试验的观察间隔以 5 分钟为佳，然后继以 3~5 分钟的测量。因此，每次泵速调整的观测总时间以约 10 分钟为宜。如果需要观察泵 - 患者机体的相互作用，则需要更长的观察时间（6~12 小时）。一般而言，理想的左心室卸载目标为：有创测压 CVP<12mmHg，PCWP<18mmHg，CI>2.2L/（min·m²）；超声检查提示房间隔和室间隔居中无偏移、间歇性主动脉瓣开放和二尖瓣反流最小化（＜中量）。

2. M 型超声 M 型超声可以观察主动脉瓣开放频率和幅度（如开放幅度减小、间歇性开放或持续性关闭）（图 5-2-3~ 图 5-2-5）。主动脉瓣的开放程度取决于左心室收缩功能、LVAD 泵速及前后负荷状态。在相同容量负荷条件下，左心室收缩力较强者主动脉瓣更易开放；在相同血压条件下，容量较多者主动脉瓣更易开放。另外，流出管 - 主动脉吻合口的位置远近及射流方向也会影响主动脉瓣的开放，吻合口邻近主动脉窦或出口朝向主动脉瓣，则易导致主动脉瓣完全关闭。

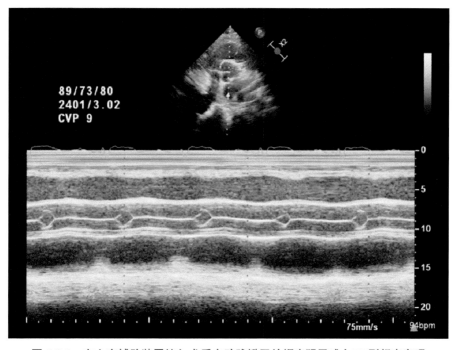

图 5-2-3 左心室辅助装置植入术后主动脉瓣开放幅度明显减小 M 型超声表现

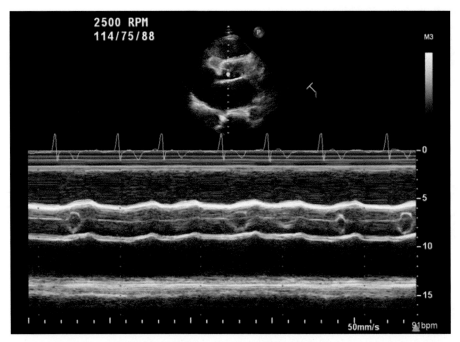

图 5-2-4　左心室辅助装置植入术后主动脉瓣间歇性开放 M 型超声表现

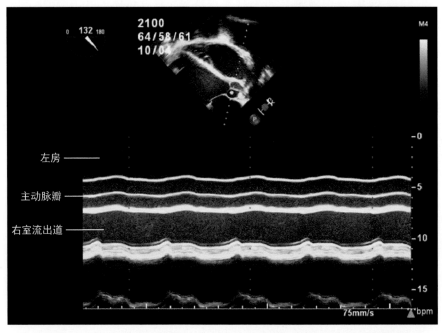

图 5-2-5　左心室辅助装置植入术后主动脉瓣持续性关闭 M 型超声表现

　　心动周期内的容量和压力负荷变化共同导致了左心室形态变化。舒张末期室间隔位置和曲率与左右心室舒张末期压力相关,而收缩末期室间隔位置和曲率与左右心室收缩期峰值压力比值相关。四腔切面的室间隔舒张末期位置通常被描述为:中立位、左偏、右偏。室间隔中立位是指室间隔处于左右心室的中线位置,其形状多为平直,少数亦可轻微扭曲(图 5-2-6);左偏可能是由于 LVAD 泵速过高或其他任何因素导致的左心室过度卸载(图 5-2-7);右偏通常是由于 LVAD 泵速不足、泵功能障碍、严重主动脉瓣反流或左心室后负荷增加导致左心室舒张末期压力升高(图 5-2-8)。

　　胸骨旁心室短轴切面可以观察双心室负荷关系及室间隔形态,反映了左、右心功能及负荷变化关系。室间隔中立位在短轴切面则呈现为 D 形征(图 5-2-9)。室间隔同向运动的幅度大小反映了 LVAD 泵速的高低及左心室卸载情况(图 5-2-10)。

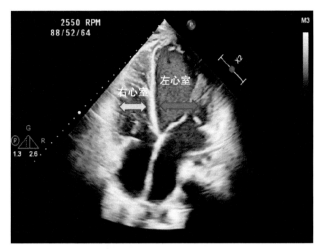

图 5-2-6　左心室辅助装置植入术后室间隔
中立位超声心动图表现

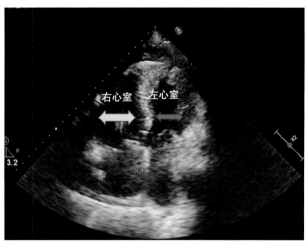

图 5-2-7　左心室辅助装置植入术后室间隔
左偏超声心动图表现

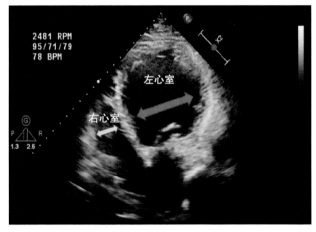

图 5-2-8　左心室辅助装置植入术后室间隔
右偏超声心动图表现

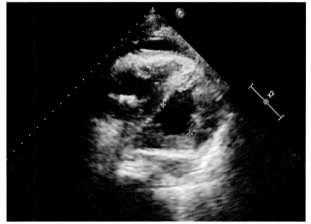

图 5-2-9　左心室辅助装置植入术后室间隔
D 形征超声心动图表现

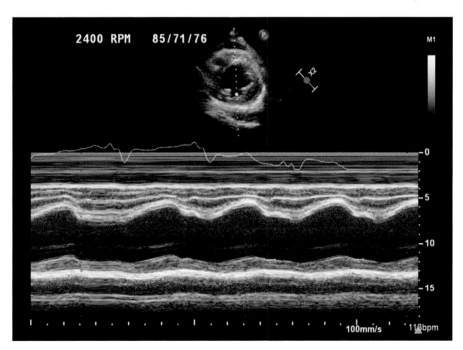

图 5-2-10　左心室辅助装置植入术后室间隔同向运动 M 型超声表现

房间隔的中立位、左偏和右偏等形态,与室间隔类似,也同样受到左、右心容量和压力负荷的影响,但更多受到左、右心室舒张期压力的影响。LV/RV 比值是左、右心室平衡关系的另一项重要参考指标。在 LVAD 植入术围手术期,LV/RV 即可较术前显著降低,LVAD 植入后 LV/RV<1.7 或较术前减小幅度达19%,可认为左心室卸载程度较理想。

3. 超声多普勒 超声多普勒可协助诊断触底波的原因。触底波是指 LVAD 控制器流量降低至基线,多见于高血压或泵速过低。高血压通常会导致 LVAD 流量曲线搏动性增大,舒张期流量触底,平均流量也可能触底。超声心动图多普勒测量技术可发现相应的流出管多普勒血流征象,血流频谱搏动性明显增大,收缩期峰值正常或增高,舒张期流速降低至基线甚至基线下方(反流)。临床上采取提高泵速或适当给予血管活性药可减少触底波的发生。

（二）左心室辅助装置评估

泵口(流入管)评估应作为 LVAD 植入术后超声检查的常规监测内容。泵口的显示切面包括左心室短轴切面和左心室长轴切面。扫描时切面获取要点:短轴切面应垂直于左心室长轴无偏斜,恰恰显示泵口顶端(声影轻微)而非流入管体部(声影明显)(图 5-2-11)。抽吸或吸壁事件:在低血容量、右心室衰竭、心脏压塞和 / 或左心室腔过度减压(LVAD 泵速太高)时,可能发生左心室心肌塌陷导致对流入管的暂时性阻塞,其超声表现为左心室短轴或心尖四腔切面显示室间隔左移,左心室腔显著变小,流出管血流表现为平流或血流中断。抽吸或吸壁事件,均有增加心脏组织损伤、溶血、血栓释放和心律失常的风险。泵口位置欠佳或较差的 LVAD 植入术后患者在低容量时可能更易发生吸壁事件,通过超声心动图可做出及时诊断,帮助医师尽早采取干预措施阻止其持续发生。

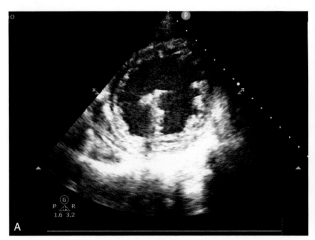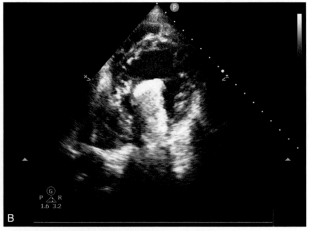

图 5-2-11 左心室辅助装置植入术后超声检查观察流入管位置
A. 经胸骨旁左心室短轴切面显示泵口顶端与室壁的关系;B. 经胸骨旁左心室短轴切面显示流入管体部

与流入管成像相比,流出管的经胸超声心动图成像需要用到非典型的切面。对于声窗条件较好的患者,经胸超声可以沿胸壁追踪扫描显示其走行途径全程。改良的心尖部心室短轴切面或斜四腔切面对流出管近段的显示率较高(图 5-2-12)。流出管中段则需要用到右心居中的变异心室短轴切面或变异四腔切面(图 5-2-13);流出管远段及其主动脉吻合口的最佳观测切面通常在胸骨左缘高位肋间主动脉长轴和短轴切面,也有部分患者可能在胸骨右缘高位肋间或胸骨上窝切面(图 5-2-14、图 5-2-15)。频谱多普勒显示流出管血流可能在基线之上或之下,这取决于在流出管内 PW 取样容积方向(足侧或头侧)或 CW 取样线与血流束的夹角大小。不同类型 LVAD 之间的流出管流速参考值范围存在显著差异。HeartCon 型LVAD 的流出管(10mm)的经胸超声心动图流速峰值流速度应≤2.5m/s。超声对流出管血流的测量应注意探头角度与血流方向平行,或二者夹角 <15°(图 5-2-16),否则会导致明显的测量误差。

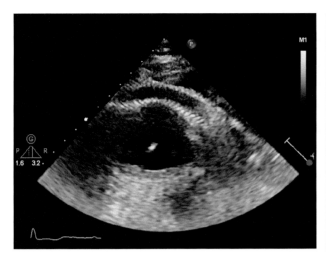

图 5-2-12　心尖部左心室短轴切面显示
左心室辅助装置流出管

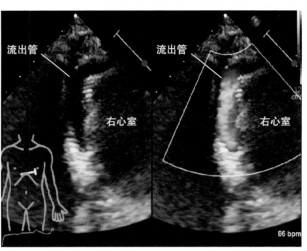

图 5-2-13　右心居中的变异心室短轴切面显示
流出管中段管腔（左）及血流（右）

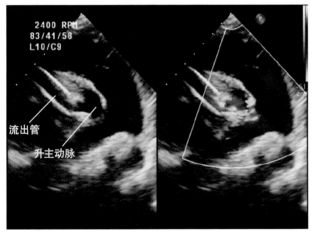

图 5-2-14　胸骨左缘升主动脉短轴切面显示流出管
远段及出口

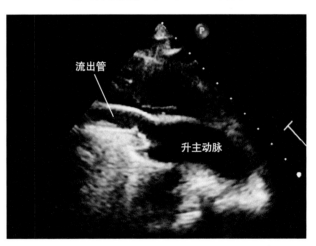

图 5-2-15　胸骨左缘升主动脉长轴切面显示流出管
远段及出口

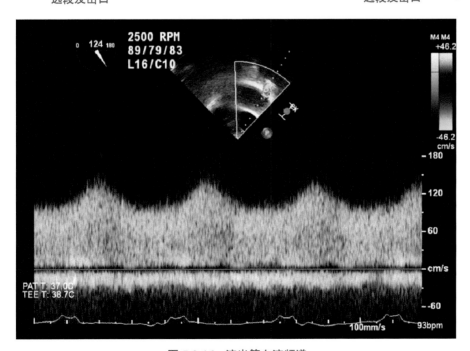

图 5-2-16　流出管血流频谱

连续流 LVAD 具有内在搏动性。在预设泵速下，离心泵将根据近端压力（前负荷）和远端压力（后负荷）之间的波动性变化而自动调整其功率和流速，这反映在流出管的血流频谱呈现与心动周期一致的规律性变化，在收缩期达到最大值，在舒张期达到最小值。

连续流 LVAD 具有压力梯度（也称为泵压差）依赖性，全身血管阻力的轻微增加或 LVAD 流出管的任何阻塞都会导致泵压差增加。连续流 LVAD 流量与血压成反比，离心泵对体循环血压变化的敏感度是正常心脏的 3~4 倍。在固定泵速和左心室充盈压的情况下，随着 MAP 的增加，泵头压力升高，会导致血流阻抗增加和泵输出减少。反之，若 LVAD 植入术后患者在血压骤降时（譬如低血容量或应用大剂量血管活性药），泵输出量会大幅度增高，严重时导致左心室塌陷。

左心室前负荷是导致泵流量变化的另一个重要变量因素。由于左心室和 LVAD 共享相同的前负荷，左心室容量（流入管压力）增加，则泵流量增加；反之，左心室容量（流入管压力）减少，则泵流量减少。由于心律失常（室性早搏或心房颤动时）导致的左心室容量负荷间歇性波动亦可导致流出管的流速改变。在泵速不变的情况下，泵流量还受到体位变化和静脉回流的影响，由仰卧位变为半坐位或坐位时出现一过性泵流量减少的现象；反之，平卧位抬高双腿时，由于回心血量增多亦会导致泵流量增加。

（三）心包积液

LVAD 植入术后心包积液相对常见，其原因与 LVAD 的手术方式及术后抗凝治疗有关。每次超声心动图检查应常规观察和报道积液多少、范围及测量位置。LVAD 植入术后心包积液最常发生于心尖部或右心室外侧，通常会在 7~10 天减少或消失。若回声特征逐渐由液性无回声转变为实性低回声提示积液转变为凝块，若厚度不超过 20mm，通常预后良好，无须紧急处理。相反，若突然出现新的液性无回声区，往往要提高警惕是否存在抗凝过度或持续性心包腔出血。

国外文献报道，LVAD 植入术后约 20% 的患者可能会产生心脏压塞。心脏压塞会导致 LVAD 前负荷下降，泵压差会急剧增加，泵流量会下降。当瞬时流量低于基线流量的 40% 并持续 10 秒时，会触发报警。此时，应考虑用快速超声心动图检查以明确心脏压塞的存在。超声心动图检查发现心包积液且伴有下列征象则表明存在心脏压塞：右心室或左心室舒张期塌陷；下腔静脉扩张（>20mm）；呼吸塌陷率降低（<50%）；二尖瓣 E 峰呼吸变化率增加（>25%）；三尖瓣 E 峰呼吸变化率增加 >50%；肝静脉呼气相反流。此时，在降低泵速的情况下，若左心室仍较小且泵输出量下降，则更加支持心脏压塞的证据。

在术后最初数小时内最常见包裹性积液或前纵隔血凝块局限性压迫右心室或右心房。大量心包积液引起的心脏压塞较少见。左侧胸腔积液可能会与心包积液并存，围绕心脏的胸腔积液也会产生类似心脏压塞的生理学改变。

七、X 线片

对于 LVAD 植入术后患者，术后早期每日拍摄床旁胸部 X 线片比较肺淤血 / 水肿严重程度及心影大小，可以动态评估病变的演变规律，结合血流动力学指标、超声心动图特征及临床出入量等进行综合评估，能够为临床治疗尤其是容量管理提供客观依据。床旁胸部 X 线片除了帮助识别术后出现的肺不张、肺出血、肺部感染、胸腔积液、气胸、纵隔心包积气、皮下气肿，还可以帮助医师识别左心室辅助装置大体位置及变化。

国外有学者通过测量立位胸部 X 线片中 LVAD 的流入管冠状角、泵深度来评估装置的角度及位置（图 5-2-17），流入管冠状角 >65° 与较少的左心室卸负荷、右心功能降低和较高的心力衰竭再入院率相关，可能导致脑卒中、泵血栓等血液相容性不良事件发生率增加，并且是胃肠出血的独立危险因素。床旁胸部 X 线片虽无法精确测量，但通过床旁胸部 X 线片的对比，可以及时发现泵有无移位或角度的偏转，为临床提供及时、有效的信息。

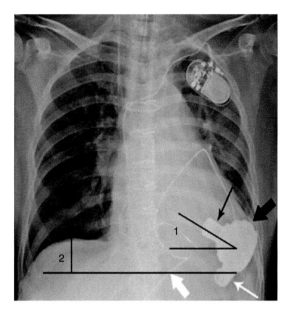

图 5-2-17 左心室辅助装置植入术后胸部 X 线片
粗黑箭头所指为连续流离心血泵；细黑箭头所指为流入管；白粗箭头所指为传动系统电源线；白细箭头所指为流出管；1- 流入管冠状角即流入管与水平线之间的夹角，2- 泵深度即泵最低点与右膈顶之间的垂直距离。

八、坐标折线图记录数据

坐标折线图是连续记录随着时间的推移发生的数据变化，是具有演变规律的工作表格。将多个有一定关联的折线图记录在同一个坐标轴中更有意义，水平方向能体现数据的动态演变规律；垂直方向能表达多组数据间的相互关系（图 5-2-18、图 5-2-19），这样对指标的监测及其变化趋势更加直观。

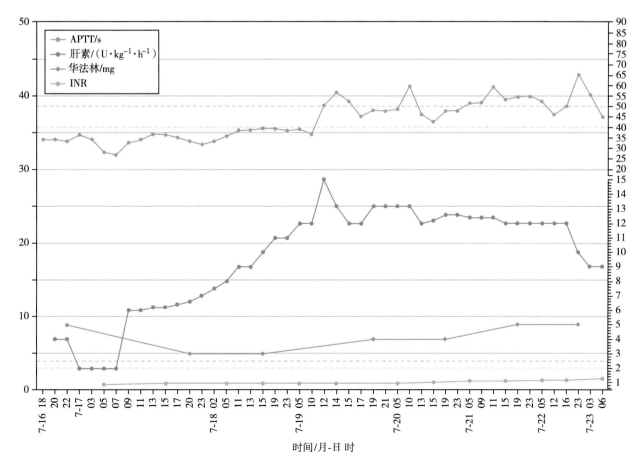

图 5-2-18 左心室辅助装置植入术后患者的抗凝坐标
APTT：活化部分凝血活酶时间；INR：国际标准化比值。

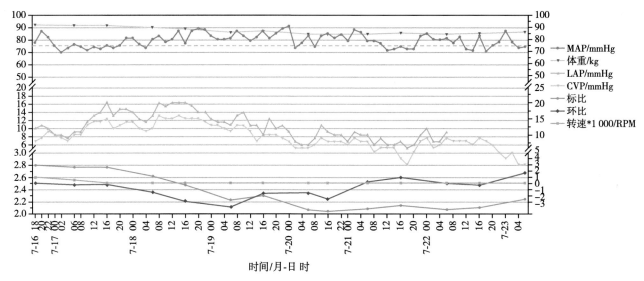

图 5-2-19　左心室辅助装置植入术后患者双心房压、血泵泵速及体重变化等的综合坐标

MAP：平均动脉压；LAP：左心房压；CVP：中心静脉压。

（李树杰　任书堂　范丽娟　李丽丽　祁汉雄）

参考文献

[1] LAMPERT B C, ECKERT C, WEAVER S. Blood pressure control in continuous flow left ventricular assist devices: efficacy and impact on adverse events [J]. Ann Thorac Surg, 2014, 97 (1): 139-146.

[2] COWGER J A, SHAH P, PAGANI F D, et al. Outcomes based on blood pressure in patients on continuous flow left ventricular assist device support: An Interagency Registry for Mechanically Assisted Circulatory Support analysis [J]. J Heart Lung Transplant, 2020, 39 (5): 441-453.

[3] ANDERSEN M, VIDEB K R, BOESGARD S. Incidence of ventricular arrhythmias in patients on long term support with a continuous flow assist device (HeartMate Ⅱ) [J]. J Heart Lung Transplant, 2009, 28 (7): 733-735.

[4] KATZ J N, ADAMSON R M, JOHN R. Safety of reduced antithrombotic strategies in HeartMate Ⅱ patients: a one year analysis of the US TRACE Study [J]. J Heart Lung Transplant, 2015, 34 (12): 1542-1548.

第三节　术后重症医学病房的护理

一、循环系统的护理

1. 监测血流动力学变化　术后转入 ICU 给予心电监护，持续进行有创性动脉血压监测、MAP、CVP 和 LAP 的监测（图 5-3-1）。Swan-Ganz 漂浮导管监测 PAP、PCWP、CO 及混合静脉血氧饱和度等，以此作为调整有效循环血量、血泵泵速及应用血管活性药的依据。术后每 30 分钟描记一次生命体征，发生病情变化时给予处理并详细记录。观察末梢温度、颜色，监测毛细血管充盈时间变化。触摸双侧桡动脉和足背动脉搏动，做好触摸标记点。注意患者眼睑、四肢有无肿胀，密切关注颈静脉充盈情况。维持心率在 80~110 次 /min，MAP 在 60~80mmHg，CVP 在 8~12cmH₂O，始终保持 LAP 高于 CVP 2~3cmH₂O。

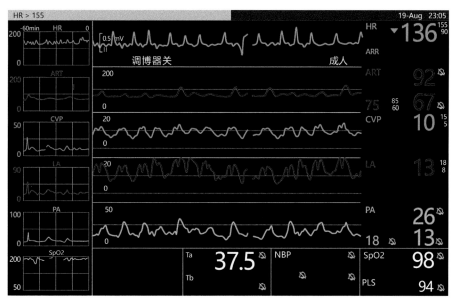

图 5-3-1　左心室辅助装置植入术后重症医学病房内常规监测指标

2. 监测血压变化　密切观察有创性动脉血压监测的波形变化,每 30 分钟记录一次数值,包括收缩压、舒张压和平均动脉压,注意主动脉瓣开放的频率和二尖瓣反流的情况。LVAD 卸载左心室、向主动脉供血,减少了左心室的做功,动脉血压监测的脉压差变小,因此术后患者的脉搏触及困难,一般用 MAP 代替血压。通常 LVAD 植入术后患者容易发生高血压,升高的后负荷会导致左心室排出量降低,左心房和肺动脉压力升高,还可能导致继发的主动脉瓣关闭不全,继而加重心力衰竭。因此,严格控制血压对此类患者尤其重要。术后早期 MAP 维持在 60~80mmHg,可以应用多巴胺、多巴酚丁胺、乌拉地尔、硝普纳等血管活性药调整血压水平,使其保持稳定。对于 MAP>80mmHg 的患者也可给予沙库巴曲缬沙坦钠片等口服降压药,维持脉压差 ≥10mmHg,减少术后组织脏器渗出,保证器官血流的供应。过低的 MAP 和脉压无法判断是否满足患者的组织脏器血液供应。患者无头晕、憋气、乏力主诉;末梢温暖、毛细血管充盈时间正常;尿量满意,即 >1ml/(kg·h);血乳酸浓度 <2.5mmol/L,混合血氧饱和度 >65%。LVAD 植入术后患者血压监测的“金标准”是有创性动脉血压监测,但对于在普通病房及出院患者来说这一方法不具有可行性,但通过传统袖带测压法的准确率只有 50%,目前多采用多普勒超声仪测压及新式无创血压计测压的方法。

3. 监测心率、心律变化　动态监测心率、心律变化,每 30 分钟记录一次数值,包括心率、脉搏和心律。术后即刻、术后每日描记心电图一份。使用临时起搏器或 ICD 的患者详细记录起搏器参数,每日评估起搏器功能、效果和运行状态。LVAD 植入术后左右室容量、室壁张力等机械功能的改变和电解质、药物的影响诱发各种心律失常,如房颤、室性期前收缩,也可以通过机械电反馈引起室性心动过速、心室颤动发作。术后针对心律变化给予抗心律失常药物(如胺碘酮、利多卡因),密切监测钾离子的浓度,使血清钾离子浓度维持在 4.5~5.5mmol/L。根据患者的有创性动脉血压监测结果、MAP、CVP、LAP 和血泵显示的流量、功率等波形图变化评估血容量水平,保持血容量平衡。

4. 维护心脏功能　术后早期关注左、右心功能及容量的平衡。密切监测血流动力学变化,包括心率、心律、血压、MAP、LAP、CVP、PCWP 和主动脉瓣开放频率等,观察血泵波形及流量的变化。严格控制液体的输入速度及量,术后早期补液以血制品为首选。监测血浆胶体渗透压,维持数值在 25~30mmHg。每小时监测尿量,尿量 ≥1ml/(kg·h),在血容量充足的前提下利尿。患者植入 LVAD 后,左心输出量(left cardiac output,CO_L)的增加导致右心回心血量增加,右心室衰竭的发生率可达 20%~30%,是造成患者预后不良的重要原因之一。为预防右心衰竭,术后常规应用米力农。同时选择性使用左西孟旦、新活素、地高辛和呋塞米等药物提升心肌收缩力和降低容量负荷。经食管超声心动图作为“金标准”可检测左右心功能及上下腔静脉的宽度、心室容积大小、瓣膜开放情况、二尖瓣及三尖瓣的反流情况等。术中及术后当天经食管超声心动图检测,后每日进行经胸壁超声检测,用来评估左右心脏功能及容量平面。实时监测并准确记录漂浮导管的数据,及时评估并调整血泵的泵速。

每 4 小时计算出入量一次,每 12 小时记录体重一次,设计标差、环差体重趋势图,精准计算出容量、体重和数据的关系(图 5-3-2)。称重床使用前严格校准归零,床上包含物品详细交班,撤除和加入床上用品时需重新校对零点。根据心力衰竭程度将患者的目标体重按术前体重×(95%~97%)的公式计算,每日 2 次的称重需在同一规定时间测量,并和前一日体重及当日出入量仔细对照,判断是否与现状相符和是否符合科学性。称重"三定"原则:定时间、定体重秤(称重床或是体重秤要前后一致)和定随身物品。

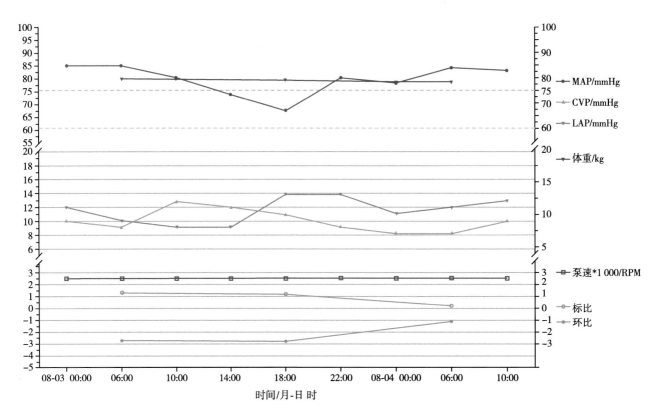

图 5-3-2 循环与体重坐标
MAP:平均动脉压;LAP:左心房压;CVP:中心静脉压。

对于术前肺动脉高压或体外循环后产生肺动脉高压的患者,在留置气管插管期间应充分镇静、镇痛,通过调节呼吸机参数、持续静脉泵入米力农、口服西地那非 4~6 小时 / 次、吸入 NO 等方法来降低肺动脉压力,准确记录数值使平均肺动脉压降至 25mmHg 以下。拔除导管后仍然使用(舒)芬太尼持续镇痛,保持容量负荷平衡。调整血泵泵速在 2 300~2 600RPM,每小时评估泵的波形、流量、功率变化,每小时评估连接装置、导线、电池及泵运转是否正常,听诊泵杂音,每日进行超声监测和胸部 X 线片检查,确保血泵位置正常、心功能和容量满意,最重要的是维持患者的血流动力学稳定。

二、消化系统的护理

植入 LVAD 的患者由于术前心力衰竭严重并经历外科手术过程,消化功能的观察及促进功能恢复是术后护理工作的重点内容。

1. 消化功能评估 术后常规留置胃管,应用胃肠减压,观察胃液的量、颜色,判断有无胃潴留和消化道出血,应用胃肠黏膜保护剂及质子泵抑制剂。观察是否存在腹胀、腹痛、蠕动波,听诊肠鸣音,测量腹围,关注患者排气和排便情况。拔除气管插管后 2~4 小时患者可进食水或流食食物。术后早期需限制水分的摄入,一次进食不宜过多,防止膈肌上抬影响呼吸,同时也增加心脏负担。随时关注消化情况,如有呕吐或出现严重腹胀,警惕胃瘫的可能。若肠鸣音亢进,警惕消化道出血。也有患者出现肠炎导致肠鸣音亢进的情况,注意区分。术前存在严重心力衰竭导致消化道淤血或是术后消化道功能未恢复者,术后 24 小时留置空肠导管行肠内喂养,术后 48 小时开始使用静脉营养经中心静脉导管输注。使用肠内营养(enteral nutrition, EN)支持的患者观察排便情况,每日排便次数、量和性状,每日留取粪便进行便常规、粪便隐血等项目检测。排便次数增加时要加强肛周皮肤护理和预防性保护,可使用 3M 液体敷料和造口粉局部护理。

患者由于多种原因会造成排便障碍,如进食量减少、胃动力不足、胃排空障碍等。于术后第 1 日开始,应用乳果糖或四磨汤中药制剂进行干预,保证排便正常,还可以鼻饲或口服双歧杆菌增强肠道功能。

2. 营养支持 营养支持是指通过肠外或肠内途径,给机体提供一定量与成分的外源性代谢底物或代谢调节剂,以达到维护细胞代谢、改善与修复组织器官结构、调整生理功能、促进患者康复的治疗手段。

每日计算热量,根据食欲和饮食量调整肠内外营养的配比,热量控制在 30~50kcal/(kg·d),监测患者体重,并制订趋势图动态观察。术后除必要的输血、输液外,应尽量鼓励患者早期进食,以增强机体抵抗力,加速创伤修复,减少并发症的发生。鼓励患者进食高热量、高蛋白、丰富维生素饮食。对不能经口进食者(如机械辅助通气、镇静患者),也需保证蛋白和热量的摄入,术后第 2 天起就可鼻饲少量肠内营养混悬液,鼻饲时应调节营养液的浓度、温度和输入速度,观察患者消化吸收的情况(有无腹胀、腹泻),一般降低浓度和速度可减少腹胀、腹泻的发生。必要时给予静脉营养支持。术后进食过程中注意食物对华法林的影响,以营养专家配置的食谱为首选。

长期心力衰竭患者营养状况低下,营养支持可延伸至术前,术前由营养专家评估患者的营养状态,测定身体成分,并制订出膳食食谱,观察其食欲和食量,评估大便频次和性状,保证患者摄入能量为 40kcal/(kg·d)。对于食欲差、消化功能减退或严重营养不良的患者可提前使用胃肠导管喂养或使用经外周静脉穿刺中心静脉置管(peripherally inserted central catheter, PICC)输注营养液。

三、出凝血观察及护理

LVAD 植入后患者需要长期抗凝治疗,规范化抗凝治疗和护理可以有效预防患者的出血和血栓形成。在成人患者中普遍应用华法林作为基础抗凝策略,对是否同期接受抗血小板治疗并未达成一致观点,无论使用何种抗凝方案在护理过程中都要做到密切观察和评估,标准化血液标本采集和监测实验室指标变化。

1. 术后严密监测患者激活全血凝固时间、凝血四项、血小板计数等 在不同阶段标准不同:术后 4~6 小时,引流液≤1ml/(kg·h)开始使用肝素抗凝,维持 ACT 150~200 秒,APTT 40~60 秒,INR 2.0~2.5。肝素泵入每 8 小时更换,肝素泵标准化配制[200U/kg 加 0.9% 氯化钠共计 50ml,则 1ml=4U/(kg·h)],持续泵入注意肝素反跳。术后 24~48 小时,使用肝素使 APTT 维持在 40~50 秒,以 INR 2.0~2.5 为目标,凝血指标达标后可停止肝素抗凝,继续服用华法林,如凝血指标不达标,可使用肝素"桥接"华法林,每 4~6 小时监测指标变化。

2. 掌握术前华法林基因检测结果,便于掌握患者的抗凝方案 转入 ICU 后了解患者术中应用凝血药及血制品的种类、剂量及效果评价。体外循环结束后,通常采用鱼精蛋白中和肝素,使 ACT 降至正常范围,检测血栓弹力图可以更加敏感地发现肝素残留。

3. 明确患者目前所用的抗凝方案和治疗阶段,掌握凝血指标的准确范围。

4. 需要输注血制品(如血浆、冷沉淀、血小板)时,每 15~30 分钟监测一次 ACT 变化,每 2 小时监测一次 APTT 变化,每 12 小时监测一次血小板变化,避免出现凝血指标不达标,导致血栓风险增加。

5. 密切监测各置管的通畅程度,妥善固定,注意置管处是否渗血;应用引流装置的置管要监测引流液的量、颜色和性状。当引流不畅或有 CVP 上升等心包压塞表现时,及时行超声检查加以鉴别。

6. 关注巩膜、鼻黏膜、口腔黏膜、咽后壁及全身皮肤黏膜是否充血、出血;吸痰负压保证在 150~200mmHg 范围,警惕血性痰液出现;有创操作动作要轻柔,警惕外部操作引起出血;判断消化道出血情况,关注胃液及大便颜色;观察尿液的颜色,判断是否有溶血或泌尿系出血的情况;监测切口敷料渗血情况;监测肝功能,考虑肝功能变化对出凝血指标的影响;判断意识状态和瞳孔变化,警惕脑卒中的发生。如果发现异常变化立即通知医师并留取相应标本进行检查。

7. 遵医嘱监测血常规、乳酸脱氢酶、D- 二聚体和游离血红蛋白等指标,规范采集血标本,及时送检。

8. 关注血泵的运转情况,一旦发现流量下降或功率上升,应警惕血栓形成。

四、并发症的观察及护理

1. 出血与栓塞　　出血是伴随机械循环支持的最常见的并发症。术后应严格遵医嘱使用抗凝剂和 / 或抗血小板药物,密切监测出凝血指标和血泵的功能状态,随时调整抗凝药的剂量,预防血栓形成。观察患者的意识、瞳孔和肢体活动情况,关注患者主诉,是否存在头晕、头痛;准确记录血压,出现异常时立即通知医师。同时严密观察有无出血情况,如引流液增多、皮肤出血点、大小便颜色改变等。规范抗凝治疗,警惕不易察觉的消化道出血和脑出血。

2. 心律失常　　术后应严密监测心率(律)变化和对血流动力学的影响,每日描记心电图,遵医嘱使用抗心律失常药并关注电解质变化。床旁备好抢救药品及物品,拟定恶性心律失常处理方案,使用 ICD 的患者调整好参数以备用。如发生心律失常,嘱患者立即卧床休息,同时通知医师调整血泵泵速和处理心律失常。

3. 右心衰竭　　严密监测 MAP、CVP 和出入量水平,每日进行超声评估,术后静脉输注米力农等血管活性药,加强利尿和使用一氧化氮治疗。

4. 心脏压塞　　术后出血多,抗凝调整不当,凝血因子缺乏或消耗,引流不畅等可使血块在心包腔内聚集,即可引起心脏压塞。临床护理中要综合评价心率、血压、CVP、末梢温湿度和尿量变化,听诊心音,观察颈静脉怒张情况及是否存在引流不畅,如考虑发生心脏压塞立即进行心脏超声检查,可能需要紧急进行二次开胸手术。

5. 感染　　感染易发部位来自经皮导线、驱动泵或是植入体内的管路。经皮导线固定是很重要的,否则移动可将皮肤边缘的细菌最终留在皮下造成感染。因此,每日需更换敷料并严格无菌操作,由专门的造口师负责换药和观察,配合抗菌药物的使用,预防感染。胸部切口每 24~48 小时更换敷料,如分泌物多时应及时处理,并留取分泌物进行细菌培养,每日评估留置导管可否尽早拔除。患者的感染除了来源于 LVAD 装置,也可能是由于人工气道、静脉导管及术前感染等原因,因此要加强基础护理操作;注重手卫生;积极评估导管留置的必要性,及早拔除;合理使用抗菌药物;控制血糖和增加营养供给,以预防或避免感染的发生。

6. 溶血　　监测血浆游离血红蛋白及尿常规,如出现血红蛋白尿,提示出现溶血,考虑为血泵辅助流量过高所致,在灌注压满意的条件下尽可能减少辅助流量。

7. 其他并发症　　包括肾功能不全、肝功能不全、神经系统并发症,以及设备故障和用药并发症等。一旦发生肾损伤,应早期应用肾脏透析及连续性肾脏替代治疗。关注药物副作用,尤其是需要监测药物浓度和对用药安全性影响大的联合用药。

五、血泵的观察及护理

1. 控制器和监控器的护理　　保证控制器的线缆与患者连接紧密,交接班时双人核对连接位置和紧密程度,并配备适合高度的固定装置,避免控制器移位。观察控制器显示屏上的指示灯是否正常,有无报警触发和异常声音。确认控制器的供电方式是交流电还是锂电池供电,以便评估供电时长。严密观察监控器的数据和设置的参数,包括流量、功率波形图、血泵速度、电压和患者心率,血泵流量与理想的总心输出量比值和报警限值(图 5-3-3)。如果泵速不变,功率和流量出现异常需排查是否发生血栓、高血压、心律失常和低血容量等,同时及时通知医师和工程师。

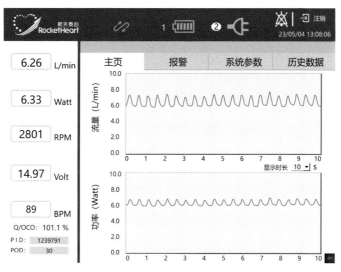

图 5-3-3　左心室辅助装置工作情况参数显示

2. 电源、电池和导线的护理　优先使用电源适配器与控制器相连,日常活动时推荐选择两块电池作为供电电源,一块为正常供电,另一块为备用电池。当供电电池剩余电压 <12V 时,备用电池启动。一块电池可正常使用 8~10 小时,每个患者常规配置 4 块电池。导线连接血泵和控制器,导线出口一般在患者左锁骨中线与脐部连接点,导线延出体外 1.0~1.5m,由专用敷料覆盖和固定,妥善的固定可防止导线牵拉造成的脱位、断开,还可以防止感染、疼痛。患者改变体位、离床康复和自主活动前均需要评估导线的连接紧密程度和是否存在牵拉,不同的行为配置不同的固定装置或是移动背包。

3. LVAD 常见报警原因及处理方法见表 5-3-1。

表 5-3-1　左心室辅助装置常见报警原因及处理方法

常见报警	发生原因	处理方法
流量过高	容量负荷过重;低血压;泵速过高	限容、利尿;调整血压管理用药;降低泵速
流量过低	低血容量;出血;心律失常;高血压	补充血容量;输血、止血;纠正心律失常;降低血压
功率过高	血泵血栓形成;血泵出现异物;血泵故障;控制器驱动故障	降低泵速;加大抗凝药剂量;维持自主心脏功能;紧急外科手术
抽吸甚或吸壁	严重低血容量;血泵泵速过高;心律失常	补充血容量;降低泵速;使用间羟胺;纠正心律失常
无供电	控制器两端无供电电源	连接电源适配器和插入电池;更换控制器
泵停转	经皮导线未连接控制器;经皮导线或插头故障;控制器或血泵故障	重新插、拔经皮导线插头;更换控制器;紧急外科手术

（程　玥）

参考文献

［1］MARTINA J R, WESTERHOF B E, VAN GOUDOEVER J, et al. Noninvasive blood pressure measurement by the Nexfin monitor during reduced arterial pulsatility: a feasibility study［J］. ASAIO J, 2010, 56（3）: 221-227.

［2］王玉琦,赵帅,刘志刚.连续血流左心室辅助装置术后血压管理的研究进展[J].老年医学研究,2021,2(4):49-51.

［3］BENNETT M K, ROBERTS C A, DORDUNOO D, et al. Ideal methodology to assess systemic blood pressure in patients with continuous-flow left ventricular assist devices［J］. J Heart Lung Transplant, 2010, 29(5): 593-594.

［4］彭洁婧,曾珠,邓永鸿.5例左心室辅助装置植入患者的术后护理[J].中华护理杂志,2020,55(9):1346-1348.

［5］岳明叶.6例终末期心力衰竭患者左室辅助装置人工心脏植入术后护理与装置管理[J].全科护理,2021,19(20): 2822-2826.

［6］雷白,胡盛寿.左心室辅助装置抗栓治疗研究进展[J].中国循环杂志,2020,35(2):200-204.

第四节　术后呼吸治疗

一、术后机械通气

LVAD 植入术后的呼吸机管理与其他类型心脏直视手术术后患者的呼吸机管理基本相同,机械通气时应考虑尽早拔除气管插管以减少肺部感染的风险。在设定机械通气参数时需要关注机械通气对循环系统的作用。机械通气可通过平均气道压(mean airway pressure, Pmean),对心脏的生理产生 3 种不同的影响:①Pmean 改变了胸膜腔内的压力,使静脉回心血量减少,从而降低右心室的前负荷;②Pmean 有可能导致肺泡过度扩张,从而引起肺毛细血管受压并增加肺血管阻力;③Pmean 升高影响左室壁张力并降低左心室后负荷。因此,机械通气期间维持较低的气道峰压及 Pmean 对于避免肺血管阻力增加和右心衰竭的发生至关重要。

(一)呼吸机模式的选择

LVAD 植入术后患者呼吸机模式的选择可以常规选择压力控制模式或者容量控制模式结合同步间歇指令通气(synchronized intermittent mandatory ventilation, SIMV)。适应性支持通气(adaptive support ventilation, ASV)在临床上的应用逐渐增多,它可以缩短心脏手术患者术后机械通气时间。无论应用何种模式都应密切关注气体交换及肺不张和肺泡过度膨胀的潜在问题。一些通气模式,如气道压力释放通气(airway pressure release ventilation, APRV)应谨慎使用,因为它们可能导致右心功能障碍。出于同样的原因,也应避免使用大潮气量(tidal volume, V_T)和较高的 PEEP 的通气策略。应在密切监测患者血气分析的情况下,逐渐降低吸入氧浓度,小心撤离呼吸机支持。应避免低氧血症及高碳酸血症,因为低氧血症有可能增加肺血管阻力和 PAP,这将增加右心室后负荷并进一步损害右心功能。笔者所在 ICU 选择呼吸机模式及设定参数时本着在不增加右心室后负荷的前提下遵循“低频、中幅、反常、屏气”的八字原则,该原则是由本中心刘晓程教授总结和提出的。低频:相对较低的呼吸频率(8~10 次/min);中幅:中等幅度气道压力,我们的经验是在压力控制模式下气道峰压不超过 22cmH₂O;反常:在不增加右心负荷的前提下,尽量增加吸气时间,甚至反比通气;屏气:间断手动吸气、屏气,促进肺泡复张。

1. 潮气量　无论是容量控制模式还是压力控制模式,潮气量都应该能够保证足够的气体交换。若没有严重的呼吸疾患和急性呼吸窘迫综合征(acute respiratory distress syndrome, ARDS), V_T 的范围通常设定为 6~12ml/kg(理想体重)。在容量控制模式时,应结合患者呼吸系统的顺应性和气道阻力进行调整,避免气道平台压超过 30cmH₂O。在压力控制模式时, V_T 主要由预设的压力、吸气时间、呼吸系统的阻力及顺应性决定。最终应根据动脉血气分析进行调整。

2. 呼吸频率　呼吸频率(respiratory frequency, RF)的选择根据每分通气量及目标 PCO₂ 水平,通常设定频率为 12~15 次/min,在一部分肺顺应性好的患者可以逐渐降低呼吸频率至 8~10 次/min。应根据动脉血气分析的变化来调整潮气量和呼吸频率。

3. 吸入氧浓度　吸入氧浓度（fraction of inspired oxygen，FiO₂）的选择应保证患者的目标动脉氧分压（arterial partial pressure of oxygen，PaO₂）在正常范围偏高水平。结合目标 PaO₂、PEEP 水平，Pmean 水平和血流动力学的状态，酌情调整 FiO₂ 在 50% 以下，并设法维持动脉氧饱和度（arterial oxygen saturation，SaO₂）>92%，若不能达到上述目标，可以增加 PEEP 水平以增加 Pmean，改善氧合状态，同时给予镇静药和肌肉松弛剂；若已经达到上述目标，则应保持 FiO₂ 在最低水平。

4. PEEP 的设定　PEEP 的作用是使萎陷的肺泡复张，增加 Pmean，增加肺部功能残气量，改善 SaO₂，减轻肺水肿和肺泡渗出。但是胸腔内正压同时影响了回心血量及左心室后负荷，克服 PEEP 会引起呼吸功增加。PEEP 的设定也是在目标 PaO₂ 和氧输送的基础上，与 V_T 和 FiO₂ 联合考虑，虽然对 PEEP 上限的设定目前仍缺少共识，但临床通常设定 PEEP 在 5~15cmH₂O，高水平的 PEEP 持续时间应尽量缩短。初始设定在 5cmH₂O，随后根据血气分析和血氧饱和度适当增加，调整时应保持血流动力学平稳，直至能获得较满意的 SaO₂。PEEP 设定原则是能够达到最优的气体交换且对血流动力学影响最小。特别是对于右心功能不全的患者，增加 PEEP 时应严密观察血流动力学的变化，一旦出现血压下降，需要立即降低 PEEP 水平。

5. 吸呼比的设定　机械通气过程中吸气时间和呼气时间的比值即吸呼比（inspiratory/expiratory ratio，I∶E ratio），是一个非常重要的指标。吸气时间延长可增加 Pmean，具有促进动脉氧和的作用。LVAD 植入术后氧和功能正常的患者，通常设置吸气时间为 1.0~1.2 秒，或者 I∶E ratio 为 1∶（1.5~2.0）。限制性肺疾病的患者，一般主张稍长的吸气时间，较大的吸呼比［I∶E ratio 为 1∶（1.0~1.5）］。长的吸气时间（>1.5 秒）可能会导致患者过度肺膨胀从而引发内源性 PEEP，为了避免人机对抗，通常需要应用镇静剂或肌肉松弛剂。阻塞性肺疾病患者，宜适当延长呼气时间，减少 I∶E ratio，以利于充分呼气和排出二氧化碳，保持 I∶E ratio 为 1∶（2.0~3.0）。

6. 触发灵敏度的调节　压力触发时，管道压力降至一定水平，呼吸机可以触发呼吸并形成气流量，吸气时管道中所形成的压力必须低于基线压力。灵敏度设置在 −0.5~−1.0cmH₂O。压力触发时，患者需要做一定的功，用于产生一定的负压，才能触发通气，有一定的延缓时间。流量触发时，不需要患者做功来触发呼吸机，无延缓时间。流量触发反应快，影响因素小，同步效果好。流量触发的灵敏度设置在 1~3L/min。值得注意的是，触发灵敏度过于灵敏时，气道内微小的压力和流量的改变即可引起自动触发，患者可能一次接一次地触发通气，反而令患者不适。

7. 湿化器的调节　在人工气道湿度不足的情况下，气道内痰液将形成痰痂，引起气道阻塞，因此应用主动加热湿化效果最好。伺服型加热湿化罐有温度监测及反馈系统，通过温度的反馈与控制，可以保证患者吸入气体温度为 37℃、相对湿度为 100% 的湿化混合气体。湿化罐有浮子感应，湿化水可以自动注入湿化罐，同时有湿化罐烧干报警。

（二）呼吸机的撤离

拔除气管插管去除呼吸机的胸腔内正压，降低了右心室的后负荷，从而增强右心功能。但是对于一些术前危重、长期心力衰竭、肺部淤血的患者，拔管前应当采取自主呼吸试验的方法进行呼吸机的撤离。如果患者达到了以下条件，可尝试撤离呼吸机、拔除气管插管：①神志清醒，对外界反应好，自主呼吸及咳嗽有力，V_T 满意；②引流液不多，无活动性出血，无二次开胸指征；③血流动力学稳定，末梢暖，无心律失常；④呼吸机参数已经减至正常范围，即 FiO₂<40%、PEEP<5cmH₂O、PS<5cmH₂O、患者呼吸频率不快、V_T>5ml/kg；⑤体温正常；⑥血气分析无明显异常。

（三）呼吸机撤离后的呼吸管理

1. 氧气疗法　要根据患者末梢血氧饱和度目标选择氧疗方法。选择低流量给氧方式即鼻导管及普通面罩给氧时,要观察患者的生命体征、血氧饱和度及呼吸做功的情况。如果患者呼吸做功增加,可逐步过渡为经鼻高流量湿化氧疗(high-flow nasal cannula oxygen therapy, HFNC)。HFNC 给患者提供稳定精确的吸氧浓度、可调节温度和湿度的高流量气体,通过鼻塞进行氧疗,具有很好的舒适性。HFNC 能够通过吸入高流量气体产生一定水平的呼气末正压、冲刷上呼吸道生理死腔、利用恒温恒湿气体的通过维持黏液纤毛清除系统功能及降低患者上气道阻力和呼吸功等作用来改善患者的换气和部分通气功能。

2. 无创辅助通气 LVAD 植入术后患者撤离呼吸机后,呼吸机压力的消失导致胸腔正压下降、毛细血管静水压升高转移至肺间质,液体渗出到肺泡,可能引起肺顺应性下降、肺膨胀不全。无创辅助通气作为有创通气的序贯治疗手段,持续维持气道正压有利于维持肺泡开放、防止肺泡陷闭,以增加功能残气量。根据呼吸衰竭的分型选择不同的通气模式。当患者有 CO_2 潴留时,选择双水平正压通气模式,即吸气压初始值为 $8cmH_2O$、呼气压初始值为 $4cmH_2O$,依据监测的潮气量及患者舒适性做后续调整,吸入氧浓度依据目标氧饱和度(92%~95%)做调整。对于没有 CO_2 潴留的患者,可以选择持续气道正压通气(continuous positive airway pressure, CPAP)的模式,增加肺泡内压力,维持肺泡开放,减少肺泡内液体渗出,改善患者的血氧饱和度。

二、术后肺动脉高压与一氧化氮吸入

(一)左心室辅助装置植入术后肺动脉高压的治疗

LVAD 植入术后患者术前存在不同程度的肺动脉高压,虽然在术中给予相应的综合治疗,但仍有部分患者在体外循环术后出现不同程度的肺动脉高压的加重,肺循环阻力和肺动脉压力升高,甚至导致右心功能不全或者低氧血症,严重者可能引起右心衰竭。一般常用的血管扩张药不能选择性地扩张肺动脉,也不能改善因此而发生的低氧血症,静脉应用血管扩张药剂量较大时还有可能发生低氧或加重已经存在的低氧血症。NO 是以左旋精氨酸和氧分子为底物,经一氧化氮合酶催化而成。当 NO 由气道吸入后,通过肺泡壁进入肺毛细血管平滑肌细胞,激活鸟苷酸环化酶,使环鸟苷酸(cyclic guanylic acid, cGMP)浓度升高,进一步激活 cGMP 依赖性蛋白激酶,使细胞膜上的 K^+ 通道开放、Ca^{2+} 通道关闭,导致细胞内 Ca^{2+} 减少,使血管平滑肌舒张及血管舒张。NO 亦可通过直接激活 K^+ 通道而使肺血管扩张,短期内 NO 吸入治疗能够选择性降低 PVR、改善右心功能和低氧血症,达到其独特的治疗效果。

(二)吸入一氧化氮的监测

在进行 NO 治疗期间,要确保 NO 气体由呼吸管道的吸入端进入患者体内,监测患者静脉压、肺动脉压、体动脉压和血氧饱和度的变化。在开始吸入 NO 治疗的 24 小时内,可以根据患者的具体情况,考虑减少 NO 量,并逐渐撤离。NO 的浓度可从 20PPM 缓慢降低至 0~5PPM,以防止 NO 减停的反跳现象。在第一次撤退 NO 期间,应仔细监测肺动脉压和全身动脉压。如果在撤离刚开始的 1~2 分钟肺动脉压升高,血压下降,则表示 NO 撤离失败;如果患者在减停 NO 期间病情不稳定,应考虑重新应用停药前浓度水平的NO,应用 24 小时后可考虑再次减停。在泰达国际心血管病医院 LVAD 植入术后患者中,NO 的治疗浓度为 20~40PPM,患者的 PAP 和 CVP 可维持在一个相对稳定的范围。在给患者服用西地那非药物治疗后,逐渐减停 NO,临床上并无停用 NO 后的反跳现象发生,治疗取得了很好的效果。

三、术后呼吸系统并发症的管理

LVAD 植入术后,部分患者由于呼吸机使用时间长、机体免疫力低下、应用抗凝药等原因,出现肺不张、肺出血、肺部脓肿、肺部感染等并发症。针对呼吸系统并发症,我们采取调整呼吸机参数、局部用药,同时采用俯卧位通气及俯卧位给予支气管镜肺泡灌洗引流的方法。具体实施措施如下。

（一）术后俯卧位通气的安全性

LVAD 植入术后患者出现肺不张、肺部感染、通气血流比例失调等原因可能导致低氧血症,调整呼吸机参数可以改善患者的换气功能,但是单纯地调整呼吸机参数还可能增加右心室后负荷,从而影响右心功能。因此,我们在本组 LVAD 植入术后发生低氧血症的病例中,除秉承"低频、中幅、反常、屏气"原则外,把俯卧位通气也作为肺复张的方法之一,以改善通气血流比例、促进分泌物引流、改善患者血氧饱和度。笔者认为决定对 LVAD 植入术后患者实施俯卧位通气是此项工作的难点之一。俯卧位通气在临床治疗中尤其是 ARDS 的治疗中已经得到广泛应用,但是在 LVAD 植入术后成功应用的患者记录较少。泰达国际心血管病医院的临床实践充分论证了给 LVAD 植入术后患者实施俯卧位通气的安全性,在给患者翻身时充分固定 LVAD 经皮导线可以保证 LVAD 工作状态正常。

（二）俯卧位通气的实施细则与注意事项

1. 患者方面　给予患者充分镇静,必要时应用肌肉松弛剂。保持患者 Ramsay 镇静评分为 2~4 分。

2. 指挥协调方面　医师作为指挥者,明确每个人的职责,呼吸治疗师负责气管插管的固定,4 名护士分别位于患者两侧,其中 1 名护士在翻身时固定好 LVAD 经皮导线。

3. 妥善固定管路　由于 LVAD 经皮导线在胸前区切口左侧,因此,翻身时必须从左侧向右侧翻身,故需将管路妥善放置于患者左侧,以保证翻身时管路的安全性。LVAD 通过经皮导线与体外的控制器连接,并没有缝合固定,应用贴膜加强固定,在此期间需由专人按住经皮导线,如果经皮导线张力过大、监控器出现波形变化则提示流量下降,应立即停止操作并寻找原因。本中心患者在俯卧位通气实施过程中 LVAD 经皮导线得到了妥善固定,流量平稳,无不良事件发生。

4. 俯卧位通气实施过程中 LVAD 监控器的监测　LVAD 植入术后早期,通过持续床旁监控器监测 LVAD 运行的流量、功率、泵速、电压和患者心率。主屏幕还包括两个实时波形,显示流量和功率的脉动。正常的脉动波形是高峰到低谷的正弦波。翻身前查看患者监控器的波形及数据,在搬动患者过程中若出现波形的变化较大（如脉动波触及底线）,要立即停止搬动,充分评估后再缓慢操作。

5. 预防皮肤压力性损伤　待翻身完成后,评估其生命体征、LVAD 运行情况和管路情况。头面部、胸前部、肩胛部、膝部、脚踝部等受压部位皮肤使用啫喱垫保护,腹部使用软枕预防压疮。所有导管与皮肤的接触部位使用银离子抗菌泡沫敷料保护。在操作前评估患者的皮肤状况,在易受压的部位涂皮肤保护剂。

（三）俯卧位通气联合支气管镜肺泡灌洗引流

LVAD 植入术后患者由于应用抗凝血药可能会造成患者肺泡毛细血管损伤而引起出血。患者肺部出血后局部肺组织实变,肺顺应性降低,肺通气量减少,甚至出现低氧血症。应用支气管镜吸引痰液并进行气道灌洗后,气管及相应肺部注入凝血酶局部止血。肺泡出血的止血是关键,高的肺泡内压力可以使肺泡内渗出减少,同时可以通过局部压迫肺泡血管进行止血,还可以改善患者的肺顺应性。在俯卧位进行支气管镜吸痰灌洗后,俯卧位可以促进痰液引流。

（范永娟）

参考文献

[1] PAPATHANASIOU M, MINCU RI, LORTZ J, et al. Prolonged mechanical ventilation after left ventricular assist device implantation: risk factors and clinical implications[J]. ESC Heart Failure, 2019, 6(3): 545-551.

［2］安连朝,栗小提,瞿海龙.急性呼吸窘迫综合征的右心保护性通气策略[J].中西医结合心脑血管病杂志,2022,20(1): 185-187.

［3］何俊俏.经鼻高流量湿化氧疗在体外循环心脏术后机械通气患者撤机后序贯治疗中的应用[J].中国医师杂志,2021, 23(12):1883-1885.

［4］LAGIER D, FISCHER F, FORNIER W, et al. Effect of open-lung vs conventional perioperative ventilation strategies on postoperative pulmonary complications after on-pump cardiac surgery: the PROVECS randomized clinical trial[J]. Intensive care medicine, 2019, 45(10): 1401-1412.

［5］MCGINN K, REICHERT M. A Comparison of Inhaled Nitric Oxide Versus Inhaled Epoprostenol for Acute Pulmonary Hypertension Following Cardiac Surgery[J]. Ann Pharmacother, 2016, 50(1): 22-26.

第五节　术后抗凝管理

出血和血栓形成是 MCS 装置植入术后的两个主要并发症,也是一对矛盾。LVAD 作为人工、非生理的植入物,在复杂的凝血系统中出现相关并发症是可预期的。当血液与 LVAD 内表面接触时,人体针对外来物质的自然免疫反应会导致凝血因子增加和血栓形成。LVAD 制造中所使用的钛表面并不能完全抵抗血栓形成,已有研究证据表明纤维蛋白原能吸附在钛表面上导致血小板黏附和活化。LVAD 的连续流增加了血管壁对血液的剪切力,易激活血小板,从而进一步促进血栓形成。一方面,LVAD 的植入过程破坏了血管内皮的屏障功能;另一方面,由于驱动导线需要穿透皮肤,因此容易引入外来病原体导致感染,也容易形成血栓。但同时,LVAD 植入术后患者的出血发生率也较高,研究表明有 20%~60% 的患者出现了不同程度、不同部位的出血事件。除了长期抗凝治疗增加了出血风险外,与 CF LVAD 的独特循环生理相关的平流循环生理(低脉压)一方面会导致获得性血管性血友病因子(von Willebrand factor, vWF)缺乏,另一方面可造成多发动 - 静脉畸形及抑制 β- 淀粉样蛋白和大脑代谢产物的自然清除,也增加了出血的风险。综上所述,LVAD 植入术后也存在类似于 Virchow 三联征的 VAD 三联征,即包括人工表面、血液改变和异常流动三者的影响及其相互作用。因此,有效、适宜的抗凝方案对于 LVAD 植入术后患者成功的术后管理至关重要。

从 LVAD 应用至今的几十年里,对患者抗凝治疗的探索一直在创新。随着装置的不断改进,抗凝治疗策略也在不断改善,以达到预防出血和血栓形成的目的。不断进步的临床实践也有助于减少患者的出血并发症,同时保护装置。现在,随着技术的快速发展及临床经验的增加,LVAD 的抗凝目标已经发生了变化。

最初,更高的抗凝目标是保护装置不发生故障,并降低与泵血栓形成相关的高死亡率。此时期,抗凝方案通常是非常积极的,例如采用抗血小板药和华法林进行双重抗凝治疗,控制 INR 在 2.5~3.5。植入早期泵血栓形成的发生率较低,为 2%~4%,但取而代之的是较高的出血发生率,最常见的是胃肠道出血。为了控制胃肠道出血的发生,有医学中心将 INR 水平降低至 1.5~2.0,并取消应用抗血小板药,但该种方案会使急性泵血栓形成的发生率增加。CF LVAD 辅助患者的目标 INR 值通常比搏动型 LVAD 低,但不同中心的具体使用方案并不完全相同,临床上还需依靠设备类型和患者状态等进行综合评估并确定抗凝方案。

一、围手术期抗凝管理

(一)术后抗凝策略

目前,大多数中心采用 ISHLT 最新指南推荐的方案(表 5-5-1)。指南建议:在转入 ICU 的 24 小时内开始使用阿司匹林,在术后第 1~2 天如果没有出血证据,静脉注射肝素抗凝,将 APTT 目标定为 40~60 秒。在术后第 2~3 天拔除胸管后,开始华法林治疗(目标 INR 为 2.0~3.0),同时继续静脉注射肝素(目标 APTT 为 60~80 秒)。此外,如果未及早开始使用阿司匹林,可与华法林同时使用。指南是进行适当抗凝以防止泵血栓形成的基本要求,各个中心的抗凝方案通常应遵循这些基本原则,同时根据设备类型和患者特征进行适度的调整。

表 5-5-1　国际心肺移植协会关于左心室辅助装置植入术后的抗凝及抗血小板方案

开始时间	措施	CF LVAD 目标	搏动型 LVAD 目标
术后 1~2 天	如果没有出血迹象,开始使用肝素 [a]	APTT 40~60s	APTT 40~60s
术后 2~3 天	增加肝素用量,开始服用阿司匹林 [b] 和华法林 [c]	APTT 60~80s 阿司匹林 81~325mg INR 2.0~3.0	APTT 60~80s 阿司匹林 81~325mg INR 2.5~3.5

注:如果患者对阿司匹林过敏,可以考虑使用氯吡格雷或双嘧达莫作为替代。INR,国际标准化比值;APTT,活化部分凝血活酶时间。[a] 代表可以考虑替代静脉抗凝治疗(比伐卢定);[b] 代表一些中心还给予额外的抗血小板药(如氯吡格雷),HeartWare VAD(HVAD)患者接受 325mg 阿司匹林;[c] 代表拔除胸管后。

ISHLT 指南是在 HeartMate Ⅱ 和 HeartWare VAD(HVAD)时期制定的。2017 年 HeartMate Ⅲ 获得美国 FDA 批准,其体积更小,转子采用全磁悬浮设计,已被证明有良好的血液相容性,但新一代血泵是否可以进一步降低抗凝强度还有待观察。然而,由于方法、患者人群、统计学、不良事件定义、血泵类型及各种研究结果的差异,对理想 INR 仍存在不确定性,且对于中国人群更缺少相关研究。

笔者所在单位牵头设计的国产 HeartCon 型 LVAD,即磁液悬浮型 HeartCon,其多中心临床试验研究的抗凝方案经过临床实践检验,取得了良好效果(表 5-5-2)。具体介绍如下:术后转入 ICU 的 24 小时内,如果引流连续 3h≤0.5ml/(kg·h),启动肝素,APTT 维持在 40~50 秒;术后第 1~2 天,继续静脉注射肝素,APTT 调整为 50~60 秒,同时给予口服华法林(目标 INR 2.0~2.5);当 INR 达到 2.0 时停用肝素。

表 5-5-2　HeartCon 型左心室辅助装置植入术后患者的抗凝方案
(来自泰达国际心血管病医院)

时间	静脉肝素	华法林
转入 ICU(<24 小时)	引流连续 3h≤0.5ml/(kg·h) 肝素启动:目标 APTT 40~50s	—
术后第 1~2 天	肝素继续:目标 APTT 50~60s	启动华法林
术后第 3~7 天	肝素继续:当 INR 达到 2.0 后,停用肝素	目标 INR 2.0~2.5

注:INR,国际标准化比值;APTT,活化部分凝血活酶时间。

对于恶病质、术后肝功能明显恶化、血小板进行性下降等特殊患者,应采取更低水平的抗凝策略,之后根据恢复情况再逐步调整为标准抗凝方案。

(二)桥接治疗

肝素是 LVAD 植入后桥接至治疗性 INR 的主要支柱。目标 APTT 在不同中心略有不同。在 PREVENT 研究中,使用 APTT 50~60 秒;绝大多数中心选择最终 APTT 目标接近 60~80 秒的范围;我们的研究显示,APTT 为 50~60 秒更适合中国人群。

INR 达到目标水平停用肝素,肝素与华法林治疗重叠至少 5 天。华法林通过抑制维生素 K 依赖性凝血因子 Ⅱ、Ⅶ、Ⅸ、Ⅹ 的合成而达到抗凝的目的。虽然在启动华法林治疗早期(即第 24~48 小时)可以看到

INR 的升高,主要是由于Ⅶ因子(半衰期为 4~6 小时)的迅速减少,但并不能真正反映华法林的全部抗凝作用,直到Ⅱ因子(半衰期为 36~72 小时)和 X 因子(半衰期为 30~34 小时)水平也降低后才会起效,即使在服用较高华法林剂量的患者中亦是如此。同时,华法林还会使抗凝蛋白 C 和 S 水平迅速降低,故在华法林治疗初期会产生一过性促凝作用。由此可见,为避免术后早期血栓形成,肝素和华法林重叠治疗应至少 5 天。

术中抗凝物质使用过多,会造成术后肝素抵抗。除外这种情况,如果肝素使用较大剂量仍表现抗凝不足,则应考虑抗凝血酶Ⅲ(antithrombin Ⅲ, AT-Ⅲ)缺乏或功能缺陷。我们的经验是:术前、术后监测抗凝血酶,避免术后 AT-Ⅲ 缺乏导致肝素桥接无效。由于术中抗凝物质使用过多而导致的肝素抵抗可通过追加肝素剂量以达到有效抗凝,需要跟进式频繁监测 APTT,以使肝素快速达到有效剂量。对于无法快速获得 APTT 结果的中心,可监测 ACT,维持 ACT 范围在 180~220 秒。ACT 监测方便、快捷,可以反映整体凝血功能,但其结果受多种因素影响,例如低体温、贫血、低纤维蛋白原血症、血小板减少症及凝血因子缺陷等。不同 ACT 设备也呈现出结果的差异性。2021 年体外生命支持组织(Extracorporeal Life Support Organization, ELSO)抗凝指南推荐:对于确认为获得性 AT 功能缺陷而导致肝素抵抗的情况,考虑补充 AT 浓缩物,由于存在增加肝素抗凝效应的风险,输注 AT 浓缩物时应降低肝素用量;对于可疑或者确定低水平 AT 患者给予输注新鲜冰冻血浆(fresh frozen plasma, FFP)处理。然而,给予标准剂量的 FFP 不易获得足够量的 AT 水平,主要是因为 FFP 中的 AT 浓度只有 1U/ml。笔者所在团队在研究中未使用 FFP,尚缺乏相关研究数据,对临床预后尚不清楚。

有一些中心报道使用替代药物,例如低分子肝素。单中心经验报道在 HeartMate Ⅱ和 HVAD 植入后 24 小时内使用依诺肝素,出血和血栓形成事件的发生率较低,采用血浆抗 Xa 因子活性实验作为检测和调整剂量的标准。此外,美国圣路易斯华盛顿大学 Barnes-Jewish 医院通过静脉注射比伐芦定桥接到华法林。然而,考虑到肝素与其他替代药物相比,具有起效快、半衰期短且具有拮抗剂(鱼精蛋白)的优势,因此肝素仍然是 LVAD 植入术后患者早期首选抗凝治疗药物。

在肝素或低分子肝素给药期间,应注意肝素诱导性血小板减少症(heparin-induced thrombocytopenia, HIT)的发生,最常见发生在肝素治疗开始后 5~10 天。在 358 例 LVAD 植入术后患者的单中心队列研究中, HIT 的发生率为 4%。HIT 是一种免疫介导的不良反应,其特征是抗体诱导的血小板活化,尽管血小板计数低,但仍会导致凝血酶生成和反常的高凝状态。一旦确诊或强烈怀疑时,应立即实施替代的非肝素抗凝方案,如阿加曲班、比伐芦定。

还有一些病例报道表明可以不需要肝素桥接到华法林。一项短期研究显示,没有肝素过渡到治疗性 INR,患者出血较少,血栓形成事件相当。

(三)口服抗凝剂

以华法林为代表的维生素 K 拮抗剂是 LVAD 植入术后患者抗凝的标准治疗方案。国外研究显示,植入后开始口服华法林抗凝治疗的时间因中心而异,但通常不早于术后第 2 天,而且在开始使用华法林之前需要达到止血。也有一些实践倾向于在 LVAD 植入术后更早开始抗凝,为防止早期泵血栓的形成,有机构在术后第 1 天就给予阿司匹林、华法林和肝素。在我们的临床实践中发现,对于终末期心力衰竭患者,不管术前如何强化综合治疗,体内仍有严重的水钠潴留,因此,我们在术中采取高质量反超滤,术后提高胶体渗透压、积极滤水,为防止早期血栓的形成,术日或次日根据患者凝血状况积极启动华法林和肝素抗凝治疗。

患者对华法林的反应具有高度变异性,取决于剂量、遗传、饮食、联合用药、合并症、肝脏合成能力,也可能取决于肠道中的微生物组成。基因型引导的方法有助于优化华法林剂量策略,以稳定的治疗方式实现目标 INR,避免两种不希望的情况:①华法林不敏感患者的肠外抗凝剂桥接期较长;②华法林敏感患者 INR 突然升高导致肝素过早停用,而此时华法林的促凝作用仍占主导地位。根据我们的经验,不同细胞色素 P450 2C9(CYP2C9)/维生素 K 环氧化物还原酶 1(VKORC1)基因型患者在达到目标 INR 所需的天数及平均剂量方面有显著差异。因此,华法林基因分型可以纳入初始剂量的决策制订。无论何时开始使用华法林,在决定起始剂量时都应谨慎考虑药物相互作用、患者体重、临床状态和既往华法林剂量。在监测华法林用药时,我们将抗凝剂及结果制成坐标,观察和比较其动态变化,证明对精准监测抗凝很有裨益。

由于在寻找适当的 INR 范围以平衡血栓形成和出血事件方面存在重大争论,便出现了新型口服抗凝血药(novel oral anticoagulant,NOAC)作为华法林替代品的研究。在一项包含 7 例患者的小型非随机研究中,研究人员评估了达比加群酯的安全性和有效性,作为使用华法林发生出血或血栓事件的 LVAD 植入术后患者的二线治疗选择。如果患者发生出血事件,则给予达比加群酯 110mg/ 次,每天 2 次;如果出现血栓事件则给予达比加群酯 150mg/ 次,每天 2 次。华法林组和达比加群酯组的血栓事件发生率相似,但华法林组的大出血频率更高。与其他 NOAC 相比,阿哌沙班引起胃肠道出血的风险较低。有 1 例 LVAD 植入术后患者成功使用阿哌沙班治疗复发性胃肠道出血和华法林不耐受的病例报道。该患者在治疗后 1 年没有出现出血或血栓事件。因此,在 LVAD 植入术后患者群体中研究阿哌沙班可能很有价值。然而,确定阿哌沙班在该人群中的安全性需要在更长的时间内收集更多可靠的数据。此外,由于达比加群酯逆转剂伊达赛珠单抗(idarucizumab)的上市,达比加群酯可能是更安全的替代品。虽然目前只有达比加群酯有逆转剂,但一些有希望的逆转剂正在开发中,可能使其他 NOAC 成为特定患者华法林的潜在替代品。但是,因 NOAC 在心脏人工机械瓣膜患者中应用的限制,在 LVAD 植入患者中能否替代华法林还有待更多的研究。

(四)抗血小板治疗

剪切力介导的血小板活化被认为与 LVAD 植入术后血栓形成有关,这导致大多数中心在术后给予维生素 K 拮抗剂的同时联合阿司匹林(81~325mg)治疗,常用的剂量为 100mg。各个中心的抗血小板治疗方案通常根据 VAD 类型和患者特征有适度变化,这些差异包括:全剂量阿司匹林(每天 325mg)、双重抗血小板治疗(联合每天 75mg 氯吡格雷),以及根据阿司匹林反应性测试调整适当的阿司匹林剂量等。阿司匹林反应性不仅因患者而异,而且可能随着时间的推移,在个别 LVAD 植入术后患者中显著减弱。一项阿司匹林对 LVAD 植入术后患者血小板抑制作用评估的研究表明,在植入术后的前 3 个月,阿司匹林耐药的概率增加了 6 倍,并且在 6 个月时保持相对稳定。因此,一些中心在 LVAD 植入术后 3 个月以上或出现出血并发症后停止抗血小板治疗。在泰达国际心血管病医院 LVAD 临床试验开始时,因缺乏经验,也采用了在华法林抗凝基础上联合抗血小板的治疗方案,后因出血不良事件的发生停用了阿司匹林。通过泰达国际心血管病医院 LVAD 医疗团队对单用华法林抗凝策略的观察,1 年、2 年的生存率分别为 95.0%和 95.0%,均高于 2020 年 INTERMACS 年报数据(82.3% 和 73.1%);1 年内脑卒中的发生率(13.6%)与联合用药相当(12.7%)。我们对比了联合使用阿司匹林与不使用阿司匹林不良事件的发生率,结果表明在 LVAD 植入术后患者中不联合使用阿司匹林的单用华法林方案不会增加血栓栓塞事件,并可能降低出血性脑卒中、消化道出血的风险。但是,我们的研究仍有一定的局限性:纳入研究的患者数量较少,随访时间也较短,需要进一步的随机和对照研究来评估单用华法林方案的安全性和有效性。

同时,建议对于一些特殊情况需采用个体化策略。在我们的研究中,1 例患者在 LVAD 植入时采用左前外开胸,流出管由常规升主动脉吻合改为降主动脉吻合。术后仅使用华法林抗凝,在术后第 330 天发现主动脉瓣口血栓,通过降低泵速、INR 目标由 2.0~2.5 调整至 2.5~3.0、同时联合应用阿司匹林治疗,5 天后血栓消失,患者亦未出现不良状况。另外,LVAD 植入术后患者导管射频消融后,泵血栓的发生率可能上升,尤其在血泵流入管周围心尖处消融后发生率可能较高。我们有 1 例患者因反复发生心室颤动,13 天内进行了 3 次射频消融,于最后一次射频消融术后 7 天出现泵血栓,故行血泵更换。因此,可能针对不同的情况,使用阿司匹林抗血栓治疗需要采取个体化方案。我们认为,有 3 种情况需要有限的、严格的联合抗血小板治疗:①恶性心律失常行导管射频消融者。射频消融术中引起心肌损伤致使胶原纤维暴露,并且电极周围温度高引起血小板激活,从而导致血栓形成;②左前外开胸者。主动脉瓣上的"静默区"增加导致瓣上血栓的风险增加;③超小体重或严重心力衰竭导致主动脉瓣不开放者。在主动脉瓣长期不开放的情况下容易形成主动脉瓣血栓。前一种情况可短期联合抗血小板药,后两种情况可长期联合抗血小板药。

(五)国际标准化比值异常的处理

1. 国际标准化比值过高的处理　在大多数研究中观察到 LVAD 植入术后患者有 20%~60% 的出血发生率,远远超过其他原因进行抗凝患者的预期出血率。例如,机械瓣置换术后患者,尽管使用较高的目标 INR(3.0~4.0)抗凝,这些患者的出血发生率也仅为 2.68~4.60 事件 /(100 患者·年),而报道的 LVAD 植入术后患者出血发生率可高达 63.00 事件 /(100 患者·年),考虑其主要原因仍是 CF LVAD 植入术后导致的平流循环生理所致。因此,当出现 INR 过高时可能需要更积极的干预措施来降低 INR。

维生素 K 拮抗华法林需要一定的时间,紧急情况下可应用凝血酶原复合物浓缩剂(prothrombin complex concentrate,PCC)或新鲜冰冻血浆,首选 4 因子人凝血酶原复合物(4F-PCC),其包括与华法林相关的 4 个凝血因子Ⅱ、Ⅶ、Ⅸ、Ⅹ。5~15 分钟即可起效,用量取决于患者的 INR 和体重。应用 PCC 与输注血浆相比,发生血栓栓塞事件的风险相近,但 1 小时内使凝血正常化更具有效性。在输注血浆前,需配血型、解冻,因而可能耽误时间。此外,在逆转华法林作用时所需要的血浆量较大(15~30ml/kg),为了适当控制液体用量,临床上一般用量为 10~15ml/kg,也有指南推荐用量为 5~8ml/kg。输注血浆需关注容量超负荷、过敏、急性肺损伤等并发症。一项针对 31 例 LVAD 植入术后患者的研究,调查了使用 4F-PCC 在颅内出血(intracerebral hemorrhage,ICH)患者中逆转华法林的安全性,10 名患者使用 4F-PCC 逆转,30 天没有血栓栓塞事件发生。

2. 国际标准化比值不达标的处理　术后早期(患者在院期间),INR 不达标的患者,可使用肝素桥接。我们的经验是,术后早期在院患者,如 INR<1.8 连续 3~5 天时可考虑启动肝素,使 APTT 维持在 40~50 秒,直至 INR 达标再停用肝素。

(六)血栓形成及出血患者的抗凝管理

1. 血栓形成患者的抗凝管理　由于可用的研究有限且缺乏正式的指南建议,因此泵血栓形成的治疗尚不明确。初始管理可以通过药物或手术干预(例如更换血泵)来完成。然而,尚不清楚何时开始抗栓治疗和升级药物的使用、哪些药物组合是最有益的、最佳剂量策略是什么、出院时理想的抗凝策略及何时开始选择手术干预。目前的治疗方法是根据机构协议和研究者判断进行管理的。

大多数有溶血证据的血流动力学稳定的患者最初通过使用静脉注射肝素代替华法林进行治疗,联合正性肌力药和利尿剂治疗心力衰竭症状。另外,一些研究报道了继续使用华法林与肝素的情况。在血栓消退方面,一些机构采取调整抗血小板方案(增加阿司匹林剂量或联合第二种抗血小板药)并增加华法林目标 INR 范围以防止后续的血栓事件。增加的 INR 范围取决于基线范围,但通常会使 INR 范围高出 0.5。

尽管进行了积极的抗栓治疗,如果溶血仍持续存在,应慎重考虑是否采取外科手术干预。

2. 出血性脑卒中患者抗凝管理　关于 LVAD 植入术后发生出血性脑卒中患者的急性管理的研究很少。ISHLT 指南建议在发生出血性脑卒中后停止或逆转抗凝治疗。然而,目前尚不清楚何时启动逆转抗凝治疗、为防止出血停用抗凝血药物的时机或随后的血栓形成的时间,以及在稳定后重新开始的抗凝方案。已有研究表明使用 4F-PCC 在 ICH 患者中逆转华法林的安全性。一旦患者病情稳定,因设备植入后固有的血栓形成风险,必须考虑重新启动抗凝治疗。在一项对 36 例患有 ICH 的 LVAD 植入术后患者进行的回顾性队列研究中,恢复阿司匹林抗凝的中位时间为 1 周,恢复华法林抗凝的中位时间为 10.5 天,没有出现并发症。Morgan 等对 8 例患有 ICH 的 LVAD 植入术后的患者进行了一项研究,以评估修改患者原始抗血栓治疗方案后的结果。该研究使用了各种治疗策略,包括仅重新使用阿司匹林、将 INR 目标范围降低至 1.5~2.0 及无限期停止所有抗凝治疗。方案修改后没有报道血栓事件,但该研究没有比较长期结果,也不清楚对患者进行了多长时间的随访。因此,仍需要更强有力的研究来确定 ICH 后最佳的抗凝治疗方法、时机和方案。

在泰达国际心血管病医院 LVAD 临床实践中,有 1 例 67 岁患者术后 36 天发生直径达 3cm(15ml)的颅内出血,早期我们采取的措施是在严密观察患者有无"三无"表现(无体位性低血压、无少尿、无四肢末梢发凉)的情况下,控制平均动脉压在 60~65mmHg 范围,停用抗凝药物,输注 FFP,使 INR 快速降至 2.0 以下;出血 3 日后恢复口服华法林,INR 控制在 1.8~2.0;出血稳定 2 周后,INR 调至 2.0~2.2,中远期维持 INR 在 2.0~2.5,平均动脉压维持在 60~70mmHg。患者痊愈且随诊 700 多天,未再出现出血和血栓事件。

3. 胃肠道出血患者的抗凝管理　对于出现胃肠道出血的 LVAD 植入术后患者,通常的做法是在出血消退之前暂停抗凝治疗。然而,2015 年的一项研究却发现了相反的结果。Katz 等进行了一项多中心观察性研究,以评估 HeartMate Ⅱ 植入术后患者减少抗血栓治疗方案的安全性。在患者仅给予华法林、仅给予阿司匹林及不给予抗栓治疗这三种方案中,无论使用何种抗血栓策略,近 40% 的患者都会出现胃肠道反复出血,提示可能装置本身是独立的危险因素。由于装置类型和抗凝策略的不同,笔者所在团队的经验是术后早期易出现胃肠道出血,中远期则很少出现。若出现不需要内镜下止血的非严重性出血,我们维持抗凝治疗,降低 INR 目标范围(1.8~2.2),查找出血源头,并给予质子泵抑制剂(proton pump inhibitor,PPI)和云南白药治疗。ACEI/ARB、地高辛、Omega-3 和奥曲肽都已在一些病例报道中成功使用,出于疗效和安全性的考虑,不建议常规使用其他补救疗法,如沙利度胺、去氨加压素和多西环素。

二、长期抗凝管理

(一)长期抗凝策略

华法林是 LVAD 植入术后患者长期抗凝治疗的主要支柱,常用方法是华法林联合阿司匹林(每日 100mg),以防止泵血栓形成。当前国外指南建议达到 2.0~3.0 的目标 INR 水平,国内 HeartCon LVAD 的经验推荐达到 2.0~2.5 的目标 INR 水平。根据泰达国际心血管病医院 LVAD 医疗团队的经验,不使用抗血小板药,未增加血栓栓塞事件,且可以降低出血性脑卒中及胃肠道出血的风险。而且,仅使用华法林单药抗凝,目标 INR 为 2.0~2.5 的低强度抗凝方案在 68 例患者 2 年的观察研究中是安全的。但是,对于主动脉瓣长期不开放的患者,需要适当增加抗凝强度,INR 在原目标的基础上增加 0.5,并考虑联合应用抗血小板药的必要性。

(二)国际标准化比值监测

维持 LVAD 植入术后患者的治疗性 INR 具有挑战性。已经证明,在植入 LVAD 后超过一半的长期服用华法林治疗的患者需要调整剂量。此外,据报道,LVAD 植入术后患者在治疗窗内时间(time in therapeutic range,TTR)(约 50%)比其他接受维生素 K 拮抗剂的人群(>65%~70%)要低。因此 LVAD 植入术后患者可能需要更频繁的监测。出院患者每周至少常规测量一次 INR 水平,有报道最常见的监测频率为 3~4 天或 1 周。泰达国际心血管病医院 LVAD 医疗团队的经验:患者出院前应被宣教有关华法林的饮食管理,避免食用含有高水平维生素 K 的食物,最重要的是,遵循一致的饮食习惯,以及使其确立在增加或减少任何药物前需要与协调员沟通的意识;给患者建立日志,协调员每天跟进管理;当 INR 水平不稳定时,需要增加检查 INR 的频次;出现任何问题,无论是白天还是晚上,我们都鼓励患者与协调员取得联系。根据我们的统计,出院患者早期(植入≤90 天)的监测频率为(5.1±1.4)天,最常见的频率为 7 天,随着经验的积累,监测频率逐渐延长。

目前,LVAD 植入术后患者大多采用血浆 INR 检测,床旁 INR 检测更方便,可进一步改善抗凝治疗,并提高患者的依从性。然而,迄今为止,在 LVAD 植入术后患者中进行即时 INR 检测的经验有限。最近的一项多中心研究评估了在 279 例 LVAD 植入术后患者队列中进行即时 INR 检测的可能性。床旁 INR

值和血浆 INR 值之间未观察到显著差异,尤其是在彼此检测时间相隔不到 4 小时时。

(三)门诊桥接原则

鉴于与治疗性 INR 的潜在重叠,门诊环境中的桥接是特别高风险的情况。据报道,依诺肝素桥接治疗,LVAD 植入术后患者门诊桥接期间大出血事件增加了 4 倍。因此,为了避免桥接或抗凝重叠增加意外后果的一种策略是将桥接的阈值 INR 设置为低于确切的治疗范围,例如 INR 值为 1.8 或更高的患者不桥接,当 INR 值连续 3~5 天低于 1.6 则启动桥接,治疗完成后 30 天内未报道大出血或血栓事件。桥接的药物有普通肝素和低分子肝素。有研究报道了全剂量依诺肝素(1.0mg/kg)及半治疗量(0.5mg/kg)的减量给药方案,在实现治疗性抗凝和临床结果方面与肝素相当。还有研究使用磺达肝癸钠 2.5~5.0mg/ 次,每天 1 次皮下注射作为肝素的另一种替代方法,通过血栓弹力图监测治疗水平。

(四)治疗窗内时间管理

在 LVAD 植入术后患者的长期管理中,抗凝管理的目标应该是保持高 TTR 以避免并发症。非 LVAD 支持患者中,TTR>65% 与血栓并发症较少相关。一项小型的回顾性试验报道了在 LVAD 植入术后患者中得到同样的结果,而 TTR<50% 与泵血栓形成风险增加有关。不幸的是,LVAD 植入术后的患者难以获得高 TTR(>65%)。在一项荟萃分析中,比较了 5 项 CF LVAD 研究中患者的 TTR(共 270 例患者,随访时间 9~76 患者年),加权平均 TTR 为 46.6%。表明华法林在 CF LVAD 植入术后患者中难以管理,这可能会导致高出血率和血栓栓塞并发症的发生。

(五)非心脏手术的抗凝管理

随着非心脏手术在接受 LVAD 支持的患者中变得越来越常见,根据外科手术的规模和相关出血风险与血栓形成风险相平衡,制订类似的术前抗凝管理方案不仅必要,而且需要谨慎对待。有研究显示,LVAD 辅助患者接受非心脏手术的死亡率几乎为 0,但出血发生率相对较高,其中约 36% 的患者需要输血,44% 的患者存在需要二次探查的活动性出血的可能性。

研究表明,所有 LVAD 植入术后接受非心脏手术的患者,其出血并发症均发生在术前同时服用华法林和阿司匹林的患者中,且与术前华法林服用持续时间和 INR 值有关。术前停用华法林的患者术中均无输血记录,未停用华法林主要与担心设备血栓等血栓并发症相关。Bhat 等指出,接受非心脏手术治疗的 LVAD 受试者与未接受手术治疗的 LVAD 受试者的累积生存率没有显著差异,非心脏手术前停止抗凝是安全的,但需要临床工作人员熟悉 LVAD,以防止 LVAD 血栓形成和全身血栓栓塞。

目前有关 LVAD 植入术后接受非心脏手术时的抗凝标准仍不统一,主要有两种观点。

一种观点认为,术前应该降低甚或使 INR 恢复正常水平,尤其是在接受大手术之前,以降低术后出血的风险。该医疗中心的方案为术前 5 天停止服用华法林,但继续每日服用阿司匹林(81mg),对于有其他抗凝指征(如心房颤动或左心室血栓)的 LVAD 植入术后患者,可同时使用肝素。必要时,可使用新鲜冷冻血浆或维生素 K 进行紧急恢复。在该医学中心的研究中,该方案降低了 LVAD 辅助患者非心脏手术后的出血发生率,且未有装置血栓形成或血栓栓塞的发生,但该方案的确切安全性还有待进一步研究。

另一种观点是,按照目前机械主动脉瓣或二尖瓣植入术后行非心脏手术的抗凝标准进行调整。Spandorfer 等提出的一种算法是,根据手术过程或手术是否具有相关的低 / 高出血风险,以及患者的抗凝适应证是否具有低 / 高血栓形成风险来管理抗凝策略:①对于相关出血风险较低的手术,建议患者不停止服用华法林,而是术前调整剂量,使 INR 目标处于治疗范围的最低界值;②对于相关出血风险较高的手术,当血栓形成风险较低时,如机械性主动脉瓣、无脑卒中意外风险的心房颤动,以及已治疗至少 1 个月的深静脉血栓形成等,华法林应在术前 4~5 天停用,且不必使用肝素;③对于相关出血风险较高的手术,如机械性二尖瓣、伴有脑卒中意外风险的心房颤动、30 天内血栓形成和 / 或高凝状态伴反复血栓形成,患者的华法林应在术前 4~5 天停用,但应使用肝素抗凝。

鉴于不同 LVAD 装置的血栓形成风险可能不同,不同医疗中心的经验不一定能推广到其他 LVAD 装置或医疗中心,因此可能需要针对每种 LVAD 对方案进行个体化调整。但毋庸置疑的是,在完善的监护与个体化调整下,LVAD 辅助患者可安全地接受非心脏手术。虽然术后出血很常见,但只要注意术前抗凝状态平衡,尤其是华法林用量,出血并发症的发生率可降至最低。

文献报道中关于接受非心脏手术的 LVAD 辅助患者术后恢复抗凝的时间也存在显著差异。有研究认为,在术后 24~48 小时或没有进一步可疑出血风险时,可开始使用肝素,并在 INR 达到目标时停用肝素。在该研究中无严重出血发生,术后 30 天的死亡率为 3.8%(涉及的手术为颅内血肿清除、截肢手术、伤口感染清创),术后死亡很大可能是与 LVAD 辅助因素外的疾病病理表现有关。

(六)患者日常管理

在长期抗凝管理中,泰达国际心血管病医院组建了一个包括心脏外科、心脏内科、超声科、药剂科、营养科、心理科及协调员在内的多学科团队共同管理患者,并鼓励患者每天进行自我监测,监测内容包括体重、血压、心率、尿液颜色、大便颜色、血泵流量的变化等,有任何变化与协调员联系,必要时进行实验室检查,如游离血红蛋白、乳酸脱氢酶等溶血指标的检测。总之,抗凝管理对于 LVAD 植入术后患者是一项长期而艰巨的工作,需要医务人员及患者共同努力,与医师常规监测相比,患者的日常自我管理可能更具一定的优势和重要性。

(俞亚红 刘志刚 宋 昱 王 伟 贾克刚 张云强)

参考文献

[1] BANSAL A, URIEL N, COLOMBO P C, et al. Effects of a fully magnetically levitated centrifugal-flow or axial-flow left ventricular assist device on von Willebrand factor: a prospective multicenter clinical trial [J]. J Heart Lung Transplant, 2019, 38(8): 806-816.

[2] CARROL A H, RAMIREZ M P, DOWLATI E, et al. Management of Intracranial Hemorrhage in Patients with a Left Ventricular Assist Device: A Systematic Review and Meta-Analysis [J]. J Stroke Cerebrovasc, 2021, 30(2): 105501.

[3] HILAL T, MUDD J, DELOUFHERY T G, et al. Hemostatic complications associated with ventricular assist devices [J]. Res Pract Thromb Haemost, 2019, 3(4): 589-598.

[4] FELDMAN D, PAMBOUKIAN S V, TEUTEBERG J J, et al. The 2013 International Society for Heart and Lung Transplantation guidelines for mechanical circulatory support: executive summary [J]. J Heart Lung Transplant, 2013, 32(2): 157-187.

[5] ROHMC C, HOWARD B, LAKHANI B, et al. Favorable Hemocompatibility in HeartMate 3 May Prevent Thrombosis After Prolonged Pump Cessation [J]. ASAIO J, 2022, 68(2): e27-e28.

[6] BADER F, MALLAH S, ATALLAH B. Choosing the best antithrombotic regimen in patients with ventricular assist devices [J]. Current Opinion in Cardiology, 2020, 35(2): 162-169.

[7] MALTAIS S, KILIC A, NATHAN S, et al. PREVENtion of HeartMate Ⅱ pump thrombosis through clinical management: the PREVENT multicenter study [J]. J Heart Lung Transplant, 2017, 36(1): 1-12.

[8] MCMICHEAL A, RYERSON L M, RATANO D, et al. 2021 ELSO Adult and Pediatric Anticoagulation Guidelines [J]. ASAIO J, 2022, 68(3): 303-310.

[9] DEN EXTER P L, BEERES SLMA, EIKENBOOM J, et al. Anticoagulant treatment and bleeding complications in patients with left ventricular assist devices [J]. Expert Review of Cardiovascular Therapy, 2020, 18(6): 363-372.

［10］MORGAN E P, HAWN J M, MEADOWS H, et al. Evaluation of aspirin platelet inhibition in left ventricular assist device population［J］. J Card Surg, 2021, 36（12）: 4503-4508.

［11］MOLINA E J, SHAH P, KIERNAN M S, et al. The Society of Thoracic Surgeons Intermacs 2020 Annual Report［J］. The Annals of Thoracic Surgery, 2021, 111（3）: 778-792.

［12］WONG J K, CHEN P C, FALVEY J, et al. Anticoagulation reversal strategies for left ventricular assist device patients presenting with acute intracranial hemorrhage［J］. ASAIO J, 2016, 62（5）: 552-557.

［13］MORGAN J A, BREWER R J, NEMEH H W, et al. Stroke while on long-term left ventricular assist device support: incidence, outcome, and predictors［J］. ASAIO J, 2014, 60（3）: 284-289.

［14］KATZ J N, ADAMSON R M, JOHN R, et al. Safety of reduced anti-thrombotic strategies in HeartMate Ⅱ patients: a one-year analysis of the US-TRACE Study［J］. J Heart Lung Transplant, 2015, 34（12）: 1542-1548.

［15］LITTLEFIELD A J, JONES G, CIOLEK A M, et al. A reappraisal of the pharmacologic management of gastrointestinal bleeding in patients with continuous flow left ventricular assist devices［J］. Heart Fail Rev, 2021, 26（2）: 277-288.

［16］CHAO T F, JOUNG B, TAKAHASHI Y, et al. 2021 Focused Update Consensus Guidelines of the Asia Pacific Heart Rhythm Society on Stroke Prevention in Atrial Fibrillation: Executive Summary［J］. Thrombosis and Haemostasis, 2022, 122（1）: 20-47.

［17］BHATIA A, JURICEK C, SARSWAT N, et al. Increased risk of bleeding in left ventricular assist device patients treated with enoxaparin as bridge to therapeutic international normalized ratio［J］. ASAIO J, 2018, 64（2）: 140-146.

［18］COSGROVE R H, BASKEN R L, SMITH R G, et al. Anticoagulant bridge comparison in mechanical circulatory support patients［J］. ASAIO J, 2019, 65（1）: 54-58.

［19］MARTINEZ B K, YIK B, TRAN R, et al. Meta-analysis of time in therapeutic range in continuous-flow left ventricular assist device patients receiving warfarin［J］. Artif Organs, 2018, 42（7）: 700-704.

第六节　术后血压管理

目前, CF LVAD 已成为终末期心力衰竭患者的标准治疗选择之一。由于连续流血泵的输出具有后负荷依赖性, 因此血压与 LVAD 的性能有着密切的联系, 也直接影响 LVAD 植入术后患者的长期临床结局。

一、血压对左心室辅助装置泵功能和患者预后的影响

1. 左心室辅助装置术后患者血流动力学特点　　LVAD 植入术后患者具有独特的血流动力学状态, 进而影响其血压的调节。LVAD 输出的血流是连续性的, 而一些神经、体液等内源性或设备相关性因素决定了个体血流量和压力的变化。终末期心力衰竭的患者由于左心室收缩力明显下降, 心脏循环呈现一种减弱的震荡血流, 这就导致心力衰竭患者收缩压水平低于普通人群; 同时, LVAD 连续性向循环中泵入血流会导致舒张期压力衰减幅度的减小, 这使得 LVAD 植入术后患者脉压变小。

LVAD 植入术后患者存在着独特的泵和自身心脏之间的生理学相互作用: 泵的流量调控着血流和血压。较高的 LVAD 泵速增加主动脉压力、降低左心室压力（血流经由泵入主动脉）, 降低了收缩压峰值。在这种情况下, 主动脉瓣倾向于保持闭合状态, 主动脉和外周循环的血流搏动性减弱, 此时左心室容量的卸载则更多地由 LVAD 实现, 而不是由左心室收缩（血流经由主动脉瓣射入主动脉）来实现。如果在较低的 LVAD 泵速之下, 情况就会相反。

2. 高血压引发 LVAD 植入术后患者不良事件的机制　　如果血压控制不理想, LVAD 植入术后患者可

能会出现严重并发症。高血压能导致 LVAD 植入术后患者发生主动脉瓣关闭不全、泵内血栓形成和脑卒中,甚至死亡。

高血压引发 LVAD 植入术后患者不良事件的机制主要包括以下几个方面。

(1)血压升高使后负荷增加,进而减少了 LVAD 的流量,导致泵内血流瘀滞,形成血栓。这种泵内形成的血栓可导致系统性栓塞和脑卒中。

(2)LVAD 植入术后患者长期暴露于低脉动性的血流状态下,缺乏最理想化的循环应力,导致内皮功能不良。这就使得很小幅度的血压升高即可加剧脑部微循环的内皮细胞破坏,导致局部血管损伤甚至破裂。LVAD 植入术后患者脑部内皮功能受损、金属基质蛋白酶变性,导致该类患者血脑屏障不完整。因此,与普通人群相比,LVAD 植入术后患者脑出血风险增加。

(3)血压升高引起后负荷增加,这会使得主动脉瓣开放机会减少,瓣叶发生融合、粘连,导致主动脉瓣关闭不全。

3. LVAD 植入术后血压控制的靶标　　1966 年,Shepard 及其同事提出了能量等效压(energy equivalent pressure,EEP)的概念,其中血压相当于从心脏向周围血管和组织输送的动能。在一般人群中,由于心脏周期的规律性、重复性和血压描记的相对一致性,这种能量被描述和简化为收缩压、舒张压或 MAP。在连续流 LVAD 植入术后的患者中,EEP 近似于 MAP。这说明在 LVAD 植入术后患者中使用 MAP 值来估计传递的能量是合适的。基于此,MCS 研究领域多年来也在使用 MAP 值作为这一类患者血压控制的靶标。

二、左心室辅助装置植入术后患者降压治疗的优化与理想血压的维持

(一)术后血压变化趋势

LVAD 植入术后患者独特的血流动力学特点导致了术后血压难以控制。研究表明,患者 MAP 在设备植入早期(3 个月内)稳步上升;3 个月之后升高趋于减慢,6 个月后 MAP 相对稳定。但随着植入年数增加,MAP 水平仍呈逐步升高的过程。患者降压药的使用量和种类也随着植入时间的延长而增加。INTERMACS 数据库研究分析了 2006—2014 年 10 329 例 LVAD 植入术后患者的资料,显示到术后 6 个月时,在使用降压药的前提下,LVAD 植入术后患者平均 MAP 从植入前的 77.6mmHg(95% 可信区间:77.4~77.8)上升到 87.1mmHg(95% 可信区间:86.7~87.4),上升幅度为 12.2%。

HeartCon 是我国自主研发的植入式磁液悬浮 LVAD。在泰达国际心血管病医院主导的 HeartCon 多中心临床研究中,HeartCon 术后 90 天内患者血压的变化趋势见图 5-6-1(n=61)。

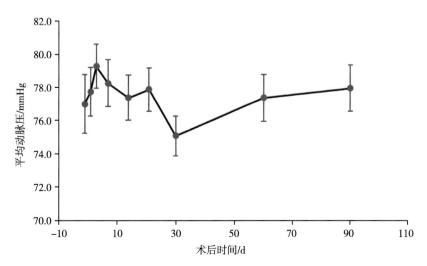

图 5-6-1　HeartCon 左心室辅助装置植入术后 90 天内患者血压变化趋势

（二）血压控制的目标值

与普通人群预防脑血管事件的血压靶目标相比，LVAD 的血压靶目标值更低。这与 LVAD 独特的血流动力学和病理生理状态有关。

由于目前的研究资料有限，关于 LVAD 植入术后患者理想血压的范围尚有争议。在 LVAD 植入术后降压目标值研究方面，尚缺乏有针对性的大样本随机对照试验。目前的数据多是基于注册数据库的观察性研究，如基于美国 INTERMACS 数据库的研究和欧洲 ENDURANCE 研究，但此类研究比临床试验更具异质性。另外，有多种原因可导致术后患者脑卒中和血栓等不良事件的发生风险增加。LVAD 植入术后患者的血压和脑卒中的相互作用十分复杂，这些都需要通过进一步大规模的随机对照试验来探索。

2013 年，ISHLT 指南推荐 LVAD 植入术后患者的 MAP 应低于 80mmHg，且应用可以改善心力衰竭的药物来控制血压（C 类证据）。

基于泰达国际心血管病医院 HeartCon LVAD 临床试验的经验，在 LVAD 植入术后的血压管理中，要采取"积极而谨慎、个体化治疗"的原则。

1. 针对 LVAD 植入术后的患者，降压要"积极"。血压过高会导致 LVAD 流量下降，增加了泵内血栓形成的风险，可能会导致不良结局，例如增加主动脉瓣关闭不全和出血的风险，包括消化道出血、脑出血等。然而，在"积极"降压的过程中，又要"谨慎"。由于 LVAD 具有后负荷依赖性，血压过低会使血泵流量迅速增加，增加了血泵抽吸甚或吸壁的风险，一旦发生，对患者可能是致命性的。这就要求临床医师在开具降压药处方时，要避免使用迅速降低血压的药物，防止血压急速下降而导致血泵抽吸甚或吸壁。另外，伴有严重右心功能衰竭的 LVAD 植入术后患者亦应避免过度降低血压。

2. 在泰达国际心血管病医院 HeartCon LVAD 临床试验中，我们采取了个体化的血压管理策略。在没有出现组织灌注不足的前提下，将 LVAD 植入术后患者的 MAP 靶标设定为 75mmHg 以下；对于部分脉压较大的患者，可以将 MAP 靶标设定为 80mmHg 以下。在治疗过程中，需要兼顾 MAP 和脉压。

在 HeartCon LVAD 临床研究中，部分 LVAD 植入术后患者在未使用降压药的情况下将 MAP 维持在 65~70mmHg，在随访期间未发现患者出现组织器官灌注不足的表现。这种情况是否为一种良性的"高质量低血压"状态？需要我们积累更多的病例来验证。

我们汇总了泰达国际心血管病医院 20 例 HeartCon LVAD 植入术后患者的血压数据，在长期随访过程中，MAP 控制在 75mmHg 以下，脉压控制在 20~30mmHg（图 5-6-2、图 5-6-3）。

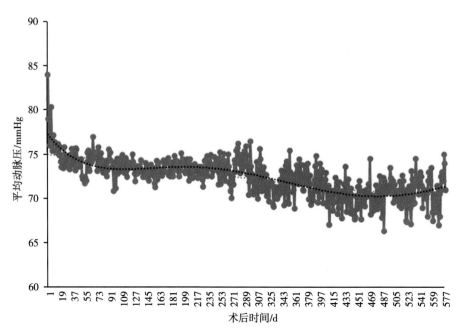

图 5-6-2　20 例 HeartCon 左心室辅助装置植入术后患者平均动脉压状况

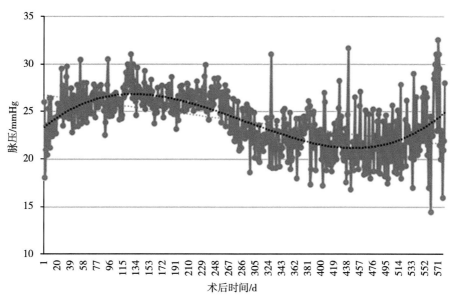

图 5-6-3　20 例 HeartCon 左心室辅助装置植入术后患者脉压状况

3. 典型病例

病例 1　患者男性,68 岁。LVAD 植入术后在 ICU 监护期间,因治疗的特殊需求,我们将 MAP 短时间控制到 60mmHg,患者表现为尿量减少,无其他不适主诉。在院外长期随访中,该患者的 MAP 大部分控制在 65~75mmHg,脉压在 15~30mmHg(图 5-6-4、图 5-6-5)。目前已经随访 600 天以上,未出现组织器官灌注不足的表现。

病例 2　患者女性,64 岁。在院外长期随访中,该患者 MAP 持续控制在 65~75mmHg,脉压在 15~30mmHg(图 5-6-6、图 5-6-7)。目前已经随访 600 天以上,未出现组织器官灌注不足的表现。血清醛固酮(4.94ng/dl)、肾素(8.51μIU/ml)水平在正常范围。肱动脉血流介导的舒张功能(flow mediated diastolic function, FMD)测定显示内皮功能状态良好(图 5-6-8)。

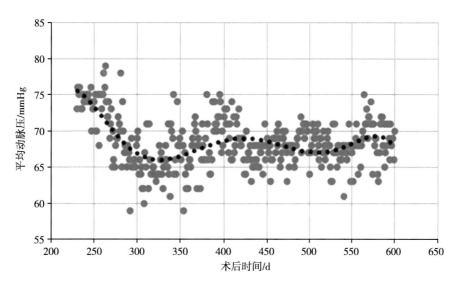

图 5-6-4　病例 1 术后 600 天随访平均动脉压状况

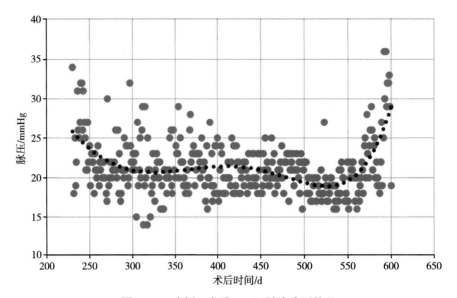

图 5-6-5　病例 1 术后 600 天随访脉压状况

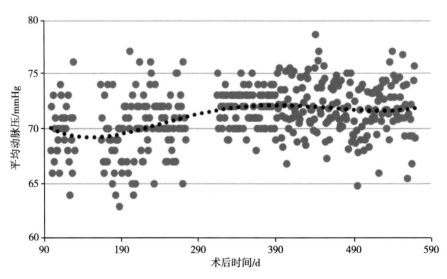

图 5-6-6　病例 2 术后 590 天随访平均动脉压状况

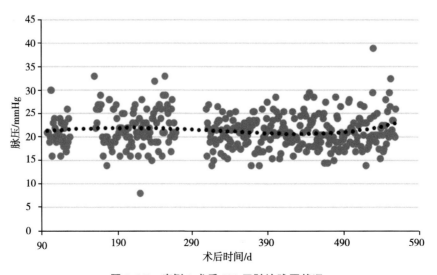

图 5-6-7　病例 2 术后 590 天随访脉压状况

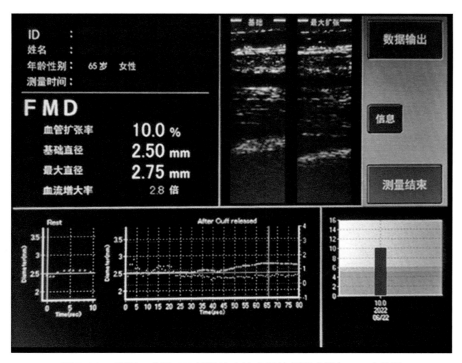

图 5-6-8 病例 2 术后 610 天随访血流介导的舒张功能（FMD）状况

以上 2 例患者的情况提示由于 LVAD 植入术后改变了患者的循环生理,这种独特的病理生理状态,使得我们在 LVAD 植入术后的血压控制中,要结合患者的设备安装状态、年龄、基础疾病、衰弱状态和脉压大小等,进行个体化的治疗。另外,特别需要关注的是,在调整患者的 MAP 时,还要兼顾脉压。长期平流状态下引起的血管内皮功能的改变对患者预后起着重要作用。

总之,MAP 过高和过低都会对 LVAD 植入术后患者的预后带来不利影响。LVAD 植入术后患者的理想血压值仍是未来研究的重点。

（三）常用的降压药

在 LVAD 植入术后降压药治疗方面,ISHLT 指南中特别提到了 ACEI、ARB、β 受体阻滞剂、肼屈嗪和硝酸盐。钙通道阻滞剂（如维拉帕米）有负性肌力作用,可能导致右心衰竭,因此指南不推荐应用。鉴于有限的循证证据,ISHLT 指南没有阐明所列药物中的首选降压药、给药策略或门诊血压监测方法。

INTERMACS 数据库研究分析了 2006—2014 年 10 329 例连续流 LVAD 植入术后患者的资料,显示口服降压药使用量最广泛的为 β 受体阻滞剂,其次为 ACEI、盐皮质激素受体拮抗剂（mineralocorticoid receptor antagonists, MRA）、肼苯哒嗪和钙离子通道拮抗剂（calcium channel blocker, CCB）。在降压药的种类方面,在术后 6 个月时,患者平均使用降压药 1.80 种（95% 可信区间：1.75~1.78）。以后持续到 36 个月时,平均使用降压药约为 1.95 种。

在 HeartCon 多中心临床试验中,口服降压药的使用情况如图 5-6-9,降压药使用类型、累计使用量从大到小依次为 ARNI、β 受体阻滞剂、MRA、利尿剂（氢氯噻嗪或呋塞米）和二氢吡啶类钙拮抗剂（图 5-6-10）。

平均降压药使用种类方面：在术后 3~6 个月时,患者平均使用降压药 2.9 种。以后逐步减少；随访 13 个月时,平均使用约 2.5 种降压药；随访 20 个月时,平均使用约 1.4 种降压药（图 5-6-11）。

ARNI 是 LVAD 植入术后使用最为广泛的口服降压药。LVAD 植入术后 30 天之后的使用率均在 80% 以上。所有患者术后第 3~9 个月、15 个月之后均使用了 ARNI。ARNI 同时作用于利钠肽系统和 RAAS,具有排钠利尿、扩张血管、抑制 RAAS 和交感神经的作用,在降压的同时具有改善心室重塑等靶器官保护

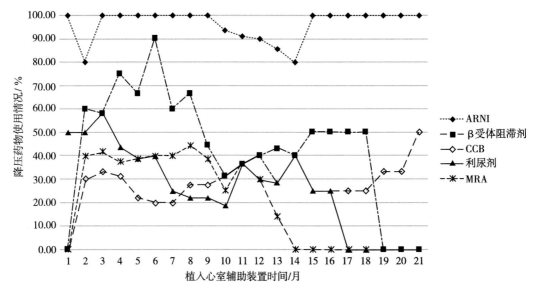

图 5-6-9 HeartCon 多中心临床试验术后患者口服降压药使用情况

ARNI：血管紧张素受体脑啡肽酶抑制剂；CCB：钙离子通道拮抗剂；MRA：盐皮质激素受体拮抗剂。

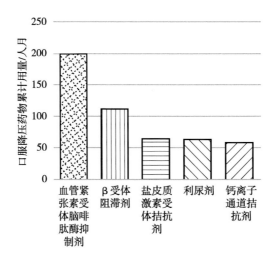

图 5-6-10 HeartCon 多中心临床试验术后患者平均口服降压药的累计用量

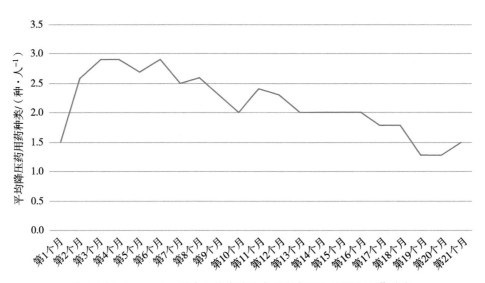

图 5-6-11 HeartCon 多中心临床试验术后患者平均口服降压药种类

作用。根据泰达国际心血管病医院 HeartCon 多中心临床试验的实践经验表明,ARNI 可以作为 LVAD 植入术后优选降压药。总体来说,降压药中的 ARNI/RASI 和 β 受体阻滞剂使用最为常用。具体到每 1 例患者,要遵循个体化治疗原则,结合患者合并的基础疾病及对药物的耐受情况来选择药物。

（四）血压测量方法

一些内源性或设备相关性因素决定了个体血流量和压力的变化。LVAD 植入术后患者的血流动力学与健康个体不同,泵的流量调控着血流和血压。LVAD 连续性向循环中泵入血流导致舒张期压力衰减幅度的减少,从而导致脉压变小,使 LVAD 植入术后患者的血压测量一直是一个具有挑战性的问题。LVAD 植入术后患者缺乏血流的搏动性,普通的无创自动测量装置常不能准确测量其血压,最准确的方法是进行有创性动脉血压监测。目前比较常用的血压监测指标为 MAP、多普勒测压和 SBP。鉴于 LVAD 植入术后患者独特的血流动力学特点,与有创性动脉血压监测（"金标准"）相比,目前的各种无创血压测量方法均存有局限性,其测量方法的优劣均有待进一步研究。

1. 有创性动脉血压监测　通过留置动脉导管获得血压测量值,仅限于 ICU 住院时期,不适宜长期监测。

2. 超声多普勒测压　在临床上,超声多普勒常被看作是有创性动脉血压监测的替代方法。然而,多普勒测量血压的主要局限性就是它仅能提供一个血压数值,而这个数值究竟是代表 SBP 还是 MAP 尚不明确,在 MCS 研究领域存在广泛的争议。有研究显示,在使用离心泵的患者中,超声多普勒测压易高估 MAP。

3. 示波式上臂电子血压计测压　示波式上臂电子血压计在获取 LVAD 植入术后患者血压值方面也存在局限性。示波式上臂电子血压计的工作原理是利用传感器感知搏动。在 LVAD 植入术后的患者,由于脉压小,降低了第一次感知到搏动（收缩压）和最小搏动（MAP）的区别,易造成读数的误差。另外,连续流 LVAD 的背景杂音也会对示波式上臂电子血压计获得血压读数造成一定的影响。

泰达国际心血管病医院的经验是采用示波式上臂电子血压计测压。对患者及其家属进行测量血压方法的规范化培训,并录制了相应的教学视频,以保证患者在家中自测血压的规范性。同时依托泰心互联网医院传输设备,同步回传血压至医院。

在泰达国际心血管病医院对 LVAD 植入术后患者的管理和随访中,发挥了互联网医院信息化技术优势,将家庭自测血压与远程医疗咨询和临床干预相结合,不仅可以实时监测 LVAD 植入术后患者的血压,还能及时沟通和调整药物用量,提高患者的依从性,使 LVAD 植入术后患者的血压管理更加及时、便捷、有效。这样,一方面可以提升血压达标率,另一方面可以减少心力衰竭中心随访协调员的工作负担。

（五）生活方式干预的重要作用

LVAD 植入术后患者的血压受多因素影响。积极的生活方式干预是长期理想控制血压的前提和基础。

1. 减少盐（氯化钠）的摄入　我国居民有高盐饮食习惯,饮食口味偏重。每日盐的平均摄入量为男性 14.3g、女性 12.3g,平均为 13.3g,这远超过人体生理需求量。各国指南对盐摄入量的建议集中在 5~6g/d 以下。钠离子与其他许多阳离子及阴离子,尤其与钾、钙、氯等有交互作用,在调控和维持血压稳定中发挥着重要作用。

LVAD 植入术后患者由于心力衰竭等基础疾病的影响,血管僵硬度普遍偏高,加之终末期心力衰竭对肾脏的长期潜在影响,机体容量调节能力下降。高盐饮食会造成机体水钠潴留,引起血压波动且难以控制。对于一些 LVAD 植入术后血压难以控制的患者,要留意筛查是否有盐摄入过多的情况,必要时可以进行 24 小时尿钠的测定。24 小时尿钠是评估盐摄入量的"金标准"。有高盐饮食习惯的 LVAD 植入术后患者,在限制盐的摄入量或利尿缩容后血压可显著降低。盐敏感性随着年龄的增长而增长,对于年龄偏大的 LVAD 植入术后患者,更要留意限制盐摄入。

2. 体重的控制 部分 LVAD 植入术后患者的术后生活质量有了很大改善,运动量增加,食欲也有明显改善。容易因为进食过多而造成超重或肥胖。LVAD 植入术后患者体重的过度增长,对于血压控制是十分不利的。超重或肥胖也是 OSAHS 的高风险因素。合并 OSAHS 的 LVAD 植入术后患者由于存在夜间低氧,会造成交感神经和 RAAS 兴奋,使血压难以控制。超重和肥胖者,推荐采用限制热量摄入、增加身体活动等综合管理措施减轻并维持体重。

3. 情绪因素 LVAD 植入术后患者由于基础疾病的长期影响,容易出现焦虑状态,情绪因素也会引起血压的波动。如果 LVAD 植入术后患者出现短期难以解释的血压波动时,要了解患者的精神、心理状态,采取尽早的疏导和干预。

血压是 LVAD 植入术后患者术后管理的重点之一,直接决定着患者的临床预后。LVAD 植入术后形成的特殊的血流动力学状态,决定了 LVAD 植入术后患者血压管理的特殊性。然而,目前阶段,无论是血压监测的参数选择,还是血压控制的理想范围、降压药的使用等,都缺乏有针对性的大规模随机对照试验研究。目前,LVAD 植入术后患者血压管理策略,更多来源于观察性注册研究和各中心临床经验,未来需要更多的循证医学研究来进一步探索。

(杨 宁)

参考文献

[1] FELDMAN D, PAMBOUKIAN S V, TEUTEBERG J J, et al. The 2013 International Society for Heart and Lung Transplantation Guidelines for mechanical circulatory support: executive summary [J]. J Heart Lung Transplant, 2013, 32(2): 157-187.

[2] BORUAH P, SAQIB N, BAROOAH J, et al. Left Ventricular Assist Device: What the Internist Needs to Know. A Review of the Literature [J]. Cureus, 2019, 11(4): e4399.

[3] CASTAGNA F, STOHR E J, PINSINO A, et al. The Unique Blood Pressures and Pulsatility of LVAD Patients: Current Challenges and Future Opportunities [J]. Curr Hypertens Rep, 2017, 19(10): 85.

[4] LAMPERT B C, ECKERT C, WEAVER S, et al. Blood pressure control in continuous flow left ventricular assist devices: efficacy and impact on adverse events [J]. Ann Thorac Surg, 2014, 97(1): 139-146.

[5] ELMOUSLY A, DE BIASI A R, RISUCCI D A, et al. Systemic blood pressure trends and antihypertensive utilization following continuous-flow left ventricular assist device implantation: an analysis of the interagency registry for mechanically assisted circulatory support [J]. J Thorac Dis, 2018, 10(5): 2866-2875.

[6] WILLEY J Z, GAVALAS M V, TRINH P N, et al. Outcomes after stroke complicating left ventricular assist device [J]. J Heart Lung Transplant, 2016, 35(8): 1003-1009.

[7] SAEED O, JERMYN R, KARGOLI F, et al. Blood pressure and adverse events during continuous flow left ventricular assist device support [J]. Circ Heart Fail, 2015, 8(3): 551-556.

[8] NASSIF M E, TIBREWALA A, RAYMER D S, et al. Systolic blood pressure on discharge after left ventricular assist device insertion is associated with subsequent stroke [J]. J Heart Lung Transplant, 2015, 34(4): 503-508.

[9] SHEPARD R B, SIMPSON D C, SHARP J F. Energy equivalent pressure [J]. Arch Surg, 1966, 93(5): 730-740.

[10] MILANO C A, ROGERS J G, TATOOLES A J, et al. (1) - The Treatment of Patients with Advanced Heart Failure Ineligible for Cardiac Transplantation with the HeartWare Ventricular Assist Device: Results of the ENDURANCE Supplement Trial [J]. The Journal of Heart and Lung Transplantation, 2017, 36(4, Supplement): S10.

第七节 出院标准、出院前培训与出院后管理

一、术后患者出院标准及出院前准备

患者病情稳定,LVAD 运转正常,且符合以下标准,可考虑安排患者出院。

1. 泵速调整至恰当 泵速调整应个体化,患者术后泵血功能依靠患者自身心脏和 LVAD 共同完成。因此,患者术后心脏功能的影响因素除传统的前、后负荷和心肌收缩力外,还应加上 LVAD 因素。术后血压、容量和泵速调整,需综合考虑这四个因素的相互影响。理想的泵速,应在血压、容量稳定的基础上,在超声指导下确定,以期达到左、右心平衡和左心室卸载最佳状态。

2. INR 达到目标值 一般情况下,出院前患者 INR 应达到稳定,维持在 2.0~2.5 之间。

3. 平均动脉压维持稳定 出院前患者血压应控制在 65~75mmHg,口服降压药应维持在稳定剂量。

4. 患者及其家属熟练掌握协调员所培训的内容,并经考核合格。

5. 对于何时及如何寻求帮助,必须有明确预案,包括急救卡片、急救措施及医师联系方式。

6. 负责出院后随访的医师应在患者出院前联系患者社区对接医师,向其提供 LVAD 的相关基本知识及注意事项。

7. 出院营养教育 患者在符合临床出院标准时,往往还未完全恢复到正常营养状况,需对其进行详细的个体化出院营养宣教。一般来讲,大多数患者仍需要继续实行低盐低脂饮食,保持合适的能量摄入,选择含优质蛋白、营养素丰富的健康食物,帮助其搭建科学的饮食结构,同时要戒烟、戒酒,坚持日常康复运动,维持适宜体重。需要注意的是,要特别指导患者知晓华法林的相关饮食禁忌原理和目标 INR 范围,最好是发放纸质版的饮食宣教卡,反复讲解并确认患者和家属能理解并掌握选择食物的方法。

二、术后患者出院后抗凝指标管理的基本原则

LVAD 最佳的长期抗凝方案应根据个体和设备类型而定。当临床状态稳定可以口服抗凝剂时,应开始口服维生素 K 拮抗剂抗凝治疗。INR 目标是根据 LVAD 设备建议制订的。目前普遍接受的 INR 控制范围为 2.0~3.0。我们的经验是:更加严格的 INR 控制目标(2.0~2.5)既可以预防泵血栓形成也可以最大限度地减少出血并发症。常规的 INR 的监测频率为 3~7 天一次,可以考虑使用家庭 INR 监测,以观察变化趋势。家庭自我 INR 监测可以增加 LVAD 植入术后患者在治疗窗内的时间。抗凝方案应该个体化,对于 INR 波动较大的患者,应适当增加 INR 检查频率。不推荐使用新型口服抗凝剂。

如果 INR<2.0,并且在计划的非心脏外科手术围手术期时,建议使用静脉内肝素桥接。对于肝素诱导的血小板减少症患者静脉注射直接凝血酶抑制剂(如比伐芦定和阿加曲班)可用作肝素的替代药物。

建议在发生出血事件时重新评估抗血栓治疗。对于大出血事件,建议停止抗凝并用血液成分和凝血因子逆转。对于轻微出血,如果 INR 高于治疗范围,应考虑调整抗凝药物。在所有出血的情况下,都应考虑明确出血部位和治疗方案。

三、定期门诊管理

长期患者管理需要组织和规划适当的人员来组成核心的机械辅助循环支持团队,包括协调员、心力衰竭专家和心血管外科医师等。

成功的出院计划始于术前,需要评估患者的认知能力、社会支持系统和家庭环境。LVAD 团队应在植入医院对患者、家属和其他指定护理人员进行培训。

对于何时及如何寻求帮助,必须有明确预案,包括放在患者口袋里和房间内的一张急救卡片,以及急救措施和联系方式。LVAD 团队负责将患者的病情告知社区对接医师、转诊医师和急救人员。应向与患者有关的人员提供 LVAD 的相关基本知识。

建议出院患者定期门诊随访。在每次就诊期间,应考虑以下流程:病史回顾、体格检查(特别注意检查导线出口部位和血压)、实验室检查(包括凝血和溶血标志物)、设备检查、胸部 X 线片和超声心动图。定期门诊随访尤其要注意以下几点。

(一)导线管理

文献报道,约有一半的患者出现导线出口部位感染,每次门诊就诊时必须对伤口进行检查。此外,应注意正确的导线放置位置和固定装置的使用。导线出口位置的照片记录和临床评分有助于观察随时间推移伤口外观的改变。

应确保从术后即开始严格注意导线的清洁。最初,敷料应每天更换一次,从而保持出口部位干燥。使用各种固定装置来稳定导线有助于将创伤风险降至最低。

患者应在出院前与家人一起接受导线护理的培训。出院后,患者和/或其护理人员应遵守正确的无菌技术。LVAD 团队应向患者提供用于更换敷料的导线管理包。患者和/或护理人员应根据导线出口情况和协调员的意见每周更换 1~2 次敷料。由于 LVAD 植入术后患者容易出现感染,因此他们应避免可能使他们面临更高风险的情况。

(二)血压管理和心力衰竭药物治疗

许多患者在 LVAD 植入术后仍会存在容量超负荷,因此,部分患者在 LVAD 植入术后需要使用利尿剂。必须定期复核利尿剂的剂量以确保能够缓解容量超负荷的状态,同时也需要避免血管内血容量减少,这可能导致抽吸甚或吸壁事件、泵报警、心律失常和晕厥。

高血压导致 LVAD 后负荷增加、LVAD 流量减少和左心室卸载效果降低。此外,血压与一系列不良事件(包括颅内出血、血栓栓塞事件和进行性主动脉瓣关闭不全)之间存在显著关联。泰达国际心血管病医院 LVAD 医疗团队的经验是:LVAD 植入术后中远期血压控制目标为 MAP65~75mmHg。尽管这一血压水平低于国际多数指南规定的 85mmHg,但我们发现 MAP 维持在 65~75mmHg 足以保证外周组织灌注,同时由于严格的血压控制,可进一步减少术后高血压相关不良事件的发生。ACEI、ARB 或沙库巴曲缬沙坦钠片是治疗 LVAD 植入术后高血压的一线药物;β 受体阻滞剂可与 ACEI 或 ARB 联合使用,但不建议在右心功能不全的患者中使用,这些药物还可用于在合并房性或室性心律失常的情况下控制心率;钙离子拮抗剂,尤其是二氢吡啶类,可作为第三种选择,但应充分评估其扩血管作用对 LVAD 的影响;醛固酮受体拮抗剂具有保钾和抗纤维化作用,可酌情使用。

(三)容量管理

LVAD 植入术后,由于受患者特殊的血流动力学状态、右心功能和左右心平衡影响,患者仍会存在容量失衡问题。而且在 LVAD 和自身心脏共同维持循环的条件下,容量状态判断和管理变得更加困难和复杂。尽管离心泵为后负荷依赖,但前负荷并非对其功能没有影响。在固定泵速条件下,容量增加,LVAD 流量也会相应增加,同时肾脏灌注增加,尿量增加,使机体容量恢复平衡。但是,如果容量增加过多,未能及时调整泵速,则会造成左心室卸载不足,机体将出现左心室增大、二尖瓣反流增加、左心房增大、肺动脉压升高及体循环淤血表现。另一方面,如果容量不足,则会造成左心室过度缩小至 LVAD 抽吸甚或吸壁的风险。

在此,我们特别强调,由于 LVAD 植入术后特殊的血流动力学状态,患者体液潴留往往隐性存在,临床典型的肺淤血和体循环淤血症状常常表现不明显。只有在容量负荷明显增加、出现左心室卸载不足时,才会出现相应的临床表现。此时,患者常表现为原有心力衰竭症状和体征复发,如劳力性呼吸困难、干咳、腹胀、食欲减退及颈静脉充盈、肝颈静脉回流征阳性、肝大、低垂部位水肿等。

　　LVAD 可充分减轻左心室负荷,降低左心室心肌纤维应力,表现为左心室舒张末期内径、左心房内径均下降,泵速较高时这种效应更明显。纵向比较不同时间节点的超声参数可以帮助了解患者对 LVAD 治疗的反应。绘制左心室径值的时间坐标曲线有助于了解左心室容量负荷的变化规律和趋势(图 5-7-1)。若随访间期内左心室容量负荷持续下降或保持稳定,提示 LVAD 治疗效果良好;若随访间期内左心室容量负荷增加,提示左心室卸载不足或容量负荷加重,应警惕 LVAD 植入术后体液潴留、右心功能变差、瓣膜反流加重和泵故障等情形。

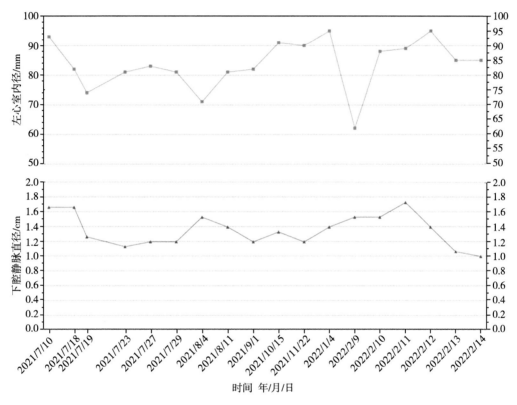

图 5-7-1　左心室辅助装置植入术后左心室和下腔静脉的时间坐标曲线

　　与术前评估相似,生物电阻抗分析(bioelectric impedance analysis, BIA)很难区分由于液体潴留导致的骨骼肌水肿还是真正的骨骼肌质量增加。但这并不影响其在 LVAD 植入术后容量管理中对于容量动态变化的判断。BIA 检查的生物电阻抗原理,使其对机体水分变化更加敏感。尤其是对发现 LVAD 植入术后患者早期的隐性水潴留有重要帮助。对于住院患者,需要进行容量调整时,反复多次的 BIA 检查更具有优势。我们知道,真正意义的骨骼肌质量增长需要肌纤维蛋白合成。如果 BIA 检查发现短时间内骨骼肌质量快速增长,则提示是过多的水潴留在骨骼肌纤维细胞内和细胞间隙。如前所述,LVAD 植入术后血流动力学状态改变,患者体液潴留往往隐性存在。我们在患者的术后管理中通过 BIA 检查,不仅能早期发现存在体液潴留的患者并进行早期干预,而且能够通过 BIA 检查结果去伪存真,识别那些容量适中、真正体质改善的患者,避免不恰当的医疗干预。

　　关于 LVAD 植入术后容量状态的评估与管理,目前尚无统一规范。容量评估的手段,在本章第一节中已有介绍,在此不再赘述。鉴于术后容量管理是一个长期持续的过程,我们认为术后容量评估应遵循准确、简便、经济和动态调整的原则。如前所述,各种容量评估手段各有优势和适用条件。为了准确评估患者容量状态,应该联合使用多种手段综合评价。我们的经验是:通过症状、体征、超声、BIA 和 DEXA 综合分析,确定患者的容量状态和标准体重。以此标准体重为基线,根据每日患者体重变化绘制容量管理坐标。根据患者当日体重与标准体重的绝对差值和与前一日的相对差值分别计算标差和环差。根据体重变化标差和环差,综合判断患者容量状态和变化趋势,并采取相应的容量管理措施。当然,考虑到患者术后心功能恢复、营养状态、生活方式和活动耐力与术前相比都会截然不同。体重增长,不能完全认为是液体潴留,也可能是肌肉和脂肪的增加。我们观察,随着营养状态的改善,LVAD 植入术后患者体重增加是一个普遍现象,患者术后 1 年体重增加一般在 3~10kg。鉴于此,我们建议根据患者营养状态变化,动态调整标准体重。如果临床评估患者容量稳定,不存在体液潴留情况,可 1 个月调整一次标准体重。如果有条件,建议 1 个月进行一次 BIA 检查,必要时行 DEXA 检查,联合临床表现和超声检查结果,综合分析校正标准体重。

(四)中远期超声心动图的随访

对于术后无并发症、无 LVAD 控制器报警、无溶血或感染血清学证据的患者,可以按照指定的间隔进行超声心动图监测随访。国外指南建议,植入术后 2 周或出院前进行超声心动图检查以确定 LVAD 和心功能的"基线"参数,然后术后 1、3、6 和 12 个月及每 6~12 个月进行一次超声心动图检查。若有异常情况,可适当增加超声心动图监测的频次。

超声心动图测量规范:除了常规超声心动图的测量内容,应重点关注 LVAD 的特定切面和多普勒血流评估(包括主动脉瓣开放、流入管和流出道情况)。考虑到 LVAD 植入术后患者随访的特殊性,推荐以下超声心动图监测方案(表 5-7-1)。每次超声心动图检查时,应常规在图像上标注 LVAD 类型、RPM 和患者血压参数。

表 5-7-1 左心室辅助装置植入术后超声心动图随访的推荐方案

项目	具体检查内容
容量	下腔静脉:内径;直径比;呼吸变异率
	心腔充盈度:各心腔径值及容量
左、右心平衡	室间隔位置(右偏、居中、左偏),运动(同向、平直、反向)
	房间隔位置(右偏、居中、左偏)
	左心室 / 右心室内径比
左心室卸载	左心室径值和 / 或容积
	左心房径值和 / 或容积
	左、右心平衡(同前)
	主动脉瓣开放(频率、开放时间)
	二尖瓣反流
	肺动脉压力
	股动脉血流
右心功能	右心室内径
	面积变化率
	三尖瓣瓣环收缩期位移
	三尖瓣瓣环收缩期峰值
	肺动脉瓣血流
	三尖瓣反流
	下腔静脉(同前)
	左、右心平衡(同前)

续表

项目	具体检查内容
净心输出量（净心输出量 = 右心室流出道或肺动脉瓣环截面积 × 流速时间积分）	
主动脉瓣反流	反流缩流宽度；反流缩流宽度与左心室流出道径的比值
	反流延续时间：舒张期；次全心动周期；全心动周期
	股动脉血流：是否存在舒张期反流
流入管位置	
流出管评估	内径
	血流参数：收缩期峰值流速；舒张期流速；平均流速；流速时间积分
	LVAD 输出量：LVAD 输出量 = 流出管截面积 × 流速时间积分
心包积液	厚度、范围、心室壁是否塌陷、IVC 是否扩张

注：LVAD，左心室辅助装置；IVC，下腔静脉。

心输出量的计算方法如下。

当前连续流 LVAD 提供的泵流量一般都是基于泵功率损耗的估测数值，而超声技术可通过测量流出管的流速 – 时间积分（velocity-time integral，VTI），再结合流出管横截面积直接计算出 LVAD 的输出量（图 5-7-2、图 5-7-3）。

LVAD 输出量 = 流出管 VTI × [3.14 ×（流出管直径 /2）2 × HR]，或者 LVAD 输出量 = 流出管平均流速 × [3.14 ×（流出管直径 /2）2 × 60]。

流出管在外部受压时，其横截面积常常为椭圆形，此时，应用上述公式计算误差较大，应采用下述公式。

LVAD 输出量 = 流出管 VTI × [0.785 ×（横截面长径 × 短径）× HR]，或者 LVAD 输出量 = 流出管平均流速 × [0.785 ×（横截面长径 × 短径）× 60]。

注意：在上述公式中，LVAD 输出量的单位为 ml，直径和 VTI 的单位均为 cm，流速的单位为 cm/s。流出管的直径和 VTI 的测量应在同一位置，流出管的横截面积 = [0.785 ×（横截面长径 × 短径）]。也可以直接用轨迹描画法测值代替。

LVAD 植入术后患者在没有肺动脉瓣反流或者肺动脉瓣反流较少可忽略的情况下，右心输出量（right cardiac output，CO_R）等于净心输出量（pure cardiac output，CO_P），其计算公式为：$CO_R=CO_P$=RVOT 或肺动脉瓣环截面积 × VTI × HR。

在没有主动脉瓣反流或者主动脉瓣反流较少可忽略的情况下，左心输出量（left cardiac output，CO_L）亦等于 CO_P。其计算公式为：$CO_L=CO_P$= [（LVOT 或主动脉瓣环截面积 × VTI × HR）+LVAD 输出量]。

若主动脉瓣持续关闭，则公式变化为：$CO_L=CO_P$=LVAD 输出量（注：RVOT 为右心室流出道，LVOT 为左心室流出道）。

若存在显著的肺动脉瓣反流或主动脉瓣反流，则 CO_R 或 CO_L 应分别减去半月瓣反流量后上述等式才能成立。

CO_L 既可以通过流出管参数来直接计算，也可以通过测量左心室容积在心动周期的变化来间接评估。左心室容积的计算要优先考虑采用改良 Simpson 法，前提是切面图像质量可满足基本要求，左心室心内膜大部分可以辨认。由于左心室顶端缩短及心尖流入管产生的声影，在标准心尖四腔和两腔切面左心室心内膜常常难以清晰显示。解决办法：操作时探头可略微避开泵体，采用心尖离轴切面测量左心室容积（图 5-7-4）。Simpson 法计算的 SV 仅反映了收缩期的左心 CO_P 大小，是 LVAD 收缩期输出量（而非全心动周期）、经主动脉瓣口输出量（若存在）和二尖瓣反流量（若存在）三者之和。

术后中远期左心室大小及比例、下腔静脉参数、肺动脉压力、二尖瓣反流、三尖瓣反流可用于定期评估 LVAD 植入术后患者血容量变化和左心室卸载程度，以帮助临床制定管理和治疗方案。

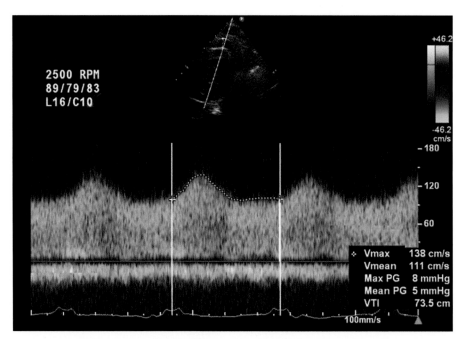

图 5-7-2　左心室辅助装置植入术后流出管流速 - 时间积分测量

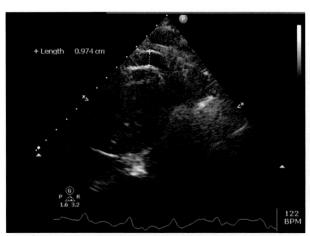

图 5-7-3　左心室辅助装置植入术后流出管内径测量

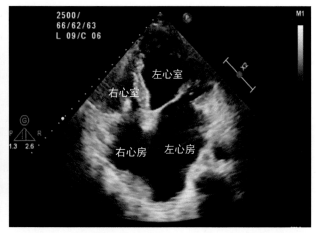

图 5-7-4　左心室辅助装置植入术后心尖四腔离轴切面

对于 LVAD 长期支持的患者,左心室大小不再单一反映 LVAD 的卸载效能,而是取决于 LVAD 的卸载程度、左心室逆重构效应、瓣膜反流变化等的综合效应。无论左心室大小如何,应将左心房大小和肺动脉平均压视作左心卸载程度最可靠的判断指标。下腔静脉参数是另一项不容忽视的参数,它既是右心负荷也是心脏整体功能的"总晴雨表",每次随访节点的超声心动图检查亦应常规测量和记录 IVC 内径及呼吸变异率。IVC 的纵向比较可采用类似左心室大小的评估方法,制作时间坐标曲线及计算间期变化幅度以进行纵向观察和对比。理想的 LVAD 治疗效果应以既有效降低左心负荷又不加重右心负荷为目标,一般要求术后 IVC 内径应≤21mm,以 <17mm 伴呼吸变异率 >50% 为佳,表明全心功能改善且左、右心容量负荷适当。

由于连续流 LVAD 长期支持的患者普遍存在体液潴留的趋势,因此对于下腔静脉扩张的 LVAD 植入术后患者,如何鉴别左心卸载不足还是血管内容量过多是一个挑战,这关系到临床决策是选择容量减负、还是增加泵速,抑或是二者兼行。此时,一个较稳妥的策略是遵循"先左心,后全心"的原则,即在排除流出管梗阻等泵故障及主动脉瓣存在显著反流的前提下,首先尝试提高泵速到一个目标泵速(一般至少达到既往最高泵速,或超过最高泵速 50~200RPM),然后观察全心的变化;若二尖瓣反流、肺动脉压力及下腔静脉均改善,则确认是左心卸载不足所致,继续当前泵速即可。反之,若肺动脉压和下腔静脉改善不显著,则确认是血容量过多所致,需要在提高泵速的同时加以适度利尿(图 5-7-5)。

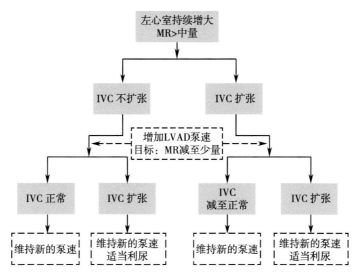

图 5-7-5 左心室辅助装置植入术后超声引导泵速优化方案
IVC:下腔静脉;MR:二尖瓣反流;LVAD:左心室辅助装置

LVAD 在卸载左心室的同时也将加载右心室,在左、右心负荷条件之间找到最佳平衡至关重要,以达到最佳的循环输出。因此,术后中远期超声心动图评价室间隔形状、运动模式和 LV/RV 内径比仍然非常重要。卸载左心室将导致右心室后负荷降低,通常会改善右心功能。所有右心室负荷指标在 LVAD 植入术后早期均有改善。然而,LVAD 增加的心输出量可能会超过负荷敏感型右心室的承受限值,仍有一部分 LVAD 植入术后患者表现为右心功能不全。LVAD 植入术后的右心功能评估仍然以右心室内径、FAC、IVC 参数等为主要指标。

LVAD 植入术后主动脉瓣反流的发生率极高。一项关于 INTERMACS 注册的大样本连续流 LVAD 植入术后患者调查研究显示,术后 2 年内轻度主动脉瓣反流的患病率超过 50%,中 - 重度反流的患病率达 15%。小体重、高龄、女性、术前存在主动脉瓣反流为 LVAD 植入术后发展为中 - 重度主动脉瓣反流的重要预测因子。与正常循环生理相比,连续 LVAD 的左心室卸载导致主动脉瓣应力和跨瓣压力负荷平均增加 25%,压力负荷持续时间增加 20%,因而长期应用 LVAD 会导致瓣叶退行性变和交界融合而产生主动脉瓣反流。主动脉瓣反流量的增加将增加 LVAD 前负荷及左心室大小,从而继发性增加泵流量;反之则导致向升主动脉的血液喷射进一步增加,进一步加重主动脉瓣反流,形成无效的血流动力学循环,最终导致周围器官灌注降低。

(五)远程监测

远程监测有助于门诊管理和关键参数的监测。通过基于安全无线互联网的远程监测设置提供数据的实时查看和传输,从而可避免患者不必要的就医。泰达国际心血管病医院的 LVAD 植入术后患者,通过"护心宝"实时完成患者心率、心律和血压的远程传输。医师可以通过"护心宝"及时获取患者的生命体征资料,从而做出判断。远程监测对于 LVAD 植入术后患者尤为重要。由于 LVAD 存在,即便患者发生持续性室性心动过速或心室颤动时,临床仍然可表现为无症状、轻微乏力或右心衰竭。此时,从临床表现很难判断患者是否有恶性心律失常发生。例如:1 例扩张型心肌病的男性患者,术后 207 天时于家中突发心悸伴短暂意识丧失,意识恢复后,患者除乏力外,无其他明显症状。临床医师通过"护心宝"发现,当时患者为心室颤动心律。立即电话通知患者,紧急返回医院,在严密监护下进行了电复律。

四、心肌功能恢复的检测

心肌功能恢复与多种因素有关,包括:心力衰竭的病因、心肌纤维化、心肌细胞大小和心力衰竭的持续时间等。心肌功能恢复常发生于患有非缺血性心肌病的年轻患者。大量 LVAD 植入术后患者都难以获得永久的左心功能恢复。文献报道 LVAD 撤除后心力衰竭复发间隔最长可达 13 年。心力衰竭的病因为化学毒性或缺血性心肌病者复发率较高。扩张型心肌病、心肌炎和围生期心肌病患者最有可能出现心肌恢复。对心尖打孔过程中获得的心肌组织进行病理评估,以确定可治疗的 HF 病因。年轻患者和 HF 病史较短是心肌功能恢复的预测因素。在潜在的心肌功能可恢复患者中应继续和优化 HF 治疗。

在离心泵型 LVAD 植入术后患者的随访过程中,当患者心力衰竭症状明显缓解且伴随脉压差增大、左心室腔逐渐缩小(左心室舒张末期直径≤55mm)、左心室射血分数≥45%、左心室缩短分数 >15%、无少量以上瓣膜反流、主动脉瓣 1:1 开放、泵流量下降时,应予以重点关注。但单凭临床表现和超声筛查并不能确定心肌功能是否恢复,应使用标准化的筛查方案。通常,LVAD 撤泵采用以下评估步骤。第一步,满足下列条件者纳入:①临床表现稳定;②LVAD 支持 >6 个月;③体力活动正常;④超声心动图检查结果正常;⑤主动脉瓣开放;⑥瓣膜反流≤少量。第二步,在 LVAD 降低泵速和停泵条件下进行超声心动图评估,参数稳定者进入下一步。第三步,在 LVAD 停泵并用球囊阻塞流出管的情况下接受右心导管检查。

左心室恢复的减低泵速或停泵试验是临床确认 LVAD 植入术后患者是否存在可持续性心肌功能恢复的关键步骤。通常将泵速降低到可能的最低水平(一些中心采取在充分抗凝的情况下,停泵的同时用球囊闭塞流出道人工血管)15 分钟。研究证实,将 HeartMate Ⅱ泵速降低到 6 000RPM,HeartWare(HAVD)或 HeartCon 泵速降低到 1 800RPM,流出管出现收缩期顺流为主伴有少量舒张期反流时,LVAD 接近零卸载。在患者停泵试验超声心动图参数满意的情况下,应进一步行右心导管检查。撤泵的阈值是心排血指数 $>2.6L/(min \cdot m^2)$、PCWP(平均值)<16mmHg、右心房压(平均值)<10mmHg。

在停泵试验下,LVEF 持续较低者提示为心肌未恢复,但停泵试验 LVEF 正常者仍有一部分患者撤泵失败,这些患者的共同特征就是停机试验时 PCWP 升高,这通常被认为与心肌纤维化的严重程度有关。在笔者收集的 LVAD 病例中,也发现了类似现象。有 1 例扩张型心肌病女性患者,54 岁,在植入 LVAD 后的随访过程中,患者心功能明显好转,脉压维持在 40mmHg 左右,左心室舒张末径逐渐由术前的 67mm 恢复至 44mm,左心室射血分数由 19% 恢复至 55%,主动脉瓣维持 1:1 开放,LVAD 流量下降。因此,我们认为该患者有撤泵可能,在术后第 215 天进行撤泵评估。我们尝试将泵速降至 LVAD 允许的最低安全泵速,超声心动图检查评估 LVAD 人工血管反流情况,以期达到"零卸载"状态。观察约 15 分钟,人工血管舒张期反流轻度增加,除左心房大小轻度增大外,其余超声表现及血压无明显变化。考虑 LVAD 泵速已达最低安全泵速,未实现零卸载状态。为了更准确地评估撤泵指征,我们在充分抗凝的基础上,维持泵速在最低安全水平,同时用 12mm 球囊闭塞流出道人工血管约 15 分钟。闭塞人工血管期间患者 MAP 下降约 10mmHg,超声显示流出管道血流停止,左心房增大伴三尖瓣反流加重(轻 - 中度反流),最终撤泵失败(图 5-7-6)。

我们考虑 LVAD "零卸载"后,患者左心室充盈压增高伴血压下降。由此可知,患者心功能仍需 LVAD 支持,不具备撤泵条件。此外,结合患者既往高血压病史,室间隔厚度在左心腔明显扩大的前提下仍然在正常高限,这提示患者既往可能存在长期高血压导致的左心室舒张功能不全。当在 LVAD 支持的条件下,左心室舒张功能不全导致的左心室充盈压升高可能被掩盖。因此,对于可疑合并左心室舒张功能不全的患者,撤泵评估更需谨慎。如判断失误将导致患者 HF 症状复发,不得不进行再次 LVAD 植入或心脏移植。

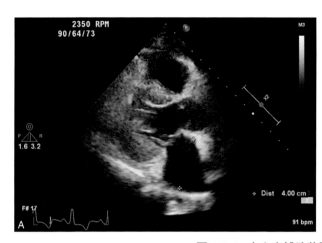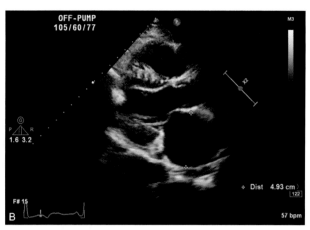

图 5-7-6　左心室辅助装置植入术后患者停泵试验

A. 基线泵速（2 350RPM）时,左心室射血分数为 58%;B. 泵速降至 1 800RPM 及短暂停泵时,左心室射血分数为 54%,左心房增大。

　　到目前为止,植入 LVAD 的患者不能行 CMR 检查。因此,不能应用 CMR 检查对 LVAD 植入术后患者进行评估,但对于一部分撤除 LVAD 的患者,CMR 可以有效测定心功能,评价心肌纤维化范围、瓣膜运动及左心室重构情况,评价方法与上述 LVAD 植入术前评估方式相同。以 1 例 39 岁扩张型心肌病患者为例,患者因扩张型心肌病伴完全性左束支传导阻滞而导致严重心功能不全,经过综合评估后植入 LVAD,并于术后 13 个月按计划撤除辅助装置。LVAD 撤除术后 1 周,CMR 检查结果显示左心室舒张末期横径较术前缩小,射血分数升高;右心室舒张末期横径较术前增大,射血分数升高（图 5-7-7）。患者术前心肌纤维化程度较轻,在 LVAD 植入术后成功实现了左心室逆重构。

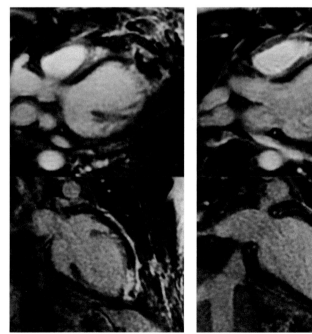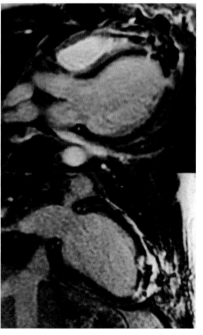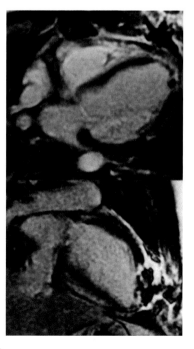

图 5-7-7　左心室辅助装置撤泵术后复查

延迟强化显示心尖部符合撤泵术后改变,室间隔局部心肌纤维化。

　　心肌功能恢复,移除 LVAD 后,患者应接受 HF 专家的终身随访治疗,做好针对性药物治疗,及时识别 HF 复发。

（张云强　任书堂　张秀娟　范丽娟　刘宇帆　陈梦宇）

参考文献

［1］ PAUL A H, BIYKEM B, DAVID A, et al. 2022 AHA/ACC/HFSA Guideline for the Management of Heart Failure: A Report of the American College of Cardiology/American Heart Association Joint Committee on Clinical Practice Guidelines［J］. Circulation, 2022, 145（18）: e895-e1032.

［2］ POTAPOV E V, ANTONIDES C, CRESPO-LEIRO M G, et al. 2019 EACTS Expert Consensus on long-term mechanical circulatory support［J］. Eur J Cardiothorac Surg, 2019, 56（2）: 230-270.

［3］ BEN AVRAHAM B, CRESPO-LEIRO M G, FILIPPATOS G, et al. Heart Failure Association of the European Society of Cardiology position paper on the management of left ventricular assist device-supported patients for the non-left ventricular assist device specialist healthcare provider: Part 1: Introduction and at the non-hospital settings in the community［J］. ESC Heart Failure, 2021, 8（6）: 4394-4408.

［4］ FELDMAN D, PAMBOUKIAN S V, TEUTEBERG J, et al. The 2013 International Society for Heart and Lung Transplantation Guidelines for mechanical circulatory support: executive summary［J］. J Heart Lung Transplant, 2013, 32（2）: 157-187.

［5］ JOHANNA M, HRISTO K, CHRISTOPH H, et al. Development of tricuspid regurgitation and right ventricular performance after implantation of centrifugal left ventricular assist devices［J］. Ann Cardiothorac Surg, 2021, 10（3）: 364-374.

［6］ WEVER-PINZON O, DRAKOS S G, MCKELLAR S H, et al. Cardiac Recovery During Long-Term Left Ventricular Assist Device Support［J］. J Am Coll Cardiol, 2016, 68（14）: 1540-1553.

［7］ BIRKS E J, DRAKOS S G, PATEL S R, et al. Prospective Multicenter Study of Myocardial Recovery Using Left Ventricular Assist Devices（RESTAGE-HF［Remission from Stage D Heart Failure］）Medium-Term and Primary End Point Results［J］. Circulation, 2020, 142（21）: 2016-2028.

［8］ 中国医师协会心力衰竭专业委员会,中华心力衰竭和心肌病杂志编辑委员会.心力衰竭容量管理中国专家建议［J］. 中华心力衰竭和心肌病杂志, 2018, 2（1）: 8-16.

［9］ SHAH P, ABEL A A I, BOYALLA V, et al. A comparison of non-invasive methods of measuring body composition in patients with heart failure: a report from SICA-HF［J］. ESC Heart Fail, 2021, 8（5）: 3929-3934.

［10］ MCDONAGH T A, METRA M, ADAMO M, et al. 2021 ESC Guidelines for the diagnosis and treatment of acute and chronic heart failure［J］. Eur Heart J, 2021, 42（36）: 3599-3726.

［11］ STAINBACK R F, ESTEP J D, AGLER D A, et al. Echocardiography in the Management of Patients with Left Ventricular Assist Devices: Recommendations from the American Society of Echocardiography［J］. J Am Soc Echocardiogr, 2015, 28（8）: 853-909.

［12］ CRUZ RODRIGUEZ J B, CHATTERJEE A, PAMBOUKIAN S V, et al. Persistent mitral regurgitation after left ventricular assist device: a clinical conundrum［J］. ESC Heart Fail, 2021, 8（2）: 1039-1046.

［13］ DOBROVIE M, SPAMPINATO R A, EFIMOVA E, et al. Reversibility of severe mitral valve regurgitation after left ventricular assist device implantation: single-centre observations from a real-life population of patients［J］. Eur J Cardiothorac Surg, 2018, 53（6）: 1144-1150.

［14］ DANDEL M, JAVIER MFDM, JAVIER DELMO EMD, et al. Accurate assessment of right heart function before and after long-term left ventricular assist device implantation［J］. Expert Rev Cardiovasc Ther, 2020, 8（5）: 289-308.

［15］ BOUCHEZ S, BELLEGHEM Y V, SOMER F D, et al. Haemodynamic management of patients with left ventricular assist devices using echocardiography: the essentials［J］. Eur Heart J Cardiovasc Imaging, 2019, 20（4）: 373-382.

［16］ DAVOR M, BINYAMIN B A, OVIDIU C, et al. Heart Failure Association of the European Society of Cardiology position paper on the management of left ventricular assist device-supported patients for the non-left ventricular assist device specialist healthcare provider: Part 2: at the emergency department［J］. ESC Heart Fail, 2021, 8（6）: 4409-4424.

第八节　协调员的作用

一、概述

历史上,LVAD 协调员的角色起源于 20 世纪 90 年代初至中期,即第一代 LVAD 开始商用时。从试验过渡到临床应用阶段的经验表明,由于患者需要依赖人工心脏在术后的正常生活环境中进行长期的循环支持,所以需要医务人员既能同时满足这种新型设备的技术支持和患者的临床需求,又能担任患者出院后长期的综合管理工作。随着 LVAD 在世界范围内日益广泛地应用,装置设计的不断优化,适应证选择的更加合理,手术技巧的逐步提高及患者术后综合管理的持续改善,都对提高患者的生存率及降低装置植入后的出血、血栓形成、感染和脑卒中等并发症,起到了举足轻重的作用。

LVAD 属于第三类医疗器械,用于植入人体和支持生命,其长期疗效取决于多学科团队的全面支持和照护,需要在术后管理团队中配备经过严格培训的专家,包括心内科医师、心外科医师、心理医师、工程师、互联网医院工程师、康复师、营养师、造口师和协调员等。即使患者出院后,仍需要长期对患者及 LVAD 进行综合管理。医学团队、工学团队、患者及其亲属应对术后血压和 INR 等重要医学参数,以及导线、电池和控制器的工学参数进行持续关注和调控,对患者及其家属的生活方式和心理状况需细心关照。因此,由协调员承担的 LVAD 植入患者的围手术期及术后长期的协调管理工作至关重要,对 LVAD 治疗成功与否起着举足轻重的作用。

LVAD 的平流式泵血对人体正常的脉动循环生理产生重要影响。LVAD 协调员是一种新的医疗职务序列,其作为整个 LVAD 团队连接患者及其家属的枢纽,既要负责监察管理和促进团队成员之间的沟通,也要及时关注患者的重要生命体征和血泵配套设备运转的动态变化,指导患者及其家属对其主要生命体征及血泵状态进行观察和管理,掌握他们的心理状态,为患者提供全方位的日常指导。由于我国 LVAD 研制和临床应用起步很晚,协调员工作未被大多数已开展 LVAD 工作的心脏中心所重视。中国是发展中国家,社会发展、经济文化、医疗技术及保障水平乃至患者的社会心理等方面与发达国家相比存在很大的差异,这就要求中国的 LVAD 协调员投入更多的精力去协调管理好 LVAD 设备和患者的日常生活。因此,迫切需要建立具有中国特色的、符合中国国情的 LVAD 协调员队伍和工作规范。

二、院内管理

患者一入院,协调员即应与患者及其家属建立密切联系,采集患者及其家属的基本信息。术前须协助医师对患者做全面评估,与工学团队做设备协调,对患者及其家属进行培训。计划患者出院后持续随访计划和数据录入工作;协助多团队进行数据坐标的设计(表 5-8-1)。

表 5-8-1　左心室辅助装置协调员院内管理工作的基本内容

工作内容	内容描述
建立联系	患者及其亲属如何联系到协调员
	团队成员间的紧急联系方式
	建立团队与基层医院专业人员的联系
综合评估	社会心理、知识水平、经济能力评估

工作内容	内容描述
教育培训	制订培训计划 依照《心室辅助装置培训手册》进行培训
设备协调	协调落实 LVAD 及配套物品
数据采集和记录	依照规范流程进行数据采集，录入生成信息，设计专业坐标

注：LVAD，左心室辅助装置。

（一）全面患者评估

1. **身体评估**　从患者入院后，协调员便开始了全程跟踪协调的工作。LVAD 植入术的适应证建立在既定的入排标准上。协调员协助主管医师对照手术入选和排除标准逐项进行核查，以确定患者是否适合植入 LVAD。患者接受 LVAD 植入手术后，按 LVAD 的临床路径确保在每个时间节点接受了正确的检查项目，并收集整理临床数据，设计各专业坐标并用于医护工作的各个节点。

2. **社会心理因素评估**　与心理状态相关的并发症在心力衰竭患者中很常见。有调查研究表明，心力衰竭患者抑郁症的患病率为 15%~36%。其他精神疾病还包括焦虑、酒精依赖、精神疾病病史及自杀倾向等，与患者的低生存率有关。在临床实践中笔者发现心脏移植后焦虑最常见，与移植时身体功能差、移植手术前存在心理及精神疾病病史、社会及家庭支持不良所致的依从性差、悲观情绪等都存在一定的关系。综合以上循证证据和经验积累，笔者认为，心理评估对于患者的选择至关重要。截至目前，笔者在完成 HeartCon 型 LVAD 国内多中心 86 例手术的基础上，积累和总结了一定的经验，并对典型案例进行了回顾，以更好地协助患者及其家属管理好血泵，安排好生活。例如，某分中心的一位患者，植入 LVAD 后病情恢复得很顺利，因与妻子吵架，一气之下险些把连接血泵的导线拔断，引起血泵抽吸报警。另一位患者因文化水低，依从性较差，术后不听从协调员和医师的叮嘱，每天打麻将，作息不规律，险因护理不当折断血泵导线。因此，协调员要协助医师完成患者社会、经济、人文、心理和距离（居住地与手术中心的距离）五大社会因素的资料收集以决定患者是否入选，理想的入选条件应是教育水平较高、家庭经济宽裕、亲属和睦关爱、心理素质良好、家庭住址不远。基本评估达标后，应当与心理专家对患者进行专业的心理评估。确保社会人文五大因素可满足患者植入 LVAD 的要求，以避免术后因不利社会心理等相关因素导致严重不良事件。随着社会的进步，"医学 - 生物学模式"必然越来越向"医学 - 生物 - 社会学模式"转化。对于接受 LVAD 植入的患者而言，必须具有一定的自我认知和社会行为能力，才能保证在接受 LVAD 植入术后凭借稳定的人格 - 心理能力照顾好自己。

（二）教育培训

有效的教育培训需要多学科团队协作实施，以使之延伸到 LVAD 植入术后患者及其家庭成员中。从患者符合手术指征、有意愿接受 LVAD 手术治疗开始，LVAD 协调员便开始启动培训模式，并自此开始与患者及其家属建立长久、密切的联络，直至患者生命终止或撤除血泵。从术前即开始进行的培训，主要内容为 LVAD 概述、系统操作的相关知识培训和适当的自我护理。要为患者及其家属提供通俗易懂的教材和手册，通过设备模型教会他们进行实际操作，强化他们所学到的知识并加以反复练习。针对他们对 LVAD 知识和技能的理解和掌握程度，逐步增加相关培训的复杂程度。尤其是对于患者自我护理的各个方面，要求定期重复以加强记忆。最后对患者和家属进行相应的培训后考核。需要注意的是，要依据 LVAD 植入术后患者及其家属的教育水平、学习能力、学习意愿及可能存在的学习障碍来制订个性化、因人制宜的培训方案。确认他们完全具备操作设备的技能、熟练掌握和运用相关护理理论和操作技能并考核合格后，方能出院。

三、院外管理

（一）基本要求

在 LVAD 植入术前,通过收集关于患者及其家庭的基本信息和当地医疗资源情况时就要开始制订出院计划。如患者同意接受当地全科医师随访,应邀请未来将参与患者管理的当地医疗人员到 LVAD 中心接受培训。通过对 HeartCon 型 LVAD 在全国多中心完成的 86 例手术的术后综合管理经验总结,笔者认为,如果患者距离 LVAD 中心较远甚至不在同一城市,则应该建立一个当地医疗团队,负责 LVAD 植入术后患者的实时管理和随访。随着越来越多的患者接受 LVAD 支持,使得与 LVAD 植入中心合作的地方诊所不断调整对患者的管理和随访方式。未来,LVAD 植入中心需越来越依靠患者所在地的医疗机构来完成管理和随访。

向患者所在地医院提供相关培训,内容包括 LVAD 植入术后患者医疗护理的书面文件概述,概括内容如下:①血泵和所有配套设备的运行和维护;②患者持续管理的实践指南,包括院外患者治疗方案,如术后血压及抗凝要求等;③随访就诊流程;④术后并发症的紧急处理;⑤LVAD 特殊血流动力学状态;⑥排除设备故障,包括识别疑似泵血栓和泵相关感染的情况;⑦LVAD 植入中心团队紧急联系的应急程序和协议;⑧换药程序。

出院时,应尽可能让 LVAD 团队的一名成员陪同患者前往当地合作医院。安排患者及其家属与当地医院和急诊科参与照护的医护人员会面,目的是对后续管理、随访(规律性、连续性)及潜在紧急情况的处理达成共识。此外,应与当地救护车服务部门建立联系,使其熟悉血泵附件的简单操作并掌握 LVAD 中心和就近医院的紧急联系方式,以便在需要紧急转运时寻求指导与帮助。

远距离患者成功出院所需的条件如下。

1. 植入中心和患者必须与当地卫生机构建立稳固的合作关系。远程管理要求当地卫生机构成为患者"管理链"中的联系站。当地医疗机构 LVAD 负责人可以是全科医师、护士或当地医院的心脏病专家。管理链可能由多个部分组成,也可能仅有少数几个部分,但每个环节都必须十分牢固。

2. LVAD 中心团队应向经培训的专业人员提供 7×24 随时能够快速反应的紧急联系方式。整个植入团队也应该通过电话、群微信或视频会议进行定期讨论。

3. 必须保证通信热线全程通畅,通过患者、当地医疗机构和 LVAD 中心之间的密切合作,使患者在回归家庭、社会后富有安全感。

4. LVAD 团队必须信任患者　患者及其亲属都接受了口头和书面培训指导,并通过了测试,证明他们对可能发生的不良事件、设备操作的注意事项和故障排除方法已有初步理解。确认他们已了解需通知LVAD 团队的特殊情况,并学会正确测量血压和体重,以及通过调整华法林剂量做好 INR 的自我反馈监控。

5. 患者应明白自己是生活的主人,主动调整生活方式,这是 LVAD 植入术后所必需的。

当在患者或家庭、当地医疗机构和 LVAD 中心之间建立强大的分工合作后,对 LVAD 植入术后患者的远程随访将会取得大大的成功。敬业和训练有素的专业人员参与术后综合管理的每一个环节,善于利用互联网医疗系统,都是成功的要素。

（二）出院后管理模式

1. 与当地医院建立远程医疗的合作模式　对 LVAD 植入术后患者出院后的综合管理主要集中在医疗相关问题上,具体包括血压、抗凝、心律失常、主动脉瓣反流、科学维护经皮导线出口管理等。尽管有 LVAD 支持,由左心衰竭演变而来的继发性疾病如呼吸困难、心律失常、肾衰竭和腹水等,虽然可以改善,但糖尿病和甲状腺疾病等其他疾病则不能通过 LVAD 的植入而治愈。LVAD 团队往往对治疗非 LVAD 相关疾病的责任范围理解不清。笔者的 62 例多中心 LVAD 植入手术经验表明,在术后综合管理问题上不同的 LVAD 植入中心有不同的理解深度。一些中心仅承担植入 LVAD 的责任,提供与 LVAD 相关的用品和必要设备,而另一些中心会负责发生在 LVAD 植入术后患者身上的所有事情,包括常规疾病的治疗,如流行性感冒、糖尿病和甲状腺功能亢进症等。

我们认为，无论距离植入中心有多远，LVAD 中心或当地医疗门诊除应该定期随访患者并进行常规护理外，还应处理任何与非 LVAD 相关的健康问题，必要时应根据患者诊断和病情咨询专家。如果心脏病专家之前治疗过该患者，则应继续治疗。LVAD 仍然需要对心脏起搏器和心脏除颤器进行维护和监测，如果情况允许，当地心脏病专家应在该专业领域协助管理患者。在所有这些情况下，应把任何其他系统的医疗治疗情况，如诊断、治疗或药物变化都及时告知 LVAD 植入中心。

实际上，对 LVAD 植入术后患者的医疗和护理可能会给当地医院的全科医师或医护人员带来一些困惑，因为并不熟悉 LVAD 治疗的相关知识，也缺乏与 LVAD 植入术后患者管理相关的知识（如使用肝素对 INR 不能达标的患者进行快速桥接、当患者存在高低流量报警时寻找可能的原因、LVAD 植入术后患者对降压药格外敏感等）。在某些情况下，全科医师或当地医院可能会拒绝护理 LVAD 植入术后患者，以避免额外的责任，担负较高的成本。

增加患者在家的循环支持时间会增加其出现问题，甚至病情恶化的可能性。患者状况的任何恶化都可能需要住院，但不一定重新进入 LVAD 中心。如果出现任何技术问题或紧急情况，应首先联系 LVAD 中心团队，并且联合做出转运和治疗 LVAD 植入术后患者的决定。泰达国际心血管病医院对 LVAD 植入术后患者的术后综合管理充分利用互联网医院资源进行术后管理和随访，利用"护心宝"（无绳便携心电监护）、血压计和血氧仪等可穿戴设备包实时连续监测患者的生命体征。医师和协调员可通过可穿戴移动终端设备，实时查看患者的心率（律）、血压、血氧饱和度及血泵的流量、功率、波形等数据。通过这些工作的总结，使我们认识到在中国建立 365×24 的实时监测管理模式，使用可穿戴设备进行远程监控，充分利用互联网医疗资源与基础医院协作进行的术后综合管理，应是使 LVAD 植入术后患者长久、高质量存活的符合中国未来大量 LVAD 植入术后患者管理的必由之路。

2. 患者居家管理　对 LVAD 植入术后患者进行家庭监护是出院后综合管理的一个非常重要的环节。监测 LVAD 植入术后患者的质量取决于 LVAD 中心团队的人员配备、基础设施和资源及管理理念。协调员在出院后的综合管理中扮演着医学界从未有过的极其重要的角色。LVAD 中心应为患者提供 24 小时紧急联系方式，告知协调员和负责医师的紧急联系电话。每位协调员负责一定数量的患者。常规联系由 LVAD 协调员每日发起，详细询问患者的状态，以利早期发现问题。

所有 LVAD 中心都必须能够联合工学团队解读与 LVAD 系统警报相关的原因和与 LVAD 相关的紧急医疗状况，快速启动进一步评估流程。紧急联系责任人必须快速了解患者和设备的全面情况，以明确是否需要立即做出大范围的评估，确定到地方医院或直接到植入中心进行紧急救治的必要性。

3. 重点管理项目

（1）血压管理：对于 LVAD 植入术后患者血压管理的重要性众所周知，LVAD 产生平流循环在完全抗凝的条件下会造成严重脏器出血。因此，血压升高的 LVAD 植入术后患者发生泵血栓或脑卒中的风险明显增加。泰达国际心血管病医院 LVAD 医疗团队的反复大量科学实践证明，在同等血压下，平流循环会增加组织灌注量，因此在相对低的血压之下，组织仍会得到很好的灌注。我们发现，MAP 70mmHg 对任何年龄组的患者都能实现充分的组织灌注。因此，泰达国际心血管病医院刘晓程教授在世界上首次提出"高质量低血压"（high-qualified hypotension）的新概念，业已在临床实践中得到验证。国外有一项针对 36 个心脏中心 86 名 LVAD 协调员的调查，发现只有 25.7% 的心脏中心要求患者在家测量血压。中国仍是发展中国家，社会发展、经济文化、医疗水平乃至患者的社会心理与发达国家相比存在很大的差异。这就要求中国的 LVAD 协调员投入更多的精力和时间去协调管理好患者的血压。患者的情绪是否稳定、家庭是否和睦、用药依从性是否良好、血泵流量调控是否合理等都会影响患者的血压。为了预防因血压控制不佳导致的脑出血，本中心协调员要求患者居家每日测量 2 次血压。LVAD 持续泵血，产生平流循环生理使脉压差减小，心力衰竭越重，脉压越小，因此通过传统方法很难准确测量血压，但多普勒测量血压需要操作者具有专业经验和设备，所以该测量系统不可能在家庭普及。泰达国际心血管病医院采用智能高敏血压计，可探知低至 8mmHg 的脉压，利于患者在家庭中使用。本中心互联网工程师通过蓝牙系统，把测得的血压实时传到管理中心,协调员通过实时跟踪患者的血压并进行及时干预,以此更好地预防因血压控制不佳导致的血栓和脑卒中等术后严重并发症的发生。在泰达国际心血管病医院的临床实践中,曾因血压升高而发生脑出血的一例67岁高龄患者,就是在"高质量低血压"概念的指导下,利用实时血压监测系统,术后已健康成活至今。

(2)抗凝管理:监测和管理 INR 可降低 LVAD 植入术后患者发生血栓栓塞和出血事件的风险。因此,LVAD 植入患者出院后监测 INR 非常重要且有必要。患者的遗传因素、饮食习惯及用药等因素都会对INR 产生影响,需酌情经常改变剂量以维持其在正常范围。每个中心的主管医师对抗凝的学术观点及所应用血泵的性能不同,可能对要求监测 INR 的频度有所差异。泰达国际心血管病医院 LVAD 医疗团队的抗凝策略:当 INR<2.0 或者 INR>2.5,出现偏差时,LVAD 协调员与医师沟通指导患者每 2~3 天监测一次INR 值;当 INR 在 2.0~2.5,指导患者每 10~14 天监测一次 INR 值。与此同时,协调员更需要做大量与抗凝相关的宣教工作,使患者高度重视饮食成分及用药品种。

当发生 INR 超出范围时,协调员为医师提供患者近期饮食及相关用药的线索,以便给予及时、有效的干预措施。国外对 INR 的监测频度并没有界定,多数中心每 3~4 天或每周测量一次 INR 值。由于患者及其家属的文化水平、经济条件和心理状态等与发达国家尚有差异,国内 LVAD 协调员必须通过电话、微信、远程监护甚至借助地方医院专家与患者建立 365×24 的全天候联系方式,以确保患者的 INR 处于稳定状态。

我们发现便携式 INR 检测仪的检出结果与正规生化检验法的相关系数为 0.868,因此鼓励去地方医院不便的患者用便携式检测仪自行监测并把结果通知协调员。这个方法进一步增加了在偏远地区术后患者的便利,也增加了抗凝的安全性。我们认为,这个方法值得在发展中国家推广。

(3)体质管理:LVAD 植入术后中远期,由于血泵长期的平流循环生理,加之无法矫治的不同程度的右心功能不全,水分可能会持续从血管内向组织间隙渗出,心力衰竭越重、主动脉瓣越不开放者脉压越小,水渗出趋势越大。所以 LVAD 围手术期及术后长期管理中容量评估尤为重要。术前对患者进行身体成分分析,通过 BIA 和 DEXA 结合临床表现和超声检查综合判断,动态调整标准体重。各医院术后惯用的计算液体出入量的方法极不准确、不可靠。为防止术后水外渗、水潴留,每天称重,并与标重相比,观察变化量值,称其为"标差";把每日体重与上一日相比,观察变化量值,简称其为"环差"。把标差和环差制成连续坐标,监测体重的动态变化,以使医师及时掌握患者体内水潴留情况并及时做出相应处理。为争取让心肌逆重构,协调员经常与超声和临床专家会商,争取合理地减少血泵的过分卸载,争取利用残余心缩力使主动脉瓣开放,以增加脉压、减少水渗出。

(4)心律/率管理:LVAD 植入术后高发恶性心律失常是 LVAD 植入术后 2 年患者再住院治疗的重要原因。据报道,20%~50% 的 LVAD 植入术后患者有室性心动过速或室性颤动,使其死亡风险增加。室性心律失常的发作严重危害了 LVAD 植入术后患者的预后,应引起高度重视。术后心律失常的发生与基础心脏疾病、心脏手术(LVAD 流入管道周围的瘢痕)或泵对左室壁的机械刺激有关。一般的室性心动过速仅轻度增加静脉压和右心房压,引起患者轻度不适,不影响生活。如果室性心动过速或心室颤动导致严重的血流动力学紊乱,必须紧急转复或进行消融手术。

1)协调员按照医嘱指导患者居家用药,房性心律失常主要治疗目的为控制心室率。常用药物为地高辛、β 受体阻滞剂。应用 β 受体阻滞剂时应协助主管医师定期监测右心功能。协调员每日随访了解有无右心功能不全的症状和表现。如有异常,即通知医师行进一步远程评估。

2)LVAD 植入术后室性心律失常的发作严重危害了 LVAD 植入术后患者的预后。当室性心律失常是自限性的或频率较慢,或患者无症状且具有极好的右心功能时,医师评估后可能不需要积极处理。协调员应通过远程心电监护系统对患者心律进行监测。如果患者有明显症状包括晕厥、头晕、乏力,且心电监测显示持续性快频率室性心动过速、多形性室性心动过速、心室颤动或存在右心功能不全,应立刻通知医师,采取积极的干预。对于症状轻微或无症状持续性室性心律失常患者,抗心律失常药物是最常用的治疗手段。协调员应明确用药指征剂量、频度,药物半衰期及副作用,如患者出现不适需与医师沟通。

3)一旦确认患者有持续性室性心动过速或心室颤动发生,立即上报医师,协助医师了解患者的病情及落实返回医院进行紧急处理的相关事宜。例如患者物品准备、告知途中注意事项、联系住院医师及护士做相应的准备。

（5）关注主动脉瓣反流：这种现象多发生于术后主动脉瓣长期不开放的重症或过小体重患者。长期的跨瓣逆向压力差，使本来十分坚固的主动脉瓣瓣环发生扩张导致反流。一旦形成反流，其程度会日益加重，最终使 LVAD 失去卸载功能。因此，应遵循 LVAD "帮忙不添乱" 的准则，尽量争取利用心脏残余功能令主动脉瓣开放。协调员术后即应配合医师关注患者主动脉瓣反流情况。小体重、心力衰竭重可能导致主动脉瓣长期不开放，这类患者应是重点关注人群。每次随访，常规进行心脏超声心动图检查，超声医师评估有关主动脉瓣关闭不全及其反流程度，协调员收集记录主动脉是否开放及反流程度信息，以及在随访工作中关注患者是否存在心功能不全的症状。

（6）血泵导线管理：导线出口部位感染的可能性很高。患者每次就诊时必须对导线出口进行检查。通过检查可以了解患者在导线出口部位更换敷料的知识和技能。应注意导线方向和位置是否正确。如果有任何感染迹象（疼痛、发红和分泌物等），需要做伤口分泌物的细菌培养，酌情应用抗菌药物。导线出口位置的照片记录有助于评估其变化原因及趋势。

除关注皮肤切口外，还应叮嘱患者把导线固定好，避免打折，做好保护，避免意外拖拽。应对电池和控制器动力进行目视、检查各导线接口的牢固性，检测是否存在任何完整性缺陷（表 5-8-2）。

表 5-8-2　血泵动力传动系统的评估方法

方法	描述
目视	对从出口位置到控制器连接的传动系外部进行全面的目视检查，包括沿整个长度进行轻柔操作，以确定硅胶套中有无任何缺口
手工检查	对经皮导线进行检查，做出评估，以确定外部导线中是否存在绝缘层破裂（扭结、折曲区域有无纹理变化）、外部护套滑行移动（体液泄漏到导线系统中）、丝绒外露或导线鞘下存在血痂

（三）患者的门诊复查

在常规门诊复查时，应教患者如何做出生理指征监测和如何报道可能发生的任何变化，以便 LVAD 植入术后患者和 LVAD 团队能够尽早发现技术或医疗问题。患者定期记录 LVAD 技术数据是居家监测的基础。向患者提供一份日志模板，指导其按照记录泵技术数据和基本临床数据的预设频度填写日志，并向他们传授每个参数所代表的内容，以及监测和报道这些参数的任何变化的重要性。

LVAD 植入术后患者的管理应由多学科团队执行。该团队包括心血管外科专家、心力衰竭心脏病专家、药物学专家、心理专家、营养专家、康复师及 LVAD 协调员等。当需要额外的专业知识时，邀请其他医疗保健提供者与本团队合作。

出院后，患者通常被要求于出院 1 个月、3 个月、6 个月返回门诊进行复查，以后每 6 个月进行一次门诊检查。

LVAD 植入术后患者常规门诊评估的组成部分应包括以下部分。

1. 实验室常规检测　最初应定期进行实验室检测，以确定比较基线，然后在患者居家时在当地医疗机构监测。常规检测包括凝血功能评估（PT/INR）和溶血标记物检测。特别是乳酸脱氢酶（LDH）和无血浆血红蛋白（PFHb），可提供泵血栓形成或异常剪切应力的早期指征。根据患者情况对血液生化和血细胞计数进行常规检查。

2. 装置检查　包括技术检查、控制器和电池的检查。

（1）技术检查：是指检查外部设备组件、所有系统参数及下载数据。对于装置的所有外部设备组件应进行全面的检查，以排除对系统任何部分的损坏。

（2）对控制器进行检查，以确定有无任何物理损坏，如外壳破损或任何电缆的绝缘损坏。应特别注意电源连接器的部件，因为它们很脆弱且容易损坏。插孔上的可见磨损可能表明即将出现问题。

（3）检查电池外壳是否有任何物理损坏及与电相关的连接器状况,应进一步评估它们的使用寿命和充电周期。如果电池接近其最大充电周期或发现任何物理损坏,则应更换电池以避免报警或故障。

3. 药物检查　药物检查对于确定患者是否按照规定服药很重要。还需要确定自 LVAD 团队最后一次看到患者以来,是否有任何其他药物已开始服用或停用。

4. 历史情况回顾与体格检查　回顾全面的历史记录及对系统的全面审查有助于处理可能需要解决的任何问题。具体关注内容包括：出现任何 LVAD 警报；神经系统问题（如头痛、虚弱、头晕和视力变化等）；右心衰竭的症状（如体重增加、水肿和腹胀等）；溶血症状（如尿黑、皮肤或眼发黄）；运动耐力的变化；导线出口位置的外观。应进行从头到脚全面体检并记录在案,应特别注意患者有无胸腔积液、呼吸短促、颈静脉扩张、体重增加、水肿、腹胀等任何右心衰竭迹象。

5. 生命体征检查　与任何门诊就诊一样,生命体征对护理至关重要。应监测患者体重以评估液体潴留情况；应测量心率和心律,注意有无心律失常。应注意患者呼吸频率和幅度,观察有无通气和换气障碍。

（四）装置日常监控和宣教的重要性

在 LVAD 患者出院前,患者及其家属需要知道如何维护和使用 LVAD 设备,包括如何监测和评估血泵参数、抗凝、血压或其他症状的显著变化,并将其视为潜在的不良事件。他们还必须识别在什么情况下应联系 LVAD 协调员以避免并发症的发生。要指导患者每天在家庭监护工作表上记录这些信息,以帮助他们了解什么是正常的或异常的信息,帮助他们及早发现并发症。

为防止 LVAD 植入术后患者因严重事件再次入院,优化 LVAD 泵速、严格血压和抗凝管理,强调周期性门诊随访都至关重要。

（张秀娟）

参考文献

［1］Schroeder SE, Boschi S, Schlöglhofer T. The role of the ventricular assist device coordinator：quo vadis？［J］. Ann Cardiothorac Surg, 2021, 10（3）：386-388.

［2］刘晓程. 国产 HeartCon 型植入式左心室辅助装置治疗终末期心力衰竭的经验与思辨［J］. 中华胸心血管外科杂志, 2023, 39（5）：283-290.

［3］SCHWEIGER M, VIERECKE J, STIEGLER P, et al. Prehospital care of left ventricular assist device patients by emergency medical services［J］. Prehosp Emerg Care, 2012, 16（4）：560-563.

［4］VIERECKE J, SCHWEIGER M, FELDMAN D, et al. Emergency procedures for patients with a continuous flow left ventricular assist device［J］. Emerg Med J, 2017, 34（12）：831-841.

［5］WIDMAR S B, DIETRICH M S, MINNICK A F. How self-care education in ventricular assist device programs is organized and provided：a national study［J］. Heart Lung, 2014, 43（1）：25-31.

［6］PETTY M, BAUMAN L. Psychosocial issues in ventricular assist device implantation and management［J］. J Thorac Dis, 2015, 7（12）：2181-2187.

［7］KIRKLIN J K, PAGANI F D, KORMOS R L, et al. Eighth annual INTERMACS report：Special focus on framing the impact of adverse events［J］. J Heart Lung Transplant, 2017, 36（10）：1080-1086.

［8］SCHLÖGLHOFER T, ROBSON D, BANCROFT J, et al. International coordinator survey results on the outpatient management of patients with the HeartWare® ventricular assist system［J］. Int J Artif Organs, 2017, 39（11）：553-557.

［9］NAJJAR S S, SLAUGHTER M S, PAGANI F D, et al. An analysis of pump thrombus events in patients in the HeartWare ADVANCE bridge to transplant and continued access protocol trial［J］. J Heart Lung Transplant, 2014, 33（1）：23-34.

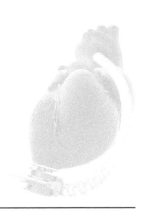

第六章
左心室辅助装置植入术后营养、康复和心理治疗与管理

第一节　术后营养管理

实施 LVAD 植入术的患者,往往因长期严重充血性心力衰竭导致营养状况较差,术后应激期可能发生多器官功能和代谢紊乱,以及各种急慢性并发症,需要个体化营养支持以调整代谢紊乱,纠正负氮平衡,辅助临床治疗。为配合药物治疗和改善机体健康状况,预防心血管疾病复发,患者在出院后也需要改变某些饮食和生活习惯。因此,在 LVAD 植入术围手术期及出院后的很长一段时间,营养管理是整个治疗过程中不可或缺的重要组成部分。营养医师亦是 LVAD 团队中的重要成员,在治疗全程给予 LVAD 植入术后患者全面的营养评估、治疗和监测。本节主要就 LVAD 植入术后患者治疗中营养医师的作用、术后 ICU 期间的营养支持、康复期营养管理和食物对华法林抗凝治疗的影响进行介绍。

一、营养医师在左心室辅助装置团队中的作用

在 LVAD 植入术的实施应用中,营养评估和支持治疗贯穿始终,营养医师应作为 LVAD 团队中不可缺少的重要组成人员,应用营养专业知识和技能,全程参与会诊和治疗方案的讨论,从术前评估到术后康复,在临床每个不同治疗时段给出最合适的营养支持方案,保驾护航以达到最佳治疗效果。

（一）营养医师的工作内容

1. 对住院的 LVAD 植入术后患者进行营养风险筛查以发现高风险患者。

2. 对住院的 LVAD 植入术后患者进行营养评估和营养诊断。

3. 计算 LVAD 植入术后患者能量及蛋白质需要量和实际摄入量,制订并不断调整相适应的食谱。

4. 参加术前、术后的多学科团队会诊和病例讨论,给出合理的营养支持方案。

5. 进行肠内和肠外营养处方计算,并监测管饲和静脉输注营养液的执行情况,及时处理各种并发症和不良反应。

6. 为口服营养制剂产品的配方、应用和价格提供指导和咨询。

7. 定期对 LVAD 植入术后患者进行人体测量和体成分检测,进行动态评价并给出营养建议。

8. 对 LVAD 植入术后患者进行床旁营养宣教及出院营养指导,并开设营养门诊提供营养咨询。

9. 对团队的其他医护人员进行营养知识教育和培训。

10. 承担 LVAD 临床营养支持的经验总结和科研工作。

（二）营养医师在左心室辅助装置治疗实施中的作用

1. 可尽早识别和发现具有营养风险或营养不良的患者,以早期进行营养干预。

2. 严格掌握营养治疗的时机和指征,选择正确的治疗手段和途径,可有效减少营养支持过程中各种机械性和代谢性并发症的发生率和死亡率。

3. 通过安全应用规范合理的营养支持方式和产品,显著降低治疗成本,减少不合理配方造成的浪费。

4. 营养支持促进患者加速康复,可有效缩短住院日和费用,减少相关医疗纠纷。

5. 在多学科诊疗中提供营养理论知识支持,及时传递相关专业前沿的新发现、新共识。

二、术后重症监护期间的营养支持

LVAD 植入术后患者经过全身麻醉及体外循环的打击,术后初期机体会出现不同程度的组织受损和应激反应,可能发生多脏器功能异常和全身营养代谢紊乱,如肝肾功能受损、血糖升高、感染、贫血、白蛋白降低、胃肠功能减弱和肠道菌群失调等,此时的营养支持目的主要是提供代谢所需的基础能量和营养素,维持组织器官结构与功能,尽量减少瘦体质的消耗,调节代谢紊乱与免疫功能,增强机体抵抗能力,协助患者安全渡过应激期。重症监护期间需每日根据患者病情变化调整营养治疗方案,并紧密结合ICU 医师的治疗计划,时时跟踪营养治疗实际落实情况,以实现营养支持的最佳化效用。营养支持治疗的要点如下。

1. 术后 24 小时内顺利脱机拔管者,拔管 4~6 小时后可开始进食流食或半流食;术后 24 小时未能脱机拔管者,在生命体征平稳（血流动力学、呼吸功能稳定）的状态下,入 ICU 24~72 小时可启动肠内或肠外营养支持。

2. 多项研究证明,只要胃肠功能允许,术后早期应首选肠内营养（enteral nutrition, EN）,如患者可耐受 EN 且能达到或接近能量目标,应尽量避免给予附加的肠外营养（parenteral nutrition, PN）,此项手术术后患者仍适用于以上原则。若预期 5 天内 EN 不能满足能量需求者,可考虑补充 PN 或肠内外营养联合应用,营养支持过渡模式为全胃肠外营养（total parenteral nutrition, TPN）→ PN+EN → EN+PN →全胃肠内营养（total enteral nutrition, TEN）→经口进食,每个阶段应根据患者具体情况决定持续时长和所占比例,原则上尽早给予 EN 和提高 EN 的比例。

3. 在肠内营养支持过程中,鼻胃管可作为简单可行的首选途径,让机体的消化吸收符合正常消化生理过程,此方式有利于维护消化系统各脏器的生理功能。对于严重胃潴留或胃食管反流的患者,可先辅以胃动力药改善胃动力,若效果不佳则可采用鼻空肠管进行空肠喂养。

4. 对于危重症患者或空肠喂养者,EN 最好采用连续性泵输注的方式,尤其是并发感染或心功能较差的阶段,易并发胃肠黏膜充血水肿、蠕动减弱等现象,一次性大量输注营养液可造成胃潴留过多、吸收不良、腹胀或腹泻等不良反应。因此初期应遵循低渗、少量、慢速的原则,从 15~20ml/h 开始,每日连续输注16~24 小时,根据胃肠道吸收情况调整输注速度,逐渐增加至 75~100ml/h;值得一提的是,在患者需要进行长时间俯卧位治疗以改善肺通气的情况下,保证患者上半身抬高 15° 左右,仍持续进行了空肠内营养液的匀速输注,输注效果良好,无反流、误吸等不良事件发生。事实证明在严密的护理监护下,对于重症呼吸窘迫的患者,俯卧位喂养是有效可行的管饲方法之一。

5. 肠内营养启动可应用短肽类制剂,如肠内营养混悬液、短肽型肠内营养剂等,待患者吸收良好且状态稳定后改用整蛋白制剂或食物匀浆膳,特殊患者使用特殊营养配方,如肝用、肾用等配方。不可忽略的是,患者在能量消耗的同时也在增加微量营养素的消耗,因此需注意维生素、微量元素、谷氨酰胺、铁制剂、膳食纤维等营养要素的额外补充。

6. 术后应激期营养支持能量一般从 20~25kcal/kg 开始,代谢状态稳定后逐渐增加到 25~30kcal/kg。

病程较长或并发感染、行肾脏替代治疗等能量消耗较大者,可给予 30~35kcal/kg,并密切观察各脏器功能变化、内环境的稳定和机体营养改善效果,如肝肾功能是否恶化、前白蛋白有无持续升高、皮下脂肪是否增加等。

7. PN 方式应采用全合一输注。建议供热比为蛋白质 10%~20%、脂肪 25%~35%、碳水化合物 55%~65%,热氮比(120~150):1。肠外营养处方应根据患者每日病情变化进行调整,供给能量的同时要注意维生素、微量元素和钾钠钙镁磷等矿物质的补充。长期应用 PN 可能会导致肝内胆管淤滞及肝功能损伤,如有发生可使用疏肝利胆药对症治疗并尽早启动肠道营养;静脉减少非蛋白热量供给,酌减静脉营养液的脂肪供热比,建议降至 20%~25%,且尽量控制脂肪乳供给 <1g/(kg·d);葡萄糖输注速率不要超过 4~5mg/(kg·min),密切观测血糖波动,用胰岛素来保证血糖水平在正常范围。

8. 由于术后长期卧床及不能脱机拔管的患者易继发感染从而长时间应用抗菌药物,加上 EN 不足,常并发肠道菌群失调,如不及时纠正可造成粪便球杆比倒置、肠道吸收不良及严重腹泻,从而加重感染和营养不良等状况。因此长期应用抗菌药物的患者应提前采取预防治疗措施,延缓或减轻菌群失调的发生。可采取的防治措施有:①尽量不用或缩短抗菌药物的应用时间,应用期间密切关注肠道菌群是否开始出现失衡趋势;②调整营养支持方式,尽量尽早应用 EN,减少 PN,肠道功能差者可采用微量营养喂养;③预防性补充足量的肠道益生菌和益生元制剂,最好选择数种活菌联合使用;④发生菌群失调后,可应用粪菌移植的方法治疗,结合益生菌混匀移植,可有很好的疗效。

三、康复期营养管理

患者进入康复期后,由于在术中和术后应激期感染、发热、机械通气等造成的能量消耗和物质分解代谢增加,术中出血和术后引流、呕吐、创面渗出等造成含氮体液丢失,因此需要给予充足的能量,进高蛋白、高维生素饮食,及时补充能量和营养素的大量损耗,尽快改善营养状况,促进创面愈合和体力恢复,增强机体免疫力。

(一)康复期营养支持原则

1. 康复期的患者基本可全经口饮食,根据胃肠道耐受情况可由半流饮食尽快过渡到软食,并逐渐过渡到普食,其间如饮食量不足可应用口服营养制剂补充能量。在术后开始经口饮食早期,因利尿和限液治疗,患者往往出现口干、口渴现象,喜食稀食类或饮料等,此时可酌情给予患者一些清饮流食,如米汤、稀藕粉、果汁或乳制品等,但应同时详细记录和控制液体摄入量以防止容量过多,此时亦可采取口服营养制剂或在饮料中添加营养粉剂等方法提高摄入的能量密度。

2. 饮食应提供充足能量、优质蛋白质及丰富维生素和微量元素,一般应不少于 25~35kcal/kg。其中,碳水化合物是体内某些组织及创伤愈合所必需的能量来源,若供给充足,可节约蛋白质,增加肝糖原储存量,促进机体正氮平衡且防止酮症酸中毒,因此应占总能量的 55%~65%。脂肪可占总能量的 20%~30%,以提供人体必需脂肪酸。蛋白质可达 1.2~1.5g/kg,选用优质蛋白占总蛋白的 50% 以上,以纠正负氮平衡和促进伤口愈合。

3. 食物宜选用细软易消化的品种,多采用蒸、煮、炖等方式,尽量减少食物营养素的丢失,避免坚硬、刺激性强和高脂肪类的食物,可选择如菜肉粥、软面条、肉末肉丝、极软菜、鸡蛋羹、水饺、馄饨等品种。

4. 如有特殊病情需给予特殊饮食,如高尿酸血症需控制高嘌呤食物;糖尿病患者应给予糖尿病饮食并限制总能量等。

5. 继续注意膳食纤维和益生菌的供给,防止患者发生便秘或肠道菌群失调。

6. 注意与华法林效用相关的食物种类,在食谱中应合理安排。

（二）康复期营养管理

为实现术后康复期的高效营养支持,需对患者进行康复期的精准营养管理,营养师应联合临床医师、护理人员、药师、康复师等多个团队进行合作诊疗,共同制订每一个阶段的个体化营养康复方案。基于泰达国际心血管病医院前期 28 例 LVAD 植入术患者的营养管理,浅谈以下几点经验。

1. 营养师应计算患者的个体热量和营养素需求,并结合患者喜好和病情制订食谱,以助于提高饮食摄入率。

2. 护士在患者进餐前后对食物拍照和称重,记录每种食物的实际进食量并上报给营养师。

3. 营养师根据进食情况计算实际摄入热量,针对总热量摄入不足和食物剩余情况,及时调整食谱结构。

4. 营养师和医师每日进行联合查房,综合了解并分析患者病情变化,对患者进行床旁宣教,使其慢慢理解并适应新的饮食习惯。

5. 康复师根据患者每日康复运动强度和时长,计算热量消耗值。

6. 营养师根据以上数据可制作热量摄入与体重变化趋势图,观察数据动态变化的相关性,并作为临床限制液量的参考。

7. 有条件者可应用双能 X 射线吸收法骨密度仪对患者定期进行骨密度和其他体成分的测定,观察术后机体营养状况恢复过程,可根据体成分的变化(包括骨密度、体脂肪和肌肉的增减)来评价营养支持效果,并精确调整营养康复方案。

（三）出院营养教育

患者在符合临床出院标准时,往往还未完全恢复到正常营养状况,需对其进行详细的个体化出院营养宣教。一般来讲,大多数患者仍需继续实行低盐、低脂饮食,保持合适的能量摄入,选择含优质蛋白、营养素丰富的健康食物,搭建科学的饮食结构,同时应戒烟、戒酒,坚持日常康复运动,维持适宜体重。需要注意的是,要特别指导患者知晓华法林的相关饮食禁忌原理和范围,最好是发放纸质版饮食宣教卡,反复讲解并确认患者和家属能理解并掌握选择食物的方法。

四、食物对华法林抗凝治疗的影响

因患者术后需要长期服用华法林,因此应教育患者及其家属特别注意对华法林效用有影响的食物与药物,以避免影响抗凝治疗。

华法林属于典型的口服抗凝血药,肝脏合成的凝血因子 Ⅱ、Ⅶ、Ⅸ、Ⅹ 需要经过羧化过程才能变成有活性的蛋白,羧化过程需要还原型维生素 K。华法林为口服的维生素 K 拮抗剂,通过抑制肝脏环氧化物还原酶,干扰维生素 K 依赖性凝血因子 Ⅱ、Ⅶ、Ⅸ、Ⅹ 的羧化,使这些凝血因子无法活化,仅停留在前体阶段,从而达到抗凝的目的。

食物来源的维生素 K 广泛分布于动物性和植物性食物中,豆类、麦麸、绿色蔬菜、动物肝脏、鱼类和菠菜、西兰花、卷心菜等含量较高(表 6-1-1)。

因多种食物及中草药与华法林之间存在相互作用,所以在服药期间相对固定食物摄入的种类和数量是很有意义的。在患者住院期间,应在合理营养供给的基础上,相对固定食谱范围,避免影响较大的食物,限制一般影响的食物。当日常摄入食物种类和数量相对固定后,临床在调整华法林的用量过程中即可排除了食物这一影响因素,达成华法林用量与 INR 的稳定平衡。这一饮食干预在患者出院后的长期生活中仍需注意,是出院教育中的必教内容之一,应向患者讲解华法林饮食的原理和要点,以避免发生突然大量摄入某种对华法林影响较大的食物导致 INR 突然升高或降低的不良事件。

表 6-1-1 常见食物中维生素 K 的含量^a

(μg/100g 可食部)

食物	含量	食物	含量	食物	含量
菜子油	830.0	莴苣	113.0	绿豆	14.0
萝卜缨	650.0	猪肝	88.0	草莓	14.0
羽衣甘蓝	275.0	麦麸	83.0	鸡蛋	11.0
黄瓜	275.0	鸡肝	80.0	猪肉	11.0
菠菜	266.0	燕麦	63.0	葡萄干	6.0
大豆	200.0	麦芽	39.0	小米	5.0
花椰菜	191.0	奶酪	35.0	苹果	4.0
卷心菜	149.0	黄油	30.0	桃子	3.0
蛋黄	149.0	全麦	20.0	橘子	1.3
生菜	129.0	火腿	15.0	香蕉	0.5

注：a. 美国农业部（United States Department of Agriculture, USDA）2012 年推荐。

（一）尽量避免的食物

1. 增强华法林作用食物　酒精、芒果、鱼油、葡萄柚、木瓜、大蒜、酸果蔓汁。中草药：龟苓膏、银杏叶、丹参、当归、宁夏枸杞。

2. 减弱华法林作用食物　鳄梨（牛油果），豆奶，含大量维生素 K 的食物（香菜、西芹、菠菜、生菜、菜花、圆白菜）。中草药：圣约翰草、人参制品。

（二）建议限量的食物

包括：莴苣、西蓝花、白菜、韭菜、青椒、芽菜、黄瓜皮、芥蓝叶、绿芥菜、芦笋、芹菜、小葱、大葱、奇异果、干黄豆、菜籽油、大豆油、开心果、人造奶油、蛋黄、动物肝脏、紫菜。

另外服用华法林的患者应戒烟，同时避免酗酒。向患者宣教时，应说明在口服华法林期间尽量保持饮食习惯的稳定，不要盲目地改变饮食结构，避免突然大量食用某种食物或添加营养品，但也不必过分严格限制日常饮食，以免发生营养缺乏，最重要的是要定期检查 PT 及 INR。

（白绍蓓）

参考文献

［1］中国医疗保健国际交流促进会心脏重症专业委员会，中国心脏重症营养支持专家委员会．中国成人心脏外科围手术期营养支持治疗专家共识（2019）[J]．中华危重病急救医学，2019，31（7）：801-810.

［2］中华医学会．临床诊疗指南：肠外肠内营养学分册．2008 版[M]．北京：人民卫生出版社，2021：56-59.

［3］于康．临床医师速查手册[M]．北京：科学技术文献出版社，2001：374-375.

［4］中华预防医学会微生态学分会．中国微生态调节剂临床应用专家共识（2020 版）[J]．中国微生态学杂志，2020，32（8）：953-965.

［5］中华医学会心血管病学分会，中国老年学学会心脑血管病专业委员会．华法林抗凝治疗的中国专家共识[J]．中华内科杂志，2013，52（1）：76-82.

［6］中国营养学会．中国居民膳食营养素参考摄入量（2013 版）[M]．北京：科学出版社，2014：348-349.

第二节　术后康复评估与治疗

一、对术后患者实施康复治疗的意义

心力衰竭会导致多器官损伤,限制运动和身体活动的能力,部分病情严重患者由于心功能的限制,通常在 LVAD 植入术前大部分时间处于静止休息状态。心力衰竭诱导的多器官损伤在 LVAD 植入术后并不能立即完全逆转,这反映在患者较差的运动能力上,术后的运动不耐受与 LVAD 的固定连续血流、骨骼肌减少症、肌肉对血管舒张的反应异常、通气 / 灌注不匹配或右心功能不全等相关因素有关。运动的正常生理反应是通过增加心率和心肌收缩力来增加心输出量,同时外周血管舒张也有助于改善心输出量。晚期心力衰竭时,变时功能不良,前负荷、充盈压力、后负荷和血管阻力增加,心脏收缩力受损,系统无法增加与人体需求相匹配的心输出量。LVAD 能改善后负荷和血管阻力,改善心输出量,可以增加运动期间的血流量。在晚期心力衰竭患者中,静息每分钟通气量、生理无效腔、气道充血和肺血管阻力增加,呼吸肌肌力、肺泡表面张力、肺扩张性和肺动脉容量降低。在 LVAD 植入术后,呼吸系统显示出通气效率和呼吸肌强度改善及肺血管阻力降低。晚期心力衰竭患者会出现肌肉萎缩和消瘦、线粒体密度降低、从 I 型肌纤维转换为 II 型肌纤维、向肌肉扩散的氧气减少及内皮功能障碍,导致运动肌肉的血流量减少。一项研究发现 LVAD 植入术后患者运动肌肉的血流量增加了 3 倍,肌肉血流量的改善会使患者肌肉力量提高、疲劳感降低。这些心血管、呼吸、骨骼、肌肉和交感神经系统的变化可以通过植入 LVAD 在一定程度上得到改善,但不能完全逆转。

LVAD 植入术后,80%~82% 的患者在 6 个月时表现出纽约心功能分级从 III 级到 I 级或 II 级的改善,自我描述的运动耐受性在 6 个月时也有所改善。但是,由于各种不同的原因,如 LVAD 设备的特性(固定转数、卸载速度)、心脏异常(左心室自身贡献、右心功能不全和变时功能不良)、合并疾病(肺疾病、骨骼肌疾病、内皮功能障碍和贫血)、患者特征(性别、年龄、疾病病程和衰弱状态)及术后伤口的限制,一些患者仍可能存在明显的运动能力不足,身体功能能力和心肺耐力并不能完全正常化。研究表明,LVAD 植入术后尽管身体功能能力有所改善,但 6 个月和 12 个月时的表现仍低于年龄校正后的正常水平。LVAD 植入术后的不良运动表现和功能状态与不良事件和总体不良结局有关,因此对于患者的心肺耐力的提高是至关重要的。术后康复是有助于提高患者身体功能能力和降低植入术后再入院率的基石,通过康复,LVAD 植入术后患者可以在术后恢复日常活动。心脏康复已被证实对慢性心力衰竭患者和植入 LVAD 的患者安全有效,可以改善身体功能能力、临床症状和生活质量,保持心理健康,在重症监护室开始的早期康复可以减轻卧床带来的不利影响。LVAD 植入术后的康复目标是最大限度地增加患者的活动能力、肌肉力量和心肺耐力,努力实现日常活动能力的独立性。

二、术后患者康复评估

LVAD 植入术后患者的康复评估是康复过程中的重要环节,从接触患者开始,贯穿康复全程,术前评估可以有效反映患者的功能状态并在一定程度上预测患者的预后,术后的评估可以反映患者当前的状态,动态的变化能够反映恢复情况。LVAD 植入术前患者都存在心力衰竭,身体功能恶化程度不同,在植入 LVAD 后身体功能改善程度也不同,要做到随时动态评估,个体化、精细化调整康复治疗方案,同时做好阶段性评估,术后 1 个月、2 个月、3 个月、6 个月各评估一次,6 个月以后每半年评估一次,特殊的重症患者或未到评估时间发生再入院的患者可根据情况增加评估次数,做好对整体康复效果的总结。

1. 体适能评估　患者的肌肉力量、平衡能力、躯体功能不会在短时间内有明显变化,康复治疗后按既定的评估时间复评。

（1）肌肉适能评估:晚期心力衰竭患者骨骼肌氧化能力和肌肉血液灌注减少,引起功能丧失,而术后的卧床状态会使这种状况加剧恶化,从这一点考虑,术后要及时对肌肉适能做出预判。肌肉力量下降会造成很多负面影响,呼吸肌肌力下降会造成呼吸无力;下肢肌肉力量下降会造成离床时跌倒高风险;握力每减少 5kg,心血管疾病(cardiovascular disease,CVD)的死亡率会增加 17%。因此,要早期采取适当的措施进行功能恢复。握力是非常好的监测指标,易于操作,重复性好。与握力相比,伸膝肌力是 CVD 患者运动能力的强有力的预测指标,在预测身体活动能力和残疾方面,具有广泛的临床意义。运动能力的提高是心脏康复的重要组成部分,肌肉力量(握力、伸膝肌力)测试是患者进行 LVAD 植入术前后进行肌肉适能评估的重要项目,同时也是心脏外科手术患者的必要评估手段。

（2）平衡适能评估:晚期心力衰竭患者因器官系统的功能退化,肌肉质量和力量的降低,大部分患者在术前会出现运动减少、半卧床或者卧床状态,这部分患者在术后运动康复过程中有跌倒高风险,LVAD植入术后需要随时随身携带控制器和电池设备,患者也需要一定时间适应平衡。在康复过程中关注平衡适能的恢复及提高,对于有效预防跌倒及增强活动能力有重要意义。

2. 心肺适能评估　越来越多的证据表明,低水平的心肺适能与全因死亡率高风险相关,改善心肺适能可以降低死亡风险。运动能力每增加 1 代谢当量(metabolic equivalent,MET),CVD 死亡风险会降低21%。个体患者治疗后 6MWT 提高 30~50m 有显著意义,可显著提高患者的纽约心功能分级和健康相关的生活质量。对于 LVAD 植入术后患者而言,在日常生活中更重要的是次极量运动能力的提高,而不是极量运动能力的提高。

3. 睡眠质量评估　晚期心力衰竭患者的躯体不适和心理不适在术前会影响睡眠质量,手术造成的创伤及心理影响在术后早期也会对睡眠造成影响,待患者状态稳定后按固定节点对患者进行睡眠评估,并对需要改善睡眠的患者采取适当的策略。

4. 生活质量评估　心力衰竭给患者带来的一系列症状、体征及医疗成本的增加都会导致 QOL 下降,同时可能直接或间接产生焦虑、抑郁等心理疾病,QOL 应该是术后患者健康的一个重要标志,定期评估QOL 并有针对性地以改善 QOL 为目标的治疗是 LVAD 植入术后患者心脏康复的一项重要内容。

5. 认知功能评估　虽然 LVAD 植入术后患者长期认知缺陷很少,但术后部分患者可能发生谵妄,术前 MMSE 评估得分下降的患者术后出现谵妄的风险增加,需要重点关注,有问题及时再次评估。

三、住院期间运动康复处方

在 LVAD 植入术后的早期,康复的目标主要是减少患者功能障碍的发生和进一步发展、减轻患者痛苦、促进功能恢复及预防肺部并发症的发生。康复治疗在 ICU 即开始进行,意识不清的患者以预防关节挛缩、肌肉萎缩、深静脉血栓等为康复首要目标;意识清醒的患者以脱机、坐位、站位为首要目标。如果功能状态和运动耐力好,可循序渐进地开始运动训练。训练的内容一方面是基于对心力衰竭患者的康复经验,另一方面是基于 LVAD 植入术后患者的康复经验,呼吸训练、有氧训练、抗阻训练、柔韧性训练都是有效的运动康复手段。实施运动康复的治疗师不仅应该熟悉运动生理学和运动方式,还应该熟悉 LVAD 外部设备的功能和连接方式,以便及时面对所有潜在可能发生的运动风险。运动过程中治疗师和患者要注意负重后姿势变化和身体平衡的问题。

（一）呼吸训练

慢性心力衰竭患者由于心输出量降低导致外周骨骼肌低灌注及血管收缩,从而产生代谢和结构的异常,导致呼吸肌萎缩,进一步加重呼吸困难。研究表明,对慢性心力衰竭患者进行呼吸训练可减轻呼吸困难程度,提高患者运动能力,改善心室肌复极化离散度,降低肺部并发症,缩短住院时间,提高生活质量。可利用以下方式进行呼吸训练。

1. 缩唇呼吸训练　嘴唇半闭(缩唇)时呼气,类似于吹口哨的嘴形,使气体缓慢均匀地从两唇间缓缓吹出,吸气时闭嘴用鼻缓慢吸气,稍屏气后行缩唇呼气,吸与呼的时间比为1∶2。这种方法可增加呼气时支气管内的阻力,防止小气道过早塌陷,有利于肺泡内气体排出。

2. 腹式呼吸训练　患者舒适位站立或坐位,左手置于胸前,右手置于腹部,鼻子慢慢深吸气,尽力将腹部鼓起,然后用口呼气,尽量将腹内收(此时口型为鱼口状),呼吸要深,尽量延长呼气时间。

3. 人工对抗阻力呼吸训练　可借助呼吸训练器(图6-2-1)进行训练,以三球呼吸训练器为例,患者含住训练器吸嘴,收拢嘴唇,用吸嘴将舌体下压,保持口腔及呼吸道通畅,缓慢用力吸气,自我调节吸气流速,直至浮标球全部吸起,要循序渐进,以不疲劳为度,尽量将吸起时间保持较长,使浮标球在相应高度停留时间长,然后将吸嘴拔出,缓慢缩唇呼气,放松休息后再进行下一次锻炼。以上方法强度要循序渐进,防止过度换气导致头晕、目眩、气急。一般每天2~3次,每次10分钟左右。

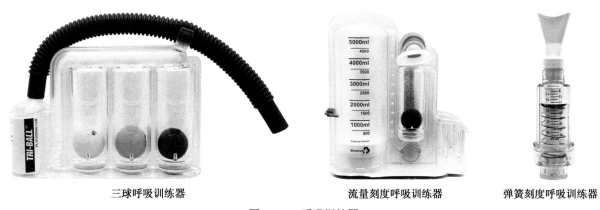

三球呼吸训练器　　　　　流量刻度呼吸训练器　　　弹簧刻度呼吸训练器

图 6-2-1　呼吸训练器

（二）体能训练

体能是通过力量、速度、耐力、协调性、柔韧性和灵敏度等运动素质表现出来的人体基本的运动能力,通过神经、骨骼、肌肉等系统协调工作实现。LVAD 植入术后患者的体能恢复需要逐步进行,从床上训练、离床训练开始,到有氧训练和抗阻训练,循序渐进。表6-2-1 提供了减少 LVAD 植入术后患者运动时发生不良事件风险的建议,表6-2-2 列出了运动训练期间的初步评估和注意事项。

1. 早期床上训练　LVAD 植入术后患者都会经历卧床阶段,卧床会造成全身身体功能的下降,并随着卧床时间的延长术后并发症风险会升高。卧床后肌肉力量和关节活动度的下降最常见,每个患者都要在病情允许的前提下尽早开始体能锻炼,这个初步阶段很重要,但没有完全标准化。可根据患者病情开展如下床上训练。

表 6-2-1　降低左心室辅助装置植入术后患者运动训练期间严重不良事件发生的建议

- 充分评估后制订个性化运动处方
- 足够的热身和整理运动时间
- 采用低至中等强度的运动训练
- 避免屏住呼吸和瓦尔萨尔瓦动作
- 避免创伤
- 了解共病状态
- 有效监督和管理
- 停止运动后有至少 15 分钟的观察时间

表 6-2-2 左心室辅助装置植入术后患者早期活动时的初步评估内容和注意事项

- 评估内容

  既往病史及术前的运动能力

  生命体征和心血管相关不稳定因素

  临床症状

  心理状态和认知功能

  静脉应用药物、生命支持设备、氧气需求

  协调、平衡、力量、耐力、功能能力、活动范围

  血液指标（血红蛋白、血钾、血钠、肌酐等）

- 伤口状态

- 运动时要始终用便携背包携带电池设备和控制器

- 从舒适性考虑，运动训练过程中可以将控制器、电池、交流电源适配器放置在安全、适当的位置

（1）翻身、体位转移训练：训练本身没有难度，训练的关键在于注意事项，需要注意患者携带的经皮导线、控制器、电池、交流电源适配器、深静脉置管、动脉置管、胸腔引流管、导尿管、鼻饲管等，同时关注患者伤口，避免扩胸、双上肢向后撑床、上肢同时拉拽床旁护栏等。

（2）头部、肩颈部活动。颈部前屈、后伸、左右侧屈、左右旋转；肩胛骨上抬、下降、前伸后缩、前后环转。各5~10次为1组，每次1组，每天2次。以治疗师指导、患者主动活动为主，活动不要求所达到的角度，不引起不适即可，活动过程中要注意头颈部相应的管路，如深静脉置管、鼻饲管等。

（3）四肢肢体活动

1）上肢活动：平卧于床上，双手在身体上方交叉，上肢上抬，为避免影响伤口愈合，肘关节伸直时肩关节要前屈，手臂与身体之间夹角不超过90°，5~10次为1组，每次2~3组，每天2次（图6-2-2）。

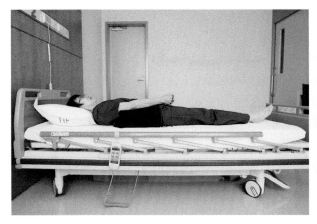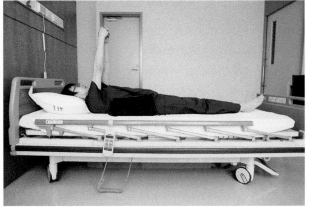

图 6-2-2 仰卧位上肢活动

2）下肢活动：以仰卧位下肢关节活动度训练及股四头肌肌力训练为主。

3）关节活动度训练：髋、膝、踝关节各方向活动5~10次为1组，每次2~3组，每天2次。

4）直腿抬高训练：患者仰卧在床中央，左腿伸直，右腿弯曲，脚底支撑在床上。呼气时，左腿伸膝位抬高，同时左脚背屈，高度与右膝平齐，姿势保持3~5秒；然后在另一侧进行同样的动作。5~10次为1组，每次2~3组，每天2次（图6-2-3）。

（4）桥式运动：患者仰卧在床中央，双腿膝关节屈曲，双脚自然分开，脚底支撑在床上。呼气时，将臀部尽可能地从床上抬起，保持姿势3~5秒。5~10次为1组，每次2~3组，每天2次（图6-2-4）。帮助患者锻炼核心肌群力量，增强躯体的运动和控制能力。

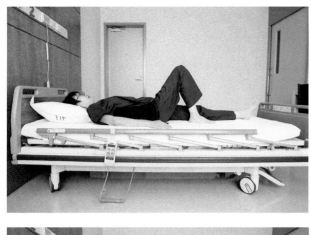
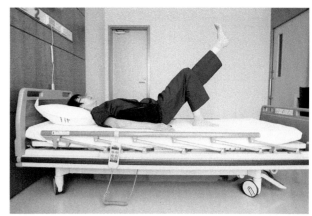
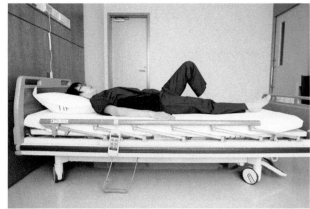
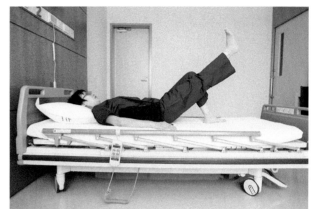

图 6-2-3　仰卧位直腿抬高训练

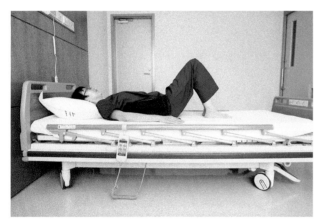
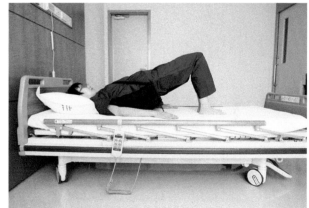

图 6-2-4　桥式运动

2. 早期离床训练　符合离床条件（表 6-2-3）的患者根据情况分阶段渐进地强化活动功能。

（1）坐位训练：患者坐于床边或床旁椅子上，两腿下垂，髋关节角度以患者舒适为宜（防止经皮导线插入部位挤压而引起患者疼痛或出血），双脚平放在地面上，膝关节、髋关节保持在 90°~100°，上身直立。举起双臂，双侧肩关节前屈 90° 保持 3~5 秒后放下；举起双臂，双侧肩关节外展 90° 保持 3~5 秒后放下；用手支撑床面保持姿势稳定，双膝完全伸展，双脚离地上抬，两腿分开，保持姿势 3~5 秒后放下；左、右腿分别最大程度向胸部屈曲，保持姿势 3~5 秒后放下；随后左、右脚踝最大程度地背曲，双膝完全伸展，双脚离地上抬，保持姿势 3~5 秒后放下。整套动作循环进行 5~10 分钟（图 6-2-5）。

（2）站立训练：患者坐在床或椅子上，双脚平放在地面上，膝关节、髋关节维持 90°~100°，双手与肩同宽，扶住固定的合适位置，保持平衡，起身向上，膝关节完全伸展，保持直立位置，分别抬起左、右脚，脚距离地面 10~20cm,保持姿势约 5 秒后放下;分别向后伸展左、右腿,保持姿势约 5 秒后放下;左、右腿分别向外侧伸展,保持姿势约 5 秒后放下。整套动作循环进行 5~10 分钟(图 6-2-6)。

表 6-2-3　离床训练开始标准

- 平均动脉压 60~90mmHg
- 静息状态下心率 <120 次 / 分
- 静息状态下无呼吸困难,呼吸频率 <30 次 /min,SPO$_2$>90%
- 无新发恶性心律失常合并血流动力学不稳定
- 无活动性出血或出血倾向
- 无经皮导线皮肤出口处感染、疼痛
- 无发热
- 无器械报警(排除电池电量不足的情况)

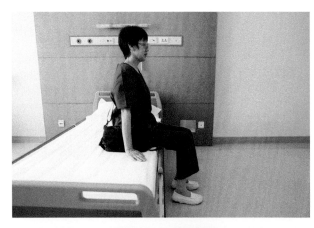
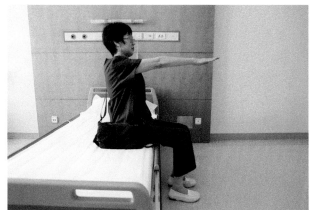
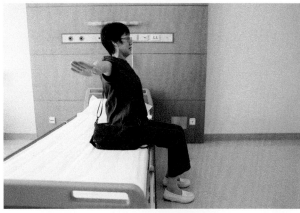
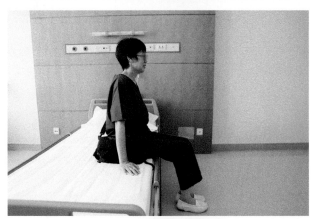
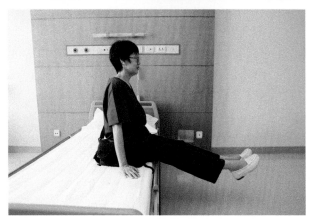
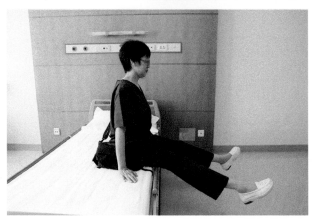

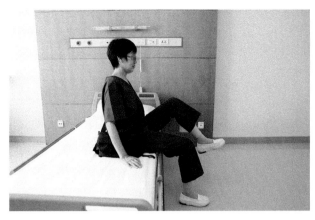
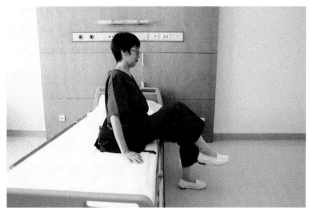
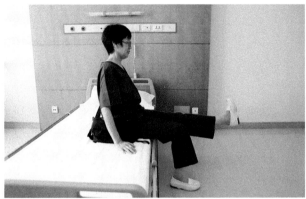
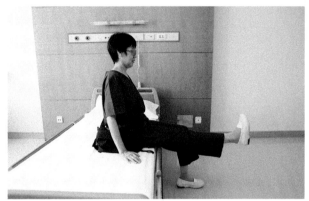

图 6-2-5 坐位训练

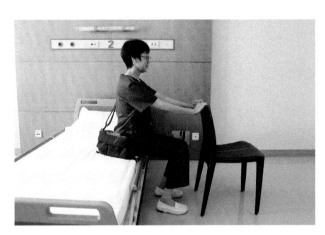
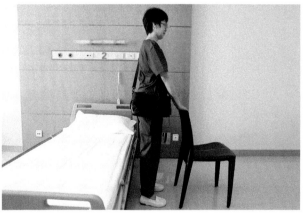
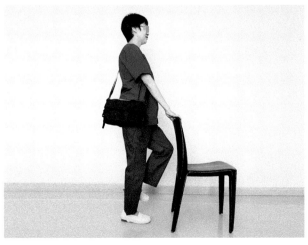
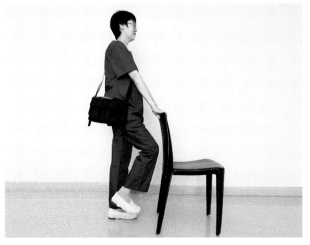

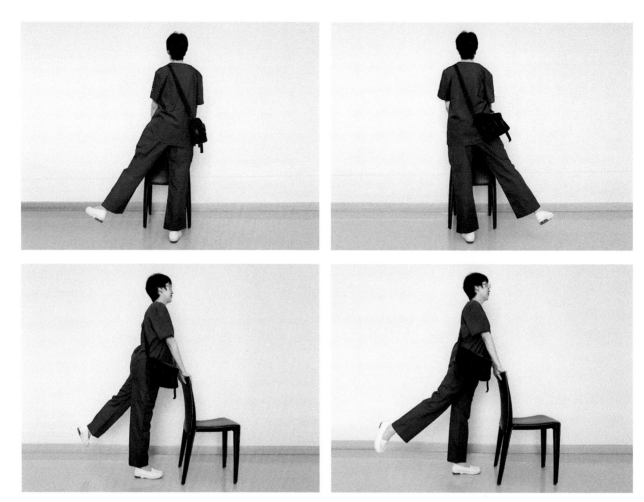

图 6-2-6 站立训练

（3）原地踏步、提踵训练：原地踏步，30 次为 1 组，每次 2 组，每天 2 次；提踵训练，15~20 次为 1 组，每次 2 组，每天 2 次。

3. 有氧训练　有氧训练已被证明可以改善心力衰竭患者的身体功能能力。从辅助下步行训练（使用步行训练器或人工辅助）开始逐步过渡到独立步行，后期也可以增加功率自行车训练，训练时间每次 15~20 分钟，每天 2 次。早期按照自主疲劳指数（rating of perceived exertion, RPE）结合心率来确定运动强度，推荐 RPE 11~13（6~20 等级）并且心率增加不超过 20 次 / 分，后期可以根据 CPET 或 6MWT 来制订运动处方，可参照运动试验测得的峰值心率、储备心率（heart rate reserve, HRR）、peak VO$_2$、储备摄氧量、无氧阈（anaerobic threshold, AT）或 RPE 制订运动强度。

4. 抗阻训练　晚期心力衰竭患者多数合并肌肉力量下降和肌少症，肌肉状况较差的患者可以从抗阻训练中获益。研究表明，>60% 1 次重复最大力量（1-repetition maximum, 1-RM）的训练强度，可获得更大的力量优势，但对于增加肌肉维度的效果没有优势；<30% 1-RM 的训练强度对活化Ⅱ型肌纤维效果差。建议早期可以采用小哑铃、弹力带等简单器具或抬腿等克服自身体质量训练，后期可利用哑铃、沙袋或抗阻训练器械进行上下肢抗阻训练（图 6-2-7）。训练强度，上肢从 30% 1-RM 至 60% 1-RM，下肢从 40% 1-RM 至 60% 1-RM，每次 3 组肌肉，每组肌肉 8~12 次，每周应对每个肌群训练 2~3 次，同一肌群练习时间应间隔至少 48 小时，运动过程中控制 RPE11~13（6~20 级表）。须确保每次训练的正确实施，以避免肌肉骨骼伤害及意外抻拉经皮导线的可能性。上肢仅限于：屈肘、肩外展、肩屈曲。

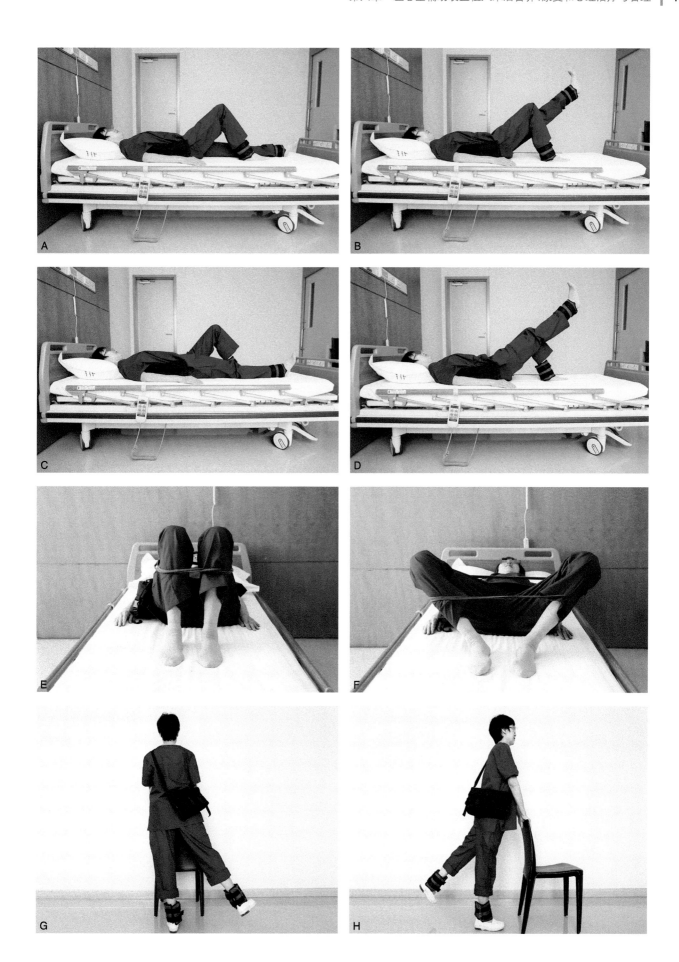

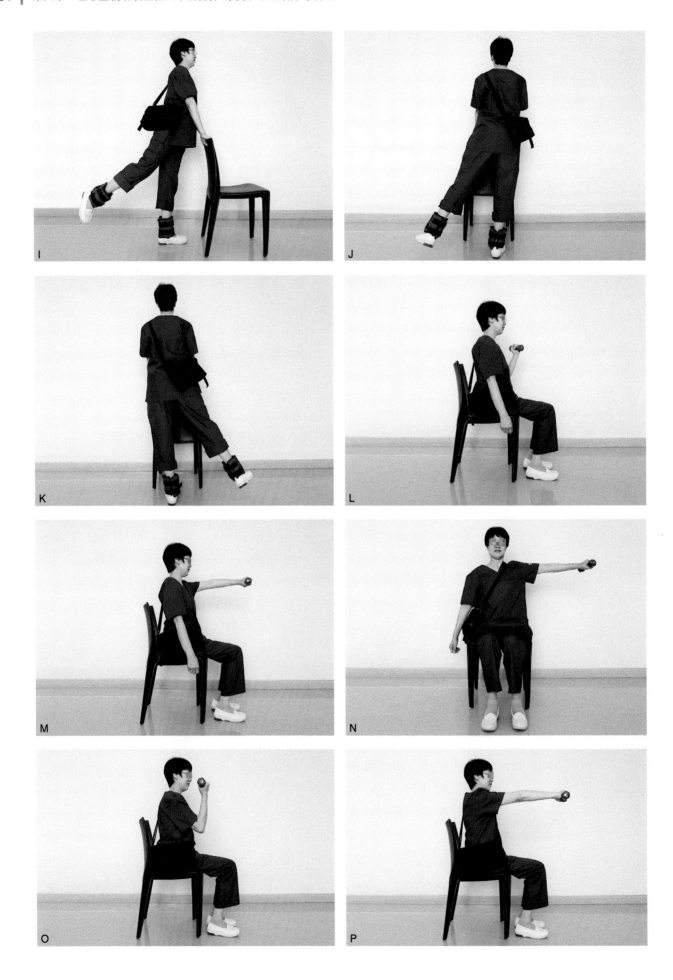

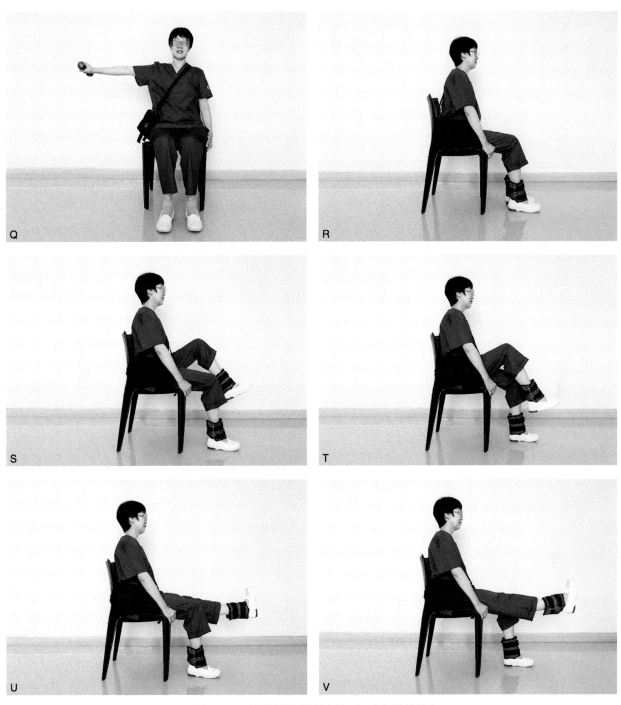

图 6-2-7　上下肢抗阻训练（卧、立、坐三种体位）
A~F. 卧位下肢抗阻训练；G~K. 站立位下肢抗阻训练；L~Q. 坐位上肢抗阻训练；R~V. 坐位下肢抗阻训练。

5. 柔韧性训练　柔韧性训练的目的是保持肌腱、肌肉和韧带等软组织的弹性。柔韧性得到充分发展后，人体关节的活动范围将明显加大，关节灵活性也将增强，这样可以减少由于动作幅度加大、扭转过猛而产生的关节、肌肉等软组织损伤。一般在运动开始或结束时进行，起到热身或整理作用。训练原则以缓慢可控的方式进行，训练强度为有拉伸感觉的同时不感觉疼痛；拉伸期间正常呼吸；每一个部位拉伸 15~20秒。因 LVAD 植入术后患者上身有手术切口和经皮导线出口，进行上身关节拉伸时要注意拉伸的幅度，避免经皮导线被过度牵拉，以下肢柔韧性训练为主、上肢为辅（图 6-2-8）。

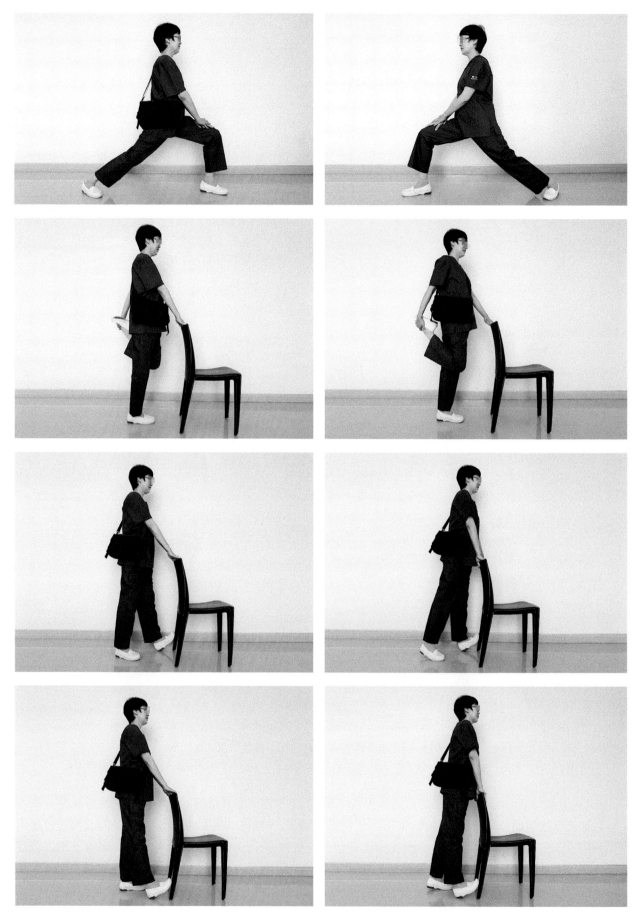

图 6-2-8 柔韧性训练

四、居家运动康复处方

LVAD 植入术后患者出院后运动种类仍以改善心肺功能的有氧运动为主,辅助抗阻训练、柔韧性训练和呼吸训练。住院期间未达到运动目标的患者,在出院后 3~4 周逐步增加运动强度、运动时间和运动频率,目标运动总量逐步达到 3~7MET-h/ 周。

1. 有氧训练　有氧运动种类以步行为主,也可应用功率自行车进行训练(图 6-2-9)。步行训练运动强度可根据 6MWT 结果计算步行速度,从 6 分钟平均步行速度的 50%~60% 开始逐渐增加到 70%~80%,运动过程中 RPE 控制在 11~13 (6~20 级)。应用功率自行车进行训练的患者在制订运动处方前建议先行 CPET,有氧运动强度参照 CPET 测得的 AT、峰值心率、HRR、peak VO$_2$、储备摄氧量和 RPE 等指标制订。有氧运动时间在 20~60 分钟,运动时间中须包括 5~10 分钟的热身和整理运动,运动频率每周至少 5 次。如果初始阶段运动耐量差,可以用间歇性运动代替持续性运动,将一次连续运动分解为 3 次或 4 次的单独运动,经过几周的训练,随着每次运动时间的延长,休息时间相应缩短,直至可以完成一次连续运动。建议先选择使运动时间和运动频率达标,再逐渐使运动强度达标。根据随访时的评估结果动态调整运动强度。

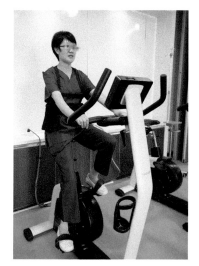

图 6-2-9　功率自行车训练

2. 抗阻训练　抗阻运动是有氧运动的有效补充,与有氧运动结合可增加运动康复的效果。可利用克服自身体质量训练进行上下肢无器械肌力训练或器械训练(图 6-2-10)。每次 3 组肌肉,每组肌肉

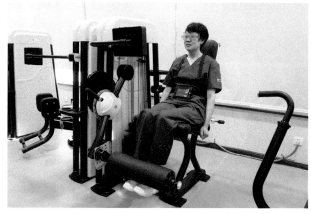
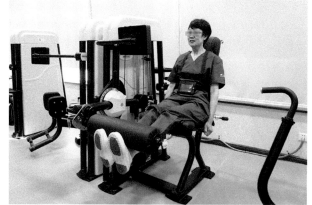
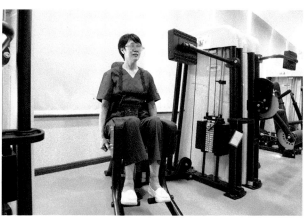
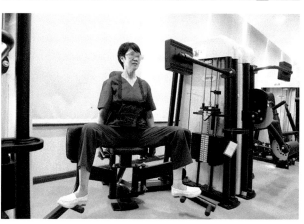

图 6-2-10　抗阻器械训练

8~12次,每周应对每个肌群训练2~3次,同一肌群练习时间应间隔至少48小时,RPE11~13(6~20级表)。抗阻训练时应注意抬起重物向心性肌肉收缩时呼气,放下重物离心性肌肉收缩用力时吸气。注意事项:①注意调整呼吸模式,运动时避免瓦尔萨尔瓦动作,严禁憋气用力,不能驼背和侧身等勉强用力;②抗阻训练前、后应做充分的准备活动和整理活动;③运动时保持正确姿势,抗阻训练不应引起明显肌肉疼痛;④若患者出现症状,如头晕,心悸或呼吸急促等,应立即停止运动;⑤从低强度开始,运动前、后注意监测血压和心率。

3. 柔韧性训练　在运动前后一定要进行柔韧性训练,做好热身和整理运动,避免运动损伤。

4. 呼吸训练　缩唇呼吸训练、腹式呼吸训练及人工对抗阻力呼吸训练可长期持续进行,增加呼吸储备能力。

五、运动中注意事项

1. 运动中及运动前后生命体征监测　在一次训练中,早期患者血压稍有升高,随着运动时间的延长,外周血管扩张,血压下降。运动训练中患者的平均动脉压保持在70~90mmHg是安全的。为了防止运动中出现低血压,要保持足够的血容量,提供最大的心输出量。因此运动中应敦促患者适度喝水,避免运动强度过大导致过度出汗引起脱水;避免从仰卧到直立位置的快速变化而导致体位性低血压;运动后要充分做好整理活动,以促进血液回流,至少观察15分钟,警惕运动后产生的恶性室性心律失常、出血、栓塞等情况。

2. 运动中设备安全的管理　LVAD植入术后患者因为疲劳及与心脏功能低下相关的虚弱,训练中易发生跌倒。跌倒可能导致LVAD外部电源断开、经皮导线意外断裂等严重后果。所有训练中必须有严密的监护和保护措施。LVAD设备本身(经皮导线和控制器)可限制运动,如LVAD植入术后早期步行速度过快会引起胸腔振动产生疼痛,以及膈肌运动受限引起呼吸困难等。所以要根据患者的反应调整训练强度及训练方式,运动时需佩戴好固定装置、控制器,保持电池随时都有备份,注意经皮导线的长度和位置,以及外部控制系统的固定,避免过度拉伸运动、避免蹲位及使用旋转摇摆的机器等。

3. 运动终止的指征　当患者出现如下情况时需要考虑暂停康复训练。

(1)头晕、出汗、黑矇等可疑低血压的相关症状。

(2)严重、不可忍受的呼吸困难。

(3)静息心率 >120 次 /min 或 SPO$_2$<90%。

(4)明显的胸痛、伤口疼痛或其他不适。

(5)极度疲劳或跛行。

(6)患者要求停止或患者无法配合治疗师进行康复训练。

(7)1~3 天体重增加超过 1.8kg。

(8)在休息或用力时出现复杂的恶性室性心律失常。

(9)器械报警(除电池电量不足以外的其他报警,如报警因为电池电量不足所致,更换电池后可继续进行康复)。

(10)发生出血或血栓并发症。

(11)用力时出现复杂或频繁的心律失常。

如果由于上述原因停止或延迟治疗,医师、治疗师、护士、呼吸治疗师和心理医师之间应采取多学科会诊的方式,确定最有效、最安全、最迅速的方法解决患者的临床问题,尽快恢复康复训练。

(史宏岩　刘香景)

参考文献

［1］ ADAMOPOULOS S, CORRÀ U, LAOUTARIS I D, et al. Exercise training in patients with ventricular assist devices. A review of the evidence and practical advice. A position paper from the Committee on Exercise Physiology and Training and the Committee of Advanced Heart Failure of the Heart Failure Association of the European Society of Cardiology［J］. Eur J Heart Fail, 2019, 21（1）: 3-13.

［2］ HILDEBRANDT A, WILLEMSEN D, REISS N, et al. Characteristics, therapeutic needs, and scope of patients with a continuous-flow left ventricular device entering cardiac rehabilitation: a retrospective analysis［J］. J Cardiopulm Rehabil Prev, 2019, 39（2）: 91-96.

［3］ POLASTRI M, ZAGNONI G, LOFORTE A. Basic movements for postoperative exercise in patients with left ventricular assist devices［J］. Monaldi Arch Chest Dis, 2019, 89（1）: 33-40.

［4］ EICKEYER S M, BARKER K D, SAYYAD A, et al. The Rehabilitation of Advanced Heart Failure Patients After Left Ventricular Assist Device: A Narrative Review［J］. PM R, 2019, 11（1）: 64-75.

［5］ POLASTRI M, BOSCHI B, BRILLANTI G, et al. Postoperative outcomes following rehabilitation in patients with left ventricular assist devices［J］. Monaldi Arch Chest Dis, 2020, 90（2）: 263-270.

［6］ SCHMIDT T, BJARNASON-WEHRENS B, MOMMERTZ S, et al. Development of exercise-related values in heart failure patients supported with a left ventricular assist device［J］. Int J Artif Organs, 2019, 42（4）: 201-206.

［7］ 中国康复医学会心血管病预防与康复专业委员会. 慢性 HF 心脏康复中国专家共识［J］. 中华内科杂志, 2020, 59（12）: 942-952.

第三节　术后血糖监测与管理

弗雷明汉心脏研究数据表明,在心血管危险因素中,糖尿病导致男性患者心力衰竭的发病率增加 2.4 倍,而女性增加 5 倍。糖化血红蛋白（glycosylated hemoglobin, HbA1c）每增加 1%,心力衰竭的发生风险便会增加 8%。同样,糖尿病亦通过多种机制增加 LVAD 植入术后患者的不良结局风险。良好的血糖控制与术后抗凝、经皮导线的护理同等重要。因此,糖尿病患者的血糖情况是 LVAD 植入术后结局的重要预测指标之一。

一、术后患者的血糖变化特点

对于 LVAD 植入术后患者,推荐在术后 ICU 期间即开始持续应用实时的连续血糖监测系统（continuous glucose monitoring system, CGMS）,每 5 分钟测定一次血糖数值,经治医师随时了解血糖变化趋势,与传统指血或动脉血气监测相比,CGMS 能够有效降低低血糖发生率,提高血糖达标率,提高目标血糖范围内时间（time in range, TIR）。泰达国际心血管病医院已实现了 LVAD 植入术后患者术后及时应用 CGMS,且检测结果与动脉血血糖相关系数高达 0.9（图 6-3-1）。以 CGMS 为依据调整胰岛素使用策略,实现了术后血糖达标时间缩短到 48 小时以内,TIR 持续在 70% 以上。

根据本中心 21 例 LVAD 植入术后患者植入术前与术后 72 小时的血糖情况对比,总结术后患者血糖变化的特点为:①术前血糖均能控制达标;②在术后 72 小时观察时间内,术后第 1 天的血糖平均水平最高,TIR 最低;③血糖变异系数无变化;④本组围手术期的血糖变异、平均血糖水平和 TIR 值与术后短期内的并发症尚未见明显相关。结果见表 6-3-1。

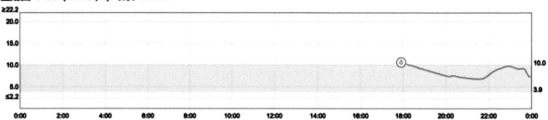

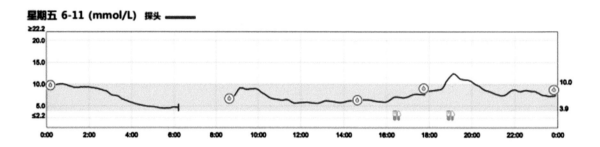

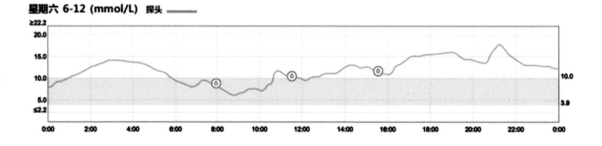

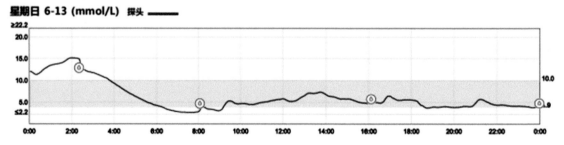

图 6-3-1 左心室辅助装置植入术后患者的连续血糖监测图谱举例

表 6-3-1 21 例左心室辅助装置植入术后患者的血糖变化特点

指标	术前	术中	术后 24 小时	术后 48 小时	术后 72 小时
葡萄糖 /mmol·L^{-1}	5.9 ± 1.1	7.8 ± 0.9	9.2 ± 1.5	9.0 ± 1.8	8.5 ± 2.7
变异系数	0.05 ± 0.05	0.1 ± 0.1	0.1 ± 0.0	0.1 ± 0.1	0.1 ± 0.1
TIR1（3.9%~10.0%）	99.2 ± 3.4	96.6 ± 7.2	70.3 ± 32.9	78.3 ± 28.4	83.0 ± 27.2
达标 /n（%）	21（100）	21（100）	12（57.1）	16（76.2）	17（81）
TIR2（3.9%~8.0%）	80.4 ± 0.21	61.8 ± 0.25	25.3 ± 30.7	39.4 ± 31.0	64.6 ± 42.1
达标 /n（%）	20（95.2）	5（23.8）	2（9.5）	3（14.3）	12（57.1）

二、围手术期的血糖管理策略

（一）术前评估

1. 详细记录糖尿病相关病史，包括糖尿病病程、院前相关降糖药物。

2. 评估糖尿病控制情况　常规测定糖化血红蛋白、空腹静脉血糖、血脂。

3. 评估糖尿病并发症情况　进行眼底照相，检查周围神经、尿微量白蛋白/肌酐比值、踝肱指数。

4. 围手术期血糖控制目标　建议对于择期手术，应将 HbA1c 控制在 9% 以下、空腹血糖控制在 6mmol/L 以下、餐后 2 小时血糖控制在 8mmol/L 以下。

5. 围手术期每日评估内容

（1）血糖数值、测定时间。

（2）营养状况：正常饮食、禁食、肠内营养、肠外营养。

（3）影响葡萄糖水平的用药（如糖皮质激素、静脉葡萄糖），记录用药种类、剂量、用法，用药原因和用药计划。

（4）胰岛素用量及口服降血糖药物治疗方案。

（5）术后手术切口愈合情况。

（二）治疗策略

1. 术前根据血糖控制水平确定治疗方案

（1）血糖 >10mmol/L 者，或者院外已经应用胰岛素治疗的，给予皮下胰岛素注射/胰岛素泵治疗，避免应用预混胰岛素。

（2）血糖 7.8~10.0mmol/L 者，院外应用口服降血糖药物的，可调整口服降血糖药物。LVAD 植入手术属于心脏大型手术，在选择非胰岛素降血糖药物时需要注意以下几点：①选择 α- 葡萄糖苷酶抑制剂，除沙格列汀外的二肽基肽酶抑制剂、胰高血糖素样肽受体激动剂、短效非磺脲类胰岛素促泌剂；②术前 3 天停用长效磺脲类降血糖药、二甲双胍、沙格列汀或阿格列汀、钠 - 葡萄糖共转运体 -2（sodium-dependent glucose transporters 2，SGLT-2）抑制剂。

2. 手术当天停用所有口服药，停用速效或短效胰岛素。术中每小时监测一次血糖，血糖控制目标为 6~8mmol/L，连续两次血糖 >10mmol/L，开始给予静脉胰岛素持续泵入，再根据血糖监测数值调整胰岛素输入速度。

3. 重症监护环境下的血糖管理

（1）随机血糖 >10mmol/L 并且禁食水期间，给予持续静脉胰岛素 0.05~0.10U/（h·kg）；每 2 小时测定一次血糖，调整一次泵速；每小时血糖波动范围在 4~6mmol/L。推荐在 ICU 期间持续应用 CGMS。

（2）对于随机血糖 >10mmol/L 且已经应用静脉胰岛素的患者，术后拔除气管插管并开始经口进食后，建议于拔除气管插管当天睡前 21：00 给予长效胰岛素，按照 0.2U/kg 起始或参考拔管前每日静脉胰岛素输注剂量的 60%~80% 转化为基础胰岛素。静脉胰岛素可于皮下胰岛素给药后 2 小时停用；术后第 1 天开始给予三餐前皮下注射速效胰岛素；根据三餐前血糖情况调整用量。胰岛素泵治疗可作为皮下胰岛素替代治疗方案。对于随机血糖 ≤10mmol/L 的患者，建议密切监测血糖，推荐每 4~6 小时监测一次，开始经口进食后，可监测空腹及三餐后 2 小时血糖，根据血糖变化情况制订降糖方案。

（3）对于接受间断管饲的患者，每次管饲前需要测定血糖，对于血糖 >10mmol/L 的患者，进食前应在皮下给予每 10~15g 碳水化合物约 1U 的速效胰岛素，同时要加上校正的胰岛素用量。对于接受连续管饲的患者，推荐每 4~6 小时监测一次血糖，对于血糖 >10mmol/L 的患者，建议使用中长效胰岛素联合每 4 小时速效胰岛素皮下注射。在既往没有胰岛素给药的情况下，起始每 12 小时给予中效胰岛素 5U 或者每 24

小时给予长效胰岛素 10U。特别注意：1 型糖尿病患者即使停止肠内营养，也应继续接受中长效胰岛素治疗。肠内营养液引起的血糖升高远高于正常饮食，因此，1U 胰岛素覆盖的碳水化合物负荷少于正常饮食。基于体重计算的胰岛素每日总量（total daily dose, TDD）参见表 6-3-2。

表 6-3-2　基于体型和病史估算的胰岛素用量

患者特点	胰岛素用量/(U · kg^{-1} · d^{-1})
>70 岁，体型瘦，对胰岛素非常敏感，新发高血糖	0.2~0.3
正常体型，有糖尿病	0.4
超重，有糖尿病	0.5
肥胖，接受糖皮质激素或已知胰岛素抵抗	0.6~0.8

（4）对于接受持续外周或中心静脉胃肠外营养的患者，可以向溶液中添加人胰岛素，尤其是如果在过去 24 小时需要 >20U 的校正胰岛素时。建议起始剂量为每 10g 葡萄糖 1U 人胰岛素，并应每天进行调整。碳水化合物与胰岛素的比值（carbohydrate-to-insulin ratio, CIR）是指 1U 胰岛素可覆盖多少克的碳水化合物（表 6-3-3）。

表 6-3-3　不同胰岛素使用状态下碳水化合物与胰岛素比值（CIR）

胰岛素使用状态	CIR
不使用胰岛素	10
每日胰岛素总剂量 <40U	8
每日胰岛素总剂量 >40U	6

（5）ICU 患者血糖在 10mmol/L 以下，开始经口进食后可恢复口服降血糖药物。在 LVAD 植入术后的患者中，因影响血容量，在使用 SGLT-2 抑制剂时需要严密监测血压、血容量和尿量等指标，一旦出现血压低于目标值时需要调整药物剂量。

4. 出院后长期血糖管理　出院后血糖管理和一般糖尿病的治疗原则一致。

（三）患者教育

1. 入院教育　对糖尿病患者的自我管理知识和行为进行评估，并酌情提供糖尿病自我管理教育，内容包括药物剂量和用法、血糖监测、胰岛素注射及低血糖的识别和治疗。

2. 出院前教育　确认患者掌握自我管理的知识、血糖监测方法、针头注射器的使用、相关药物的剂量和用法、复查时间和复查项目、血糖监测记录方法等。

三、左心室辅助装置植入术后对改善血糖控制水平的作用

（一）左心室辅助装置植入术后对血糖影响的临床证据

LVAD 植入术后能改善血糖控制。泰达国际心血管病医院医疗团队治疗的 1 例行 LVAD 植入术后的男性患者，糖尿病病史 10 余年，入院评估出现糖尿病微血管并发症（糖尿病肾病），血糖控制不达标。入院后给予甘精胰岛素联合门冬胰岛素治疗，胰岛素每日总量 38U。术后随访 3 个月胰岛素每日总量下降至 24U，随访 6 个月下降至 6U，分别下降 36.8% 和 84.2%，糖化血红蛋白由 11.3% 下降到 5.7%。

上述观察结果也得到了很多研究的支持。Uriel N 等回顾性分析了 2008—2009 年哥伦比亚大学医疗中心植入长期 LVAD 的患者 43 例，其中 16 例合并糖尿病，进行了 1 个月和 6 个月的随访。随访 1 个月时，空腹血糖从（8.76 ± 2.81）mmol/L 下降到（5.78 ± 1.19）mmol/L，糖化血红蛋白从（7.7 ± 0.9）% 下降到

（6.0±0.8）%，每日胰岛素用量从（53.3±51.7）U 下降到（24.2±27.2）U。6 例患者完全停用口服降血糖药物，BMI 轻度增加。这是 LVAD 植入术改善血糖控制的首次报道。

虽然 LVAD 的植入能够改善术后近期及远期的血糖控制效果，但是糖化血红蛋白或血糖控制的改善对 LVAD 植入术后的预后影响仍证据不足。

（二）左心室辅助装置改善血糖控制的可能机制

1. LVAD 植入术后能够通过改善心输出量减少炎症因子、脂肪因子，从而改善胰岛素抵抗。

2. LVAD 植入术后心输出量改善，增加胰腺供血，减轻胰腺水肿，增加内源性胰岛素的产生和释放；改善骨骼肌血流，增加骨骼肌对胰岛素的敏感性，改善胰岛素抵抗。

3. LVAD 通过改善心输出量，降低皮质醇和儿茶酚胺等内分泌激素水平，改善胰岛素抵抗。

4. LVAD 植入后，患者心功能改善，活动耐量增加，体力活动增加，有利于血糖控制。

糖尿病是一种血管性疾病和代谢性疾病，它不会因为 LVAD 植入术后能改善血流动力学、心功能和生活质量而消失。LVAD 植入术后导致糖化血红蛋白降低，但是术后糖化血红蛋白水平对 LVAD 植入术后预后的影响仍需进一步研究。因此，我们不单单是简单地进行血糖控制，更要对 LVAD 植入术后患者血糖和代谢进行全面管理。

（郑　辉　胡　睿）

参考文献

［1］DIAKOS N A, NAVANKASATTUSAS S, ABEL E D, et al. Evidence of Glycolysis Up-Regulation and Pyruvate Mitochondrial Oxidation Mismatch During Mechanical Unloading of the Failing Human Heart: Implications for Cardiac Reloading and Conditioning［J］. JACC Basic Transl Sci, 2016, 1（6）: 432-444.

［2］BADOLIA R, RAMADURAI DKA, ABEL E D, et al. The Role of Nonglycolytic Glucose Metabolism in Myocardial Recovery Upon Mechanical Unloading and Circulatory Support in Chronic Heart Failure［J］. Circulation, 2020, 142（3）: 259-274.

［3］GOETZ M E, CHARNIGO R, GUGLIN M. Implantation of Left Ventricular Assist Device Results in Immediate Improvement of Glucose Metabolism in Patients With and Without Diabetes Mellitus［J］. Heart Lung Circ, 2020, 29（6）: 931-935.

［4］PATEL N, GLUCK J A, RADOJEVIC J, et al. Left ventricular assist device implantation improves glycaemic control: a systematic review and meta-analysis［J］. ESC Heart Fail, 2018, 5（6）: 1141-1149.

［5］NGUYEN A B, IMAMURA T, BESSER S, et al. Metabolic Dysfunction in Continuous-Flow Left Ventricular Assist Devices Patients and Outcomes［J］. J Am Heart Assoc, 2019, 8（22）: e013278.

［6］KHAN R S, KATO T S, CHOKSHI A, et al. Adipose tissue inflammation and adiponectin resistance in patients with advanced heart failure: Correction after ventricular assist device implantation［J］. Circ Heart Fail, 2021, 5（3）: 340-348.

［7］RIEHLE C, ABEL E D. Insulin signaling and heart failure［J］. Circ Res, 2016, 118（7）: 1151-1169.

［8］VEST A R, MISTAK S M, HACHAMOVITCH R, et al. Outcomes for Patients With Diabetes After Continuous-Flow Left Ventricular Assist Device Implantation［J］. J Card Fail, 2016, 22（10）: 789-796.

［9］MOHAMEDALI B, YOST G, BHAT G. Is Diabetes Mellitus a Risk Factor for Poor Outcomes after Left Ventricular Assist Device Placement［J］. Tex Heart Inst J, 2017, 44（2）: 115-119.

［10］ZHOU P, XIAO Z, ZHU P, et al. Diabetes Mellitus Is Not a Risk Factor for Patients Supported With Left Ventricular Assist Device［J］. Ann Thorac Surg, 2020, 109（5）: 1614-1622.

［11］AL-KINDI S G, AL-SUWAIDI J, JAYYOUSI A, et al. Impact of Diabetes Mellitus on Survival in Patients Bridged to Transplantation with Left Ventricular Assist Devices in the United States［J］. ASAIO J, 2019, 65（6）: 587-592.

［12］USOH C O，SHERAZI S，SZEPIETOWSKA B，et al. Influence of Diabetes Mellitus on Outcomes in Patients After Left Ventricular Assist Device Implantation［J］. Ann Thorac Surg，2018，106（2）：555-560.

［13］Arnold SV，Jones PG Allen LA，et al. Frequency of Poor Outcome（Death or Poor Quality of Life）After Left Ventricular Assist Device for Destination Therapy：Results From the INTERMACS Registry［J］. Circ Heart Fail. 2016，9（8）：10.

第四节　术后心理创伤与危机干预

一、概述

心理创伤远远不只是强大的事件如战争、洪水、地震、火灾和空难等引发的，在日常生活中长期经历的忽视、情绪虐待、躯体虐待或暴力，以及疾病诊治过程也可能会形成心理创伤。在精神病学上，创伤被定义为"超出一般常人经验的事件"。创伤通常会让人感到无能为力或是无助感和麻痹感。创伤的发生都是突然的、无法抵抗的。也有学者将创伤定义为"任何一种突然发生的和潜在的生活危险事件"。

（一）心理创伤、心理危机

1. 心理创伤定义　心理创伤是由突发的或持续的恶性事件引发的心理问题或心理障碍。

针对 LVAD 植入术后患者，长期的病痛折磨与手术可能带来的风险，都是能带来创伤的应激源，会造成患者的心理变化，产生抑郁、焦虑、恐惧等情绪。病情严重甚至手术都会危及生命，属于创伤性事件或严重生活事件。术后长期住院治疗，限制了患者的活动范围，无法与外界接触，携带仪器造成的生活影响，这些事件都可能对患者带来创伤，这些正是 LVAD 植入术患者区别于其他心脏外科手术患者的创伤性事件。LVAD 植入术后患者心理创伤主要与以下几种因素有关。

（1）医学创伤事件的严重程度：从 LVAD 植入术后患者心理创伤的形成因素来看，其心理创伤的形成与医学创伤事件的严重程度有关，医学创伤事件越严重对当事人越容易造成心理创伤。

（2）年龄：年龄与对事件的接受能力有关，老年患者认知有限，不能把创伤事件进行正确的加工，也不能用语言清晰地表达出创伤体验、创伤过程等，导致创伤事件无法消除，对其日后的生活会有很严重的影响。年轻患者虽然接受能力较强，能够对创伤体验进行正常表达，但对日后生活的影响更加担忧，恐惧心理强，无意识中对病情更恐惧。

（3）个性特征：个性特征也与事件有关，同一年龄段的人遇到相同的创伤事件，每个人的反应不同，这与每个人的个性特征有关。例如：有的患者担心手术，无法入眠，有的患者比较放松，心态平稳给予配合；长期的病痛折磨与手术可能带来的风险，都是能带来创伤的应激源，会造成患者的心理变化，产生抑郁、焦虑、恐惧等情绪。

（4）社会支持系统的完善程度：社会支持系统是指当事人在受到伤害时及之后，外界（家人、同事、朋友、邻居及整个社会）所给予的关心、帮助和支持。这个系统越完善，当事人形成创伤的机会就越小。患者的家庭因素非常重要，亲人朋友的陪伴照顾与长期支持对后期恢复影响重大，如配偶悉心照顾、体贴周到的患者痊愈更快，心理承受能力、抗压能力更强。

2. 心理危机定义　心理危机是指由于突然遭受严重灾难、重大生活事件或精神压力，使生活状况发生明显的变化，尤其是出现了用现有的生活条件和经验难以克服的困难，以致使当事人陷于痛苦、不安的状态，常伴有绝望、麻木不仁、焦虑，以及自主神经症状和行为障碍。

3. 心理创伤与心理危机的关系　心理危机意味着心理平衡稳定的破坏，引起当事人头脑混乱、不安。危机出现是因为个体意识到某一事件和情景超过了自己的应对能力，而不是个体经历了事件的本身。如果心理创伤不能及时进行心理干预,将会在心理层面留下痕迹,会产生挥之不去的阴霾,形成心理危机。此外,心理创伤产生后,不及时进行应对,也会形成心理危机,严重时可能演变为"创伤后应激障碍"。

因此,心理创伤往往是发生的事件已经对个体造成了影响,所以心理危机有时是潜在的,是发生心理创伤的初始阶段,往往被人忽略,但随着患者病症的逐步恶化,将会造成心理问题、心理障碍及心理疾病。

(二)心理危机干预的含义

心理危机干预是指针对处于心理危机状态的个人及时给予适当的心理援助,使之尽快摆脱困难。

当遭遇突发或持续的医学创伤,处理这些医学创伤通常会超出个体的应对能力,打破心理平衡,导致心理危机状态。患者对术后身体的变化常常难以接受,造成巨大的心理落差,生理、心理都存在不平衡的状态,敏感、脆弱,如果得不到及时干预,将会持续性地破坏人们未来的生活,对患者的生理和心理健康造成影响,且大部分时候对心理的伤害更加明显和持久,之后还可能发生急性应激障碍及创伤后应激障碍。

心理危机干预就是针对上述这些事件引发的大规模心理危机而采取的措施,运用临床心理学理论,有计划地对目标群体的心理状态、认知或行为进行干预,帮助其重建心理平衡状态。目前使用较多的心理危机干预技术包括精神动力治疗、认知行为治疗、危机事件应激团体晤谈、眼动脱敏和信息再加工治疗等,后来又发展出更为完善的危机事件应激管理,必要时可在干预的同时联合药物治疗。

(三)心理危机干预的重要性

心脏手术是住院患者及其家人的重大生活事件,术前患者由于长期病痛的折磨,存在复杂的心理应激反应,择期心脏手术应激反应随手术日期的逼近而逐渐加剧,主要表现为逐渐加重的焦虑、恐惧,或伴抑郁、愤怒等。近年来的一些研究证实,恐惧、焦虑等心理应激反应可使中枢神经系统和交感神经肾上腺系统活动过度,导致心率加快、血压升高、呼吸急促等,干扰手术顺利进行。心脏手术后早期,容易出现急性精神紊乱症状,特征性表现是突出的感知障碍、恐怖性幻觉和荒谬的幻想和错觉等,不能入睡,有惊厥的倾向,强烈的恐惧感和其他情感反应,发病率为10%~57%。

因此,通过对在泰达国际心血管病医院实施LVAD治疗患者的临床实践发现:不同程度心理问题人数的百分比,术前筛选期/基线期会诊进行心理干预的患者要远低于未的患者,且术后长期、持续的有针对性的心理干预让患者的心理状态逐渐好转,应对方式也逐渐向解决问题-求助的成熟型转变,术后第(90±7)天时可达到70%。由此可见,对于拟进行LVAD植入术的患者进行临床术前、术后的心理测量、评估与心理干预是必要的,可以帮助患者提高承受挫折和应对挫折的能力,形成良好的意志与心理品质去接受手术,提高了患者对手术的科学认知,降低了医学创伤的风险性,增强其战胜病痛的信心。

二、"双心"治疗与患者心理症状的分析

(一)"双心"治疗的意义

随着社会经济的快速发展,人们在生活中的心理压力越来越大,心血管疾病和精神心理疾病已经成为严重威胁市民生命健康的两大"杀手"。且这两种疾病互为因果、互相影响,导致越来越多的患者出现"双心"疾病。"双心"对于心血管患者来说,躯体的疾病只是一方面,心理上的问题有时可能更严重。心理与心脏密切相关,良好的心理状态对心脏的功能有一定的维护和促进作用,反之,不良的心理状态就可能对心脏产生不良影响,甚至危及生命。由于医疗条件及医师专业特点限制,能够从事心理危机干预临床心理治疗的专业人才极少,目前国内外针对进行LVAD手术的患者,未能开展手术及心理创伤同时治疗的项目研究。

LVAD植入术后患者由于心脏功能变化需要接受手术治疗或辅助装置治疗维持生命,病情较重,且在治疗过程中可能需要多次手术、非计划再次手术及术后可能出现的多种并发症,身体上可能会遭到多种多

样病痛的折磨及躯体不适,与此同时会给患者心理造成严重创伤或者反复持续的心理创伤,这些创伤会随着躯体疾病的变化而随时变化。因此,即使术前、术中及术后对患者进行了心理干预及疏导,心理得到重建,也会因病情变化,心理随时再次遭到重创,需要后续继续跟踪随访并及时调整心理干预措施及方案,以达到心理治疗促进术后躯体恢复的目的。心理治疗及心脏手术、药物治疗需长期同时配合治疗,才能达到双赢。因此,LVAD 植入术后患者临床"双心"治疗的实施,经术前、术后心理干预患者的康复引起了广大临床医师和患者及其家属的关注。

"双心"治疗在强调治疗 LVAD 植入术后患者躯体上存在心血管疾病的同时,关注患者的精神心理问题;"双心"治疗尊重 LVAD 植入术后患者的主观感受,倡导真正意义上的健康,即心身的全面和谐统一;"双心"治疗遵循社会 - 心理 - 生物医学模式,强调综合治疗,对 LVAD 植入术后患者进行多层次、多角度的治疗干预。

（二）心理现状检测（心理症状、应对方式测量法）

1. 心理症状自评量表（SCL-90） 采用 SCL-90 对患者进行调查,SCL-90 包含精神病性、敌对、抑郁、躯体化、焦虑、人际关系敏感、恐怖、强迫、偏执等因子及 1 个附加因子（其他,如饮食、睡眠）,共包含 90 个项目,采用 5 级评分法（严重、偏重、中等、很轻、无）进行评估,分别计 5、4、3、2、1 分,总分≥160 分或阳性项目数≥43 项,或任 1 个因子分超过 2 分记为筛查阳性,根据各因子得分及总分高低对患者心理健康水平进行评估,得分越高表示患者心理健康水平越低,量表克龙巴赫 α 系数为 0.952。

2. 应对方式问卷检测 该问卷用于测查个体对应激事件的策略,共有 62 个项目,其中有 4 个反向计分的题目,除此之外,各个量表的分值均为:选择"是"得 1 分,选择"否"得 0 分。问卷由 6 个分量表组成,分别是问题解决、自责、求助、幻想、退避和合理化。该问卷具有良好的信度和效度,各题的因素负荷值均在 0.35 以上,6 个应对因子重测的相关系数分别是:$r_1=0.72$,$r_2=0.62$,$r_3=0.69$,$r_4=0.72$,$r_5=0.67$,$r_6=0.72$。

（三）患者及家属心理特征与表现

1. LVAD 植入术后患者的行为研究 突发事件的威胁性、紧迫性、震撼性和后果不确定性是造成个体心理应激的根本原因,一般人在紧急情况下意识会进入恍惚状态,对外界的反应速度及对事物的处理能力会受到或多或少的影响。归根结底,对"死亡"和"末日"的恐惧是所有焦虑的来源,心理危机主要表现为当发生重大事件后,人们一般会出现以下 5 个层面的反应。

（1）认知层面:注意力、记忆力、思维能力和决断能力等受到明显的限制,表现出诸如容易分心、记性差、犹豫不决等。

（2）情绪层面:出现愤怒、敏感、挫败、无力感、无助,甚至绝望。

（3）生理层面:长时间的高度紧张,引起疲劳、躯体疼痛,导致厌食或贪吃,一直睡觉,或越累越睡不着,体力较难恢复。

（4）行为层面:不爱说话或话多,脾气大、冲动,强迫洗手、强迫清洁。

（5）三观层面:世界观、价值观、人生观发生一定程度的变化。

以上 5 个层面的反应是正常人群对非正常事件的正常反应,属于正常的应激反应,随着时间的推移、危机事件得到控制、心身调适,大部分人以上 5 个层面的反应可逐渐得到缓解恢复。

创伤症状主要表现为情绪、行为、认知 3 个方面。情绪主要表现为恐惧、抑郁、愤怒和情绪紊乱,心理创伤症状与抑郁障碍相生相伴。行为主要表现为回避创伤经历,却无法逃避任何跟创伤经历相似的激活点,导致患者产生自残、自杀或攻击他人的行为。认知扭曲,不信任他人,对未来失去信心,对一切事物产生负面期望和破坏性的观点。

2. LVAD 植入术后患者的心理特征

（1）抑郁、焦虑及恐惧:因患者往往需要住院进行治疗,陌生的医院环境使患者存在一定的恐惧感,加之外科手术需要进行多项检查,会加重其焦虑情绪。并且因患者认知有限,对自身疾病了解有限,会产生盲目悲观,进而产生抑郁情况。

（2）猜疑情绪加重:患者因恐惧与医护人员交流,变得寡言少语,但会通过观察医护人员的言语、表情及动作来猜测自身疾病情况,这就导致患者容易产生误解,加重不良情绪。

（3）择优心理情绪:患者在患病后求生欲望会变得特别强烈,希望能够及时接受有效治疗,希望选择最优秀的医护人员为自己进行诊治,进而能够在最短时间内取得较为满意的效果。

（4）依赖心理:患者患病后对于有些事情会存在心有余而力不足的情况,需要在他人帮助下才能做成,因而部分患者会出现对医院及药物强烈依赖的情况。

（5）固执心理:如患者自尊心较强,在患病后认为家庭与社会的关怀及照顾均为理所应当的,会出现以自我为中心的情况,如存在不如意的情况,便会固执,可能会出现不配合治疗的情况。

3. LVAD 植入术患者及其家属术前、术中和术后心理症状与表现

（1）患者术前心理症状与表现

1）恐怖感:患者最常见的一种心理现象是恐惧情绪（图 6-4-1）,其心理检测中焦虑、强迫症因子分异常的患者为 55%,恐怖因子异常的为 40%,表现为烦躁不安、哭闹、坐卧不宁、睡眠障碍、恐惧;55% 的患者躯体化症状明显,长期的心功能不全造成的痛苦也是引起患者心理恐惧的原因,其中显现睡眠障碍、饮食不佳等 "其他" 因子显示异常的患者为 70%,居于首位。

2）孤独感:患者由于缺少家属陪伴,在进入医院后属于陌生环境,特别是在重症监护室期间,很可能出现寂寞、苦闷及忧愁等心理状态,并且产生明显的消极情绪（图 6-4-1）,抑郁因子分异常的患者为 60%。

3）疑惑感:患者在医院见到医师护士会感到害怕、恐惧、多疑及多愁善感,对医师和护士怀有戒意（图 6-4-1）,更多显现在敌对、偏执因子分异常方面,可占 55%。

4）不安全感:由于患者住院时期,由于患者长期住院、亲人无法长时间陪伴,不能及时进行交流,因此给患者带来了极度不安全感,无法接受医院是安全的地方。使患者遭受痛苦而产生紧张感和不信任感。如图 6-4-1 所示,人际关系敏感因子异常的患者为 55%。

5）自信心不足:患者多数会担心手术过程中和术后痛苦,担心手术出现意外,对手术效果产生怀疑,对手术的成功率缺乏信心（图 6-4-1）,精神病性因子异常的患者为 50%。

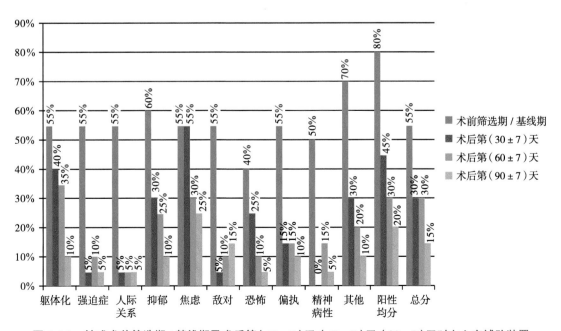

图 6-4-1　敏感术前筛选期 / 基线期及术后第（30±7）天、（60±7）天、（90±7）天时左心室辅助装置植入术患者的心理症状检测各项因子异常百分比比较（n=20）

（2）家属术前心理症状与表现

1）家属对疾病及左心室辅助手术缺乏认识,对陌生环境感到焦虑和紧张,反复询问病情希望得到肯定的答案;住院期间因故无法陪护患者的家属,因不能充分了解患者的病情与手术准备情况,情绪会更加不稳定,易产生焦虑不安的状态。

2）家属对疾病的了解不够,查阅网上或书籍与医师的诊断进行对比,并以自己查阅的资料为准,对医师的治疗方案表示怀疑,并拒绝配合医护人员的各种护理治疗。

3）家属对医护人员的年龄、性别、言语、着装等外在条件和表现引起的不信任,怀疑医护人员的技术水平。

4）家属不断打听医护人员的情况,希望得到经验最丰富的医护人员的医治。

5）相同疾病的患者家属之间亲和力极高,非常容易沟通,有同病相怜感,尤其是绝症或重症新入院患者家属对老患者的经验信任程度超过对医师的信任程度,对医师产生疑惑。

6）家属由于患者的病情变化而引起的焦虑与紧张,要求医护人员不断观察,反复陈述病情,担心遗漏病情变化;由于长期住院,经济负担较重而引起的焦虑,不安心治疗,要求减少检查或提前出院。

7）多数家属担心手术过程中和术后痛苦,担心手术出现意外,对手术效果产生怀疑,对手术的成功率产生怀疑。

（3）患者术中心理症状与表现:从病房到手术室未实施麻醉治疗前。

1）患者自出病房入手术间至麻醉前这一时段,是焦虑最严重的阶段。患者到手术室这一陌生环境首先感到恐惧、陌生、恐怖。

2）患者在术中期可能会出现麻醉惊醒的情况,这时候虽然患者因为处于肌肉放松状态不会对外界做出任何反应,但实际上他的意识是清醒的,这种状态下进行手术的话,每一次的切割、结扎、穿刺等患者都会清楚地感觉到,如果没有及时处理,会对患者的心理造成伤害,留下难以抚平的心理创伤的痕迹,容易造成创伤应激障碍。

（4）家属手术中期的心理症状与表现:家属把患者送入手术室后心里会有较大的担心;若对医务人员不信任也会使其产生一定的心理压力;加之患者病情复杂、手术难度大、时间过长等因素,也都会给家属带来各种心理负担。

1）焦虑和抑郁:在整个手术过程中,患者家属为维持患者的身心健康提供了重要的支持。长期暴露在手术压力下,可能会导致心脏手术候选患者和照顾者的生活质量低于未接受手术的患者。手术患者的照顾者报道了抑郁和焦虑,两者均与较高的护理负担有关。大多数患者及其家属对手术的态度是积极的,包括对药物的态度、自我认知及接受作为心脏病患者家属的命运。然而,在面临压力及焦虑时,患者家属又持消极态度。患者家属表示,手术给他们带来了巨大的精神压力。有研究表明,在接近生命终点患者的家属中,配偶遇到的问题包括抑郁、焦虑相关的障碍,自尊受损,躯体抱恙和夫妻之间经历的困难等。

2）手术及治疗因素:任何手术都不可避免地对机体造成损伤和应激反应,特殊的医护措施也会造成患者的心理压力。手术及治疗因素对患者造成的身心压力主要体现在:左心室辅助装置植入手术时间久、创伤大、出血多、血流动力学波动剧烈、术中要经历无脏器期及术中大量输血破坏内环境平衡损害脑细胞等,一系列的手术创伤刺激可导致患者心理应激反应及精神异常症状的发生。

（5）患者手术后期心理症状与表现

1）术后清醒后表现:患者经过手术,尤其是承受大手术的患者,一旦从麻醉中醒来,意识到自己已经活过来,颇感侥幸,这时他们渴望知道自己疾病的真实情况和手术效果,显现"强迫"心理,可能夸大疾病的症状。

2）术后躯体感觉带来的心理异常:患者由于躯体组织受到不同程度的损伤,都会体验到刀口疼痛,加上躯体不能自主活动,又怕刀口流血或裂开,多数患者会产生焦躁不安的心情。开始,他们感到当前的痛苦难熬,待 2~3 天疼痛缓解之后,就又开始担心预后相关事宜,如对戴上左心室辅助装置后出院回家后出现突发问题（仪器发生故障、连接导线出现断裂、擦洗身体导致感染等）产生怀疑及恐惧心理。

3）术后心理承受能力的变异：患者术后心理平衡下来之后，大多会出现情绪异常反应，主要表现为不愿说话或者特别想说话（问东问西，了解、对比病友病情），或食欲减退，或睡眠不佳，或不愿活动，或不遵从医嘱，或易激惹状态。

4）术后行为异常：部分患者在手术完成后可能会出现行为退化的状况，主要表现为患者的日常行为和心理特征与自身的年龄、社会地位存在极大不符，多数患者表现为高度以自我为中心并且专注于自身状况，对身体功能出现变化时极为敏感，多数患者兴趣狭隘且无法与他人进行正常交流，存在较为明显的幼稚状况，例如：少数患者带着有 LVAD 的电池背包，出去行走时担心被别人当作另类或怪人，由此而产生自卑心理。

5）术后患者的疑惑心理：患者在手术完成后，其生理状况会出现极大的改变，在这种状况下，患者很容易产生依赖心理，大多数患者往往在术后认为自身的生理状况与他人存在不同，就会产生疑惑心理，导致心理压力，严重者也会出现趁机闹事，导致发生纠纷事件。

（6）手术后期家属的心理症状与表现

1）家属对疾病预后产生恐惧感，对其他相同疾病患者的预后敏感，尤其是急危重症患者家属更是悲观，极力避免谈及生死问题甚至字眼。

2）家属在患者术后无法陪护照顾，会更加关注患者身体恢复的情况，心情急切，过分担忧。

3）家属在患者术后看到患者与术前的预估效果不一致时就会产生疑惑，给医疗工作捣乱、诋毁医务人员等现象或事件的发生。

4. 临床治疗方法与手段

（1）LVAD 植入术后患者临床心理治疗方法

1）认知 - 行为疗法：认知 - 行为疗法（cognitive behavior therapy，CBT）是心理危机干预治疗中的基础疗法。疾病受灾者在创伤后易出现不合理的认知问题和不恰当的自我评价，CBT 可以使其对自己、他人和事物产生新的看法与态度，使异常的想法与行为得到控制，使心理问题得到解决。研究发现，CBT 对创伤早期的急性应激反应能产生良好的效果，对急性应激反应的治疗和 PTSD（创伤后应激障碍）的预防都有明显的成效。

2）眼动脱敏与再处理：眼动脱敏与再处理（eye movement desensitization and reprocessing，EMDR）是治疗 PTSD 卓有成效的方法，是以暴露为基础的治疗技术，接近疾病受灾者的创伤性记忆并进行处理，在 EMDR 中，当受灾者处于如内疚、羞愧、愤怒、恐惧、焦虑等创伤性回忆引起的负性情绪时，随着心理治疗师手指的移动，患者眼睛跟随一起快速移动，通过描述一种不相关的如信赖感、个人成就等正面认知，在心理治疗师评价创伤记忆强度和正面认知信念的过程中，帮助受灾者痛苦情绪脱敏、相关认知重构、生理警觉性下降。

3）正念减压法：正念减压法是一种快速自我放松的方法，可在短时间内让受灾者的身体处于放松状态。选好放松的姿势，按照"1234"的节奏用鼻腔缓慢而深地吸气；屏住呼吸，稍加停顿；呼气，自然而然地慢慢把空气呼出来。正念减压法对 PTSD 的干预效果有效且稳定。

4）催眠放松训练法：催眠能够让个体躲避危险、保护自我、维持健康、延续生命。此方法可以让受灾者降低其大脑的兴奋程度，将注意力暂时集中在某一点，进入一定程度的恍惚状态，并在这种恍惚状态中得到短暂的休息，集中精神去思考未来可以做的事情。这种放松方法需要在专业催眠治疗师的引导下进行。

5）系统脱敏疗法：系统脱敏疗法是建立在经典条件反射和操作条件反射基础上的治疗方法，通过心理的放松状态让应激事件引起的焦虑和恐惧得到缓解甚至消除。将引起焦虑的情绪划分等级，受灾者掌握了放松技巧后，在治疗师的引导下缓慢地暴露导致不同等级的焦虑或恐惧的情境，进入后进行放松练习，逐级递增或递减，最后达到放松状态。

6）移空技术：移空技术是将东方古老气功修炼与西方现代心理治疗技术融为一体的本土化原创催

眠心理治疗技术,其将困扰疾病受灾者的情绪通过静态作业和动态作业移出身体,运用于情绪障碍,迅速而有效地帮助当事人消除诸如焦虑、愤怒、恐惧、躯体疼痛等身心症状。

（2）LVAD 植入术后患者临床心理治疗手段

1）个案法:是指要求对某个人进行深入而详细的观察与研究,以便发现影响其某种行为和心理现象的原因。个案法可以为所研究的问题提供详尽、全面的深层资料,也能详细解释个体某些心理和行为产生、发展、变化的原因,有助于研究者获得某种假设。

2）晤谈法:晤谈法即研究性交谈,是以口头的形式,根据被询问者的答复搜集客观的、不带偏见的事实材料,以了解其心理现象和个体特征的一种方式。尤其是在研究比较复杂的问题时,需要向不同类型的人了解不同类型的材料。另外,为了不漏掉信息,我们可采用以下方法。①折叠鉴别性晤谈法。通过交谈和观察,确定使用什么测验和鉴别测验,特别是神经症患者,他们有一种无意识的病因否认倾向,不能对症归因;②折叠治疗性晤谈法。针对精神变态和行为异常所进行的谈话,除注意谈话法原则外,还要遵循心理治疗的法则;③折叠咨询性晤谈法。是针对健康人的某些问题,如孩子择业、人员任用和解雇、家庭关系问题、婚姻恋爱中的问题、子女教育培养问题、人际关系问题等;④危机性晤谈法。针对在特殊情况下发生的意外事件（如遭强奸、想自杀、突然受到精神创伤等）进行应急求助,或进行自杀干预。

5. LVAD 植入术后患者医学创伤与心理创伤的相关性　为了科学分析患者医学创伤与心理创伤的相关性,笔者通过对 20 例 LVAD 植入术后患者的心理症状、应对方式、心功能 NYHA 分级、生活质量、生活影响等 5 个方面的现状进行检测与评估,协助医务人员对沟通交流方式进行选择,使得良好医患关系得以建立,使患者对医务人员给予足够的信任,也使医务人员能够对患者的心理状况进行了解,从而有效解决患者的身与心的问题。

（1）LVAD 植入术后患者术前筛选期 / 基线期心理干预的实例分析研究

1）对 LVAD 植入术患者术前筛选期 / 基线期心理状态的总体分析:对 20 例 LVAD 植入术患者进行术前筛选期 / 基线期心理症状的检测,其中术前会诊患者 11 人,随即进行心理评估与干预;未会诊患者 9 人,未进行心理评估与干预。结果发现术前筛选期 / 基线期 LVAD 植入术患者心理症状与应对方式问卷检测结果表明,80% 的患者阳性项目平均分超出正常值,存在不同程度的心理健康问题,80% 的患者应对方式在术前筛选期 / 基线期时为退避 - 自责的不成熟型（图 6-4-2）。

对各项指标分析得出:最高异常因子为其他（70%）;其次为抑郁（60%）;躯体化、人际关系敏感、强迫症、焦虑、敌对、偏执均为 55%;精神病性为 50%,恐怖为 40%（见图 6-4-1）。

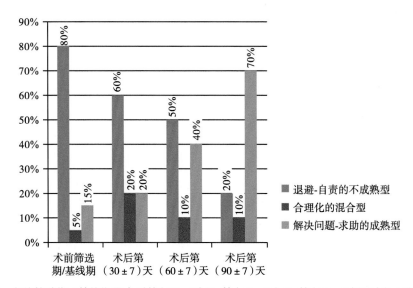

图 6-4-2　术前筛选期 / 基线期及术后第（30±7）天、第（60±7）天、第（90±7）天时左心室辅助装置植入术患者的应对方式百分比比较（n=20）

心力衰竭是一种难以彻底治愈且病程较长、医疗负担较重的疾病,加之易反复发作且突然发病,加上胸闷、气促、呼吸困难,不能平卧休息,导致患者的睡眠、饮食等方面受影响较大,生活质量严重下降,致使"其他"因子值最高。

考虑术前筛选期/基线期患者心功能NYHA分级均在Ⅳ级,为最高级,且心力衰竭的治愈性很差,药物治疗有其局限性,非药物治疗价格昂贵,患者一般支付不起,他们就会对未来的期待降低、消极,感到既增加家庭负担,又拖累亲人,想法悲观,情绪低落,因此"抑郁"因子分值较高。

"人际关系敏感、强迫症、焦虑、敌对、偏执"因子均较高是由于许多患者在长期治疗过程中会丧失信心,对疾病的治疗不抱有希望,对医师不信任,并对此病有一种恐惧心理,由于过分担心心力衰竭反复发作而导致情绪敏感,同时急切地希望病症得到治愈,长期依赖药物,生活自主能力减退或丧失,致使易缺乏主见和信心,会要求并且事事依赖别人去做,极易产生依赖心理,对他人的情绪和表现会十分敏感,这也导致了患者的应对方式更倾向于退避-自责的不成熟型。

心理等级分级后,术前筛选期/基线期LVAD植入术患者中心理健康的人仅占15%,有一般心理问题的人占15%,有较多心理问题的人占25%,有严重心理问题的人占20%,有心理疾病或心理障碍的人占25%(图6-4-3)。

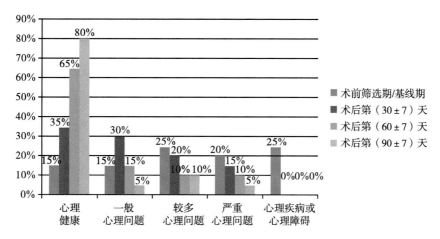

图6-4-3　术前筛选期/基线期及术后第(30±7)天、第(60±7)天、第(90±7)天时左心室辅助装置植入术患者的心理等级百分比比较(n=20)

术前筛选期/基线期LVAD植入术患者中存在或轻或重的心理问题的人占85%。可见,长期饱受心力衰竭折磨的患者,心理已经非常脆弱,积极加强心理干预、协调患者、家庭、亲友和社会关系,予以心理支持,必要时给予专业心理治疗与药物辅助治疗,以缓解和消除患者术前不良的心理状态是十分必要且重要的。

2)对术前筛选期/基线期会诊与未会诊的LVAD植入术患者检测结果分别进行比较分析:术前筛选期/基线期会诊(心理评估与干预)的LVAD植入术患者中心理健康的人占27.27%,有一般心理问题的人占27.27%,有较多心理问题的人占18.18%,有严重心理问题者占18.18%,存在心理疾病或心理障碍的人占9.10%。

术前筛选期/基线期未心理评估与干预的LVAD植入术患者均存在不同程度的心理问题,心理健康的人为0,有较多心理问题的人占33.33%,有严重心理问题的人占22.22%,存在心理疾病或心理障碍的人占44.45%,是进行心理评估与干预患者总人数的将近一半。由此可见,对LVAD植入术患者术前筛选期/基线期进行心理会诊,对LVAD植入术患者有重点、有针对性地进行心理干预,是十分重要且必要的。

(2)术前筛选期/基线期及术后第(30±7)天时LVAD植入术患者心理状态相关分析:对术后第(30±7)天时LVAD植入术患者的心理状态与应对方式进行检测分析,术后第(30±7)天时总分、阳性项目平均分及躯体化、强迫症、人际关系敏感、抑郁、敌对、恐怖、偏执、精神病性、其他因子,均较术前筛选期/基线期有很大程度的下降,但焦虑因子较术前筛选期/基线期无变化(见图 6-4-1)。在应对方式上,退避-自责的不成熟型患者由术前筛选期/基线期的 80% 减少为 60%;合理化的混合型患者由 5% 增加为 20%;解决问题-求助的成熟型患者由 15% 增加为 20%(见图 6-4-2)。

　　心力衰竭病因复杂,多认为其与既往心脏疾病、血脂异常、情绪激动等因素密切相关,具有较高的致死率,且治愈率较低。而左心室辅助装置植入术作为治疗心力衰竭患者的有效治疗方式之一,虽然可以使患者病情得到控制、生存期得到延长、促进心功能恢复,让患者的心功能 NYHA 分级降低[在第(30±7)天时患者的心功能等级均降低,5% 的患者为Ⅰ级、25% 的患者为Ⅱ级、75% 的患者为Ⅲ级,Ⅳ级为 0 人],同时患者的生活质量在行动能力、自我照顾能力、日常活动情况、是否有疼痛或不舒服感及是否有焦虑或沮丧的情绪等 5 个方面均有不同程度的改善,但是手术会对机体产生一定创伤,且携带左心室辅助装置也对患者的生活产生了一定程度的影响,主要体现在声音、洗澡(仪器导线)、夫妻生活、形象等方面(图 6-4-4),让患者在围手术期仍会产生一定的不良情绪,从而影响预后。

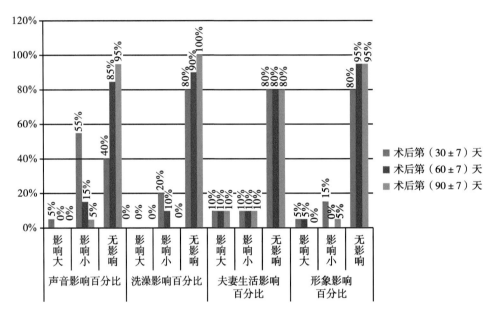

图 6-4-4　术后第(30±7)天、第(60±7)天与第(90±7)天时左心室辅助装置
植入术患者生活影响的百分比对比(n=20)

　　从图 6-4-1 可以看出,患者术后第(30±7)天时焦虑因子没有改变,考虑是由于术后患者的病情虽得到控制甚至改善,但并未完全治愈,仍存在发病或病情加重的可能性,而且携带 LVAD 的电池装置也会对生活质量有一定程度的影响,因此无论患者能否适应,均会产生焦虑情绪。

　　从总体上看,术前筛选期/基线期 LVAD 植入术患者中心理健康的人仅占 15%,术后第(30±7)天时心理健康的人为 35%,有所提升;心理疾病或心理障碍的患者术后第(30±7)天时为 0。存在严重心理问题的患者,术前筛选期/基线期为 20%,术后第(30±7)天时为 15%;存在较多心理问题的人,术前筛选期/基线期为 25%,术后第(30±7)天为 10%,以上数据均说明术后患者的心理状态有很大提升(图 6-4-3)。

　　术后及时通过不同的心理干预方式减轻患者的不良情绪,降低应激反应损伤,能帮助患者提高自身潜能,改善行为,减轻心理应激导致的心理创伤,消除其消极情绪及行为,改变原有认知过程中的负性情绪和错误观念,调节患者的心理状态,改善并提高患者的应对能力,让患者更倾向于使用积极、成熟的应对方式。因此,在患者术后采取有效手段对患者进行心理干预,帮助患者排解心理压力,缓解负性情绪,了解其情绪状态并引导其以积极成熟的心理应对方式去面对,对患者出院后保持积极心态面对新生活十分重要。

（3）追踪研究［术后第（60±7）天与第（90±7）天时的心理状态研究］：为进一步验证心理干预在LVAD植入术患者围手术期的重要性，笔者进一步跟踪研究了患者在术后第（60±7）天与第（90±7）天时的心理状态、应对方式及生活影响，并与术前筛选期/基线期及术后第（30±7）天时进行比较研究，发现以下特点。

1）LVAD植入术患者术后第（90±7）天时总分、阳性项目平均分及躯体化、强迫症、抑郁、焦虑、恐怖、偏执、其他因子均较术前筛选期/基线期及术后第（30±7）天、第（60±7）天时有很大程度的下降，但并未下降为0（见图6-4-1）。考虑原因为：采用左心室辅助装置植入手术进行治疗，可使患者病情得到控制，生存期得到延长，生活质量得到改善，因此患者各因子有不同程度的下降。从仪器声音、洗澡、夫妻生活和形象4个方面来看，患者在术后均因仪器产生了不同程度的影响，因此导致了心理问题的与退避-自责的不成熟型应对方式的存在。

患者的强迫症因子在术后第（90±7）天时较术后第（30±7）天时无变化，较术后第（60±7）天时有所下降；术后第（60±7）天时强迫症因子较术后第（30±7）天时有所上升（见图6-4-1），分析原因为患者术后生活受到了手术的影响，仪器在声音、洗澡、夫妻生活和形象4个方面对患者均有不同程度的影响（见图6-4-4），短期内患者急于恢复，渴望恢复到术前正常人的生活状态，急切地希望将4个方面的影响降为0，从而导致了强迫症因子的升高。但随着时间的推移和长期心理干预的影响，患者的应对方式逐渐向解决问题-求助的成熟型转变（见图6-4-2），解决问题-求助的成熟型的应对方式所占百分比越来越多（70%），患者能正确对待这4个方面生活的变化，因此强迫症因子有所下降。

人际关系敏感因子在术后第（30±7）天、第（60±7）天与第（90±7）天时均无变化（见图6-4-1），考虑是患者个人的个性特征所致，存在特异性。

敌对因子随时间变化均有所增长。考虑术后患者的病情虽得到控制甚至改善，但并未完全治愈，有时会出现病情变化，反复治疗甚至住院均加重了患者的不信任感。同时携带LVAD的电池装置产生的声音，以及对洗澡、夫妻生活、形象方面均产生了影响，在一定程度上也加重了患者的疑虑，致使不信任感加强。

2）从总体上看，术前筛选期/基线期LVAD植入术患者中心理健康的人仅占15%，术后第（30±7）天、第（60±7）天、第（90±7）天时心理健康的人所占百分比逐渐上升；心理不健康的患者，如心理疾病或心理障碍的患者术前筛选期/基线期所占百分比为25%，在术后3个时期均为0；存在严重心理问题的患者，术前筛选期/基线期为20%，术后第（30±7）天、第（60±7）天、第（90±7）天时所占百分比逐步下降；存在较多心理问题的人，术前筛选期/基线期为25%，术后第（30±7）天、第（60±7）天、第（90±7）天时逐步下降为10%。术前筛选期/基线期一般心理问题的人占15%，术后第（30±7）天时占30%，此指标虽然上升，但较总体看，患者的心理状态是提升的，随着时间的推移，术后第（60±7）天时、第（90±7）天时所占百分比逐步下降（见图6-4-3）。同时，患者术后的应对方式也逐步更加倾向于解决问题-求助的成熟型（见图6-4-2）。以上数据均说明，经过左心室辅助植入手术和长期、持续的心理治疗，患者的心理状态和应对方式均有积极的改变和提升。

由于患者长期受到心力衰竭的影响，往往遭受了巨大的心理创伤，不仅需终生面对心力衰竭和反复手术治疗所附加的各种身心创伤，还要面对社会生活及其他各个方面问题的影响，使患者疲于应对，甚至心理状态出现异常。此时，心理干预措施的恰当与否对患者的最终治疗结局影响较大。因此，心理医师应当了解患者的心理状态，积极与之沟通使其主动诉说，帮助其释放负性情绪，也应当鼓励其多与家人沟通，感受家人的关爱与温暖，对术后患者给予个性化心理干预有助于诱导患者以积极的心理应对方式面对疾病及后续治疗，提高其生活质量。

综上所述，长期、持续、有针对性的心理干预可有效缓解患者术后的异常心理，促使患者采用积极、成熟的应对方式面对疾病和治疗、提高患者的治疗效果，有较高的应用价值，也进一步证实了医学之父——

古希腊名医希波克拉底 2 500 年前的一句箴言"患者的本能就是患者的医师,而医师只是帮助本能的",他还一针见血地指出:"医师有三大法宝:语言、药物、手术刀"。原来语言竟是医师的第一法宝,真是醍醐灌顶、发人深省!

今天,我们面对 LVAD 植入术患者,国内著名心外科医师和 LVAD 研制专家刘晓程教授提出了"身心兼治"的战略决策,不仅重视了科技的力量,同时不忽略医学中的人文精神和力量,目的是使医学走向原本,更加深入理解德国著名的现代病理学之父魏尔啸的告诫"医学,从本质上说,是一门社会科学",以及美国近代名医特鲁多的箴言"有时,去治愈;常常,去帮助;总是,去安慰"。医学治疗与心理干预一同前行,协调配合,充分体现医师最大的本领是"总是去安慰患者,用语言给患者信心,通过信心提高抵抗力"。

我们坚信医学是世上最复杂深奥的生命学科,它是由哲学、人文、科技和艺术有机综合而成的既古老又现代的学科。

依据灾害造成心理伤害的形成过程及心理创伤与危机干预救助机制研究,深入分析 LVAD 植入术患者心理创伤的形成过程、心理特征及临床表现,结合其病理变化,探讨"双心"治疗(身心兼治)的有效方案,通过临床试验研究证实,对 LVAD 植入术患者进行围手术期相关的心理创伤、危机干预及心理重建,能有效改善 LVAD 植入术患者术前、术中和术后的心理状态,提升其围手术期的积极心理认知水平,对帮助其术后身体恢复有积极有效的作用。

三、病例分析实例

本例患者共两次入院治疗:首次入院时间:2021 年 5 月 27 日—2021 年 8 月 27 日,于 2021 年 5 月 30 日进行左心室辅助装置植入手术;第二次入院时间为 2022 年 2 月 25 日,于 2022 年 9 月 16 出院。

患者住院期间每日心理干预流程如下。

1. 查询患者病历,询问基本情况。
2. 通过观察法和晤谈法了解患者的心理状态。
3. 发现患者心理问题,做出评估和诊断。
4. 与患者协商、确定心理治疗目标,包括具体目标与近期目标、长期目标与最终目标,其中长期目标与最终目标为"增强患者的社会适应能力",主要为"减少抑郁情绪和提高战胜疾病的信心,增加对疾病的正常认知"。
5. 建立良好的建设性心理治疗关系,并努力贯穿整个心理干预过程之中。

具体干预情况如下。

(一)患者首次住院心理干预情况

1. 患者术前心理干预情况

(1)患者背景:患者男性,22 岁。主因"全心衰竭"收治入院。无女朋友,父母健康,家庭较为和睦,父母感情较好,对他的关爱较多,入院后计划行左心室辅助装置植入术 + 三尖瓣成形术 + 左心耳缝闭术。入院时体重约为 52.9kg,身高 181cm,很瘦弱。

(2)患者自述:难以接受自己突然直接要做手术的事实,以及长时间病痛的折磨让自己感到身心疲惫,自己还很年轻就被病痛折磨,认为命运不公,自己难以接受。

(3)首次直诊相关情况:患者精神状态欠佳,无精打采,体力佳,患者自述睡眠正常。咨询时患者能够信任咨询师,坦然告知咨询师自己目前的情况。患者感知正常,记忆力、思维状态正常。自控能力完好,言行保持一致。自知力完整。

(4)入院后做 SCL-90 心理症状量表,量表结果见表 6-4-1。

表 6-4-1　入院后 SCL-90 心理症状量表

因素名	标准分 / 分	均分 / 分	标准差 / 分
总分	294	0	129.96 ± 38.76
总均分	3	3.00	1.44 ± 0.43
阴性项目数	3	0	24.92 ± 18.41
阳性项目数	87	0	65.08 ± 18.33
阳性项目平均分	0	3.34	2.60 ± 0.59
躯体化	38	3.17	1.37 ± 0.48
强迫症	23	2.30	1.62 ± 0.58
人际关系敏感	34	3.78	1.65 ± 0.51
抑郁	49	3.77	1.50 ± 0.59
焦虑	41	4.10	1.39 ± 0.43
敌对	23	3.83	1.48 ± 0.56
恐怖	17	2.43	1.23 ± 0.41
偏执	19	3.17	1.43 ± 0.57
精神病性	31	3.10	1.29 ± 0.42
其他	19	2.71	0

1）从检测结果看：SCL-90 心理症状量表中的 10 项因子项目分均高于正常水平，总分 294 分 >160 分，阳性项目平均分 3.34 分 >2.50 分，说明患者有明显的抑郁情绪、躯体不适感，情绪控制出现问题。

2）从直诊印象上看，患者具有短时间内的抑郁情绪，主要原因为疾病对身体的困扰。表现为焦虑、担心、轻微恐惧现状。

（5）咨询结果和确定咨询的具体目标与近期目标。

1）咨询结果：通过摄入性会谈，初步诊断为抑郁情绪。患者由于长期躯体不适导致的一般性心理问题。

2）确定咨询的具体目标与近期目标：缓解患者的抑郁情绪，增强其对抗疾病的信心。

（6）咨询效果评价：咨询关系良好，求助者咨询后心情感到轻松，抑郁情绪减少，认知有所改变，抗病信心增加，向咨询师表示自己一定能够配合医师、护士好好治疗。

2. 患者术后心理干预具体情况

（1）患者术后表现：患者术后在 ICU 继续治疗，由于手术创伤较大，术后患者情绪较术前发生较大转变，从直诊上来看，患者多次出现恐惧、焦虑、抑郁情绪与敌对、偏执行为，同时经常出现强迫想法。恐惧表现为时常感到害怕，担心自己的病情，害怕死亡，脑海中经常闪现出有关死亡的想法。强迫想法表现为在医师不允许喝水的情况下，强调自己很渴很需要喝水。

（2）心理干预方法

1）REBT 理性情绪疗法：找出患者的不合理信念并对其驳斥，然后用一个合理的认知观点将原来的信念替换，得到全新健康的观点。

2）放松训练法：教患者腹式呼吸及冥想正念放松法，干预后没有明显变化。随病情好转转入普通病房后，患者 SCL-90 心理症状量表中的阳性项目平均分降低，说明患者随病情好转及身体逐渐康复，心理状态逐渐变好，后于 2021 年 8 月 27 日出院，出院后社会功能正常，人际交往正常，对待术后的态度较为积极，在家中积极康复。

3）日常的积极暗示及阳性强化：自患者手术以后，每日都对患者进行积极暗示与阳性强化的心理治疗,强化患者的潜意识与认知,使其产生积极的观念与潜意识来对抗躯体上的疼痛与不适。

4)观察法、晤谈法、认知疗法:通过观察患者的精神状态及晤谈法了解患者的内心想法,挖掘患者本身感到心情不适的最终原因,并对其原因进行心理干预,通过说服患者的不合理想法,最终得出新的正确认识,使认知正常以便于纠正其消极情绪。患者较年轻,有较强的依赖感,多次在检查无异常的情况下口述躯体不适,这与其较年轻,三观未能完全建立有关,由于认知较为浅薄,希望能通过口述疼痛或者其他行为来吸引关注,进而获得收益。

5)催眠放松疗法:患者术后尤其是在 ICU 治疗期间,多次出现焦虑、紧张状态,这时患者食欲不佳,睡眠不佳,日常烦躁,通过催眠暗示语可以对其焦虑与紧张进行些许缓解,改善其睡眠质量,效果较好。

（二）患者第二次住院心理干预情况

1. 患者术前心理干预情况

（1）补充背景:患者男性,22 岁。诊断为扩张型心肌病心脏辅助装置植入术后,2021 年 8 月 27 日出院后,于 2022 年 2 月 25 日再次入院治疗。

（2）患者自述:认为自己已经经过很多次的手术和长时间的治疗,但仍旧无法痊愈,自己的病可能是治不好了,此次住院治疗时想要放弃的想法强烈,是刘院长爷爷的劝导开解了我,愿意相信大家,继续进行治疗。

（3）直诊观察的相关情况:患者精神状态欠佳,无精打采,体力差,患者自述睡眠正常。咨询时患者能够信任咨询师,坦然告知咨询师自己目前的情况。患者感知正常,记忆力、思维状态正常。自控能力完好,言行保持一致。自知力完整。

（4）首次直诊印象:患者具有外在明显的抑郁情绪,躯体不适感较为强烈,且躯体疼痛严重影响患者情绪,同时也表现出较强的依赖感,在年长者的关注、安慰、照顾下,患者情绪有所好转,能够比平时较为积极地吃饭、进行康复训练及配合治疗。

（5）咨询结果和确定咨询的具体目标与近期目标

1)咨询结果:初步诊断为躯体化不适导致的抑郁情绪,患者由于长期患病,且病情反复变化导致较多心理问题。

2)确定咨询的具体目标与近期目标:缓解患者的抑郁情绪,增强患者对抗疾病的信心,同时教给患者阳性自我暗示的方法用来对抗疾病。

（6）咨询效果评价:由于第一次与心理医师关系建立良好,患者对心理医师有一定的信任感,未出现第一次入院时的抗拒敌对情绪,而是信任依赖感较多,患者最多的表达是对所有照顾过他的心理医师的感激,对强烈的身体不适也表述可以凭借自己的意志力对抗。

2. 患者术后心理干预具体情况

（1）患者术后情况分析:患者较年轻,应对挫折与创伤的能力欠佳,主要的心理干预方式是提高患者的良好认知能力,以便对疾病与术后的创伤有更好的认知,认知改变就能更好地调节其自身情绪,减少对父母的依赖情绪。帮助患者找到导致他情绪问题的刻板、一定要的信念 - 情感 - 行为,并与之进行辩驳。

（2）心理干预过程:找到患者不合理的信念,并对其进行干预及交流,教给患者理性情绪疗法,纠正患者自己的不合理信念来改变其不良情绪。

不合理信念一:为什么我这么年轻却患了疾病?

心理医师说:为什么年轻就不会患病?

有效的哲学观点:年纪轻也有可能患病,患病并不会和年龄产生密切关系,而我患病却得到了及时有效的治疗,那么我比其他患者都要幸运,我原来的观念是错误的,我很幸运得到了治疗,并且身体慢慢恢复起来了,我很幸运。

不合理信念二:为什么我在术后恢复得很慢,而且还有一些其他并发症?

心理医师说：为什么术后不会有并发症，术后为什么一定要迅速恢复？

有效的哲学观点：术后有并发症是有概率的，且心力衰竭患者免疫力较差，患并发症的风险会有所提高，并发症都得到了及时有效的处理，而且并发症都是轻症并没有危及我的生命，由此看来我还是比较幸运的。手术恢复是需要一定时间的，是符合客观规律的，细胞的生长增殖都是需要时间的，时间足够，我的病会好的。

（三）案例总结

患者年仅 22 岁，短时间内经过两次大的手术，如今心理健康、生活规律、心情愉悦，说明心理治疗的陪伴起到了一定程度的作用。

回顾与患者进行治疗时患者曾经口述在做第一次手术前曾经想过死亡，那时患者还在家中，没有找到良好的治疗方式与手段，躯体疼痛十分严重，躺卧睡觉十分困难，患者自认为死亡比痛苦地活着要好得多，死亡更是一种完全的解脱。这只是停留在初始阶段，未对结束自我生命采取实际行动。经过第一次手术在 ICU 治疗期间，患者自述十分痛苦，苦不堪言，无法忍受干渴的感觉，每当这个时候心理医师就会在患者身边陪伴患者，有时会采用条件反射和注意转移尽量帮助其达到情绪稳定。

经过长久的心理医师的干预和陪伴，患者的抑郁、恐惧、焦虑等情绪也随之烟消云散，情绪逐渐稳定，精神状态逐渐饱满，变得会说、会笑、会交流，身体也随之好转，从一开始的不能吃饭，到后来能站起来，再到后来能走路，再到后来回归普通病房，出院过正常人的生活，在其身上充分体现了"双心"治疗的效果。

（董惠娟）

参考文献

［1］郑日昌．灾难的心理应对与心理援助［J］．北京师范大学学报（社会科学版），2003（05）：28-31．

［2］董惠娟．地震灾害与心理伤害的相关性及其心理救助措施研究［D］．中国地震局地球物理研究所，2006．

［3］杨甫德．对震后心理救援的思考［J］．中国卫生质量管理，2008，15（6）：54-58．

［4］张玉茹．突发社会灾难的危机干预研究［J］．河南师范大学学报（哲学社会科学版），2004，31（1）：93-95．

［5］董惠娟，李小军，杜满庆等．地震灾害心理伤害的相关问题研究［J］．自然灾害学报，2007，16（1）：153-158．

［6］张玉林．精神挫折后不同人群应对方式的比较研究［J］．中国临床心理学杂志，1993，1（1）：36-38．

［7］季建林，徐俊冕．危机干预的理论与实践［J］．临床精并医学杂志，1994（4）：3．

［8］赵映霞．心理危机与危机干预理论概述［J］．理论新探，2008，（3）：382-383．

［9］柯文．心理危机干预六步法［J］．科学 24 小时，2010（3）：9．

［10］马丽媛，吴亚哲，陈伟伟．《中国心血管病报道 2018》要点介绍［J］．中华高血压杂志，2019，27（08）：712-716．

［11］莫然，谭慧琼，刘少帅，等．我国心力衰竭患者疾病认知程度的现况调查［J］．中国循环杂志，2020，35（4）：355-360．

［12］刘春广．终末期心力衰竭的外科治疗进展［J］．青岛医药卫生，2010，42（3）：204-206．

［13］PAVLOVIC N N, RANDELL T, MADEIRA T, et al. Risk of Left Ventricular Assist Device Driveline Infection: A Systematic Literature Review［J］. Heart Lung, 2019, 48（2）: 90-104.

［14］汪向东，王希林，马弘等．心理卫生评定量表手册［M］．北京：中国心理卫生杂志出版社，1999：109-114．

［15］RAY C, LINDOP J, Gibson S. The concept of coping. Psychol Med, 1982, 12（2）: 385-395.

［16］彭聃龄．普通心理学（修订版）［M］．北京：北京师范大学出版社，2001：361．

［17］姜乾金．心理应激：应对的分类与身心健康［J］．中国心理卫生杂志，1993，7（4）：145-147．

［18］孙圣涛．应付的研究概况［J］．心理科学．2004，27（4）：934-936．

［19］何新生．灾害创伤后应激障碍的心理干预［J］．城市与减灾，2004（01）：20-23．

第七章
左心室辅助装置植入术后并发症与处理

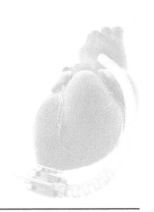

第一节　血栓与出血

虽然 LVAD 技术不断发展、临床管理显著改善,但植入术后相关不良事件的发生仍然是临床实践中的重要问题。部分患者出现血栓、溶血、胃肠道出血(gastrointestinal bleeding, GIB)和脑出血等并发症。受转子泵速、剪切应力、接触时间、叶轮壳间隙和表面纹理等综合因素影响,LVAD 旋转泵会损伤血细胞导致溶血、血小板活化和泵血栓形成。Zimpfer 等的一项研究显示,在植入 HeartMate Ⅲ 的患者中,2 年内泵血栓的发生率为 1.5%。血栓事件延长了围手术期,并增加了 LVAD 治疗的术后并发症。

LVAD 植入术后血栓并发症的发生涉及泵、患者和管理等相关因素。为了预防由凝血系统原因引起的并发症,成人患者常用华法林作为基础抗凝药。国际指南推荐使用阿司匹林进行抗血小板治疗、使用华法林进行抗凝治疗。LVAD 表面的特异性生物材料和泵高速旋转时产生的剪切应力可能会引起 vWF 分子结构的变化从而诱导血小板聚集,进一步诱导纤维蛋白结合形成血栓。为防止泵血栓形成,选择良好的抗凝方案至关重要。目前,国际上对抗凝的强度和是否启动联合抗凝方案仍存在争议,特别是对抗血小板治疗尚未形成共识。通过临床实践,目前泰达国际心血管病医院医疗团队的经验是常规不使用抗血小板药物。

泰达国际心血管病医院牵头的 HeartCon 型植入式磁液悬浮心室辅助装置多中心临床试验共计入组 50 例受试者,均未启动抗血小板治疗,而且通过体外实验也证实了 HeartCon 运行过程中并无明显的血小板激活情况。本节就 LVAD 对凝血系统的影响、泵血栓形成、植入术后围手术期抗凝、出血和血栓并发症的处理进行阐述。

一、泵血栓

LVAD 装置由钛、聚四氟乙烯和丙烯酸等血液相容性生物材料制成。使用钛合金会产生一层相对惰性的氧化层,以防止血小板黏附。但即使采用适当的抗血栓治疗,钛表面也不能完全抵抗血栓形成,纤维蛋白原可被吸附在钛表面,激活血小板和血栓前蛋白,与纤维蛋白原、纤维连接蛋白或 vWF 结合。

(一)泵血栓形成及危险因素

1. 泵血栓形成　血栓分为动脉血栓和静脉血栓。动脉血栓常为白色血栓,是血小板和纤维蛋白的混合物,而静脉血栓常为红色血栓,由红细胞和纤维蛋白组成。泵血栓形成(thrombosis)是一个动态过程。当血泵表面与血液直接接触时,首先发生吸附现象,即材料表面会快速吸附血液中的血浆蛋白。当吸附层达到一定厚度时,血小板开始黏附于材料/器械表面并伴有变形发生,促使血小板活化因子(platelet

activating factor,PAF）释放,进而促进血小板凝聚,最终形成血栓。泵血栓形成可能会导致血泵功能障碍而失去作用,进而发展为循环衰竭,患者境况将十分凶险。LVAD 植入术患者术后易发生红色或白色血栓。其中,红色血栓富含红细胞,可能与血流淤滞或抗凝不充分有关。红色血栓一般是松散的,并倾向于在血泵流入套管入口和流出出口固定片处形成。而白色血栓则是由于纤维蛋白和变性蛋白逐渐沉积在轴承附近的泵表面而形成的,多位于速度较大的区域。随着轴承处湍流的血液流动和热量的产生进一步触发血小板黏附、活化和聚集,白色血栓逐渐出现。

2. 血栓形成的危险因素　2014 年发表在《新英格兰医学杂志》上的一项多中心研究表明,HeartMate Ⅱ泵内血栓发生率升高,并与较高的死亡率关系密切。血栓形成往往与多种因素相关,在实际开发血泵的过程中,血栓形成主要与结构设计、接触材料的选择及加工、后期使用与抗凝不合理等多个因素相关。其中,流场分布不均匀、流动死区和血液漩涡等加大了血栓形成的风险。快速运转的血泵让血液剪切应力变大、血细胞溶血,也会激活血小板,随后在非生理流动状态下（回流和血流停滞等）引起血小板聚集和凝血酶升高,导致血栓的形成。血泵本身作为异物会激活凝血和补体系统,从而引发一系列反应导致血栓形成。血液的状态可影响血栓形成,可以通过使用抗凝剂来改变血液特性,抑制血小板凝聚,以减少血栓形成。临床上终末期心力衰竭患者在 LVAD 植入后急需寻找一个抗凝治疗的平衡点,来减少血栓的形成和避免出血。过度抗凝引起常见的不良反应包括消化道内出血和颅内出血等,而抗凝不足又会导致溶血和血栓,甚至缺血或栓塞性脑卒中。

血栓的产生不仅会改变血液流动状态,同时会阻碍血泵运转,降低了泵血流量,而且大块血栓的堵塞还会造成血泵偏转、脱转,最终导致装置失效。更严重的是泵血栓引起的血栓栓塞、脑卒中等现象对患者的生命有极大的威胁。因此,LVAD 的血栓安全性评价极其重要。

（二）泵血栓的诊断和血栓的处理

1. 泵血栓的诊断　血栓可发生在 LVAD 的不同部位。诊断依据包括临床表现、泵参数、影像学检查和实验室检查。通常泵血栓患者存在不同程度的循环衰竭表现和泵报警。

（1）临床表现:泵内血栓形成最常见的表现是溶血。泵前和泵后血栓形成造成的血泵功能异常可导致患者再发心力衰竭症状和血流动力学不稳定。此时,应注意有无神经系统相关的并发症、泵流量异常或任何其他血栓栓塞并发症。

（2）泵参数:泵日志文件分析可以区分不同原因的血流量异常。主要的鉴别点是功率消耗,高功率消耗是泵内血栓形成的标志,因为在异物改变转子运动的情况下,产生相同流量需要消耗更高水平的能量;低功率意味着低流量报警。需要软件来分析日志文件,包括在症状出现时泵的功率和血流模式的数据。

（3）影像学检查

1）超声心动图:超声心动图可以很容易地结合临床和有创参数来评估 LVAD 装置的性能,联合泵速变化与血流动力学参数检测泵的功能。左心室增大,主动脉瓣打开,结合动脉脉压差增大,提示血流受阻,即使控制器显示高功耗和高流量,超声心动图也可进行进一步分析,即测量 LVAD 流出管的连续多普勒峰值速度（正常参考值:HeartMate Ⅱ<2.7m/s,HeartWare HVAD<3.4m/s）。对于 HeartMate Ⅱ和 HeartWare HVAD 的 Ramp 研究,已经发表了标准的超声心动图测量结果,即泵速增加导致左心室舒张末期直径减小,表明通过该装置的血流受阻。

2）CT 造影剂增强检查:CT 造影剂增强检查可显示左心室、流入管和流出管,是一种有价值的诊断方法。临床怀疑泵性能下降,有临床和/或实验室证据提示溶血时应高度怀疑存在血栓形成,此时应选择进行 CT 血管造影（CT angiography,CTA）,阳性者可表现为高密度血管影内的低密度充盈缺损区。

LVAD 植入后会导致心血管系统的血流动力学改变,尤其是左心室流出道至流出管吻合口前的区域,容易形成血栓。在泰达国际心血管病医院的 LVAD 植入患者中发现 1 例升主动脉根部可疑血栓的患者,通过改变体位（右斜位）行第二次 CTA,发现原充盈缺损区完全消失,表明升主动脉根部可疑血栓为慢速血流所致,也表明通过改变体位进行 CTA 成像对于评估 LVAD 植入术后患者血栓形成与否具有一定的价值（图 7-1-1）。

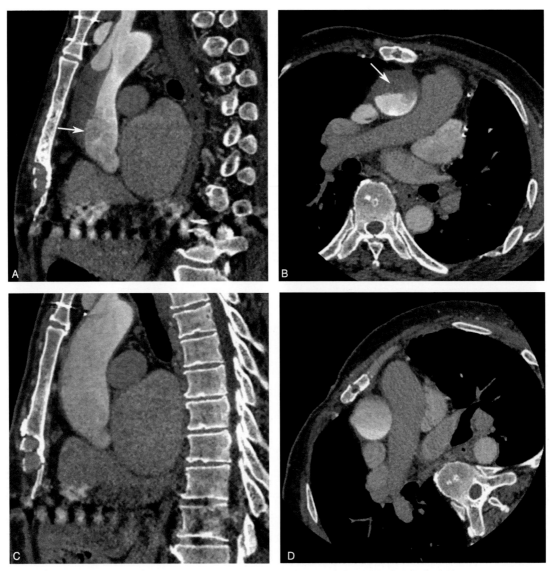

图 7-1-1　升主动脉二次 CT 血管造影（CTA）成像的轴状位及矢状位重建

A、B. 提示首次 CTA 成像中升主动脉前方可疑血栓形成（箭头所指）；C、D. 提示变更体位（右斜位）并二次成像后可疑血栓消失，表明首次成像的可疑血栓为低速血流所致。

（4）实验室检查

1）血栓弹力图的使用：出血和血栓形成有一系列相关临床危险因素，如何平衡这一"矛盾"，使得选择最佳抗血小板药物和抗凝水平的治疗管理具有挑战性。如果一个患者存在经常出血和形成血栓的状态，那么全面评估血液活性和实施个性化血栓治疗策略则至关重要。血栓弹力图（thromboelastography，TEG）能全面评估患者的凝血功能。TEG 是反映血小板 - 纤维蛋白凝块形成过程中纤维蛋白聚合和活化血小板之间动态相互作用的一种测量方法，与其他现有的离体实验测量相比，TEG 能提示体内血栓形成并提供更全面的出血和血栓风险信息。推荐临床使用 TEG 评估患者 LVAD 植入术后凝血因子的情况，避免出现过量凝血物质的使用所导致的高凝状态。

2）游离血红蛋白和乳酸脱氢酶检测：在使用抗血小板药物治疗期间，血小板功能检测可发挥重要作用，以确保血小板反应性不会太高导致血栓形成或太低导致出血风险。在正常机体状况下，人类的凝血和抗凝水平处于动态平衡状态，保持相对稳定，一旦机体出现状况，平衡将会被打破。尽管 LVAD 植入后出血事件发生率较高，但出血事件的死亡率通常较低。与之相比，血栓事件则是常见的严重影响患者死亡率的一种并发症。在旋转的泵内，红细胞在高剪切应力下穿过狭窄的通道，导致轻度溶血。溶血和血栓形成相关，溶血的一个关键因素是泵的设计,研究数据表明与离心式连续流装置相比,即使当轴流式装置的泵正常运行,也会产生溶血。大多数泵正常工作的患者结合珠蛋白水平降低、血浆游离血红蛋白(free hemoglobin, FHb)轻度升高、乳酸脱氢酶(lactic dehydrogenase, LDH)水平升高。伴随着溶血,血红素清除机制变得饱和,循环中的游离血红素导致上调活性氧,而活性氧会增加血管张力、活化血小板、增加内皮功能障碍。

2. 血栓的处理　虽然药物治疗(溶栓药物、糖蛋白抑制剂、普通肝素)可能在某些情况下应用,但泵前血栓形成的最终治疗方法是进行换泵手术。泵内血栓形成则应采用溶栓治疗,如有可能应更换泵或紧急进行心脏移植手术。泵后血栓形成可以通过支架植入流出管道来治疗。流出管道打结或扭曲的病例则应通过手术解扭移植物或换泵进行矫正,此时支架治疗已不适合。

缺血性脑卒中比脑出血更常见。考虑到植入 LVAD 后 9~12 个月脑卒中风险增加,严格的门诊血压管理是有效的,来自大型试验证据表明降低血压可以降低脑卒中的发生率。CTA 也可用于对 LVAD 栓子脱落引起的缺血性脑卒中(图 7-1-2)的评估。由于面临高出血风险,不推荐 LVAD 植入术后患者进行全身溶栓治疗,因此进行血管内介入治疗急性缺血性脑卒中是必要的。

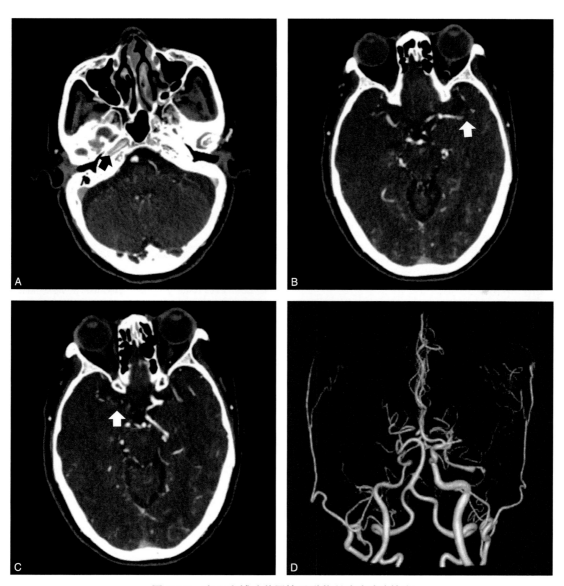

图 7-1-2　左心室辅助装置栓子脱落所致脑动脉栓塞

A. 右侧颈内动脉岩段可见条状低密度影(黑色箭头所示);B. 左侧大脑中动脉 M1 以远分支闭塞(白色箭头所示);C. 右侧大脑中动脉闭塞(白色箭头所示);D. 右侧颈内动脉颅内段重度狭窄,双侧大脑中动脉次全闭塞伴远端分支血管显影不良。

二、出血

1. LVAD 植入后患者出血原因和分期 出血原因可以分为以下几种情况：①抗凝治疗不佳；②获得性血管性血友病，特别是由于高分子量血管性血友病因子多聚体形态变化而导致血小板黏附功能降低的 vWF 缺乏；③连续流相关的血管生成因子异常调节导致胃肠道、鼻咽、脑或其他组织中动静脉畸形（arteriovenous malformation，AVM）形成；④血压控制不理想。

以下几项监测指标具有重要提示作用：①患者术后 LDH>500IU/L 并持续增高无下降趋势，高度提示存在出血事件；②术后需要持续输注超过 4U 浓缩红细胞并且血红蛋白不能维持在稳定水平；③血液检查明确缺少血友病高分子量多聚合体；④存在其他由于容量不足导致循环不稳定的因素。

在 LVAD 运行过程中，由于非生理性剪切应力可以影响 vWF 多聚体的水平，破坏凝血机制，引发凝血功能异常并导致不同程度的出血事件。

为了降低出血的风险，许多中心为 HeartMate II 装置开出低剂量的阿司匹林处方。最近欧洲的一项前瞻性研究报道，当这些患者停用抗血小板药物时，在没有增加血栓栓塞事件的情况下出血率降低了 12%。阿司匹林最小化可减少出血事件的发生，验证了在左心室辅助治疗患者不使用阿司匹林的安全性和有效性。泰达国际心血管病医院牵头的 LVAD 多中心临床试验受试者常规未给予抗血小板治疗，而且在后续的临床应用实践中也一直遵循同样方案，均收到了满意的临床治疗效果。

终末期心力衰竭常伴右心衰竭。当右心室泵血功能减弱时，右心室收缩末期血容量增加，下腔静脉回流受阻，最终肝静脉汇入下腔静脉受阻，导致肝淤血的发生。肝脏是制造凝血因子的主要场所，包含凝血因子 V、Ⅶ、Ⅷ、Ⅸ、Ⅹ、Ⅺ和Ⅻ。此外，肝脏合成的凝血酶原和纤维蛋白原等也是非常重要的凝血因素，若存在肝淤血导致的肝功能障碍，就会引起患者体内凝血因子等相对缺乏，导致机体易于出血。出血是心室辅助装置植入术后十分常见且严重的并发症。出血事件可以定义为早期出血事件和延迟出血事件。早期出血事件即 LVAD 植入术后 30 天内出现的非医疗因素干预下需要二次手术或者胸管引流增多的情况，临床以胃肠道出血和获得性血管性血友病多见。延迟出血事件即 LVAD 植入术后 30 天后、6 个月内由于抗凝策略异常、患者本身因素及仪器故障引起的颅内出血、心脑血管异常事件、出血性脑卒中等严重并发症。

2. GIB GIB 仍然是 LVAD 植入术后患者的主要并发症。LVAD 植入术后血管性血友病因子缺乏，其机制可能为血液暴露在一个高剪切应力的区域，剪切应力消除血管性血友病因子而影响血小板黏附及血栓形成。最初的临床试验由于积极的围手术期抗凝，结果导致胃肠道大出血事件的发生率超过 50%。GIB 影响 15%~30% 的 LVAD 植入术后患者，也是 LVAD 植入术后患者再入院治疗的重要原因之一，占所有再入院患者的 33%。约 1/3 的 GIB 事件涉及小肠 AVM，大多数可以通过内科治疗或内镜治疗而不需要手术。连续流 LVAD 降低了血管腔内压力，使黏膜静脉扩张，导致 AVM 的形成。也有研究表明，较小的脉压差可引起交感神经张力增加，引起平滑肌松弛、动静脉扩张和 AVM 的形成。许多人假设通过降低 LVAD 泵度来恢复血压搏动性，允许主动脉瓣间歇性打开，可能会降低 GIB 事件的发生率。在一项回顾性分析中，计算出的搏动性指数与出血风险的增加相关，即较高的搏动率与 vWF 因子聚集血小板的能力损失较小相关。

上、下消化道内镜是初期检查的主要手段。血管造影术和放射性核素成像适合急性显性消化道出血的患者。胶囊内镜检查可能在可疑的消化道出血，特别是来自小肠出血的诊断中发挥作用。CTA 可以显示活动性出血血管及 AVM，可以作为内镜检查的补充。尽管如此，仍有 30%~50% 的病例未发现活动性出血部位，通常被认为出血部位是小肠，而小肠 AVM 通常很难被发现。首要的治疗目标是稳定患者循环状态，可能需要输血。复发性 GIB 需要完全停止抗血小板治疗，并设定一个较低的 INR 目标。调整抗凝目标会带来潜在的血栓风险，必须与出血复发的风险进行权衡。

3. 颅内出血

（1）颅内出血的原因：颅内出血是 LVAD 植入术后常见的死亡原因，发生率远远高于其他接受华法林治疗人群。所有类型的器械都有造成颅内出血的报道,总体发生率为 3%~11%。由于 LVAD 装置的特殊血流动力学状态及对抗凝治疗的依赖,患者一旦发生颅内出血,预后极差。研究表明,只有 45% 的患者可存活超过 1 个月,死亡率高于非 LVAD 植入的颅内出血患者。

高血压、动脉粥样硬化、血管畸形、凝血功能异常是颅内出血的常见原因。但相对于普通的颅内出血患者,LVAD 植入术后患者颅内出血的病因学还不完全清楚。临床观察表明,不同血压及 INR 范围,均有颅内出血发生。目前认为,LVAD 植入术后颅内出血是多种危险因素共同作用的结果。高血压、抗凝过度、不恰当的抗血小板治疗、获得性血管性血友病综合征(机械破坏、高分子量 vWF 多聚体水解、连续非生理血流致血管脆性增加而发生破裂)、脑梗死后出血、感染及 LVAD 装置本身因素可能都与术后颅内出血有关。

(2)颅内出血后处理:严格的血压控制和抗凝水平达标可以降低 LVAD 植入术后患者颅内出血的发生率。根据 ISHLT 关于机械循环辅助指南的推荐,多普勒测得的 MAP 应控制在 80mmHg 以下。我们的经验表明,MAP 维持在 75mmHg 以下,并不影响组织器官的灌注。泰达国际心血管病医院 LVAD 医疗团队遇到的颅内出血患者主要是在抗血小板治疗后血小板聚集率 <20% 的患者。我们的经验是建议抗血小板治疗的血小板聚集率目标在 30%~40% 即可。对于经过射频消融治疗的 LVAD 植入术后患者选择抗血小板治疗,服药后当血小板聚集率小于目标范围时,要及时停药 1 天,第 2 天再调整阿司匹林用药剂量。

由于 LVAD 植入术后的颅内出血发生于抗血栓治疗期间,因此一旦发生,则预后较差。目前尚无相关指南及专家共识提供指导。我们的经验是早期识别、及时调整抗凝方案和严格控制血压。

1)早期识别:由于 LVAD 植入术后患者需要持续高强度抗凝治疗。因此,早期识别出血性脑卒中并及时调整抗凝治疗方案,对患者的预后至关重要。因出血量及出血部位不同,患者临床表现从无症状到严重神经功能受损,可谓千差万别。对于症状明显的脑卒中患者,识别并不困难。而对于症状隐匿的患者,如不能早期发现,及时调整抗凝治疗方案,将使出血量加大,造成严重后果。1 例 67 岁男性患者,LVAD 植入术后第 36 天夜间出现右侧顶枕叶脑出血。自觉症状仅为一过性右侧头痛,视物模糊,症状很快缓解,无肌力改变,病理征阴性。经过仔细查体发现患者左眼颞侧、右眼鼻侧视野不完全缺失。医师立即为患者进行了颅脑 CT 检查,发现其右侧顶枕叶脑出血(出血量约 15ml)。由此可见,如不进行全面系统的神经科查体,出血性脑卒中早期很容易被漏诊。笔者的经验是:对于可疑脑卒中患者,应进行全面的神经系统查体和评估;较为方便、可靠、全面的神经功能评价是美国国立卫生研究院卒中量表(national institute of health stroke scale,NIHSS)。如发现评分与术前出现变化,应及时行颅脑 CT 检查。

2)及时调整抗凝方案:颅内出血一旦确诊后,应采取措施尽快逆转华法林的抗凝作用。逆转措施可以选用新鲜冰冻血浆、凝血酶原复合物、维生素 K 或上述几种措施联合使用。泰达国际心血管病医院的经验是:颅内出血确诊后,输注新鲜冰冻血浆,使 INR 快速降至 2.0 以下。评估出血量不再增加后(约在出血 3 天后评估)开始恢复口服华法林,小剂量滴定给药。出血 2 周内 INR 目标值下调至 1.8~2.0。出血稳定 2 周后,INR 目标值上调至 2.0~2.2。INR 达标前使用静脉肝素桥接。对前述患者立即停用华法林及阿司匹林,给予输注新鲜冰冻血浆,使 INR 快速降至 2.0 以下。考虑停用华法林后,患者存在泵血栓形成和溶血风险,于出血后第 2 天,给予肝素静脉泵入,严格把 APTT 维持在 40~45 秒。总之,一旦确诊颅内出血,尽快停用一切抗凝和抗血小板药物,快速使 INR 降至 2.0 以下。为达到抗凝目的且能预防再发出血,INR 达标范围需要相应缩小,精细调整抗凝。为此,凝血检查的频次可能会相应增加。

3)严格控制血压:LVAD 植入术后患者需长期服用抗凝药物,且脑出血发生后不能长时间停用这些药物。因此,维持相对低的 MAP,对于预防再发出血至关重要。对于血压控制目标,目前尚无统一定论。理论上,脑出血后在保证中枢及外周组织灌注的基础上,MAP 控制得越低,脑出血复发风险越小。为此,泰达国际心血管病医院 LVAD 医疗团队对前述患者进行了严密的床旁观察。在有创性动脉血压监测下,给患者静脉应用血管扩张剂控制血压。结果表明,当 MAP 降至 58mmHg 时,尽管患者的四肢末梢皮温仍是暖的,但出现尿量减少和嗜睡表现。因此,笔者把该患者脑出血急性期目标 MAP 维持在 65~70mmHg。降压治疗期间,泰达国际心血管病医院刘晓程教授总结出同时严密观察患者有无"三无"表现(即无体位性低血压、无少尿和无四肢末梢发凉）。尽管该血压水平远远低于指南所推荐的血压控制标准,但实践证明该血压水平既可维持组织灌注,又可最大限度地降低脑出血复发风险,因此将该血压水平称为"高质量低血压"。该病例通过内科保守治疗,于术后第 3 天积极重启华法林抗凝治疗,INR 控制标准低限为 2.0~2.2,在多学科协作下,患者逐渐痊愈且随诊 15 个月未再复发颅内出血。

LVAD 植入术后颅内出血发生因素复杂,预后差。严格控制血压、调整抗凝达标可降低颅内出血的发生率。在患者中远期管理中,应将患者的神经系统表现作为患者每日管理项目的一部分。一旦患者出现新发神经系统症状或体征,应及时进行颅脑 CT 扫描。早期诊断、及时调整抗凝方案并严格控制血压是 LVAD 植入术后颅内出血处理的关键。

三、小结

设备和技术创新不断推动着机械循环支持领域的发展。最新一代的 LVAD 采用全磁悬浮转子,转子本身有更大的间隙,有助于血液更顺畅地通过泵,减少剪切应力和红细胞损伤。更低水平的剪切应力,更好的生物相容性材料可以减少溶血、血小板和凝血系统的激活,从而减少血栓栓塞事件。如 HeartMate Ⅲ 还集成了一个计算机化的脉动算法来创建人工脉动,这样可以改善泵清洗和减少泵内血流淤积。

尽管 LVAD 技术显著降低了终末期心力衰竭患者的死亡率,为不符合移植条件的患者寻找了一个新的治疗方案,缓解了心脏供体短缺的问题,改善了患者的生活质量和生存率,但出血和血栓形成的并发症仍然影响着很大一部分患者,并且仍是影响该疗法大规模应用的最紧迫障碍。因此,应该进一步研究抗血栓药物的使用（如阿司匹林的剂量、INR 靶点、新型抗凝剂等）和临床管理策略（如体重、神经系统表现、设备脉动、血压、抗凝监测）方面的随机试验,以寻找最佳的 LVAD 植入术后长期管理方案。结合患者血栓形成和出血的潜在风险程度,评估 LVAD 植入术后患者内在血栓形成性和对抗血栓药物的潜在可变反应,平衡出血和血栓并发症风险及维持 LVAD 治疗患者的健康生活方式。

（贾克刚 张云强）

参考文献

[1] HAN J J, ACKER M A, ATLURI P. Left ventricular assist devices [J]. Circulation, 2018, 138 (24): 2841-2851.

[2] ZIMPFER D, GUSTAFSSON F, POTAPOV E, et al. Two-year outcome after implantation of a full magnetically levitated left ventricular assist device: results from the ELEVATE Registry [J]. Eur Heart J, 2020, 41 (39): 3801-3809.

[3] DEN E P, BEERES S L, EIKENBOOM J, et al. Anticoagulant treatment and bleeding complications in patients with left ventricular assist devices [J]. Expert Rev Cardiovasc Ther, 2020, 18 (6): 363-372.

[4] 雷白,胡盛寿. 左心室辅助装置抗栓治疗研究进展 [J]. 中国循环杂志, 2020, 35 (02): 200-204.

[5] 张腾,王晋平. 静脉和动脉血栓形成相互关系的研究进展 [J]. 中国药物与临床, 2021, 21 (14): 2477-2480.

[6] SHAH M P, UST A, KPBM A, et al. Bleeding and thrombosis associated with ventricular assist device therapy [J]. J Heart Lung Transplant, 2017, 36 (11): 1164-1173.

[7] RAME J E, ATLURI P, ACKER M A. Unexpected abrupt increase in left ventricular assist device thrombosis [J]. N Engl J Med, 2014, 370 (1): 33-40.

[8] 王同显,杨志夏. 正确理解凝血机制与凝血试验的临床意义 [J]. 中国输血杂志, 2014, 27 (12): 1364-1366.

[9] URIEL N, HAN J, MORRISON K A. Device thrombosis in HeartMate Ⅱ continuous-flow left ventricular assist devices: a multifactorial phenomenon [J]. J Heart Lung Transplant, 2014, 33 (1): 51-59.

[10] 杨松,李艳. 心脏瓣膜置换术后口服华法林治疗时 INR 值的最佳范围 [J]. 血栓与止血学, 2014, 20 (05): 263-265.

［11］许蓼梅,何争鸣,孙兰英. ACT 监测指导小剂量肝素化手术抗凝与拮抗 2 例［J］. 中国医师杂志,2002（07）: 784.

［12］ACHARYA D, LOYAGA-RENDON R, MORGAN C J, et al. INTERMACS Analysis of Stroke During Support With Continuous-Flow Left Ventricular Assist Devices: Risk Factors and Outcomes［J］. JACC Heart Fail, 2017, 5（10）: 703-711.

［13］SHAHREYAR M, BOB-MANUEL T, KHOUZAM R N, et al. Trends, predictors and outcomes of ischemic stroke and intracranial hemorrhage in patients with a left ventricular assist device［J］. Ann Transl Med, 2018, 6（1）: 1-13.

［14］GARG T, PANCHAL S, NISAR T, et al. Characteristics and Outcomes of Left Ventricular-Assist Device-Associated Cerebrovascular Events in Setting of Infectious Intracranial Aneurysms［J］. Cureus, 2021, 13（5）: e15239.

［15］LAETITIA P, MAXIME B, JEAN P, et al. Prevalence, management, and outcomes of haemorrhagic events in left ventricular assist device recipients［J］. ESC Heart Fail, 2022, 9（3）: 1931-1941.

［16］DAVOR M, BINYAMIN B A, OVIDIU C, et al. Heart Failure Association of the European Society of Cardiology position paper on the management of left ventricular assist device-supported patients for the non-left ventricular assist device specialist healthcare provider: Part 2: at the emergency department［J］. ESC Heart Fail, 2021, 8（6）: 4409-4424.

第二节　术后感染

术后感染是 VAD 常见的并发症之一,严重者治疗困难并导致较高的死亡率。ISHLT 和国际循环辅助临床医师联合会（the International Consortium of Circulatory Assist Clinicians, ICCAC）针对 MCS 感染的流行病学和微生物学、候选患者术前评估、围手术期手术和抗感染预防策略、术后驱动导线系统管理和感染的治疗等问题已发布了专家共识。ISHLT 早在 2011 年就提出了 MCS 感染的标准化国际定义,其中将 VAD 患者感染的定义为 3 类: VAD 特异性感染、VAD 相关感染和非 VAD 感染,简要介绍如下。

1. VAD 特异性感染　VAD 特异性感染可在术中由泵和 / 或人工血管感染引起,也可通过泵驱动导线的出口部位感染进入而引起,还可由其他感染病灶引起血行感染而获得。它又进一步被划分为泵驱动导线感染和泵深部感染。泵驱动导线感染是指发生于筋膜和肌层以外的软组织感染,而深部感染是指超越浅表软组织向深部组织的感染。

2. VAD 相关感染　VAD 相关感染是指使用装置后增加了发生相关感染的概率,如心内膜炎和纵隔炎。

3. 非 VAD 感染　非 VAD 感染是指与装置是否使用无相关性,包括呼吸机相关性肺炎（ventilator associated pneumonia, VAP）、导管相关血流感染（catheter-asso-ciated bloodstream infection, CRBSI）和尿路感染等,但为了对人群感染做全面性描述,所以也将其包括在 VAD 感染分类中。

LVAD 植入术后患者多为失代偿期心力衰竭患者,机体衰弱且抵抗力低下,术前患者体内潜在的感染源、术前反复治疗过程中不合理的抗菌药物应用、使用的各种侵入性检测及治疗器械等,均为感染发生的高危因素,而且体外循环下心脏手术操作对机体打击较大,术后免疫力进一步低下等更容易诱发各种感染。排除 VAD 相关感染,非 VAD 感染中以肺部感染最为突出。研究表明: 机械通气时间每增加 1 天,VAP 的发生率增加 1%~3%。病情发展迅速时可能进展为呼吸衰竭,甚至感染中毒性休克,可在短时间内造成患者多器官功能衰竭,进而威胁患者生命。除了根据相关细菌培养结果有针对性地给予药物进行全身抗感染治疗之外,还可根据病情选择俯卧位通气进行体位引流。或纤维支气管镜肺泡灌洗,这是临床上用来清除气道内分泌物的有效方式。

一、术后感染的预防

对于 LVAD 植入术后患者,降低感染的措施必须在术前、围手术期和 LVAD 植入术后均进行有效的落实。

　　术前对所有患者都应进行类似于心脏移植候选人的筛查和手术室准备。有条件的患者都应接受耐甲氧西林金黄色葡萄球菌（methicillin-resistant Staphylococcus aureus，MRSA）、耐碳青霉烯类肠杆菌科（carbapenem resistant enterobacteriaceae，CRE）、耐万古霉素肠球菌（vancomycin-resistant enterococcus，VRE）和超广谱 β- 内酰胺酶（extended spectrum beta-lactamases，ESBL）的筛查。还应对患者进行血清学筛查，以确定其是否存在既往感染和潜伏传染病。此外，干扰素释放试验（interferon-gamma release assay，IGRA）可用于筛查患者的潜伏肺结核。对于医务人员，首先，所有相关人员应严格执行医务人员手卫生规范，严格执行无菌技术操作规程，熟练掌握下呼吸道、手术部位、导尿管和血管内导管等主要部位感染的预防控制的相关制度与措施；其次，要加强抗菌药物应用的管理，防止患者发生菌群失调，注意细菌耐药性的监测，对特殊感染或多重耐药菌感染（multi-drug resistant organisms，MDR）的患者采取严格消毒隔离措施。

　　1. 相比于其他常规开胸手术，还应关注如下事项。

　　（1）手术室环境：按照器官移植术的标准进行。

　　（2）术前使用杀菌剂沐浴：术前 1 天氯己定全身擦浴可减少手术部位表面的细菌，预防切口感染的效果可能更好。

　　（3）去除毛发，应在手术开始前进行，最好使用电动推刀。

　　（4）手术贴膜：使用含有消毒剂的切口皮肤贴膜可以防止贴膜边缘掀起后可能继发的皮肤微生物引起的伤口污染。手术医师在撑开胸骨之前，先用手术贴膜覆盖手术切口、脂肪、肌肉及胸骨缘，替代其他切口保护材料，此方法的优势为胸骨、脂肪层、肌肉与环境隔离，同时切口完全保湿。

　　（5）选用能够抗感染的缝合材料。

　　（6）预防性使用局部抗菌药物：人工血管、缝合环和导线丝绒等编织物部分使用万古霉素液浸润，浓度 5mg/ml。泰达国际心血管病医院的经验是：闭合切口时，切口缘局部常规应用庆大霉素（16mg/50ml）浸润，可降低切口感染。也有大量研究报道称在关闭切口前多次使用抗菌药物加压冲洗及皮下浸润，除去血凝块和失活组织，并确保抗菌药物在组织中的高水平，可显著降低切口感染率，并可能与全身使用抗菌药物效果相当。局部和全身联合使用抗菌药物有叠加效应，但若使用同种抗菌药物，效果会减弱。

　　（7）预防性使用全身抗菌药物：全身抗菌药物预防方案应始终针对葡萄球菌感染。最常用的方案是在术前约 1 小时内给予第一、第二代头孢菌素（如头孢唑啉钠或头孢呋辛钠），持续 24~48 小时，并在手术当晚使用鼻腔莫匹罗星。对于有 β- 内酰胺过敏或已知有 MRSA 感染的患者，推荐在切皮前 1~2 小时开始输注万古霉素。真菌感染，主要是继发于假丝酵母菌的感染，虽不常见，但会显著增加病死率。2015年，ISHLT 关于 MCS 和心肺移植的真菌感染管理指南中不推荐常规进行抗真菌预防措施。

　　（8）限制输注血液制品：外科所需要做的是确切止血。

　　（9）人工血管用保护套钳子夹闭人工血管，以减少人工血管损伤引起渗出增多。防止留置引流管过长。

　　（10）增加驱动导线的行程隧道可能有助于减少感染。此外，驱动导线的丝绒部分不应该延伸到体外，而应该植入皮下，绒毛距皮肤切口 1.5~2.0cm，能明显减少感染。驱动导线走行不应弹性弯曲，防止丝绒在导线口拆线时弹出皮肤切口。驱动导线行走部位与胸腔引流管、腹腔其他敷料或瘢痕完全隔离。另外，隧道要防止出血或积血形成血肿造成感染概率增加；要确保驱动导线系统固定稳妥，防止因外力脱出（图 7-2-1）。如丝绒露出皮口或位置过浅，应及时消毒包埋，静脉和口服抗菌药物 4 周左右，减少因位移带来感染的风险（图 7-2-2）。

　　2. 重视驱动导线护理　VAD 相关感染大多数发生在驱动导线的出口部位，始于皮肤和导线之间的屏障被破坏或受到创伤。感染一旦发生，就很难根除，有时会扩散到更深处。应仔细管理驱动导线穿出皮肤的切口，并在无菌条件下使用各种固定装置。应在术后 24~48 小时在无菌条件下更换导线出口敷料。稳定导线，最大限度减少出口部位的移动风险、避免对出口部位的创伤，要对患者进行穿衣、换药、淋浴等方面进行培训。

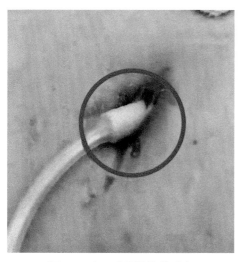

图 7-2-1　驱动导线丝绒脱出

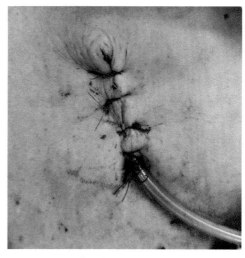

图 7-2-2　驱动导线丝绒脱出行包埋缝合处理

3. 驱动导线出口常规护理方案

（1）评估

1）局部评估：观察导线口是否有红、肿、热、痛、渗出及异味。触摸导线口周围皮肤有无波动感,如有波动感提示导线口内可能有积血、积液或积脓,观察导线口有无缝线反应。

2）全身评估：观察体温波动情况;倾听患者主诉,是否出现疼痛或疼痛加重、感觉异常等不适。

3）实验室检查：检查白细胞、中性粒细胞及 C 反应蛋白。

（2）导线口的护理

1）消毒：快速手消毒,戴清洁手套。打开换药包,倒适量碘伏浸湿棉球,用镊子夹取棉球,以导线出口为中心,顺时针用力擦拭消毒,消毒范围大于贴膜。消毒时注意固定导管,并对导管进行消毒,待干。

2）减压：根据导线出口的评估结果,选用无菌棉球或泡沫敷料对导线出口周围皮肤进行保护。以导线出口为中心,包裹无菌棉球或泡沫敷料,避免导线摩擦皮肤或造成压力性损伤。

3）固定：根据评估结果选用合适的敷料,以导线出口为中心,无张力放置敷料,导线塑形,导线远端使用胶布高举平台法固定。

4）换药、拆线：术后 1 周内隔日换药一次,之后根据导线出口评估结果每周换药 2~3 次。术后 21~28 天,根据导线出口愈合情况适时拆除缝线,完全愈合后每周换药一次,选用有防水功能的无菌透明敷料,便于观察导线出口的状况。当敷料潮湿、污染、脱落时要及时换药。

导线口正常愈合见图 7-2-3。

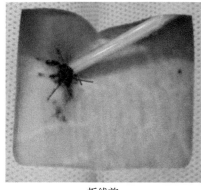

拆线前

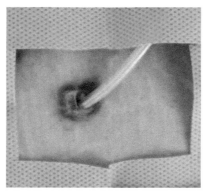

拆线后

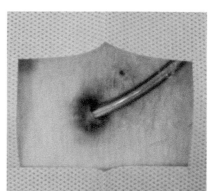

愈合良好

图 7-2-3　驱动导线口正常愈合

除了全身抗感染预防外,针对心脏外科术后常见的肺部感染、CRBSI 及尿路感染等非 VAD 感染,也应采取有效的预防措施,以避免进展为全身感染,从而影响患者预后:①每天对保留相关置管的必要性进行评估,不需要时尽早拔出。②通过综合治疗尽早促醒,缩短患者镇静时间;③正确选择相关置管并留置合适的时间,如果出现潮湿、松动、可见污染时,应立即更换;④怀疑患者发生感染时及时拔出相关置管,必要时做微生物培养;⑤加强营养,提高机体免疫力,可以减少感染的发生概率。

二、术后感染的诊断与治疗

对于 LVAD 植入术后患者,初始的 48 小时抗菌药物预防期过后,应根据临床状况和微生物学资料对是否进一步使用抗菌药物进行指导。在无感染迹象时,应在抗菌药物预防期结束后停止使用抗菌药物,以防抗菌药物出现耐药性。当患者出现感染征象,并且通过实验室检查发现感染指标明显变化时,应考虑抗感染治疗,同时须继续参照相关会诊专家团队的指导意见。

(一)常见感染的类型、部位和病原菌

1. 感染类型 细菌感染仍是 LVAD 植入术后患者近期和远期感染的主要病因。最常见的病原体是革兰氏阳性(G^+)菌,其寄生于皮肤或附着在植入材料中并可形成生物膜,其中金黄色葡萄球菌和表皮葡萄球菌引起超过 50% 的感染,而肠球菌是第三种常见的 G^+ 菌(2%)。最常见的革兰氏阴性(G^-)菌为铜绿假单胞菌(22%~28%),其次为克雷伯菌(2%~4%)和肠杆菌(2%)等。

真菌感染虽不常见,但时有发生且极难根除。据报道,白色念珠菌是 LVAD 植入术后患者感染中最常见的真菌病原体(70%),念珠菌血症的发生率为 1.3%~9.7%,整体病死率在 15%~20%。其次是光滑假丝酵母菌(10%)。曲霉属真菌也被认为是 MCS 致命性感染的一种罕见病原体。

2. 感染部位 LVAD 感染部位被分成 4 种,即驱动导线感染(driveline infection, DLI)、纵隔感染、LVAD 相关血流感染和 LVAD 相关感染性心内膜炎,前两者属于局部感染,后两者归为全身感染。

(1)DLL:驱动导线出口部位是连接外部环境和设备深层部件的桥梁。这个出口可能是深部细菌入侵的来源。DLI 是 LVAD 植入患者中最常见的设备部件感染,其发生率约为每月 2%,在 LVAD 植入后 7.5 个月内峰值为每月 11%,然后又恢复到 2% 的基准风险。

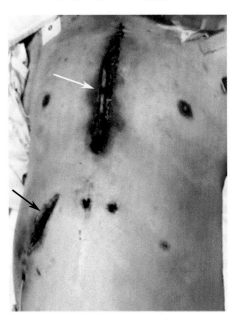

图 7-2-4 驱动导线深部感染(黑色箭头所指)同时伴胸部切口感染(白色箭头所指)

DLI 分浅部感染和深部感染。浅部感染:即驱动导线皮肤出口局部感染,近 3/4 的局部感染表现为红斑、脓性分泌物和压痛,涉及浅层组织筋膜,局部温度升高,周围的出口脓性分泌物来自导线出口但尚不涉及深筋膜或肌肉。大多数感染发生在导线出口部位,若皮肤和导线系统之间的屏障被破坏或损伤,将会扩散到更深层。深部感染:即 DLI 涉及深层软组织达深筋膜和肌肉层(图 7-2-4)。直接检查中发现导线口有脓肿,局部疼痛或压痛,体温 >38℃,在无菌环境下抽吸导线口处的分泌物进行革兰氏染色、微生物培养、白细胞计数、连续 C 反应蛋白或红细胞沉降率检查。如果切口自发开裂,一般是由于脓肿深入切口周围、包绕导线所致。超声检查可以观察到导线周围的液体,并可用于引导组织取样或灌洗。

(2)纵隔感染:纵隔感染分为急性开放型和隐匿型。急性开放型多在术后近期发生,且往往合并骨髓炎,其特点是伤口裂开和胸骨哆开或松动。隐匿型则伤口愈合好,骨性结构完整,以纵隔感染为主,不明原因的发热是其临床主要症状,此型凶险,容易误诊,易合并多器官功能障碍,病死率高。对于隐匿型感染,早期诊断、及时手术清除感染源、减少毒素吸收是治疗的关键。VAD 相关纵隔感染问题的严重性在于纵隔感染连带血泵及其附件感染同时存在,也是感染的相互诱发因素。

纵隔感染有全身内毒素中毒症状和局部感染体征。纵隔感染的典型表现为全身内毒素中毒症状,常见发热、寒战、大汗、呼吸急促、心率加快等。患者术后发热不退,反而上升至 39℃ 以上或消退后又上升。胸部切口局部表现是大多数病例最常见的症状(70%~90%)。胸部切口边缘有压痛,疼痛逐日加剧,局部切口或引流管处出现脓性分泌物,一般在 7 天左右。最早可在术后 3 天,也可在术后 2 周后,甚至术后 90 天出现。切口全层开裂,胸骨摩擦移动感,严重者胸骨哆开。一部分病例术后局部表现隐匿,即早期没有切口和胸骨表现,但常伴有胸痛。胸骨感染的症状可能被术后疼痛或其他感染症状所掩盖,需要甄别。有些患者可能只有发热与白细胞增加。当有脓性液体形成时,局部液体压力升高,出现全身内毒素中毒症状。

单纯泵及人工血管出现感染,诊断及治疗都比较棘手。植入心包腔内的第三代离心式 LVAD 不需要泵袋,该装置的感染率相对较低。同时第三代血泵是可以微创植入的 VAD,患者的胸骨完整性被保存,感染率会较低。

(3)相关血流感染:通常考虑是血泵作为人工移植物相关的医源性感染,主要是由于泵局部感染没有及时得到控制,细菌等病原体进入血液循环,有些病原体可直接引起血流感染,相对而言患者病情较重,比其他局部感染病情明显,通常表现为高热,体温可以达 39~40℃,同时会伴有比较明显的全身感染中毒症状(感染中毒性休克),出现明显的畏寒、寒战、循环波动等。部分病例可出现多脏器受损,因血流感染可以随着血液循环累及各个脏器,导致出现某些相应脏器受损的临床症状。

(4)相关感染性心内膜炎:几乎任何植入物都存在细菌移位的风险,在局部感染的基础上很容易形成感染性心内膜炎。一旦形成感染性心内膜炎,首发症状为发热甚至持续发热,如果没有给予及时治疗,就会导致慢性发热,数十天甚至数月发热,并出现心脏杂音、瘀点、贫血、栓塞现象。同时感染性心内膜炎会在心脏缺损及湍流的局部形成赘生物,赘生物是微生物包裹着纤维素等形成的,如果赘生物从心脏脱落到各个重要脏器,会导致各个重要脏器出现栓塞甚至脓肿。

(5)非 VAD 感染:与其他心脏手术后的 ICU 患者一样,应用呼吸机辅助通气、留置导尿管、中心静脉置管、左心房测压管等是心脏外科手术术中和术后必要的治疗措施,这些侵入性治疗性操作可能与非VAD 感染关系密切。

3. 常见病原菌　LVAD 相关感染最常见的病原菌为细菌。超过 85% 的 DLI 是细菌,约 1% 是真菌,其余 10%~15% 的病原体未被发现。在几个国家的多项研究中,葡萄球菌是最多的。金黄色葡萄球菌和凝固酶阴性葡萄球菌组中,凝固酶阴性葡萄球菌是最常见的微生物体,在许多系列中占主导地位,其次是金黄色葡萄球菌,包括耐甲氧西林金黄色葡萄球菌。其他反映皮肤菌群的革兰氏阳性菌在 DLI 中也占有不同的比例,常见的有甲型溶血性链球菌、棒状杆菌等。虽然粪肠球菌和屎肠球菌不是皮肤微生物群的典型组成部分,但它们可以以不同的比例在 DLI 中出现,可能代表了革兰氏阳性胃肠道微生物体可能发生的机体微生物群的变化。革兰氏阴性病原体已在大量 DLI 病例中发现,铜绿假单胞菌在近 30% 的 DLI中被确定为初始病原体。常见的革兰氏阴性菌反映了重复和长期的医院暴露,细菌包括大肠埃希菌、克雷伯菌种、沙雷氏菌种、肠杆菌种和变形杆菌种。大多数 DLI 仍是局部的,没有扩展到更深的组织。植入后,DLI 的累积发生率随着时间的推移而增加(植入后 DLI 的发生率,1 年为 7%,2 年为 20%,3 年为 29%)。

纵隔感染、泵及人工血管感染的微生物,常见的致病菌有葡萄球菌(如金黄色葡萄球菌或表皮葡萄球菌、白色葡萄球菌)、革兰阴性肠杆菌(如肠产气杆菌、产碱杆菌和变形杆菌、荚膜杆菌、铜绿假单胞菌等)。LVAD 相关血流感染及感染性心内膜炎等导致全身感染的微生物多由局部感染的病原菌移位而来。

LVAD 植入术后患者的真菌感染近年来越来越受到重视。如果按病原体危险分层分析,真菌血症的风险比最高,超过了革兰氏阴性细菌血症和革兰氏阳性细菌血症。白色念珠菌是造成 LVAD 相关感染的最常见真菌,主要见于血流侵袭性感染中(占真菌感染的65%)。国外的一些前瞻性研究发现真菌感染的LVAD植入术后患者大多数与念珠菌有关。

(二)术后感染的诊断

1. LVAD植入术后感染的临床表现　泵驱动导线局部感染一般为浅部感染,即导线出口部位有蜂窝织炎和/或脓性分泌物。近3/4的导线出口部位皮肤局部感染表现为红斑、脓性分泌物和压痛,涉及浅层组织筋膜,局部温度升高,出口周围脓性分泌物来自切口但不涉及深筋膜或肌肉。

纵隔感染的定义为纵隔内有局部脓液形成,并且脓液细菌培养出阳性病原菌,也称为深部感染,涉及深层软组织(如筋膜、肌肉层和肌肉层)。

LVAD相关血流感染的定义为多次血培养分离出与泵驱动导线部位和/或纵隔感染相同的病原菌,同时未发现其他感染源。LVAD相关心内膜炎定义为从1次以上阳性血培养中分离出相同的病原菌,并发生1次或1次以上的栓塞事件。LVAD相关心内膜炎的症状和体征多种多样,从体温轻度升高到有显著临床表现的感染性心内膜炎及大动脉炎。

单纯泵及人工血管出现感染,一般为低毒力细菌或真菌所致,感染位于纵隔深部,表现隐匿。低毒力细菌所致纵隔感染,感染局限在血泵及其附件周围,并沿着心包腔蔓延并出现感染性心内膜炎,迁延不愈。初始症状为发热、感染指标升高,而无手术切口和胸骨红、肿、热、痛表现,可以有胸痛等症状,有不能解释的其他临床情况(如心力衰竭、贫血、组织皮下水肿)。在早期未形成脓肿之前,超声及CT影像难以确诊,但PET/CT对其具有更可靠、更高的诊断率,并可以定位感染位置及程度。其他检查如放射性核素标记的白细胞摄取增多提示有感染存在。排除其他部位感染后需要考虑纵隔感染的可能。当有脓性液体形成,超声及CT通常显示泵及人工血管周围存在液体,且有逐渐增多表现,当局部液体压力升高时,可出现全身内毒素中毒症状。

在非LVAD感染中,最常见的呼吸机相关肺炎主要根据临床特点、X线表现和辅助检查结果确定诊断。而其他感染的诊断则需要结合体温变化、畏寒、寒战、精神状态等症状变化,实验室检查[血常规(WBC、NE%、CRP和PCT),真菌葡聚糖]及痰涂片培养、血培养、尿常规、尿培养、导管尖端分泌物培养、切口分泌物培养、便常规涂片、肺泡灌洗液培养、膀胱冲洗液培养等病原学证据确定。感染部位不明确,但存在感染症状者,必要时结合PET/CT明确感染部位。

2. ^{18}F-FDG PET/CT诊断LVAD植入术后感染

(1)基本原理:^{18}F-FDG结构与天然葡萄糖相似,可由细胞膜的葡萄糖转运体(glucose transporter,GLUT)介导转运至细胞内,然后在细胞内己糖激酶的作用下被磷酸化,成为6-磷酸-^{18}F-FDG,但之后便不能再进一步参与三羧酸循环而不断滞留于细胞内。所以,葡萄糖代谢升高的组织细胞对^{18}F-FDG的摄取和积聚也会不断升高。利用这一特性,^{18}F-FDG PET/CT通常用于肿瘤显像和特定条件下的心肌代谢显像。对于感染所致的炎症过程而言,以活化的白细胞为主的炎症免疫细胞(中性粒细胞、单核/巨噬细胞家族的细胞和淋巴细胞等)能够高水平表达葡萄糖转运体(尤其是$GLUT_1$和$GLUT_3$),上调己糖激酶活性,进而增加自身葡萄糖的摄取,并以此作为细胞活动的主要能量来源。因此,在炎症病灶中也会有^{18}F-FDG摄取和积聚的异常升高。基于此种原理,^{18}F-FDG PET/CT也被广泛应用于感染、炎症显像中。

(2)图像表现:PET/CT上如果一个局灶性^{18}F-FDG放射性浓聚程度在设备区域比背景明显升高,而且同时在未衰减校正的图像上也有显示,且所有的浓聚病灶都被证实比背景升高,则通常被认为是阳性。在图像判断中,不仅仅是^{18}F-FDG代谢活动的存在或强度大小,更重要的是^{18}F-FDG的浓聚模式,才能更可靠地区分泵袋或人工血管移植物中的感染与非感染。感染的装置(泵壳体及其周围的泵袋)往往具有放射性摄取不均匀浓聚模式,呈现局灶性和强烈的^{18}F-FDG异常浓聚,而未受感染的装置倾向于表现出放射性缺损(缺乏代谢信号)或更均匀的^{18}F-FDG分布模式,这是通常轻度弥漫性的,没有强烈局限性信号的"热点"区域。一般而言,沿装置的线性均匀性浓聚,其强度略高于周围组织的常是非感染性或无菌性炎症;同时应观察相同解剖部位的CT图像,若出现软组织增厚、积液或积气等异常,可能与感染相符。典型图像见图7-2-5和图7-2-6。

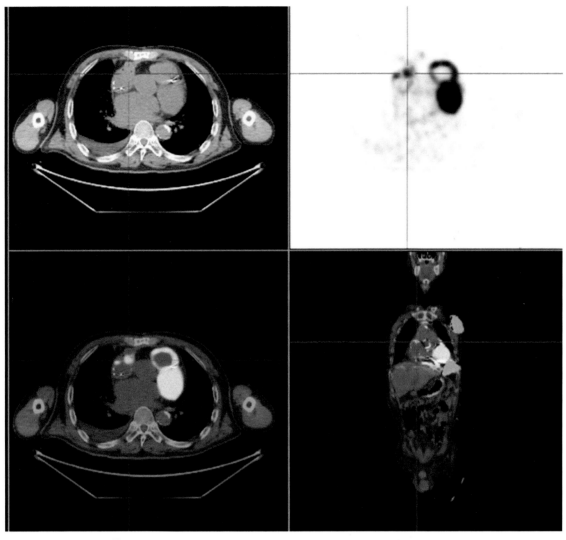

图 7-2-5　^{18}F-FDG 正电子发射计算机体层显像仪诊断左心室辅助装置植入术后纵隔感染
十字交叉中心指示前纵隔人工血管周围及前方放射性异常浓聚,提示纵隔感染。

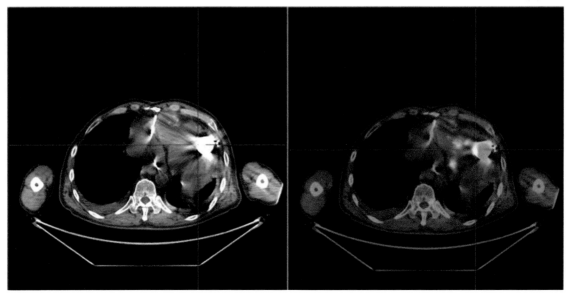

图 7-2-6　^{18}F-FDG 正电子发射计算机体层显像仪诊断左心室辅助装置植入术后流入套管周围感染
十字交叉中心指示血泵流入套管周围放射性异常浓聚,提示套管周围感染。

（3）诊断注意要点：对于 LVAD 感染性病灶，在 ^{18}F-FDG PET/CT 上首先要注意与装置相关的 5 个重点部位：①导线传动系统的出口处；②传动导线的皮下段；③泵/泵袋；④泵流入套管及其周围；⑤泵流出管道周围（沿人工血管路径）。其次需要注意胸骨切口及其周围，以及其他区域的异常放射性浓聚。注意人体免疫反应的组织和器官，如淋巴结、脾脏和骨髓放射性的异常摄取，通常反映人体对感染的反应性免疫细胞活化和动员。

根据感染部位的不同，^{18}F-FDG PET/CT 图像表现也不相同。

1）LVAD 的泵壳体及相关的中心部分感染时 ^{18}F-FDG PET/CT 图像的阳性表现分为以下两种情况：①泵流入套管或泵壳体周围的环形 ^{18}F-FDG 异常摄取，但未扩展到邻近软组织；②流入套管或泵壳体 ^{18}F-FDG 异常摄取延伸到周围软组织或延伸到纵隔。

2）外周导线传动系统感染时 ^{18}F-FDG PET/CT 图像的阳性表现也可分为以下两种情况：①导线传动系统局灶性或节段性 ^{18}F-FDG 异常摄取而未延伸到周围软组织；②导线传动系统局灶性或节段性 ^{18}F-FDG 异常摄取并延伸到周围软组织。

3）导线传动系统感染时的 ^{18}F-FDG PET/CT 图像阳性表现根据累及组织深度分为 3 种：①表浅的导线感染仅累及腹筋膜（筋膜上）；②感染扩散超过腹筋膜（筋膜下）；③皮下导线感染，沿腹部切口分布，而导线出口处无感染。

（4）诊断价值：目前关于 LVAD 感染的影像诊断并没有统一定论的"金标准"，但越来越多的研究表明，相比传统影像，^{18}F-FDG PET/CT 更能对 LVAD 感染的诊断提供重要帮助。既往研究报道关于 ^{18}F-FDG PET/CT 对 LVAD 感染的诊断效能令人满意，灵敏度被一致认为非常高，特异性方面的研究报道有所差异。多数研究认为特异性较高，但也有研究得出了特异性较低的结果。在最近的一项 Meta 分析中，^{18}F-FDG PET/CT 诊断 LVAD 感染的集合灵敏度和特异性分别为 92%（95% 可信区间：0.82~0.97）和 83%（95% 可信区间：0.24~0.99）。随后一个收集了更多研究和样本的 Meta 分析得到了更高的集合灵敏度和特异性结果，分别为 95%（95% 可信区间：0.89~0.97）和 91%（95% 可信区间：0.54~0.99）。

（三）感染的治疗

采取积极有效的措施控制感染，既是治疗需要，也是预防（控制细菌特别是耐药菌的传播）的重要环节。治疗包括抗感染治疗、支持治疗、免疫治疗、感染灶引流等综合措施。成功的治疗取决于感染病原体种类、宿主免疫功能状态、基础疾病种类及严重程度。抗菌药物的目标性治疗是在充分评估患者的临床特征并获取病原学培养及药敏试验结果的前提下，按照致病菌药敏试验结果给予相应的抗菌药物进行针对性治疗的一种策略。早期获得病原菌结果对指导目标性治疗具有重要意义。在经验性抗菌药物治疗开始前应留取相应的病原学标本，这是目标性治疗的重要基础。应用抗菌药物要严格掌握适应证，避免滥用或长期使用，可用可不用者不用，可用窄谱则不用广谱。

1. 药物治疗　在治疗 LVAD 相关感染中，需要考虑的重要因素包括感染的类型、疾病严重程度、既往抗菌药物的使用情况、目前使用的抗菌药物、血培养结果、重症监护病房或医院的病原菌分布及药敏试验结果、过敏史及肝、肾功能情况。在有可能的情况下，为了增加分离出病原菌的可能性，在进行抗菌药物治疗前应采集至少两个不同部位的血液进行血培养。同时，应尽快完善各系统术前检查。

（1）抗菌药物治疗：在绝大多数临床试验室中，从患者标本中分离和发现病原菌仍然需要使用传统的培养技术，通常需要 3~5 天。因此，当怀疑有 LVAD 相关感染时，几乎都是靠经验选择抗菌药物。治疗稳定患者泵导线部位的局部感染，通常只需要覆盖革兰氏阳性菌，而当怀疑有全身感染时，应进行广谱革兰氏阳性和阴性细菌的全覆盖治疗。由于葡萄球菌感染的机会很多，特别是 MRSA，所以静脉使用万古霉素通常包括在经验性治疗中，但也存在很少见的例外情况，即患者对万古霉素不能耐受或存在耐万古霉素肠球菌。在这些情况下，可使用利奈唑胺、替考拉宁等。一旦培养发现病原菌且药敏试验结果出来后，应缩小抗菌药物覆盖范围，以防止出现耐多种药物的细菌并减少广谱抗菌药物的副作用。如果感染复发或发生其他感染,可延长抗菌药物的治疗时间。当感染局限在泵导线部位,治疗主要包括抗菌药物和局部伤口换药处理。大多数感染使用抗菌药物治疗7~14天都会治愈。但也有些病例,感染可复发,需要长期使用抗菌药物治疗直到去除辅助装置进行心脏移植。感染经诊断和治疗后,应对患者进行密切随访,及时发现感染复发的征象和症状。

针对呼吸机相关性肺炎治疗的指南指出,早发VAP发生在机械通气≤4天时,主要由对大部分抗菌药物敏感的病原菌(如甲氧西林敏感的金黄色葡萄球菌、肺炎链球菌等)引起;晚发VAP发生在机械通气>15天时,主要由多重耐药菌或泛耐药菌(如铜绿假单胞菌、鲍曼不动杆菌和MRSA)引起。近年来,国内外报道多重耐药菌的发生呈逐年上升的趋势。而且VAP混合感染的发生率并不低,据报道混合感染的发生率达30%~70%。指南依据现有的国内外研究资料,结合我国流行病学特点,提出常见耐药菌的抗感染治疗策略。

指南推荐VAP抗感染疗程一般为7~10天,如果患者临床疗效不佳,或为多重耐药菌感染,或免疫功能缺陷则可适当延长治疗时间。疗程是否恰当是决定治疗成功的关键一环。短疗程适用于初始经验性抗感染治疗恰当、单一致病菌感染、无脓肿及免疫功能正常者。而初始抗感染治疗无效、多重耐药菌感染、复发风险高及有免疫缺陷者,则不适合短疗程抗感染治疗。值得注意的是,抗感染治疗的疗程强调个体化,在治疗过程中应该对临床症状及微生物学进行严密监测,及时评估,才能恰当把握停药时间。

导管相关的血流感染、尿路感染等亦根据血培养、尿培养等相关病原学证据及药敏试验结果,针对性选择敏感抗菌药物进行抗感染治疗,同时兼顾其他部位感染情况选择抗菌药物,必要时联合用药,密切监测感染征象变化、实验室检查指标趋势,适时调整用药方案。

在抗菌药物使用过程中,应连续监测相关病原学证据,排除血滤及其他器械辅助影响,监测患者感染体征及感染指标,评估抗感染治疗的效果。当连续3次相关病原学检查结果阴性时,应请示院内感染专家团队,讨论是否降阶梯或停用相关抗菌药物,并在使用抗菌药物的过程中监测大便球杆比,高度警惕菌群失调,避免造成医源性真菌感染。

(2)免疫治疗:全身或局部免疫防御功能受损是住院患者易发生感染的原因之一。加强重症患者的营养支持、积极维护内环境平衡、合理使用糖皮质激素及细胞毒性药物、创造条件尽早拔除相关管路及采用免疫调节剂等均有助于减少非VAD相关感染的发生。近年使用免疫调节剂预防医院感染的研究较多,提出如下观点。

1)免疫球蛋白:有人对一组外科疾病患者静脉使用丙种球蛋白,对照研究发现,该治疗方法可使革兰氏阴性杆菌医院肺炎的发病率下降。

2)集落刺激因子(colony stimulating factor,CSF):该制剂增加外周血中粒细胞数量并提高其功能,可显著降低粒细胞减少或缺乏患者医院肺炎的发病率。动物实验证实CSF能促进中性粒细胞再循环至受革兰氏阴性杆菌感染的肺,降低医院肺炎的病死率。

3)γ干扰素:气道雾化γ干扰素可激活肺泡巨噬细胞,对细菌性或非细菌性肺部感染有潜在的治疗和预防作用,且局部用药效果优于全身用药。

4)其他:抗脂多糖抗体和某些细胞因子受体拮抗剂等正在被研究或已被证明在预防和治疗呼吸机相关性肺炎中有一定效果。

(3)支持治疗:抗菌药物应用过程中应高度警惕肠道菌群失调,肠道菌群失调在原发病的基础上出现腹泻、腹胀、腹痛和腹部不适,少数伴有发热、恶心、呕吐,并产生水电解质紊乱、低蛋白血症,重症患者可出现休克症状。腹泻为肠道菌群失调的主要症状,大多发生在抗菌药物使用的过程中,少数见于停用后。轻者稀便2~3次/日,短期内可转为正常;重者多为水样泻或带黏液便。可达每天数十次,且持续时间较长。延长应用抗菌药物的患者均应高度警惕菌群失调并监测大便球杆比,积极调整机体的免疫功能和营养状态,合理应用微生态制剂。

肠道菌群失调的诊断:主要依靠大便细菌学检查,包括涂片镜检和培养,做细菌的定性和定量检查,尤其是多次动态观察。其表现为正常菌群减少或消失,过路菌过量繁殖,大便中的细菌失去正常的数量和比例,而出现以耐药的过路菌如金黄色葡萄球菌、真菌、难辨梭状芽孢杆菌等为主的异常细菌组合。检测粪便中的细菌毒素,如难辨梭状芽孢杆菌的毒素,也有助于诊断。

肠道菌群失调的防治:严格掌握抗菌药物和肾上腺皮质激素的适应证,切勿滥用。在抗菌药物使用过程中,做大便的细菌学检查,监测大便中菌群的变迁,一旦发现异常的细菌组合,及时停用抗菌药物。此外,提高患者的抵抗力如增强营养、注射 γ 球蛋白等也很重要。治疗应注意早期发现和诊断,及时停用抗菌药物。根据大便菌群的分析和药敏试验结果,选用敏感抗菌药物,抑制过度繁殖的细菌,如白色念珠菌可口服制霉菌素治疗,难辨梭状芽孢杆菌可口服甲硝唑或万古霉素治疗。同时,可用加倍剂量的乳酸杆菌、谷草杆菌、双歧杆菌制剂等或用健康儿童粪便制成悬液灌肠治疗。也可采用促进乳酸杆菌生长的制剂(如乳果糖),其可以扶植肠道的正常菌群。同时注意监测真菌葡聚糖,警惕菌群失调伴随的真菌感染,根据相关细菌涂片、细菌培养结果及药敏试验结果,适时选择有针对性的抗真菌药物治疗,并注意追踪细菌涂片菌群变化并及时停用抗真菌药物。此外,应加强全身支持疗法,增强人体抵抗力如补充营养及维生素、少量多次输血等。

2. 支气管镜治疗　应用呼吸机辅助通气是心脏外科手术术中、术后必要的治疗措施,外科手术中人工气道建立以后,患者的会厌暂时失去作用,咳嗽反射减弱,再加上 ICU 镇静药物或肌松药的应用,患者咳痰能力下降甚至丧失,无法及时清除呼吸道分泌物,导致分泌物潴留,影响通气效果,诱发肺部感染。肺炎患者由于肺部有炎症反应发生,病灶积存着大量炎症介质,很难完全排净,因此会对局部组织造成刺激,促进新的炎症反应发生,同时还会增多分泌物,堵塞气道,引发通气障碍,进而显著加大临床治疗的难度。因此,针对术后并发肺炎的 LVAD 植入术后患者,控制感染、保持气道通畅、清除气道内分泌物等是其主要治疗原则。但长期单纯抗感染治疗无法彻底清除分泌物,效果不理想。纤维支气管镜吸痰能够对患者病灶位置、炎症程度进行直观观察,帮助临床全面观察患者病灶,然后进行个体化精准治疗,在抗感染治疗的基础上采用纤维支气管镜吸痰治疗肺炎能改变气道分泌物黏液/浆液比例,强化痰液排出效果,纠正低氧血症,解除气道阻塞,减少机械通气时间,改善其炎症状态及肺功能,提高患者呼吸机脱机的成功率。

纤维支气管镜可经口腔、鼻腔、气管导管、气管切开套管插入段、亚段支气管甚至更细的支气管插入,在屏幕直视下观察气管内痰液分布、量及性质,与常规吸痰比较更为深入,可抵达肺段及以下支气管,更彻底地解除气道阻塞,改善危重症患者的呼吸功能。纤维支气管镜检查时获得的痰液分布深度作为依据确定吸痰管的送管深度,既保证了吸痰中呼吸道的密闭性,减少外界细菌入侵;还可实现更深、更彻底地吸痰,减少常规吸痰的盲目性,避免了对气管及支气管黏膜的损伤,提升了吸痰操作的安全性。主要治疗方法有以下两种。

(1)支气管镜吸痰治疗:经气管插管直视下缓慢插入,伴气管切开的患者经气管切开处插入气管隆突上方,检查左、右肺各叶段及支气管、肺泡内痰液分布情况,记录各部位痰液分布位置及深度。按照纤维支气管镜记录的痰液深度标识,从浅到深分步递进式抽吸气管、支气管、肺泡内分泌物,按需留取痰液标本送细菌(真菌)培养和药敏试验。吸痰过程中遇到痰液黏稠的患者,注入 5ml 生理盐水充分稀释痰液后再抽吸痰液;若存在血痂、痰栓难以吸出时,用活检钳插入病灶捣碎后灌洗;若吸痰中遇到分泌物过多或黏稠十分严重时,予吸入用乙酰半胱氨酸溶液雾化吸入治疗(既往有哮喘病史患者慎用),3ml+0.9% 氯化钠注射液 3ml 氧气驱动雾化吸入治疗,调节氧流量为 6~8L/min,10min/ 次,2 次 /d。吸痰结束后,及时退出纤维支气管镜,按需给氧或连接呼吸机辅助通气,侧卧 30 分钟。

(2)支气管镜肺泡灌洗治疗:进行肺泡灌洗时将纤维支气管镜的顶端嵌入支气管或亚段的开口中进行肺泡灌洗。灌洗液为 37℃无菌 0.9% 氯化钠溶液 + 阿米卡星或敏感抗菌药物,每次注入灌洗液 10~20ml,停留 30 秒后采用负压吸引,将其尽可能吸尽,反复灌洗病变肺段,直至吸出液变清。其间应用心电监护实时监测患者心率、血压及血氧饱和度。等当血氧饱和度降至 85%,心率升至 120 次 /min 时,暂停操作,予吸氧、呼吸机辅助呼吸,当血氧饱和度上升至 95%,心率降至 100 次 /min 时再继续操作,尽可能缩短操作时间,尽量不超过 20 分钟。依据病情需要可连续治疗 2~3 天。

3. 外科治疗

(1)DLI 浅表治疗:浅表感染的治疗还应包括积极的伤口护理,包括增加更换敷料的频率和改变换药方案。导线出口和敷料应保持清洁,并应进行固定,以防止对导线本身周围区域的破坏。对于中度感染,治疗包括局部清创和每周的门诊就诊。泰达国际心血管病医院 LVAD 医疗团队针对 5 例 LVAD 植入术后患者导线出口浅层感染,经过造口师的专业护理并配合使用抗菌药物(先用杀菌类抗菌药物,炎症消失后用抑菌剂)治疗,全部治愈。以下是导线出口浅层感染的护理方案。

1)评估

A. 局部评估:评估导线出口的位置、面积、组织类型及可探及的深度,观察伤口渗液的颜色、性质、量及气味。

B. 全身评估:①观察体温波动情况;倾听患者主诉,是否出现疼痛或疼痛加重、感觉异常等不适。②实验室检查,包括细菌培养及药敏试验,白细胞、中性粒细胞、C 反应蛋白检查。③营养状况评估,包括营养不良状况及其程度。④心理社会因素,如伤口愈合周期较长,导致患者心理焦虑抑郁,伤口分泌物增多使患者容易沮丧,间接影响伤口愈合。

2)伤口护理

A. 清洗伤口:彻底清洗伤口有利于准确判断和处理伤口,也是伤口护理的主要措施。消毒液选择碘伏可以有效控制伤口中的菌落数量。为了减少消毒液对伤口的毒性作用和对组织的不良影响,覆盖敷料前应使用生理盐水充分清洗伤口。生理盐水对于减少伤口菌落和减低伤口感染是有效的,也可以避免消毒剂残留的刺激,为伤口提供良好的生长环境。当感染控制后可直接使用生理盐水清洗伤口。

B. 伤口处理方法及敷料的选择:炎症期以溶解坏死组织、控制感染为主要目的。可使用新型敷料管理伤口,创面有坏死组织及大量渗液时选择含银离子杀菌敷料,如藻酸盐银。藻酸盐银能吸收自身重量 20~25 倍的渗出液,有效管理渗液和杀菌,且不产生耐药性。炎症期由于伤口渗液量大,敷料更换应每日 1 次。

DLI 出口的愈合过程见图 7-2-7。

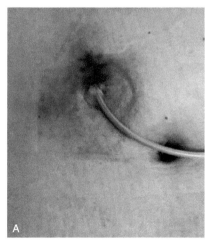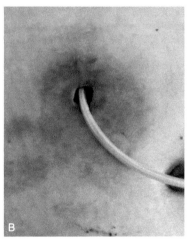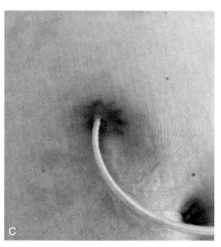

图 7-2-7　左心室辅助装置植入术后驱动导线出口感染治疗实例
A. 导线出口感染状态;B. 治疗过程中,感染好转;C. 导线出口感染治疗后愈合。

(2)深部感染:可能需要手术引流和切开 DLI 部位,以清除坏死组织,从而加快伤口愈合。一些报道表明,感染过深时,清创后需重新固定导线系统。手术清创后,可使用负压封闭引流来加速伤口愈合,同时需要应用抗菌药物辅助治疗。然而,局部组织坏死过多尤其当接近剑突下部位时,由于局部缺损过多将导致血供不良,应用真空负压引流(vacuum suction drainage, VSD)治疗 1~2 次后,缺损局部组织血供恢复差,驱动导线需要由灌注良好的组织覆盖,例如可将驱动导线移到灌注良好的腹直肌部位。如果所有这些都失败了,另一种对抗长期感染的措施是将导线移到腹膜间隙,创建一个新的出口部位,导线系统用大网膜覆盖。

在反复发生 DLI 的情况下,可能需要长期的静脉注射或口服抗菌药物,以抑制和防止感染的复发。应由感染专家指导抗菌药物的治疗剂量和疗程。虽然对于严重病例可以进行血泵更换,但 DLI 容易复发。

然而,对于那些拒绝或可能无法接受泵更换手术的患者,唯一的选择可能是对导线进行广泛地清创和使用局部微生物敏感的抗菌药物。

(3)LVAD 植入术后纵隔感染的治疗:术后纵隔炎一旦确诊,应及早再次开胸彻底清创,包括去除感染侵及的坏死组织和骨骼,放置胸骨后冲洗及闭式引流管,必要时应用有活力的肌瓣或大网膜瓣移植,充填残腔,同时全身使用敏感抗菌药物 4~6 周,强化抗感染治疗以预防感染复发。长期慢性感染或无法耐受手术的患者可考虑终身服药。

1)术后近期开放型纵隔感染的治疗:开放型纵隔感染多在术后近期发生,特点为伤口裂开。纵隔急性感染需要局部治疗和有效的全身治疗。

外科治疗的主要原则是清创、冲洗(推荐脉冲式冲洗法)、引流、闭合。治疗前对排出物进行微生物培养和革兰氏染色及血液培养。手术时的伤口冲洗溶液包括生理盐水、过氧化氢、碘伏和含抗菌药物溶液,缝闭治疗后进行全身支持治疗,维持内环境稳定和使用有效的抗菌药物。

传统局部治疗的开放引流法、密闭引流法、肌肉和大网膜充填法等传统方法逐渐被负压治疗所替代。VSD 已被证明比上述方法在减少住院时间、手术次数和到最终手术过程的时间方面更有优势。VSD、外科清创和根据微生物培养结果所确定的有针对性的抗菌药物联合使用,在治疗纵隔炎、闭合复杂伤口修复等方面效果良好。

负压封闭联合冲洗治疗(negative pressure wound therapy with instillation, NPWTI)具有负压封闭与冲洗引流的双重作用,更适合有大量移植物的 VAD 植入术后的纵隔开放感染的治疗。NPWTI 包括冲洗、浸泡和负压 3 个部分。NPWTI 具备持续负压冲洗和间断负压冲洗两种模式。目前,临床上优先考虑以间断负压冲洗模式为主。Lessing 等研究证实了间断负压冲洗模式对于慢性伤口的治疗效果明显优于持续负压冲洗模式。此法除了负压封闭和冲洗引流的作用外,还间断有冲洗液浸泡时间,浸泡时冲洗液可以完全与创面接触,有利于冲洗液发挥作用。浸泡时间一般根据冲洗液的性质进行调整。这种方法允许周期性局部输送溶液,有助于减少渗出物沉积厚度和微生物数量。用达金氏液作为冲洗液能更好地清除坏死组织,从而减少了抗菌药物穿透坏死组织的距离。可以避免频繁更换敷料,也可以减少外部污染的风险,增加患者的舒适度。NPWTI 设置为 125mmHg 间断吸入。达金氏冲洗液浓度为 0.125%,间隔 3.5 小时浸泡 10 分钟,以减少生物负荷并清洁伤口。负压闭合引流结束的适应证为:白细胞正常化、C 反应蛋白降至 20mg/L 以下、有新鲜肉芽组织长出、体温正常、伤口清创后创面微生物培养结果为阴性。符合以上适应证者可直接闭合切口。有组织缺损和大的空腔时,可用带蒂的腹直肌、胸大肌或大网膜填塞;有皮肤缺损时,可用腹直肌皮瓣进行切口的最终闭合。此外,患者可将便携式 NPWTI 设备带回家,直到伤口闭合,以缩短住院时间。NPWTI 的持续使用时间为 5~16 天(中位数:9 天),早期每 4~5 天进行一次 NPWTI 更换敷料和伤口清创术,后期可以 5~7 天一次。

2)术后慢性纵隔感染的治疗:慢性纵隔感染的治疗比较棘手,复发率高。在 VAD 植入术后,血泵和人工血管感染属于慢性纵隔感染。慢性纵隔感染单纯靠冲洗不能彻底治愈,主要是因为慢性感染造成反复粘连,使纤维膜增厚,形成多房性脓肿和间隔,同时还有大块丝织物等异物的存在。

外科处理的目的是彻底清创、消灭残腔、移植自身血供丰富的组织。要想彻底治愈,要因人而异,因病而医。CT、超声和 PET/CT 均有助于显示感染部位,尤其 PET/CT 确诊和定位准确率更高。常用的外科方法为密闭冲洗引流法(图 7-2-8),局部脓腔也可采取密闭穿刺冲洗引流,该方法适用于无明显组织缺损的病例。具体措施为:对感染部位彻底清创,移除感染的纵隔组织和纤维沉积物,放置引流管或冲洗吸引管后一期缝合关闭切口。敏感抗菌药物溶液的滴注量为 1 500~2 000ml/d,抗菌药物总量不能超过相应体重静脉用量。也可用 0.2% 碘伏溶液作为冲洗液。如果用 0.125% 达金氏液、碘伏等非抗生素作为冲洗液则必须在灌注过程中保持引流管通畅,防止被纤维堵塞。同时,全身使用敏感抗菌药物和支持疗法。一般病例在冲洗 3~5 天后,引流液即由混浊逐渐转为清亮,引流量与灌注量趋于平衡,体温逐步下降,全身情况改善,多在 7~10 天停止灌注。先拔除滴注管,确定感染被清除,再拔除引流管,创口大多一期拆线愈合。此种方法的优点是:①没有损伤胸骨,胸骨稳定性好,患者有良好的呼吸功能;②患者痛苦小,没有因撑开胸骨对患者造成精神刺激,愈合时间短;③减少因多次换药造成的再次感染。缺点是可能有引流不畅造成的死腔,且容易复发。如果有皮肤组织缺损,可应用 NPWTI 或 VAC 方法。

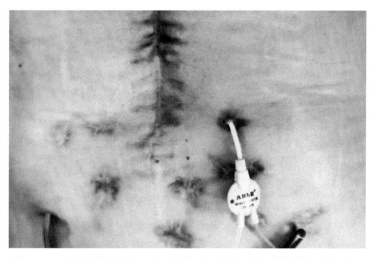

图 7-2-8　血泵周围感染,经皮穿刺入脓腔进行密闭抗菌药物冲洗引流

3)换泵或心脏移植:在存在 VAD 相关的感染性心内膜炎及泵和 / 或插管感染的情况下,应考虑进行设备更换(参见第八章第三节),因为这种类型的感染预示着患者预后不良,应遵循早期更换而不是晚期更换的原则。慢性感染的 VAD 患者也可以通过成功进行心脏移植,随后根除其感染。

三、小结

LVAD 相关感染仍然是机械循环辅助中明确的并发症。尽管它有一定的致病率及死亡率,但如果能早期发现和积极治疗,可以成功治愈,特别是驱动导线出口的局部感染。血流感染和 LVAD 相关心内膜炎单独使用药物都很难治疗,有条件的情况下,通过移除 LVAD 装置和 / 或进行心脏移植可改善患者结局。适当的术后处理对于防止 LVAD 相关感染非常重要。一旦患者病情稳定,拔除患者身上所有的管线对于防止其他院内细菌种植在 LVAD 装置上至关重要。必须对患者、护理人员及其他医护人员进行全面的健康教育,包括伤口护理、辅料更换技术、更换频率和清洁问题等。对于糖尿病患者,建议术后早期加强营养支持并控制糖的摄入。最重要的是应当在 LVAD 植入前、植入中及植入后采取预防感染的措施。

在 LVAD 植入术后重症肺炎患者的机械通气过程中应用纤维支气管镜吸痰结合体疗背心或排痰仪振动排痰,可以有效改善患者的治疗效果。分析原因认为,振动排痰具有较强的穿透性,其对深部痰液及痰痂的排除具有显著效果,能够有效清除呼吸道内分泌物,促使气道通畅、肺泡复张,从而降低全身炎症反应综合征,改善缺氧和通气,促进疾病转归。

(唐　渊　王正清　李剑明　王　伟　陈　越)

参考文献

[1] 柴军武,李志龙,王勇强. 2017 ISHLT 共识:机械循环支持感染的预防和管理策略[J]. 实用器官移植电子杂志,2018,6(3):163-169.

[2] 科尔莫什,米勒,黑飞龙,等. 机械循环支持:Braunwald 心脏病学[M]. 北京:北京大学医学出版社,2013:197-201.

［3］乔伊斯，周睿，孔烨.机械循环支持原则和应用［M］.上海：上海科学技术出版社，2015：82-86.

［4］JOYCE D, JOYCE L, LOCKE M. Mechanical Circulatory Support: Principles and Applications［C］. International Pipelines Conference. 2012：291-298.

［5］HULDE N, KOSTER A, DOSSOW V V. Perioperative management of patients with undergoing durable mechanical circulatory support［J］. Annals of Translational Medicine, 2020, 8（13）：830-830.

［6］岳明叶.6例终末期心力衰竭患者左室辅助装置人工心脏植入术后护理与装置管理［J］.全科护理，2021，19（20）：2822-2826.

［7］梁志科，刘朝晖.呼吸机相关性肺炎预防研究进展［J］.中华医院感染学杂志，2008，18（001）：148-150.

［8］MOURA S, CERQUEIRA L, ALMEIDA A. Invasive pulmonary aspergilosis: current diagnostic methodologies and a new molecular approach［J］Eur J Clin Microbiol Infect Dis, 2018, 3（8）：1393-1403.

［9］陈余思，胡强，江平飞等.纤维支气管镜联合快速现场评价对肺部感染的诊断价值［J］.中国感染控制杂志，2021，20（4）：351-356.

［10］李杨杨，李莉，韩丽娜.纤维支气管镜肺泡灌洗对呼吸机相关性肺炎载脂蛋白E，降钙素原，NAMPT及呼吸力学指标，炎性相关因子的影响［J］.河北医药，2021，43（5）：675-679.

［11］李艳芳，何务晶，姚慧文.纤维支气管镜定位下递进式吸痰在气管插管机械通气患者中的效果研究［J］.中国医学创新，2021，18（6）：104-108.

［12］宋超，于红蕾，王妍，等.支气管镜肺泡灌洗联合吸入用乙酰半胱氨酸溶液治疗重症肺炎的疗效［J］.中国临床医师杂志，2021，49（4）：449-452.

［13］韦明君，曾昭墩.纤维支气管镜吸痰+抗感染治疗重症肺炎患者的临床效果及对炎症因子水平的影响［J］.临床医学研究与实践，2021，6（14）：63-64，79.

［14］黄文丽.纤维支气管镜辅助治疗重症呼吸机相关性肺炎的临床分析［J］.中外医学研究，2017（10）：45-46.

［15］张桂驰.大剂量盐酸氨溴索联合纤维支气管镜灌洗对老年重症肺炎的影响［J］.中国现代药物应用，2018，12（6）：138-139.

［16］王春晓，荆峥峥，王熙祉.纤维支气管镜肺泡灌洗结合振动排痰在重症肺炎机械通气中的应用效果［J］.福建医药杂志，2021，43（2）：61-63.

［17］黄小明，沈观乐，余瑞林.重症VAP患者应用纤维支气管镜辅助治疗的效果研究［J］.河北医药，2016，38（6）：878-880.

［18］石泽亚，秦月兰，祝益民等.纤维支气管镜肺泡灌洗联合振动排痰治疗重症肺炎机械通气患者的效果观察：一项286例患者前瞻性随机对照研究［J］.中华危重病急救医学，2017，29（1）：66-70.

第三节 术后心律失常的管理

一、左心室辅助装置植入术后患者心律失常的发生率、机制和影响因素

快速心律失常包括室性和室上性心律失常。LVAD植入术后的室性心律失常（ventricular arrhythmia，VA）被定义为持续时间>30秒的室性心动过速（ventricular tachicardia，VT）和心室颤动（ventricular fibrillation，VF），其发生率为28%~52%。LVAD植入术后的VA以单形VT最为常见，85%的LVAD植入术后患者会出现一次或多次单形VT的发作，约31%进展为VF。Gordon等汇集了11项研究，对393例植入连续流LVAD后合并VA的患者平均随访22.9个月的结果进行了分析，60%植入LVAD的患者术前曾有VA病史，而术后新发VA占37%；观察到50%植入LVAD的患者在术后近期（LVAD后<30天）出现了VA，其中47%出现了与VA相关的症状。从2000—2015年的观察来看，术后近期VA的发生率呈下降趋势（从47%到22%以下）。Rehorn等研究发现10.7%（78/730）的患者在植入LVAD后发生了电风暴（electric storm，ES），ES即24小时内发作≥3阵持续性VA，中位数时间为LVAD植入术后269天（7~766

天），30 天内 ES 的发生率已由早期报道的 63.0% 降至近期的 34.6%。一项包含 857 例 ES 患者的荟萃分析显示，LVAD 植入术后发作 ES 的患者较未发作 ES 的患者死亡风险增加了 3 倍。在接受 LVAD 的患者中房性心律失常（atrial arrhythmia，AA）的发生率接近 50%。一项对 249 例植入连续流 LVAD 后患者的调查中发现，32% 的患者在植入连续流 LVAD 后发生心房颤动（简称"房颤"）。术前有房颤病史的患者中 84%（56/67）在植入 LVAD 后继续发生房颤；术前无房颤病史的患者 13%（24/182）在植入 LVAD 后发生房颤。植入连续流 LVAD 对房颤发生率的长期影响尚不清楚。

在接受 LVAD 的患者中，有多种机制导致 VA 的高发生率。

1. 触发机制　VA 的触发机制包括心内膜下缺血、心肌细胞重塑和纤维化、使用强心剂、电解质紊乱、与装置的机械接触和流入管相关瘢痕。

2. 心肌瘢痕与折返　心肌病常伴有不被识别的心肌瘢痕，这些瘢痕可能是形成折返性心律失常的基质。Bedi 等对 111 例 LVAD 植入术后患者的研究发现，22% 有症状的 VA 患者中，缺血性心肌病占 71%；在没有 VA 的患者中缺血性心肌病占 45%。Anderson 等对 110 例植入 LVAD 后发生 VA 患者的研究结果证实，与瘢痕相关的折返是 VT（90.3%）发生的主要机制，而流入管相关的 VT 占 19.3%。另有报道显示，流入管相关 VA 的发病率从 14% 到 43% 不等。微折返 VT 和束支折返性 VT 约占 10%，流入管相关的 VA 多在植入 LVAD 后 1~7 个月出现。

3. 抽吸或吸壁　此外，3% 的病例可能因 LVAD 流入管与左心室壁之间的接触出现抽吸甚至吸壁事件，这是由于利尿、出血、不合理降压这三大因素导致有效循环血量下降，左心室内径缩小，血泵流入口与心室壁靠近，继而产生抽吸甚至吸壁的过程，吸壁会引起与之相关的 VA。当出现持续的 VA 同时伴有 LVAD 的吸壁报警时可以证实这种吸壁相关 VA 的存在。值得注意的是，严重的吸壁事件可引起心室壁组织的损伤、脱落，严重时可造成 LVAD 的损毁。抽吸或吸壁事件可以通过超声心动图和溶血的客观证据得到及时诊断，可避免严重事件的发生。心腔内超声心动图可用于识别腔内结构、瘢痕和并发症，并且有助于评估室性心动过速时左心室的充盈程度。

LVAD 植入术后 VA 的最常用的预测因子是 LVAD 植入术前的 VA 病史，其他预测指标包括缺血性病因、LVAD 植入术前房颤病史、持续超过 12 个月的心力衰竭病史、未使用 ACEI 和 β 受体阻滞剂等。ES 的危险因素包括 VA 病史、室性心动过速消融史、使用抗心律失常药物和围手术期机械循环支持病史。既往无 VA 病史的患者在植入 LVAD 后仍有新发 VA 的危险。BNP 水平也可以预测 LVAD 植入后的 VA 发生率。机械支持的患者通常处于一种高交感神经兴奋状态，也可以触发 VA。LVAD 植入术后近期，患者心功能常处于失代偿期，大剂量的强心药和升压药的应用也可引发 VA。

二、左心室辅助装置植入术后患者心律失常的预后

早期的研究证实，VA 是 LVAD 植入术后死亡的首要原因。随着连续流 LVAD 技术和管理水平的改进，连续流 LVAD 植入术后患者的生存率也在提高，目前的 1 年生存率高达 83%，5 年生存率为 46%。一组研究显示，LVAD 植入后发生 VA 的患者死亡率为 33%，而没有发生 VA 的患者死亡率为 18%。1 周内出现的 VA 与死亡率上升相关，死亡率可高达 54%。在 ES 发生后，41% 的患者在 1 年内死亡。欧洲多中心 PCHF-VAD 注册研究结果显示，LVAD 植入术后发生 VA 的患者，全因死亡和心血管死亡的风险分别增加 2.4 倍和 2.6 倍。植入 LVAD 后发生 VA 的患者如果同时存在肺血管高阻力是右心功能严重恶化的危险因素。高频率的 VA 可诱发不良的心肌重构，使心脏功能不全进一步加重。另据报道，长时间持续 VA 与血栓形成导致的死亡相关。临床研究显示，房颤对 LVAD 植入术后患者的全因死亡率、脑卒中、泵血栓事件、胃肠道出血及住院时间延长没有显著影响，当 AF 合并快速心室率时，可导致进行性右心衰竭。

随着 LVAD 应用的发展，恶性心律失常慢慢地进入我们的眼界，使我们逐渐认识到，LVAD 植入术后 VA 已经成为决定预后的重要因素之一。

三、左心室辅助装置对恶性心律失常的影响

LVAD 可积极地为左心室减负,具体体现在减少左心室舒张末期压力和室壁张力,而这两个方面正是诱发和维持心律失常的可疑因素。Mierke 等在 Dresden Impella 注册研究中发现,在 97 例心源性休克患者中,有 19 例患者存在通过电除颤或抗心律失常药物等传统治疗方案仍不能终止的恶性心律失常,植入 LVAD 后,心律立刻进入稳定状态(这种现象被称为"心律稳定"),其中 37% 的患者不需要额外的除颤治疗。在植入 LVAD 之前,89% 的心源性休克患者纠正休克至少需要 30 分钟,而心律稳定的患者较心律不稳定患者更容易纠正休克。血清乳酸及去甲肾上腺素剂量在植入 LVAD 前的 1~12 小时均下降,而 LVEF 增加了 95%。上述结果提示,左心室卸载或许是心源性休克合并难治性恶性心律失常的一个治疗选择。Abdullah 等分析了从 2008 年至 2018 年间 109 例需要泵辅助装置的心源性猝死患者的节律与住院期间生存率的关系,院内死亡率高达 83.5%;然而,室性心律失常(18.3%)和室上性心动过速(21.0%)与患者的生存率无关;患者的间歇性停搏(42.2%)是致命性后果的预示因素,也提示泵辅助装置对于血流动力学的支持似乎可以平衡快速心律失常带来的不良影响。有多个关于患者血流动力学耐受 VF 较长时间的报道,其中包括一名 24 岁的患者,在接受移植前使用 LVAD 在 VF 中生活了 15 个月。我们在 LVAD 植入术后患者心律失常管理的实践中也观察到,LVAD 植入术后患者对室性心律失常有良好的耐受性。这也在一定程度上解释了 LVAD 植入后新发室性心律失常发生率高达 1/3 的原因。由于植入 LVAD 使左心在衰竭的状态下得到了充分卸载,即使发生室性心动过速或心室颤动等恶性心律失常,在一段时间内仍然能维持正常的血流动力学,所以植入 LVAD 后的患者对恶性心律失常比普通心脏病患者有更强的耐受性。另外,LVAD 植入术后患者群体,除了少部分缺血性心肌病,绝大部分为扩张型心肌病。不管哪种心肌病,都会由于瘢痕产生恶性心律失常。之所以植入术后心律失常发生率高,并不是什么新的病因,只不过是患者接受 LVAD 以后寿命大大延长,使过去没有机会和来不及表现的那些产生恶性心律失常的病变得以显现。因此,对于大部分术后新发 VA 与 LVAD 的植入可能无直接关系,与 LVAD 流入管相关的室性心律失常只有不到 20%。泰达国际心血管病医院 1 例植入国产 HeartCon 型 LVAD 术后 7 个月的患者,在远程心电系统记录到心室颤动后 2 小时后自行来院就诊,患者到院未感觉明显不适,12 导联心电图证实为心室颤动(图 7-3-1)。

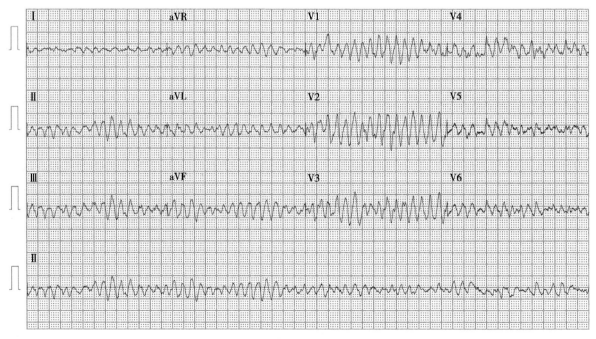

图 7-3-1 左心室辅助装置植入术后心室颤动

LVAD 植入术后患者自行就诊,12 导联 ECG 示心室颤动。

LVAD 植入术后有约 1/3 新发 VA,尽管 LVAD 可以一定程度地平衡快速心律失常带来的不良影响,当持续的 VA 引起进行性右心衰竭和失代偿时,患者常有明显症状,预后差,需要干预。因此,LVAD 植入后的 VA 管理依然具有挑战性。

四、左心室辅助装置植入术后患者心律失常的治疗与管理

（一）左心室辅助装置植入术后患者房性心律失常的治疗与管理

由于 LVAD 植入术后患者的体循环是由 LVAD 支撑的,简单的心率控制对于房性心律失常的处理通常是足够的。

1. β 受体阻滞剂　β 受体阻滞剂是射血分数降低的心力衰竭患者控制心率的首选药物。虽然卡维地洛和琥珀酸美托洛尔在收缩性心力衰竭患者中显示了生存获益,但在使用 VAD 的患者中尚未进行这方面的研究。地高辛通过增强副交感神经张力来减慢心房颤动时的心室率,对 β 受体阻滞剂治疗有辅助作用。

2. 钙通道阻滞剂　钙通道阻滞剂是另一类可用于 LVAD 植入术后患者控制心率的药物,但一般不用于收缩性心力衰竭患者。笔者在研究中发现,LVAD 植入术后 30 天内患者心率明显快于术后 31~90 天的心率,原因可能与患者术后早期处于高交感神经兴奋状态有关。LVAD 植入后窦性心律患者应用地高辛和伊伐布雷定控制心率,尽管目前 LVAD 应用指南没有确定理想的目标心率,我们应用地高辛和伊伐布雷定使术后早期窦性心律患者的心率控制在（ 99 ± 14 ）次 /min,并且应用地高辛和中等剂量的 β 受体阻滞剂使 LVAD 植入术后房颤患者的心率维持在（ 103 ± 18 ）次 /min 左右,90 天内无 1 例患者出现右心功能不全或失代偿,由此提示 LVAD 植入术后将房颤患者的心率控制在这一范围是安全的。

3. 对于应用减慢心率药物无效或发生进行性右心衰竭的房颤患者,可能需要恢复窦性心律,可根据病情采用心脏电复律、射频消融和抗心律失常药物治疗,以减轻患者的右心衰竭。胺碘酮和多非利特在临床试验中显示出对收缩性心力衰竭患者的死亡率有中性影响,是两种最常用的抗心律失常药物。

4. 如果上述心率控制仍然无效,也可以通过消融房室结的治疗来实现,但需要消融后的心室起搏。

（二）左心室辅助装置植入术后患者室性心律失常的治疗与管理

1. 药物治疗　若室性心律失常是自限性的,频率较慢,患者无症状且具有良好的右心功能,此时不需要积极治疗。如果患者有明显症状,如晕厥、头晕或与 VA 相关的乏力,或出现持续性快频率 VT、多形 VT、VF、ES,则应采取更积极的治疗。此外,如果患者存在右心功能差也要积极治疗。

抗心律失常药物是 LVAD 植入术后 VA 常用的治疗手段。Ib 类和Ⅲ类抗心律失常药物是使用最多的,通常长期联合使用。胺碘酮是首选药物;索他洛尔对某些患者也是合理的;β 受体阻滞剂是缺血性心肌病和心功能不全最常使用的药物之一,但 LVAD 植入术后 β 受体阻滞剂治疗应进一步优化。Refaat 等在一项对 42 例 LVAD 植入术后患者的回顾性研究中发现,LVAD 植入后使用 β 受体阻滞剂者发生 VA 的风险明显低于不使用 β 受体阻滞剂者。对于 LVAD 植入后发生 VA 的患者,应将 β 受体阻滞剂作为一线用药。对于反复发生 VA 或对 β 受体阻滞剂不耐受的患者,口服 Ib 类或Ⅲ类抗心律失常药物是有必要的。对于部分患者来说,需要多种药物联合应用,比如在单独应用胺碘酮难治的患者中加用美西律,常常会取得很好的疗效,美西律可与胺碘酮相互协同,尤其是对于 QT 间期延长的患者,联合用药是常规选择。LVAD 植入术后如果发生持续室性心律失常风暴（ 即电风暴 ）,治疗方法通常是使用抗心律失常药物,在此期间胺碘酮是典型的首选药物,而利多卡因可作为替代治疗。减停强心药和升压药也至关重要,β 受体阻滞剂和镇静也会有所帮助。

在接受 LVAD 治疗的患者中 VA 发生率高的另一个被提出的机制与快速电解质转移有关。这种快速发生的心肌电解质失衡也被认为增加了心律失常的易损性。因此,应积极纠正电解质紊乱并进行连续监测,尤其是在 LVAD 植入术后近期,目标为血清钾 >4.0mmol/L,血清镁 >2.0mmol/L。

左心室过度卸载所导致的吸壁相关 VA,可通过及时纠正低血容量、避免过多使用利尿药和降压药及

降低泵速来提高左心室充盈,使这种 VA 得以纠正。应用心脏内的超声心动图评估 VT 时左心室充盈情况和右心功能情况特别有用。

在一项研究中,长期口服胺碘酮抑制了 60%(9/15 例)的患者的 VT 复发。在有些情况下,尽管联合治疗,许多患者仍有 VA 反复发作。需要注意的是,β 受体阻滞剂对右心功能有影响,须定期行超声心动图监测右心功能。胺碘酮的使用也应谨慎,因为它可能与华法林相互作用并对肝脏有副作用。鉴于此,我们建议:LVAD 植入术后非持续性室性心动过速等心律失常,在维持左心室容量和卸载平衡及理想血压范围的基础上,可不使用抗心律失常药;对于持续性室性心动过速,先使用抗心律失常药物控制,若控制效果不佳可进一步选择射频消融治疗。

2. 电击治疗 LVAD 植入术后患者常常出现持续性室性心动过速、心室颤动和电风暴等恶性心律失常,尽管由于左心室卸载,心脏在一定时间内对恶性心律失常有良好的耐受性,但因快频率室性心动过速和心室颤动使右心功能受损,患者仍有生命危险,因此需要快速终止恶性心律失常,最有效的方法是电击治疗。

电击治疗前的准备包括:①超声心动图监测左、右心室内径比值,了解左心室容量是否在正常范围,当左心室容量不足时,应快速补液,保证左心室容量充足,避免出现抽吸甚或吸壁现象;②在超声指导下降低泵速,减少左心室卸载,避免电击时出现吸壁现象。

全身麻醉下,室性心动过速应用同步电击(100~200J)、心室颤动应用非同步电击治疗(200J)。电击成功恢复自主心律后,在超声心动图监测下逐渐提高泵速,测量左右心室内径比值、下腔静脉内径和呼吸变异率、二尖瓣反流情况和主动脉开放与心搏次数比值,待上述参数在理想范围后再确定泵速。监测动态心电图,观察电击治疗后的心律失常变化。

3. LVAD 植入术后患者起搏器与植入型心律转复除颤器的管理

(1)起搏器的管理:CRT 和 ICD 在接受连续流 LVAD 的患者中很常见,CRT 和 LVAD 可独立地改善心力衰竭患者的预后,但这些联合治疗的效果尚不清楚。Chung 等对 30 例事先植入 CRT 的 LVAD 植入术后患者交替使用双心室起搏和右心室起搏,收集每一种起搏模式下的步行步数、6 分钟步行试验、堪萨斯心肌病问卷评分、心律失常负荷、CRT 功能和超声心动图数据,观察周期为 7~14 天。研究结果表明:与双心室起搏相比,仅使用右心室起搏的患者平均每日步数增加 29%,6 分钟步行试验步行距离增加 11%,堪萨斯心肌病问卷评分增加 7%(P<0.03)。在右心室起搏期间发生室性快速心律失常的患者较少(P=0.03)。结果表明,相比双心室起搏,右心室起搏可显著改善患者心脏功能状态、生活质量、减少室性快速心律失常的发生。

Gopinathannair 等 2007—2015 年在 5 个中心共研究了 520 例植入 ICD(n=240)或 CRT(n=280)并接受了连续流 LVAD 植入术的患者。评估宽 QRS 波或右心室起搏的连续流 LVAD 植入术后患者的临床表现和心律失常结果,患者被分成 3 组:ICD-N 组[QRS(100 ± 13)ms;n=134]、ICD-W 组[QRS(155 ± 26)ms;n=106]和 CRT 组[QRS(159 ± 29)ms;n=280]。对比 3 组的死亡率、住院率和 VA 发生率:在 ICD-W 组中,37 例(35%)基线时 >80% 右心室起搏;CRT 组的双心室起搏率中位数为 96%;经过 523 天的连续流 LVAD 支持后,结果显示宽 QRS 时限和右心室起搏与生存无关;ICD-W 组和 CRT 组在连续流 LVAD 支持期间 QRS 变窄,但与生存率的改善无关;各组间住院时长、室性心律失常发生率和 ICD 放电频率无显著差异,表明连续流 LVAD 植入后持续 CRT 与改善生存率或心力衰竭住院率无关。另一研究显示出不一样的结果:植入 LVAD 后持续的 CRT 治疗与明显减少 ICD 放电和 VA 负荷相关。

(2)ICD 的管理:有研究者统计,82% 的患者在植入 LVAD 时都有 ICD。关于 ICD 在 LVAD 治疗患者中的益处,最近的系统综述和文献的荟萃分析得出了一些相互矛盾的结果。一项单中心研究发现,ICD治疗可提高 LVAD 植入后 1 年的生存率,但总体而言,并没有带来生存获益。另有两项较大样本量的研究,研究纳入的均为接受连续流 LVAD 植入术作为心脏移植桥接治疗的患者,比较了相同例数有和无 ICD患者的生存情况,结果发现两组患者的生存率无差异。Refaat 等研究了 144 例接受 LVAD 或 BiVAD 作为心脏移植桥接治疗的患者,发现 ICD 患者移植生存率增加,而且受益完全局限于 LVAD 组而不是 BiVAD组。Cantillon 等回顾性分析了 478 例患者,其中 74% 使用脉动装置(只有 8% 为轴流 LVAD),并发现 ICD

与生存率的提高相关,并且发现轴流 LVAD 可能比脉动装置能更好地防止突然的血流动力学不稳定和死亡。Cikes 等在 448 例多中心欧洲 PCHF-VAD 注册患者中比较 LVAD 接受者有和无心脏植入式电子装置和除颤器与预后的相关性,结果显示心脏植入式电子装置和除颤器组的全因死亡和心血管死亡风险分别减少 47% 和 43%,表明携带这种设备与 LVAD 支持期间的生存率显著提高相关。

在系列研究中,ICD 用于持续室性心动过速或心室颤动的治疗被认为是适当的。22%~52% 的 LVAD 植入术后患者接受了 ICD 的治疗。其中 4%~25% 的患者发生了不恰当的放电。由于 ICD 与 LVAD 设备设置的频率相似,导致 ICD 与 LVAD 产生了相互作用。据报道,无论是 LVAD 本身还是充电时电池组产生的电磁干扰都会产生噪声,导致不适当的放电,因此有些交互情况需要拆除 ICD,但现在一些新一代的 ICD 与 LVAD 之间可以没有相互作用。LVAD 植入后的 VT 大多为单形,ICD 的抗心动过速作用可以成功终止 25%~50% 的事件。有作者提出,对于 LVAD 植入术后持续 VT 或 VF 的治疗,ICD 的功能应处于激活状态,VT 区应予以关闭,VF 区可调整检测时间达到最大。Moss 等的经验认为,放电时 VT 区设置范围扩大到 190~200 次 /min 以上,则检测时间更长,而 VF 阈值仍为 250 次 /min 以上。反对意见认为在 LVAD 植入术前、后不需要 ICD 重新程控。在个案病例治疗中,必须权衡 ICD 在这一人群中的潜在益处与不适当电击和器械感染的风险。

4. 射频和冷冻消融的应用

(1)应用范围和时机的选择:射频消融是 LVAD 植入术后患者心律失常的一种有效治疗方法,特别是对于室性心律失常。消融可以减轻心律失常负荷,并可减少除颤和 ICD 放电次数。

房性心律失常在 LVAD 植入术后患者中可导致潜在的不良后果:首先,虽然 LVAD 功能相对保护了全身血液循环,但其对右心血流动力学仍有损害,特别是当 AF 伴快速心室率时,可导致进行性右心衰竭。其次,伴有快速心室率的心房颤动或扑动可能是不适当的除颤器电击的来源。在一项研究中,失代偿性右心衰竭的心房扑动患者经导管射频消融成功后,右心功能也很快得到了改善。

LVAD 植入术后出现的室性心律失常,目前国际上首选的治疗方法是药物治疗,射频消融只是作为 ICD 和药物治疗失败后的最后一种治疗方法。对此,我们持有不同观点,抗心律失常药物因其副作用给 LVAD 植入术后患者带来高风险,且抗心律失常药物常常只有很窄的治疗窗口,对于 LVAD 植入术后频发的室性心律失常患者,尽管其耐受性良好、暂时不危及生命,但依然有风险,因此我们主张首选射频消融治疗。在 Sacher 等的系列研究中,34 例患者接受了 39 次消融手术,认为 LVAD 植入术后患者 VT 的导管消融是安全可行的,主要基质是与心肌病相关的固有瘢痕,小部分与心尖部流入管有关。

LVAD 植入后射频消融时机的选择主要取决于心律失常发生的时间与状况。术中同时或术后进行射频消融是 LVAD 植入术后 VA 预防和治疗中最重要的策略。笔者推荐的方案是:如果患者 LVAD 植入术前即监测到频发的室性心律失常,应该在 LVAD 植入同期进行预防性消融,首先在低流量体外循环保护下进行室性心律失常的诱发,同时对心内膜、心外膜进行电压标测,在准确定位的基础上进行心外膜联合心内膜冷冻消融;对于 LVAD 植入术后频发的恶性室性心律失常,进行治疗性心内膜射频消融。

对于 LVAD 植入过程中同时消融,其最大的优势是可以在直视下对心外膜进行标测和消融。众所周知,对某些非缺血性心脏病相关的 VA 患者而言,心外膜的标测和消融对提高消融成功率至关重要。已经植入 LVAD 的患者往往因心包粘连而无法进行心外膜途径的消融,或者出于对 LVAD 部件损伤的顾虑而变得难以抉择。因此对于术前就存在 VA 的患者,术中同时进行内外膜的标测和消融,应该是一种有前途的消融策略。

小规模的研究显示,对 LVAD 植入前就存在 VA 发作的患者,LVAD 植入术中同期进行心内膜和心外膜消融,可显著减少术后 VA 负荷。Mulloy 等建议对于计划在植入 LVAD 同期进行消融的患者术前行心脏磁共振或 CT 检查,以明确心肌瘢痕部位,指导术中消融,LVAD 植入术中同期进行心内膜和心外膜冷冻消融能显著减少 LVAD 植入术后患者在 ICU 滞留的时间和总体住院时间。

Moss 等报道 36 例患者 LVAD 植入术中进行心外膜标测结果与后期 VA 的关系:术中在植入 LVAD

前对患者行心外膜高密度标测,然后进行随访,在 311 天的中位随访时间中,27% 的患者发生了持续性 VA,发生 VA 的患者心外膜有更广泛的低电压区,说明心内膜消融可能会显著增加术后血栓形成的风险,因此 LVAD 植入术中对存在广泛瘢痕患者的心外膜进行预防性消融还值得进一步研究和探讨。

我们曾对 1 例心尖部起源的 VA 患者实施了 LVAD 血泵更换,同期进行了冷冻消融(图 7-3-2)。由于患者处于全身麻醉状态下,VA 发作频率显著减少,且经电生理检查未能诱发,我们使用了用于心房颤动消融的 28mm 冷冻球囊,沿流出管周边的心内膜和心外膜区域进行连续消融。直视下可见明确的病灶形成,术后检测心电图发现心尖部起源的 VA 显著减少,该方法值得进一步研究以明确其有效性。

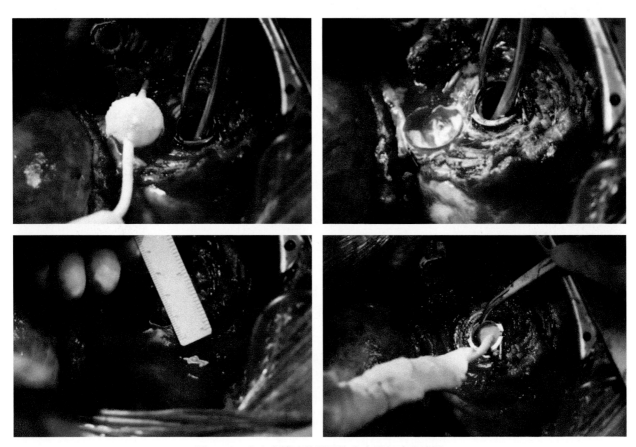

图 7-3-2　左心室辅助装置更换术中进行冷冻消融

患者在 LVAD 更换过程中进行同期冷冻消融(使用 28mm 冷冻球囊直视下)。在体外循环和血泵并行的状态下,沿心外膜血泵缝合环边缘前壁、侧壁进行连续性冷冻,撤掉血泵和全体外循环支持后,对心外膜间隔和下壁及心内膜进行冷冻消融,冷冻过程中球囊紧密黏附于心外膜表面,消融产生的损伤灶均匀一致,单次冷冻可产生直径约 15mm 的半球形病灶,最终分别在心外膜和心内膜沿缝合环冷冻消融 18 次和 10 次。

外科 LVAD 植入术中结合现代三维系统直视下进行标测可更精准地标测到心律失常基质和心律失常发生机制,以指导术中的冷冻消融。三维标测主要的技术困难在于因开胸和无菌要求,胸前体表电极无法放置到标准位置,需要放置到侧胸部和上腹部。电极位置的改变对三维建模的精确度可能有一定影响,但在直视条件下对冷冻消融基本无影响,术中记录到的感兴趣电位可在直视下直接描记在心外膜上。

笔者与中南大学湘雅二医院合作,成功对 1 例 LVAD 植入患者进行术中标测与冷冻消融。该例为一 40 岁男性扩张型心肌病患者,因心搏骤停复苏存活而植入 ICD,植入 ICD 后 27 个月内因发生 VF 或 VT 放电 82 次,虽经积极抗心律失常治疗,仍处于电风暴发作状态,患者心力衰竭严重,无法接受导管射频消融。LVAD 植入术中笔者使用三维标测系统和高密度标测导管进行心外膜标测,术中可清楚记录到低电压区碎裂晚电位,在下壁心尖部记录到晚电位的区域于室性心动过速发作时局部可记录到舒张中期电位,提示该部位是 VT 折返环的关键峡部(图 7-3-3)。心脏停搏后对下壁心外膜及对应心外膜标测区域的心内膜进行冷冻消融,同时也对心尖部打孔周边进行冷冻消融,预防流出管相关室性心律失常。目前随访 1 月余,患者仅有偶发室性期前收缩,无 VT 或 VF 发生,临床效果满意。

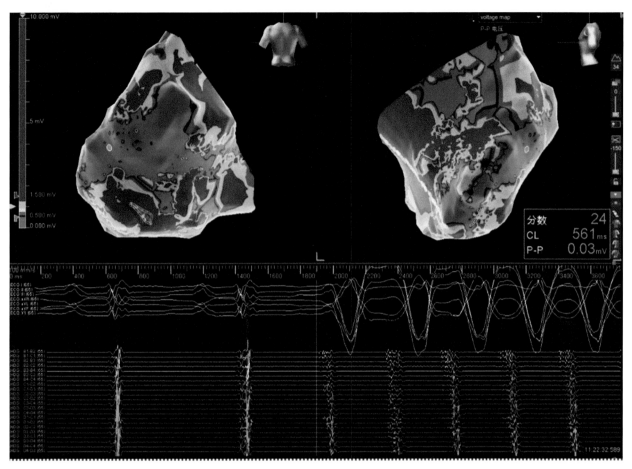

图 7-3-3　左心室辅助装置植入患者术中左心室心外膜三维标测
可见左心室下壁、侧壁和部分前壁大片瘢痕和低电压区,下壁近心尖部可记录到心室晚电位(late potentials,LPs),心动过速发作时在该部位可记录到长程碎裂舒张中期电位,提示该部位为 VT 折返环的关键峡部。

(2)需要考虑的技术问题:LVAD 植入术后患者的导管消融入路具有挑战性,由于连续流 LVAD 维持体循环血流,主动脉瓣不开放或开口减小,穿刺部位的血管脉动减少或无脉动,使外周动脉穿刺出现困难,主动脉逆行通路也常常受限。LVAD 流量暂时减少可能会使左心室射血打开主动脉瓣,使导管进入。经食管超声心动图和心内超声心动图也可以通过观察左心室流出道和主动脉瓣情况来引导操作的准确性。当主动脉逆行通路无法进行时,导管进入左心室应考虑经间隔穿刺。降低 LVAD 泵速,增加左心房和左心室容积,可能对经间隔穿刺有益。但尽管使用了可偏转的鞘膜,穿间隔仍不能充分触及消融涉及的重要部位(通常是间隔基底部和左心室基底段),因此逆经主动脉入路仍是首选。

房间隔穿刺可导致房间分流,产生或加重右向左分流,有低氧血症的风险,术后常规行食管超声心动图以排除不同泵速的医源性房间分流(在这里需要提醒一下,房间隔缺损是放置 LVAD 的禁忌证)。另外,要防止导管卡入流入管和出现相关的吸壁风险,导管卡入流入管的风险可通过在手术过程中降低泵速来控制。最后,考虑到血栓栓塞的高风险,抗凝治疗不应在消融期间中断。在文献报道的系列病例中,INR 需保持在 2 至 3 之间,或当优先选择普通肝素抗凝时,ACT 维持在 250~300s。

LVAD 植入术后患者尽管对"恶性心律失常"的耐受性良好,但全身麻醉状态下可能并非如此,因此要特别注意 VA 发作时患者的血流动力学状态,出现血流动力学不耐受时需要心力衰竭、麻醉、超声专家和 LVAD 工学团队共同解决。标测及消融术中长时间的放电消融会导致大量生理盐水进入体内,需要超声团队术中对患者的容量状态进行动态监测,及时做出调整,以避免引起血流动力学紊乱。

（3）射频消融时的标测：VT 发作时记录的 12 导联心电图对指导导管消融十分重要,可根据 QRS 形态大体推断局灶 VT 的起源部位或折返性 VT 的出口。但有文献报道,对于植入 LVAD 的患者,由 QRS 形态推断 VT 起源部位与成功消融部位不一致,具体原因目前尚不清楚,可能与这类患者心脏扩大变形、心脏转位或植入 VAD 有关。

图 7-3-4 是 1 例室性心动过速患者发作时标准 12 导联心电图,根据此心电图可初步推测该室性心动过速起源于心尖部,不排除与植入流入管道相关,这一点在后续的电生理检查和射频消融术中被证实。

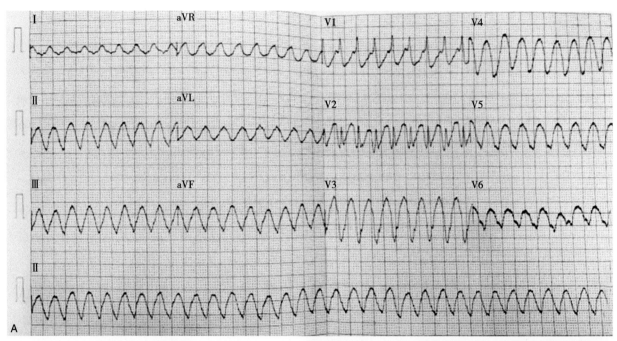

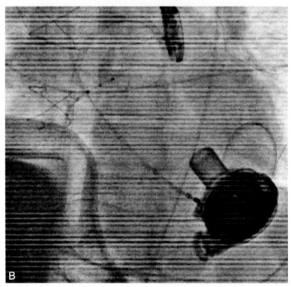
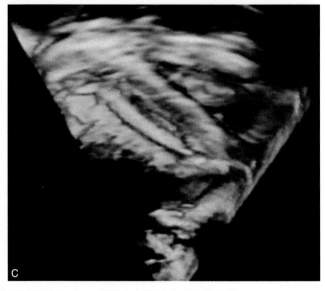

图 7-3-4　左心室辅助装置植入术后室性心动过速发作时 12 导联心电图及成功消融位置

A. 1 例植入 HeartCon 型 LVAD 的患者在住院期间 12 导联心电图记录到持续性单形性室性心动过速,QRS 呈右束支传导阻滞图形,电轴左偏,胸导联 QRS 主波一致朝下,提示该室性心动过速起源于左心室心尖部。电生理检查可诱发该种形态室性心动过速,三维激动标测证实为心尖部起源,在该部位成功进行了标测和消融治疗；B. 成功消融部位的左前斜位 X 线影像,消融导管靠近 LVAD 的流出道间隔侧；C. 成功消融部位对应的经食管超声心动图影像,可清楚地看到消融导管位于血泵流出道与室间隔之间的狭小区域。

　　在系列病例报道中,射频消融术中60%的病例使用了激动标测,20%的病例(<1.5mV)使用了基质标测,其余20%同时使用了上述两种标测。拖带标测是最常用的标测方法,可以帮助区分良好的消融靶点与其他不良消融部位。虽然LVAD植入术后患者对VT较耐受,但仍有诱发右心衰竭的风险,因此也应注意限制标测时VT的总持续时间。电压标测显示激动晚且碎裂的电位(晚电位),起搏标测通常用于标测VT折返环出口的位置。对于LVAD植入术后患者进行心外膜标测应持谨慎态度,因为LVAD植入后存在心包空间狭小或与周围粘连的状况,可能会造成机械组成部件的破坏或诱发感染。

　　心动过速如能重复诱发,则应进行激动标测和拖带标测,并结合基质标测确定消融靶点,以精确消融心动过速起源点,同时进行基质改良,消除心律失常潜在基质,彻底隔离瘢痕区,清除折返发生的解剖学和电生理基础。有报道提出术前反复诱发或自发VA的患者,在LVAD植入期间,进行直视下预防性心外膜和心内膜冷冻消融可显著降低LVAD植入术后心律失常的发生率。该研究还表明,术前使用CMR或CT定位瘢痕后,在心室切开的同时进行消融,可以避免体外循环时限延长,显著减少了患者在ICU滞留的时间和总住院时间。

　　图7-3-5是对图7-3-1中同一患者完成心尖部室性心动过速标测和消融后,进行基质标测和消融,对瘢痕内及过渡区域内的异常电位进行广泛消融。

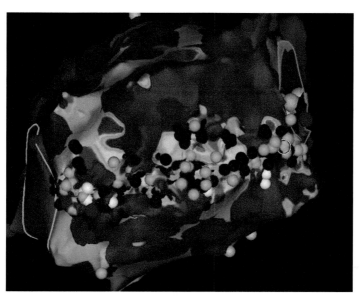

图 7-3-5　基质标测与消融
紫色区域代表正常电压区域;绿色、黄色、红色区域代表低电压区域;
蓝色圆点代表有异常电位区域;红色圆点代表消融区域;白色圆点为
起搏标测与临床室速QRS相似的点。

　　该患者在完成心尖部室性心动过速消融后基质标测显示左心室侧壁中段和基底部低电压区,低电压区内可见明显碎裂和延迟电位,这些异常电位是潜在室性心律失常发生的基质,对该区域进行广泛消融,该消融策略为基于基质的消融。

　　起源于肌壁间的VA,经心内膜或心外膜传统射频消融难以达到透壁性损伤,成功率低。结合心内膜及心外膜标测、解剖比邻关系,进行比邻部位的序贯解剖消融可提高成功率。部分患者可使用两个消融导管同时置于毗邻的不同部位,其中一个消融导管连接到消融仪射频端口,另一个消融导管连接到消融仪的背极板端口,发放射频能量时两个消融导管之间的心肌组织间电流密度显著增加,可产生透壁性损伤,消除心律失常病灶。笔者曾对1例植入LVAD的扩张型心肌病患者左心室顶部起源的室性心动过速分别经心内膜和心大静脉外膜序贯消融,均不能消除VA。如图7-3-6所示,使用两个消融导管,一个经冠状窦置于心大静脉,另一个置于左心室顶部,两个标测导管记录双极电图局部激动时间分别提前30ms左右,以30W的功率放电消融,VA消失。随访至今已经3月余,未再发生VA。

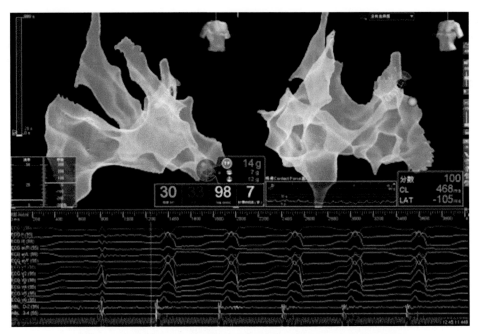

图 7-3-6 起源于左心室顶部与肌壁间室性心律失常的双极消融
一个消融导管逆行主动脉放置于左心室顶部的心内膜,另一个消融导管经冠状窦放置于心大静脉,红点和绿点分别为两个消融导管的头端位置。

(4)射频消融后的结局:器质性心脏病的导管消融效果主要源于未植入 LVAD 的患者。2015 年 VISTA 随机对照研究公布,该研究对比了临床消融(仅对可标测的临床 VT 消融)及基质消融(瘢痕均质化)的 VT 复发率。入选患者均为缺血性心肌病患者,主要终点为 VT 复发,次要终点包括围手术期并发症、12 个月死亡率及再住院率。经过 12 个月的随访,基质消融组和临床消融组分别有 9 例(15.5%)和 29 例(48.3%)患者出现 VT 复发(对数秩检验 $P<0.001$);临床消融组患者术后 AAD 治疗比例更高(58% $vs.$12%,$P<0.001$),再住院率也更高(32% $vs.$12%,$P=0.014$);12 个月随访时总体死亡率为 11.9%,其中基质消融组为 8.6%,临床消融组为 15.0%(对数秩检验 $P=0.21$);基质消融组的联合终点事件显著低于临床消融组($P=0.003$);围手术期并发症发生率两组相当($P=0.61$)。这些数据都证实,对于合并血流动力学可耐受 VT 的 ICM 患者,广泛基质消融策略要显著优于单纯临床及稳定 VT 的消融策略。

目前对植入 LVAD 后发生室性心律失常患者消融治疗的相关报道鲜少。Sisti 等报道 LVAD 植入术后患者射频消融急性并发症的发生率为 9.4%,4.4% 的患者出现了腹股沟血肿等轻微并发症,5.5% 的患者出现了严重并发症,包括需要手术修复的腹股沟假性动脉瘤 2 例,脑血管事件 2 例,心源性休克 1 例。此外,心外膜消融病例中出血的风险往往较高。美国心脏协会(American Heart Association, AHA)的报道显示,VA 消融的短期成功率为 77%~86%,长期复发率为 15%~85%。Cantillon 等报道,21 例 LVAD 植入术后患者中有 7 例(33%)复发室性心动过速,其中 1 例(5%)出现第二次室性心动过速消融后的心动过速复发,6 例(29%)患者需要重复手术。个案病例报道显示,消融后血栓形成风险增加,对于血栓形成风险高的患者,单独冷冻心外膜消融比心内膜消融更安全。Moss 等也指出,LVAD 植入术后患者在导管消融后泵血栓发生率增加,特别是在流入管旁进行消融的病例血栓发生率更高。出现血栓或潜在高凝倾向时,要积极进行抗凝和抗血小板治疗,华法林要足量,INR 保持在 2.5~3.0,避免新血栓的形成,动员机体自身的纤溶系统将已形成的血栓溶解,与此同时,控制平均动脉压不要过高或过低,推荐在 70~73mmHg。当出现进行性血尿和游离血红蛋白升高时,提示有泵血栓,必要时考虑换泵。

导管消融是一种有效处理 LVAD 植入术后 VA 的方法,可以改善心律失常负荷,个案报道证明导管消融辅助交感神经消融疗法对终止 ES 有效。总之,LVAD 植入术后患者室性心律失常的有效管理需要电生理学和心力衰竭专家的跨学科合作与医疗管理,包括 LVAD 参数设置的优化和心力衰竭药物管理,以及最基础的抗心律失常药物治疗。如果 VA 为反复发作、症状明显,射频消融手术是合理的选择。在制订消融策略时,应考虑到心肌病变的进展、心律失常的易感因素和电生理学家的技术、技能等因素。另外,持续性 VA 发生右心衰竭的风险正被越来越多的人所认识。对于持续性难治性 VA 导致的进行性右心衰竭患者,可以考虑加用右心室辅助装置(right ventricular assist device,RVAD)进行双心室支持。

（陈元禄　王永德　周新民　李建明　李旭平）

参考文献

［1］ GREET B D, PUJARA D, BURKLAND D, et al. Incidence, Predictors, and Significance of Ventricular Arrhythmias in Patients With Continuous-Flow Left Ventricular Assist Devices:A 15-Year Institutional Experience［J］. J Am Coll Cardiol,2018,4(2): 257-264.

［2］ GORDON J S, MAYNES E J, CHOI J H, et al. Ventricular arrhythmias following continuous-flow left ventricular assist device implantation:a systematic review［J］. Artif Organs, 2020, 44(8): 313-325.

［3］ SISTI N, SANTORO A, CARRERAS G, et al. Ablation therapy for ventricular arrhythmias in patients with LVAD:Multiple faces of an electrophysiological challenge［J］. J Arrhythmia, 2021, 37(3): 535-543.

［4］ KIRKLIN J K, NAFTEL D C, KORMOS R L, ET AL. SECOND INTERMACS ANNUAL REPORT:MORE THAN 1,000 PRIMARY LEFT VENTRICULAR ASSIST DEVICE IMPLANTS［J］. J Hear Lung Transplant, 2010, 29(1): 1-10.

［5］ REHORN M R, BLACK-MAIER E, LOUNGANI R, et al. Electrical storm in patients with left ventricular assist devices:Risk factors, incidence, and impact on survival［J］. Heart Rhythm, 2021, 18(8): 1263-1271.

［6］ MARTINS R P, LECLERCQ C, BOURENANE H, et al. Incidence, predictors, and clinical impact of electrical storm in patients with left ventricular assist devices:New insights from the ASSIST-ICD study［J］. Heart Rhythm, 2019, 16(10): 1506-1512.

［7］ HICKEY K T, GARAN H, MANCINI D M, et al. Atrial Fibrillation in Patients With Left Ventricular Assist Devices. Incidence, Predictors, and Clinical Outcomes［J］. JACC Clin Electrophysiol, 2016, 2(7): 793-798.

［8］ ARKLES J S. MARCHLINSKI F. When Should the electrophysiologist Be Involved in Managing Patients with Ventricular Assist Devices and Ventricular Arrhythmias［J］. J Innov Cardiac Rhythm Manage, 2019, 10(4): 3605-3610.

［9］ ANDERSON R D, LEE G, VIRK S, et al. Catheter ablation of ventricular tachycardia in patients with a ventricular assist device: a systematic review of procedural characteristics and outcomes［J］. JACC Clin Electrophysiol, 2019, 5(1): 39-51.

［10］ GRIFFIN J M, KATZ J N. The Burden of Ventricular Arrhythmias Following Left Ventricular Assist Device Implantation［J］. Arrhythm Electrophysiol Rev, 2014, 3(3): 145-148.

［11］ GARAN A R, YUZEFPOLSKAYA M, COLOMBO P C, et al. Ventricular arrhythmias and implantable cardioverter-defibrillator therapy in patients with continuous-flow left ventricular assist devices:need for primary prevention［J］. J Am Coll Cardiol, 2013, 61(25): 2542-2550.

［12］ BEDI M, KORMOS R, WINOWICH S, et al. Ventricular arrhythmias during left ventricular assist device support［J］. Am J Cardiol, 2007, 99(8): 1151-1153.

［13］ KADADO A J, AKAR J G, HUMMEL J P. Arrhythmias After Left Ventricular Assist Device Implantation:Incidence and Management［J］. Trends Cardiovasc Med, 2018, 28(1): 41-50.

［14］ KORMOS R L, COWGER J, PAGANI F D, et al. The Society of Thoracic Surgeons Intermacs Database Annual Report:

Evolving Indications, Outcomes, and Scientific Partnerships. Ann Thorac Surg, 2019, 107(2): 341-353.

[15] CIKES M, JAKUS N, CLAGGETT B. Cardiac implantable electronic devices with a defibrillator component and all-cause mortality in left ventricular assist device carriers: results from the PCHF-VAD registry[J]. European J Heart Fail, 2019, 21(9): 1129-1141.

[16] OZ M C, ROSE E A, SLATER J, et al. Malignant ventricular arrhythmias are well tolerated in patients receiving long-term left ventricular assist devices[J]. J Am Coll Cardiol, 1994, 24(7): 1688-1691.

[17] GUMMERT J F, MORSHUIS M. Permanent atrial fibrillation and 2-year clinical outcomes in patients with a left ventricular assist device implant[J]. ASAIO J, 2017, 63(4): 419-424.

[18] RAASCH H, JENSEN B C, CHANG P P, et al. Epidemiology, management, and outcomes of sustained ventricular arrhythmias after continuous-flow left ventricular assist device implantation[J]. Am Heart J, 2012, 164(3): 373-378.

[19] OSWALD H, SCHULTZ-WILDELAU C, GARDIWAL A, et al. Implantable defibrillator therapy for ventricular tachyarrhythmia in left ventricular assist device patients[J]. Eur J Heart Fail, 2010, 12(6): 593-599.

[20] WEVER-PINZON O, STEHLIK J, KFOURY A G, et al. Ventricular assist devices: pharmacological aspects of a mechanical therapy[J]. Pharmacol Ther, 2012, 134(2): 189-199.

[21] MONREAL G, GERHARDT M A. Left ventricular assist device support induces acute changes in myocardial electrolytes in heart failure[J]. ASAIO J, 2007, 53(2): 152-158.

[22] CHUNG B B, GRINSTEIN J S, LMAMURA T, et al. Biventricular Pacing Versus Right Ventricular Pacing in Patients Supported With LVAD[J]. JACC Clin Electrophysiol, 2021, 7(8): 1003-1009.

[23] GOPINATHANNAIR R, ROUKOZ H, TRIVEDI J R. Impact of QRS Duration and Ventricular Pacing on Clinical and Arrhythmic Outcomes in Continuous Flow Left Ventricular Assist Device Recipients: A Multicenter Study[J]. J Cardiac Fail, 2019, 25(5): 355-363.

[24] SCHLEIFER J W, MOOKADAM F, KRANSDORF E P, et al. Effect of continued cardiac resynchronization therapy on ventricular arrhythmias after left ventricular assist device implantation[J]. Am J Cardiol, 2016, 118(4): 556-559.

[25] ONEILL T J, KATZ J N, WATERS S, et al. A novel implantable cardio-defibrillator programming strategy for patients with left ventricular assist devices reduces shocks[J]. Circulation, 2013, 128(sup22): A16311.

[26] YOUNES A, AL-KINDI S G, ALAJAJI W, et al. Presence of implantable cardioverter-defibrillators and wait-list mortality of patients supported with left ventricular assist devices as bridge to heart transplantation[J]. Int J Cardiol, 2017, 231: 211-215.

[27] ZIV O, DIZON J, THOSANI A, et al. Effects of left ventricular assist device therapy on ventricular arrhythmias[J]. J Am Coll Cardiol, 2005, 45(9): 1428-1434.

[28] ANDERSEN M, VIDEBAEK R, BOESGAARD S, et al. Incidence of ventricular arrhythmias in patients on long-term support with a continuous-flow assist device(HeartMate Ⅱ)[J]. J Heart Lung Transplant, 2009, 28(7): 733-735.

[29] MOSS J D, OESTERLE A, RAIMAN M, et al. Feasibility and utility of intraoperative epicardial scar characterization during left ventricular assist device implantation[J]. J Cardiovasc Electrophysiol, 2019, 30(2): 183-192.

[30] GARAN A R, IYER V, WHANG W, et al. Catheter ablation for ventricular tachyarrhythmias in patients supported by continuous-flow left ventricular assist devices[J]. ASAIO J, 2014, 60(3): 311-316.

[31] LO R, CHIA K K M, HSIA H H. Ventricular Tachycardia in Ischemic Heart Disease. Card Electrophysiol Clin, 2017, 9(1): 25-46.

[32] SACHER F, REICHLIN T, ZADO E S, et al. Characteristics of ventricular tachycardia ablation in patients with continuous flow left ventricular assist devices[J]. Circ Arrhythm Electrophysiol, 2015, 8(3): 592-597.

[33] DEVABHAKTUNI S R, SHIRAZI J T, MILLER J M. Mapping and ablation of ventricle arrhythmia in patients with left ventricular assist devices ventricular arrhythmias ventricular tachycardia mapping ablation LVAD assist devices[J]. Card Electrophysiol Clin, 2019, 11(4): 689-697.

[34] SIPAHI N F, MEHDIANI A, SAEED D, et al. Successful treatment of ventricular arrhythmic storm with percutaneous coronary

intervention and catheter ablation in a patient with left ventricular assist device[J]. Int J Artif Organs, 2018, 41（6）: 333-336.

[35] SACHER F, REICHLIN T, ZADO E S, et al. Characteristics of ventricular tachycardia ablation in patients with continuous flow left ventricular assist devices[J]. Circ Arrhythm Electrophysiol, 2015, 8（3）: 592-597.

[36] ANDERSON R D, LEE G, VIRK S, et al. Catheter ablation of ventricular tachycardia in patients with a ventricular assist device: a systematic review of procedural characteristics and outcomes[J]. JACC Clin Electrophysiol, 2019, 5（1）: 39-51.

[37] DALLAGLIO P D, GARCIAJUL R, ACENA M. Multipolar Mapping for Ventricular Tachycardia Ablation in a Patient with Left Ventricular Assist Device[J]. J Innov Cardiac Rhythm Manage, 2021, 12（S1）: 60-64.

[38] GOPINATHANNAIR R, CORNWELL W K, DUKES J W, et al. Device therapy and arrhythmia management in left ventricular assist device recipients: a scientific statement from the American Heart Association[J]. Circulation, 2019, 139（20）: 967-989.

[39] MCILVENNAN C K, BABU A N, BRIEKE A, et al. Concomitant surgical cryoablation for refractory ventricular tachycardia and left ventricular assist device placement: a dual remedy but a recipe for thrombosis[J]. J Cardiothorac Surg, 2016, 11（1）: 53.

第四节　术后右心功能不全的评估和处理

一、术后右心功能不全的定义

LVAD 植入患者体内后,有 3.9%~53.0% 的患者会发生 RVF,不同文献中报道的 RVF 的发生率差别较大。RVF 的结果是右心室射血减少,向左心输送的血容量不足,进而导致 LVAD 流量下降。在 ICU 或普通病房中迟发的 RVF 可表现为 LVAD 吸壁事件、前向血流减少、低血压和 CVP 升高,并继发肝肾功能不全。RVF 会影响到 LVAD 植入术后患者的生存率,导致患者出现凝血功能障碍、终末器官功能障碍、药物代谢改变、营养状况恶化和利尿剂抵抗,并严重影响生活质量。事实上,术后早期出现的 RVF,如果没有得到积极有效的处理,将会明显延长患者的机械通气时间、ICU 滞留时间和总住院时间,甚至出现早期死亡的情况。

根据 INTERMACS 的定义,RVF 是指在 LVAD 植入术后,CVP>16mmHg,且临床可观察到 CVP 升高的表现(如外周组织水肿、腹水、肝大和肝肾功能异常等)。此外,INTERMACS 还根据治疗 RVF 时使用正性肌力药物、吸入 NO 或静脉应用血管扩张药物的持续时间(短于 7 天、7~14 天、超过 14 天),分别将 RVF 分为轻、中、重度,如果患者需要植入 RVAD 或住院期间发生以 RVF 为主要原因的死亡,则归入急性重度 RVF 范畴。有研究表明,对于需要植入 RVAD 的 RVF 患者,与普通 LVAD 植入术后患者相比,住院死亡率明显升高(48.0% *vs*.9.5%,*P*<0.000 1),术后 1 年的生存率明显下降(40.0% *vs*.82.0%,*P*<0.000 1)。

二、右心功能不全发生的病理生理基础

RVF 的发生,是以右心室特有的解剖结构为基础的。右心室的矢状面呈三角形,横断面呈新月形,可见到室间隔(interventricular septum, IVS)偏向右侧。室间隔的位置会对右心室的形态和功能产生较大影响,是导致右心功能改变的重要因素。正常情况下,右心室顺应性良好,由于右心室的舒张末期容积大于左心室,因此 RVEF 小于 LVEF(50%~55%),为 40%~45%。另一方面,由于右心室比左心室对后负荷的变

化更为敏感,因此与左心室相比,PAP 升高引起的后负荷增加会导致 RVEF 更明显的下降。

临床上,很难将 LVAD 植入术后发生的 RVF 完全归因于某一因素。概括来讲,RVF 的发生,可能是原有病情的延续,也可能是继发于 LVAD 植入后带来的血流动力学改变。

所谓"原有病情",是指对于扩张型心肌病或缺血性心肌病造成的心力衰竭,除主要累及左心室外,心肌的病变同样会影响到右心室的功能;另一方面,由于左心功能不全造成的肺淤血、慢性肺动脉高压,又会增加右心室的后负荷,影响右心室的射血;后负荷的持续升高,会引发右心室心肌重塑,改变右心室的形态;随着右心室的重塑,造成三尖瓣瓣环扩张、乳头肌和腱索牵拉瓣叶,改变了三尖瓣的生理形态,加之容量负荷和后负荷的影响,会导致三尖瓣出现反流,而功能性三尖瓣关闭不全又会进一步加重右心功能不全,形成恶性循环。以上几种因素的综合作用,最终会导致右心室收缩、舒张功能减退,并出现右心室的扩张。如果术前对右心功能减退的评估不足,未能采取更为积极的治疗策略(如双心室辅助),那么术后就有可能发生 RVF。

右心室的功能受到多种因素的影响,包括回心血量(前负荷)、PVR(后负荷)及心肌收缩力。其中,右心室的收缩功能主要取决于右心室游离壁和室间隔的共同作用。LVAD 植入后的血流动力学改变,可能从以上各个方面影响右心室的功能。左心室在 LVAD 的辅助下,充分卸负荷,使左心室舒张末压下降、左心房压力下降、PAP 下降,这也有助于降低右心室的后负荷,在一定程度上是有益于右心功能的。但是,LVAD 的过度卸负荷,则可能造成室间隔偏向左侧,从而影响右心室的有效收缩功能。此时,超声心动图可以观察到室间隔偏向左侧,且与左心室后壁呈同向运动。另一方面,LVAD 植入后,左心衰竭缓解,心输出量明显增加,最终表现为右心前负荷增加,影响右心功能。如果右心功能术前已有一定程度的受损,对容量负荷代偿能力有限,则增加的容量负荷还会影响右心室形态,在超声心动图上也会表现为室间隔偏向左侧、与左心室后壁呈同向运动。此外,如果患者术前存在三尖瓣关闭不全,扩张的右心室还会加重三尖瓣的反流程度。有研究发现,术后 CVP 与 PCWP 的比值升高,是发生 RVF 的独立危险因素。在术后近期,PCWP 在 LVAD 为左心室卸负荷的作用下显著下降,而 CVP 无明显变化,提示右心室收缩功能障碍是造成 RVF 的重要因素,且随着容量负荷的增加而加重。

由于右心室对心律和心室的同步性改变非常敏感,持续的快速心律失常也会对右心室的功能产生影响。有研究统计,约有 23.5% 的 LVAD 植入患者在术后早期会发生室性心律失常。这类患者发生 RVF 的风险约是普通患者的 2 倍(44.7% $vs.$23.4%,P=0.01)。因此,术后窦性心律和 / 或房室同步性的恢复显得愈加重要。该研究中的室性心律失常,43% 与应用血管活性药有关,10% 与吸壁事件有关,4% 继发于电解质紊乱(K^+<3mmol/L,或 >6mmol/L),1% 发生于冠脉栓塞造成的心肌梗死之后,另有 42% 未查出原因。在发生室性心律失常后,采用 ICD 治疗比使用抗心动过速起搏(anti-tachycardia pacing, ATP)更容易引起 CVP 升高和急性右心功能障碍,可能与 ICD 除颤对心肌的损伤有关。

除此以外,在 LVAD 植入过程中,体外循环对右心功能也可能存在一定的影响。体外循环时,由于内皮损伤和炎症过程及缺血 / 再灌注综合征,导致肺血管收缩,心脏手术结束时 PVR 升高,这一过程可能与内源性 NO 和前列环素生成减少、血栓素 A_2、黏附分子和内皮素表达增加有关。在心脏手术中,应用肝素和鱼精蛋白、输血,也可能引起肺血管收缩,使右心室后负荷升高。Lahm 等总结了 LVAD 植入术后导致急性右心功能障碍的各种因素,包括促炎性细胞因子、心脏微血栓、心肌缺血和 / 或心律失常造成的心脏抑制作用等直接作用,以及左心功能障碍、后负荷增加(由内皮功能障碍、缺氧性肺血管收缩、肺栓塞和 / 或肺微血栓等引起)、前负荷减少(由毛细血管渗漏综合征引起或加重)等间接作用。此外,机械通气会对前负荷和 / 或后负荷产生负面影响,从而导致右心功能障碍,内毒素和促炎性细胞因子则在多个水平上对右心功能产生负面影响。

三、术后发生右心功能不全的危险因素

右心功能不全作为 LVAD 植入术后常见的危重并发症之一，可能受多种危险因素的影响。为了能够更早地识别或预测 RVF 的发生，并尽早制订干预措施，众多学者在研究了接受 LVAD 植入术的患者后，从不同角度对 RVF 发生的独立危险因素或预测因子进行了分析。Kormos 等对 484 名植入 HeartMate II 的患者进行多因素回归分析，发现 CVP/PCWP>0.63、术前需要呼吸机支持、血尿素氮水平 >39mg/dl 是 LVAD 植入术后发生 RVF 的独立预测因素。其中，CVP/PCWP>0.63，反映了固有的右心功能障碍，而较低的 CVP/PCWP 则代表着由于左心充盈压力过高而导致的右心淤血。Drakos 等进行的多因素 Logistic 回归分析显示：术前需要主动脉内球囊反搏、PVR 增加和终末期治疗等 3 个术前因素与 LVAD 植入术后发生 RVF 显著相关。Gudejko 等对围手术期患者的血流动力学和超声指标进行对比后发现，关胸后 CVP 升高及肺动脉搏动指数（pulmonary artery pulsatility index，PAPi）[PAPi=（肺动脉收缩压 – 肺动脉舒张压）/CVP]下降，均与术后重度 RVF 相关。PAPi 在评估急性下壁心肌梗死和 LVAD 植入术后的严重右心功能不全方面，效果优于 CVP/PCWP，与 CVP 相似。另有研究证实，术前 LVEDD<64mm、三尖瓣瓣环≥41mm 等均是术后发生 RVF 的预测因子。

Matthew 等前瞻性地收集了 197 例 LVAD 植入患者术前的临床资料、实验室指标、超声参数及血流动力学指标，进行多因素 Logistic 回归分析后，构建了一个右心室衰竭风险评分系统（right ventricular failure risk score，RVFRS），又称为 Michigan 右心室衰竭风险评分。该评分系统包含 4 个术前变量：是否使用升压药（如使用，赋 4 分）、AST（≥80IU/L 时赋 2 分）、胆红素（≥2.0mg/dl 时赋 2.5 分）、肌酐（≥2.3mg/dl 或肾脏需行替代治疗者赋 3 分），分值之和即为 RVFRS。RVFRS≥5.5 分的患者发生 RVF 的概率比 RVFRS≤3.0 分的患者高 15 倍，比 RVFRS 为 4.0~5.0 分的患者高约 3 倍，且这三组患者术后 180 天的生存率也存在明显差别 [RVFRS≥5.5 分：（66±9）%；4.0~5.0 分：（80±8）%；≤3 分：（90±3）%]。与其他的一些预测因子比较，RVFRS 受试者工作曲线（receiver operating characteristic curve，ROC）的曲线下面积（area under the curve，AUC）为 0.73±0.04，有更高的 RVF 预测价值。

Aissaoui 等分析了一系列超声心动图的参数和临床指标后，发现一些指标如：二尖瓣 E 峰（mitral Doppler E wave，Em）、Em 与侧壁收缩速度（lateral systolic velocity，S_{LAT}）的比值、右心室舒张末径（right ventricular end-diastolic diameter，RVEDD）和 INTERMACS 分级等可以用来预测术后发生 RVF 的风险。二尖瓣 E 峰反映了舒张早期左心房和左心室的压力差及左心室舒张功能，所以较高的 E 峰提示了较高的 PCWP，并间接反映了较高的右心室后负荷；在左心室收缩功能严重受损时，E 峰也会升高。S_{LAT} 是一种非容量依赖指标，数值越低，左心室收缩功能越差。在此基础上，Aissaoui 等应用超声心动图数据构建了终末期心力衰竭患者在左心室辅助装置植入前右心功能不全的预测因素（assessment of right ventricular dysfunction predictors before the implantation of a left ventricular assist device in end-stage heart failure patients using echocardiographic measures，ARVADE）评分系统，当 Em/S_{LAT}≥18.5 时赋 3 分，基线 RVEDD≥50mm 赋 2 分，INTERMACS 为 1 级时赋 1.5 分，总分 >3 分时，预测术后发生 RVF 的可能性极高，敏感性为 89%，特异性为 74%。除上述经左心室测量的超声指标外，一些从右心室测得的参数，如 TAPSE、右心室面积变化分数（right ventricular fractional area change，RVFAC）及 RVGLS 等也是预测 RVF 的较可靠指标，其中 TAPSE<7.5mm 在预测术后 RVF 方面的特异性为 91%，敏感性为 46%。

表 7-4-1 列出了目前常见的各种 RVF 风险预测评分系统及其敏感性和特异性。其中以 EUROMACS score 研究的样本量最大（n=2 988），该研究将符合入选条件的患者随机分入两组，一组为研究队列（n=2 000），另一组用来验证前一组的分析结果（n=988）。Sert 等对单中心的数据进行回顾后发现，CRITT 评分以及 EUROMACS 评分在预测 RVF 方面有较高的价值。

表 7-4-1 常用的右心功能不全风险预测评分系统

	Michigan 评分	Pennsylvania 评分	CRITT 评分	ALMA 评分	EUROMACS 评分	ARVADE 评分
变量标准[分值]	(1) 术前升压药 (2) AST≥80IU/L (3) 胆红素≥2.0mg/dl (4) 肌酐≥2.3mg/dl 或肾脏需行替代治疗	(1) $CI≤2.2l/(min \cdot m^2)$ (2) $RVSWI≤250mmHg \cdot ml/m^2$ (3) 术前严重右心功能不全 (4) 肌酐≥1.9mg/dl (5) 再次手术 (6) 收缩压≤96mmHg	(1) (C)CVP>15mmHg (2) (R)严重右心功能不全 (3) (I)术前行机械通气 (4) (T)严重三尖瓣反流 (5) (T)心动过速(心率>100次/min)	(1) 终末治疗 (2) PAPi<2 (3) RVEDD:LVEDD>0.75 (4) $RVSWI<300mmHg \cdot ml/m^2$ (5) 排除INR的终末期肝病模型(MELD-XI*)>17	(1) RA:PCWP>0.54 (2) 血红蛋白≤10 (3) 多种血管活性药 (4) INTERMACS 1~3级 (5) 严重右心功能不全	(1) $Em/S_{LAT}≥18.5$ (2) 基线 RVEDD≥50mm (3) INTERMACS 1级
评判标准	RVFRS≥5.5 提示发生 RVF 风险高 敏感性 35%, 特异性 88%	总分≥50, 提示可能需双心室辅助 敏感性 83%, 特异性 80%	总分≥2, 提示可能需双心室辅助 敏感性 84%, 特异性 63%, 阴性预测值 93%	总分≥3, 提示可能需双心室辅助风险高 敏感性 82.5%, 特异性 87.1%	总分≥2.5, 提示发生 RVF 风险高 敏感性 74.36%, 特异性 57.31%	总分>3分时, 预测术后发生 RVF 的可能性极高 敏感性为 89%, 特异性为 74%

注:CI, 心排血指数; RVSWI, 右心室心搏做功指数; PAP, 肺动脉指数; RA, 右心房, 此处指右心房压; PCWP, 肺毛细血管楔压; RVEDD, 右心室舒张末径; LVEDD, 左室舒张末径; MELD-XI, 排除 INR 的终末期肝病模型; Em, 二尖瓣 E 峰; S_{LAT}, 侧壁收缩速度; EUROMACS, 欧洲机械循环支持患者登记。*MELD-XI=11.76(log 肌酐)+5.112(log 总胆红素)+9.44。

四、右心功能的客观评估

超声心动图、右心导管检查、CT 与 MRI 检查是术前最常用的右心功能评估方法,其中超声心动图、右心导管检查应作为 LVAD 植入术前必须进行的常规检查。

1. 超声心动图　超声心动图测量的指标,可能与实际数值存在一定的偏差,但是具有其他检查无法取代的便捷性,因此也是临床上最常采用的评估方法。由前文可以看出,很多心脏超声的指标,对于预测术后 RVF 的发生有一定的参考价值。因此,在术前评估心脏功能时,应关注如 LVEDD、RVEDD、RVEF、三尖瓣瓣环直径、Em、Em/S_{LAT}、TAPSE、RVFAC、RVGLS 等指标。需要注意的是,上述个别指标是通过测量二尖瓣和左心室获得的,间接反映了右心室的功能。由于各项超声参数在预测 RVF 时的可靠性存在争议,最终应由临床医师与影像学专家,结合患者的临床表现特点及其他检查结果,对患者的病情做出判断。此外,超声心动图在术后,还可以通过观察室间隔的运动和偏移情况,为左心室卸负荷及右心功能提供参考。

2. 右心导管　右心导管检查除了可以直接测量血流动力学参数,还可以根据测量结果计算如 PVR 等重要指标。一次完整的右心导管检查,应获取 CVP、PCWP、CI、PAP、PVR 等指标,这些指标不仅仅是患者植入 LVAD 的重要入排标准,还有助于判断患者术后发生 RVF 的风险。其中,比较有价值的指标包括 CVP、CVP/PCWP、RVSWI、PAPi。前文提到,CVP/PCWP>0.63,反映了固有的右心功能障碍,而较低的 CVP/PCWP 则代表着由于左心充盈压力过高而导致的右心淤血。当 RVSWI<300mmHg·ml^{-1}·m^{-2} 时,往往提示有明显的右心功能障碍,这对于为患者制订合理的心室辅助方案,明确是否需要行双心室辅助,具有一定的指导意义。RVSWI=(肺动脉平均压 – 右心房压)× CI/ 心率(mmHg·ml^{-1}·m^{-2})。

3. SWAN-GANZ 导管　在手术时植入 SWAN-GANZ 导管,可以有效监测术中、术后 PAP 和左心房压(由 PCWP 体现)的变化情况,为调整 LVAD 参数、容量、血管活性药、呼吸机参数等提供直观的参考。

4. CT 和 MRI　CT 和 MRI 在评估右心大小、几何形状和 EF 方面,可以获得比超声心动图更为准确的数值,可以作为超声检查的辅助,但是 CT 检查具有如肾毒性、电离辐射、时间分辨率低等局限性。在 LVAD 植入术后,MRI 是无法应用的,而血泵的声影对超声评估心脏功能会产生一定影响,此时 CT 可作为一种有效评估右心功能的成像方式。需要注意,对于植入过起搏器或 ECD 的患者,也是不能行 MRI 检查的。

有关右心功能的评估亦请参见第三章第二节相关内容。

五、术前右心功能不全的预防

1. 选择恰当的植入时机　如前文所述,随着左心衰竭的进展,右心功能会受到累及并逐渐恶化,最终发展为全心衰竭。适时植入 LVAD,能够终止心力衰竭的病理生理发展过程,可以逆转右心室在形态与功能方面的改变。反之,如果植入 LVAD 不够及时,右心室心肌长期受升高的前、后负荷影响,已经发生重构,收缩功能明显下降,这种病理改变并不会因为 LVAD 的植入发生逆转,甚至可能会继续加重,发生 RVF。因此,预防 LVAD 植入术后的 RVF,首先要严格把握 LVAD 的植入指征和时机。根据泰达国际心血管病医院 LVAD 医疗团队的经验,对于心力衰竭的患者,如果评估后判断患者病情无逆转可能,病情反复或长期依赖血管活性药,则应尽早植入 LVAD,这样可以使患者术后的住院时间更短,恢复情况往往更好,发生 RVF 的可能性较小。

2. 优化右心功能　如果条件允许,可以在术前有创性监测血流动力学指标的基础上,通过药物治疗对右心功能进行优化。可以通过使用袢利尿剂和噻嗪类利尿剂,加强利尿治疗,从而达到减轻右心室前负荷的目的。在利尿治疗的过程中,应注意监测离子的变化,同时通过查体和有创监测 CVP,评估利尿的效果,动态调整药物的使用剂量和频次。必要时,可应用正性肌力药物和降 PAP 的药物,有助于改善右心室心肌收缩力,降低后负荷。

六、术中右心功能不全的预防

功能性三尖瓣反流往往是右心功能不全的表现,是心力衰竭发展至终末期的重要并发症之一。由于右心室前后负荷增加、收缩功能减退,导致右心室内径增加、乳头肌远离并牵拉瓣叶、三尖瓣瓣环扩大,会出现继发的功能性三尖瓣关闭不全,并与右心功能不全形成恶性循环。前文已经提到,LVAD 植入后,右心功能可能在多种因素的作用下出现恶化,在此基础上,未经处理的三尖瓣反流可能较术前更加严重,并加重 RVF。Piacentino 等对 137 例植入 LVAD 的患者进行随访,发现在术后近期,虽然左心室已经得到充分卸负荷,但是三尖瓣反流情况并未得到改善,在术后 5~6 个月复查时,中重度三尖瓣反流的比例从 57%降至 32%,说明仍有相当比例的患者存在三尖瓣反流,会对患者的远期生存率产生不良影响。Nakanishi 等对 127 例植入 LVAD 的患者进行观察发现:43 例患者术前存在明显的三尖瓣反流,其中 30 例在术后 1 年时,三尖瓣反流情况有明显改善;另有 17 例术前没有三尖瓣反流的患者,在术后 1 年出现了三尖瓣关闭不全,术后残存三尖瓣反流的比例达到了 23.6%;术前的三尖瓣瓣环直径与术后三尖瓣反流相关(分界点为 42mm)。这说明,LVAD 的植入对三尖瓣反流的影响可能是双向的。另有研究发现,即使三尖瓣瓣环扩张(>43mm)不伴有重度反流,也会影响 LVAD 植入术后患者的生存率(独立危险因素)。如果患者伴有慢性持续性房颤,术后发生三尖瓣反流的概率也会增加。

虽然术后可以通过调整血管活性药、调整血泵参数以获得最优的左心室卸负荷状态、扩张肺血管等治疗,在一定程度上缓解三尖瓣反流,但是扩大的三尖瓣瓣环并不能够完全恢复正常生理状态。有研究证实,LVAD 植入时同期行三尖瓣成形(tricuspid valvular repair,TVR)可能会与术后患者更高的生活质量、生存率相关。LVAD 植入术中同期处理三尖瓣反流(成形或置换),可以改善心输出量、缩短术后使用血管活性药的时间、降低肾功能不全的发生率、缩短住院时间,并提高生存率。在连续流左心室辅助装置植入术中,同期行三尖瓣手术,可在术后 2 年内有效防止三尖瓣反流恶化。当然,也有持不同观点的单中心研究,认为术后的三尖瓣反流与 RVF 没有明确关系,且 TVR 是不必要的。因此,还需要更多的研究来验证TVR 在 LVAD 植入后的效果,以及是否应该更积极地进行 TVR。

在开展国产 HeartCon 型 LVAD 多中心临床试验的过程中,泰达国际心血管病医院作为试验牵头单位,参与制订了详细的手术方案,其中就包括在 LVAD 植入术中常规同期行 TVR。术中采用 DeVega 成形法,将三尖瓣瓣环缩至 25~26mm(详见第四章第三节),该方法在所有参与试验的研究单位均得以采用。术中探查发现,所有受试者的三尖瓣瓣环均出现了不同程度的扩张,这也进一步证明了手术处理三尖瓣的必要性。文献中也有对三尖瓣采用置换、植入成形环等方式进行处理的,也取得了较为满意的效果。与这些方法相比,DeVega 法对体外循环和主动脉阻断时间的影响更小,效果相近,在实际应用中更为便捷。

泰达国际心血管病医院除了通过外科手术进行 TVR 外,术中体外循环采用平衡超滤的方法,在维持循环稳定的前提下,将组织间隙内的水分滤出,对于预防术后容量负荷过重、预防术后右心功能不全也有积极的作用(参见第四章第二节)。

七、术后右心功能不全的预防与处理

1. 术后左右心平衡的调整　在 LVAD 参数的调整上,应明确 LVAD 是"辅助"而非"取代"左心室的功能。过高的泵速、过度的左心室卸负荷,不仅会增加发生吸壁的风险,而且还会影响室间隔的运动与位置、影响右心室的功能。因此,在实际工作中,泰达国际心血病医院医疗团队倾向于降低血泵的泵速,只要能够维持 LAP 比 CVP 大 2~3mmHg、MAP 65~70mmHg、尿量正常即可。不同的心室辅助装置产品,应根据各自设定的泵速范围,设定能够维持血流动力学稳定的最低泵速。

2. 右心功能不全的药物治疗　为避免右心功能在术后发生恶化,尤其是对于通过评估判断为术后发生 RVF 高风险的患者,术后仍应积极使用药物对前负荷进行优化。对于 PAP 较高的患者,除使用吸入 NO、口服磷酸二酯酶抑制剂(如西地那非)外,为尚未脱离呼吸机的患者调整呼吸机参数,也可有助于降低右心室后负荷。为改善右心室的心肌收缩力,必要时可应用正性肌力药物,如米力农、多巴酚丁胺等。

3. 其他机械循环支持或心脏移植　如果通过调整血泵参数、药物治疗,仍无法有效改善右心功能,可考虑为患者行临时机械循环辅助,如 V-A ECMO 或 Impella,或将 LVAD 改为双心室辅助。但是双心室辅助的管理难度,要远高于单纯的左心室机械循环辅助,其原因不仅仅是两个血泵的平衡与流量管理,还在于此类患者的病情要比使用 LVAD 的患者更重。国外也有为患者植入全人工心脏(如 SynCardia、Carmat)的案例。我国目前还没有上市可应用的全人工心脏,如果患者的 RVF 在综合治疗后仍无好转,应尽快安排患者行心脏移植。

(郭志鹏　王正清)

参考文献

[1] DANG N C, TOPKARA V K, MERCANDO M, et al. Right heart failure after left ventricular assist device implantation in patients with chronic congestive heart failure[J]. J Heart Lung Transplant, 2006, 25 (1): 1-6.

[2] DRAKOS S G, JANICKI L, HORNE B D, et al. Risk factors predictive of right ventricular failure after left ventricular assist device implantation[J]. Am J Cardiol, 2010, 105 (7): 1030-1035.

[3] BELLAVIA D, IACOVONI A, SCARDULLA C, et al. Prediction of right ventricular failure after ventricular assist device implant: systematic review and meta-analysis of observational studies[J]. Eur J Heart Fail, 2017, 19 (7): 926-946.

[4] ALI H R, KIERNAN M S, CHOUDHARY G, et al. Right Ventricular Failure Post-Implantation of Left Ventricular Assist Device: Prevalence, Pathophysiology, and Predictors[J]. ASAIO J, 2020, 66 (6): 610-619.

[5] KIRKLIN J K, PAGANI F D, KORMOS R L, et al. Eighth annual INTERMACS report: Special focus on framing the impact of adverse events[J]. J Heart Lung Transplant, 2017, 36 (10): 1080-1086.

[6] TAKEDA K, NAKA Y, YANG J A, et al. Timing of temporary right ventricular assist device insertion for severe right heart failure after left ventricular assist device implantation[J]. ASAIO J, 2013, 59 (6): 564-569.

[7] HADDAD F, HUNT S A, ROSENTHAL D N, et al. Right ventricular function in cardiovascular disease, part I: Anatomy, physiology, aging, and functional assessment of the right ventricle[J]. Circulation, 2008, 117 (11): 1436-1448.

[8] LORENZ C H, WALKER E S, MORGAN V L, et al. Normal human right and left ventricular mass, systolic function, and gender differences by cine magnetic resonance imaging[J]. J Cardiovasc Magn Reson, 1999, 1 (1): 7-21.

[9] WALKER L A, BUTTRICK P M. The right ventricle: biologic insights and response to disease: updated[J]. Curr Cardiol Rev, 2013, 9 (1): 73-81.

[10] SANTAMORE W P, GRAY L A, JR. Left ventricular contributions to right ventricular systolic function during LVAD support [J]. Ann Thorac Surg, 1996, 61 (1): 350-356.

[11] LO COCO V, DE PIERO M E, MASSIMI G, et al. Right ventricular failure after left ventricular assist device implantation: a review of the literature[J]. J Thorac Dis, 2021, 13 (2): 1256-1269.

[12] KORMOS R L, TEUTEBERG J J, PAGANI F D, et al. Right ventricular failure in patients with the HeartMate Ⅱ continuous-flow left ventricular assist device: incidence, risk factors, and effect on outcomes[J]. J Thorac Cardiovasc Surg, 2010, 139 (5): 1316-1324.

[13] HOUSTON B A, KALATHIYA R J, HSU S, et al. Right ventricular afterload sensitivity dramatically increases after left

ventricular assist device implantation: A multi-center hemodynamic analysis [J]. J Heart Lung Transplant, 2016, 35 (7): 868-876.

[14] LAHM T, MCCASLIN C A, WOZNIAK T C, et al. Medical and surgical treatment of acute right ventricular failure [J]. J Am Coll Cardiol, 2010, 56 (18): 1435-1446.

[15] GARAN A R, LEVIN A P, TOPKARA V, et al. Early post-operative ventricular arrhythmias in patients with continuous-flow left ventricular assist devices [J]. J Heart Lung Transplant, 2015, 34 (12): 1611-1616.

[16] SWEENEY M O, SHERFESEE L, DEGROOT P J, et al. Differences in effects of electrical therapy type for ventricular arrhythmias on mortality in implantable cardioverter-defibrillator patients [J]. Heart Rhythm, 2010, 7 (3): 353-360.

[17] WINTERHALTER M, ANTONIOU T, LOUKANOV T. Management of adult patients with perioperative pulmonary hypertension: technical aspects and therapeutic options [J]. Cardiology, 2010, 116 (1): 3-9.

[18] GUDEJKO M D, GEBHARDT B R, ZAHEDI F, et al. Intraoperative Hemodynamic and Echocardiographic Measurements Associated With Severe Right Ventricular Failure After Left Ventricular Assist Device Implantation [J]. Anesth Analg, 2019, 128 (1): 25-32.

[19] HATANO M, JIMBA T, FUJIWARA T, et al. Late-onset right ventricular failure after continuous-flow left ventricular assist device implantation: case presentation and review of the literature [J]. J Cardiol, 2022; 80 (2): 110-115.

[20] MATTHEWS J C, KOELLING T M, PAGANI F D, et al. The right ventricular failure risk score a pre-operative tool for assessing the risk of right ventricular failure in left ventricular assist device candidates [J]. J Am Coll Cardiol, 2008, 51 (22): 2163-2172.

[21] AISSAOUI N, SALEM J E, PALUSZKIEWICZ L, et al. Assessment of right ventricular dysfunction predictors before the implantation of a left ventricular assist device in end-stage heart failure patients using echocardiographic measures (ARVADE): Combination of left and right ventricular echocardiographic variables [J]. Arch Cardiovasc Dis, 2015, 108 (5): 300-309.

[22] CHRIQUI L E, MONNEY P, KIRSCH M, et al. Prediction of right ventricular failure after left ventricular assist device implantation in patients with heart failure: a meta-analysis comparing echocardiographic parameters [J]. Interact Cardiovasc Thorac Surg, 2021, 33 (5): 784-792.

[23] PUWANANT S, HAMILTON K K, KLODELL C T, et al. Tricuspid annular motion as a predictor of severe right ventricular failure after left ventricular assist device implantation [J]. J Heart Lung Transplant, 2008, 27 (10): 1102-1107.

[24] SOLIMAN O I I, AKIN S, MUSLEM R, et al. Derivation and Validation of a Novel Right-Sided Heart Failure Model After Implantation of Continuous Flow Left Ventricular Assist Devices: The EUROMACS (European Registry for Patients with Mechanical Circulatory Support) Right-Sided Heart Failure Risk Score [J]. Circulation, 2018, 137 (9): 891-906.

[25] SERT D E, KARAHAN M, AYGUN E, et al. Prediction of right ventricular failure after continuous flow left ventricular assist device implantation [J]. J Card Surg, 2020, 35 (11): 2965-2973.

[26] FITZPATRICK J R, 3RD, FREDERICK J R, HSU V M, et al. Risk score derived from pre-operative data analysis predicts the need for biventricular mechanical circulatory support [J]. J Heart Lung Transplant, 2008, 27 (12): 1286-1292.

[27] ATLURI P, GOLDSTONE A B, FAIRMAN A S, et al. Predicting right ventricular failure in the modern, continuous flow left ventricular assist device era [J]. Ann Thorac Surg, 2013, 96 (3): 857-863.

[28] LOFORTE A, MONTALTO A, MUSUMECI F, et al. Calculation of the ALMA Risk of Right Ventricular Failure After Left Ventricular Assist Device Implantation [J]. ASAIO J, 2018, 64 (6): e140-e147.

[29] PIACENTINO V, 3RD, WILLIAMS M L, DEPP T, et al. Impact of tricuspid valve regurgitation in patients treated with implantable left ventricular assist devices [J]. Ann Thorac Surg, 2011, 91 (5): 1342-1346.

[30] NAKANISHI K, HOMMA S, HAN J, et al. Prevalence, Predictors, and Prognostic Value of Residual Tricuspid Regurgitation in Patients With Left Ventricular Assist Device [J]. J Am Heart Assoc, 2018, 7 (13): e008813.

[31] KUKUCKA M, STEPANENKO A, POTAPOV E, et al. Impact of tricuspid valve annulus dilation on mid-term survival after implantation of a left ventricular assist device [J]. J Heart Lung Transplant, 2012, 31 (9): 967-971.

[32] HAYASHI H, NAKA Y, SANCHEZ J, et al. Influence of Atrial Fibrillation on Functional Tricuspid Regurgitation in Patients

With HeartMate 3［J］. J Am Heart Assoc, 2021, 10（3）: e018334.

［33］PIACENTINO V 3RD, TROUPES C D, GANAPATHI A M, et al. Clinical impact of concomitant tricuspid valve procedures during left ventricular assist device implantation［J］. Ann Thorac Surg, 2011, 92（4）: 1414-1418.

［34］IMAMURA T, NARANG N, NNANABU J, et al. Hemodynamics of concomitant tricuspid valve procedures at LVAD implantation［J］. J Card Surg, 2019, 34（12）: 1511-1518.

［35］HAN J, TAKEDA K, TAKAYAMA H, et al. Durability and clinical impact of tricuspid valve procedures in patients receiving a continuous-flow left ventricular assist device［J］. J Thorac Cardiovasc Surg, 2016, 151（2）: 520-527.

［36］NAKAZATO T, YOSHIOKA D, TODA K, et al. Impact of tricuspid regurgitation on late right ventricular failure in left ventricular assist device patients~can prophylactic tricuspid annuloplasty prevent late right ventricular failure［J］. J Cardiothorac Surg, 2021, 16（1）: 99.

［37］BREWER R J, CABRERA R, EL-ATRACHE M, et al. Relationship of tricuspid repair at the time of left ventricular assist device implantation and survival［J］. Int J Artif Organs, 2014, 37（11）: 834-838.

［38］PIACENTINO V, 3RD, GANAPATHI A M, STAFFORD-SMITH M, et al. Utility of concomitant tricuspid valve procedures for patients undergoing implantation of a continuous-flow left ventricular device［J］. J Thorac Cardiovasc Surg, 2012, 144（5）: 1217-1221.

第五节　术后其他情况与姑息治疗

一、术后其他情况

（一）肾损伤

1. 概述　在接受心脏手术的患者中,急性肾衰竭（acute renal failure, ARF）或急性肾损伤（acute kidney injury, AKI）的发生率高达 30%。其中需要透析的 ARF 约占 1%。肾损伤的发生与高致死率、更复杂的住院过程和更高的感染并发症的发生相关。术后血清肌酐轻度升高与潜在的生存率降低相关。发生需要透析的 ARF 的大多数患者需要持续肾透析,导致长期死亡率与并发症发生率明显增加。

虽然体外循环、重症监护和血液透析技术有所发展,但是 ARF 导致的死亡率和并发症发生率并没有明显改观。ARF 的发生与体外循环手术种类有关:标准的冠状动脉旁路移植术（coronary artery by-pass grafting, CABG）ARF（约 2.5%）和需要透析的 ARF（约 1%）的发生率最低;瓣膜手术 ARF（2.8%）和需要透析的 ARF（1.7%）的发生率较高;CABG 联合瓣膜手术 ARF（4.6%）和需要透析的 ARF（3.3%）的发生率更高;LVAD 植入术后患者 ARF（4.2%）和需要透析的 ARF（2.5%）的发生率与其他心脏手术相比,处于较高水平。

依据 ARF 的定义及研究所定义的术后时间（出院或 30 天死亡率）的不同,其平均致死率介于15%~30%。在需要透析的 ARF 患者中,所有的研究致死率均高达 60%~70%。血清肌酐轻度增加便可导致明显的死亡率增加。Lassnigg 等的研究显示血清肌酐升高 <0.5mg/dl 的患者 30 天死亡率为肌酐正常患者的 2.77 倍,肌酐升高 >0.5mg/dl 的患者 30 天死亡率为肌酐正常患者的 18.64 倍。体外循环后发生 ARF 同样影响远期死亡率,远期死亡率的增加与出院后肾功能是否恢复无关。体外循环后发生 ARF 的患者与无肾损伤的患者相比,1 年时死亡的相对风险（relative risk, RR）为 4.6。需要透析的 ARF 患者通常是透析依赖性的,64% 需要永久性透析治疗,且 1 年生存率仅有 10%。ARF 的进展和死亡之间的关联性涉及很多因素,包括一些与血液透析直接相关的因素（血流动力学不稳定、导管相关性感染、心室逸搏和内脏缺血）,以及与 ARF 相关的免疫失调、血小板功能障碍及其他尚不十分明确的相关因素等。

LVAD 植入术与其他类型心脏手术类似,同样需要体外循环。术前肾功能异常,即肾小球滤过率

（glomerular filtration rate，GFR）<60ml/（min·1.73m²），与急性肾损伤/急性肾小管坏死发生率增加和LVAD放置后1年生存率降低有关。INTERMACS分级≤3,预示肾功能不良。

LVAD植入术后患者的肾功能不全有其自身特点,LVAD植入术后患者的其他肾脏相关综合征在这种新的、未经研究的生理学中值得关注,其特征在于具有高舒张压和低收缩压的最小搏动血流及低度的连续溶血。术后纵隔和心脏压塞是患者突然少尿的原因。流入道血栓或血管翳、流入管或流出管扭曲引起血流减少导致心输出量减少及急性或亚急性大量血红蛋白尿可导致AKI。

研究表明术后急性肾损伤/急性肾小管坏死的术前相关特征为：使用血管紧张素Ⅱ转换酶抑制剂或血管紧张素Ⅱ受体阻滞剂、肾脏大小<10cm、年龄较大、左心室小、舒张功能障碍伴CVP高,均可能出现右心衰竭和已知的与慢性肾病相关的舒张功能障碍。通过连续观察100例连续流LVAD植入术后患者,Borgi及其同事未发现术后急性肾损伤/急性肾小管坏死与术前糖尿病、高血压或肾功能不全之间存在统计学显著相关性。

手术和围手术期风险因素包括：体外循环时间[（122±55）分钟 vs.（78±17）分钟]延长、术中出血量和输血量大（>1L）及需要再次手术均会增加术后急性肾损伤/急性肾小管坏死的风险。术后急性肾损伤/急性肾小管坏死与高死亡风险相关,但死亡常发生在出现AKI/ATIN第一年后,因此术后第一年生存率不受术后急性肾损伤/急性肾小管坏死的影响。

连续流LVAD的放置通常有利于术后肝肾功能的恢复,特别是对于（但不限于）术前轻度肾功能不全的患者（肌酐水平为1.4~1.9mg/dl）。尽管在连续流LVAD植入术后近期GFR有所恢复（通过血清肌酐监测），但观察到部分患者远期（即植入后>1年）GFR出现下降（血清肌酐增加）。这种下降的原因尚不清楚,可能的原因包括植入时肌肉质量低,随后肌肉质量的增加,持续（尽管不太强烈）神经体液和炎症细胞因子的刺激,以及慢性高舒张灌注的"新生理学"引起的高血压损伤。动物和人体研究表明,暴露于连续流LVAD后动脉壁会有异常的炎症反应。值得注意的是,较高泵速下会出现低度连续溶血,会导致慢性血红蛋白尿、一氧化氮可用性降低和周围炎症引起的氧化应激（有学者在绵羊模型的肾微血管系统中发现了微栓子）。

2. LVAD植入术后AFR的预防 目前临床上对急性肾衰竭除行肾脏替代治疗（renal replacement therapy，RRT）外,尚缺乏行之有效的能够缩短急性肾衰竭病程的治疗方法,因此对AKI早期预防非常重要。临床上,应早期进行AKI风险评估,对于存在AKI高危因素者和易感者应积极采取以下措施：尽可能停用所有肾毒性药物;确保维持合适的容量状态和灌注压;考虑功能性血流动力学监测;监测血肌酐和尿量;避免高糖血症;尽量采用其他方法替代造影检查。针对AKI的不同病因,采取不同的预防方法。

（1）缺血性AKI的预防：缺血性AKI是由各种原因导致的全身血容量不足、肾脏低灌注引起的,也是医源性AKI的常见原因。因此采取措施补充血容量、迅速改善肾脏的血供是必须首先考虑到和做到的。但在临床上我们又很难做到正确评估血容量,肾血流量更是无法监测。这就要求每位临床医师对患者的病情做到充分细致地观察,通过血压、中心静脉压、容量指标等血流动力学指标及血乳酸、pH、中心静脉血氧饱和度等灌注的变化,对患者的血容量及全身灌注情况做出正确的评估,及时补充血容量,改善肾脏灌注,防止缺血性AKI的发生。

（2）药物性AKI的预防：药物对某些患者更易于引起肾损伤,如老年人、肾功能不全、血容量不足者。另外,某些药物本身就具有肾毒性。对于上述患者用药前应评估危险因素。

1）患者相关危险因素：所有致肾损伤药物共有的患者相关危险因素包括年龄>60岁、潜在的肾功能不全[如GRF<60ml/（min·1.73m²）]、血容量不足、多种肾毒性药物联用、糖尿病、心力衰竭和全身感染。

2）药物相关危险因素：一些药物本身就有肾毒性,另一些则是剂量依赖性或与治疗时间延长相关。多种肾毒性药物联用可导致协同作用,增加肾损伤危险。在住院患者中,造影剂肾病是造成急性肾衰竭的第三个主要原因。

一般预防措施包括：尽可能使用等效但没有肾毒性的药物、校正肾毒性的危险因素、开始治疗前评估基础肾功能、根据肾功能调整用药剂量、避免肾毒性药物联用。

对于使用造影剂的患者,通过水化、碱化尿液及预防性应用 N-乙酰半胱氨酸等措施,可明显减少造影剂引起的急性肾损伤。造影剂一般为小分子物质,具有低脂溶性、低化学活性及低蛋白结合率,能经肾脏快速排泄,半衰期一般为 1~2 小时。因此,造影剂容易被血液净化所清除。单纯血液透析可清除循环中 60%~90% 的造影剂,但目前研究认为预防性血液透析并不能有效降低造影剂相关 AKI 的发生率,这可能与血透导致血容量降低,造成肾脏缺血有关,因此不推荐进行预防性血液透析。有研究证实连续性血液滤过 / 血液透析滤过可有效预防高危患者造影剂相关 AKI 的发生,特别是显著减少大剂量使用造影剂后发生 AKI 的可能性,改善院内及远期效果,其原因可能与血液滤过的血流动力学更稳定,可快速有效清除造影剂,还可高容量水化,减轻肾损伤有关。由于血液滤过费用高昂,尚不推荐作为常规预防造影剂相关 AKI 的方法,但对已经存在慢性肾病的高危患者,可考虑在使用造影剂后立即采用连续性血液滤过来清除造影剂,预防 AKI 的发生。

任何时候,尽可能在使用肾毒性制剂前对患者的容量状态进行评估和纠正。当使用诸如血管紧张素转化酶抑制剂、血管紧张素Ⅱ受体阻滞剂和非甾体抗炎药等可以导致显著容量不足患者的肾脏血流动力学改变的药物时尤其如此。建立医师和药剂师之间的良好协作系统,可能会降低高危患者使用肾毒性药物的危险。

（3）全身感染所致 AKI 的预防:全身严重感染所致急性肾损伤发生机制复杂,主要涉及血流动力学变化及内毒素诱发的复杂的炎症和免疫损伤。从预防措施上也应从这两个方面着手。

在血流动力学方面,严重感染可引起全身有效血容量不足等与缺血性 AKI 类似的情况,因此正确评价患者的容量情况,及时改善全身的低灌注,有助于减少和减轻严重感染所致 AKI。可采取早期目标指导治疗,即在严重感染和感染性休克发生的 6 小时内积极复苏,使中心静脉压(CVP)、平均动脉压(MAP)、中心静脉血氧饱和度(ScvO₂)及血细胞比容(HCT)分别达到所规定的目标,可通过改善全身灌注达到减少和减轻严重感染所致 AKI 的效果。

一些学者发现在高动力状态下,严重感染和感染性休克患者的肾血流量并不下降,甚至升高,但仍能发生急性肾损伤。因此,对于高动力感染性休克,虽然流量灌注并没有降低,但存在压力灌注明显降低,提高感染性休克患者的平均动脉压至 65~70mmHg,可减少 AKI 的发生。但进一步将平均动脉压提高至 80mmHg 以上,并不能降低感染所致 AKI 的发病率。

在阻断炎症反应方面,20 世纪 90 年代曾涌现很多针对控制炎症反应的炎性细胞因子单克隆抗体的研究,但大多数的临床研究以失败告终。提示单纯阻断一两个炎症介质并不能控制复杂的炎症反应网络,难以改善严重感染的死亡率。

3. 治疗管理　进行 LVAD 手术通常需要体外循环。与所有心血管手术一样,将体外循环时间限制在 90 分钟以内可以帮助预防术后 AKI 的发生。围手术期 >500~1 000ml 的失血和输血伴随着 AKI 风险的增加。LVAD 植入后右心功能不全是术后 AKI 的常见危险因素,尤其是对于术前肺动脉高压较重的患者,风险更高。右心衰竭可能受到 LVAD 本身的影响。室间隔向左移位对右心功能产生不利影响。这取决于 LVAD 泵速及其对左心室解剖结构的影响。理想情况下,为了保护室间隔,泵速调节至左心室轻度扩张伴主动脉瓣每次心搏都打开即可。泵血流量增加的高静脉回流可能使右心室进一步超负荷并导致心室扩张,尤其是在肺动脉压和心输出量没有同时降低的情况下,最终的结果是右心室衰竭、中心静脉压和肾静脉压增加。这种结果因慢性心力衰竭中常见的三尖瓣反流而进一步复杂化,特别是在术前肺动脉(PA)压力高的患者中。

LVAD 植入术后患者血压较低伴右心衰竭、中心静脉压和肾静脉压升高。血压低的原因包括使用镇静镇痛药、血管扩张性正性肌力药和肺血管扩张剂。由于连续流泵不能在高压下泵血,因此重要的是保持足够高的体循环压力以提供足够的肾灌注,同时要考虑到高静脉压的不利影响,但应注意不要将体循环压力增加到足以降低连续流泵的输出。

　　术后近期 PA 压力的目标是 <45mmHg，目标 CVP 最初为 <12mmHg，一旦患者血流动力学稳定降至 10mmHg 以下，通常需要米力农支持右心功能并降低 PA 压力。在低 GFR 影响米力农清除的患者中，药物积聚可能导致全身和肾脏灌注压降低。对于 GFR 低［<30~40ml/（min·1.73m^2）］或尿量少［<0.5ml/（kg·h）］的患者，可将米力农剂量降至 <0.25μg/（kg·min）。对液体超负荷、肺充血和右侧高充盈压的患者使用袢利尿剂，同时减少液体摄入量。给予低剂量袢利尿剂，同时监测患者的反应和血压，然后将袢利尿剂剂量调整至更高的间歇剂量或连续滴注。对于没有反应的患者，应进行多学科会诊确保没有其他原因导致低肾灌注压［如过度使用镇静镇痛药、血管扩张剂（如米力农）及心脏压塞］。缺乏反应可能表明右心功能不佳或需要增加 LV 输出，可能会需要心脏病专家调整泵速。这些调整可以在超声心动图或 PA 导管引导下进行。我们发现有用的下一步是添加远端肾小管阻滞剂（通常是氯噻嗪静脉注射 250~500mg）。但需要注意，袢利尿剂和远端肾小管阻滞剂会引起碱中毒和低钾血症。

　　从肾脏角度来看，理想的术后值包括：CVP<10mmHg；PAP<45mmHg；调整 LVAD 以使瓣膜开放；MAP 控制在 70~80mmHg；维持液体平衡。尿量的突然减少应首先怀疑出血，尤其是伴有功能性填塞的纵隔出血或进入胸膜腔伴心输出量或 MAP 突然降低；其次是心脏压塞，心脏压塞通常会导致中心静脉压升高，偶尔变化很小，但即使在 PA 压力和 CVP 微小变化时也可导致低尿量；再次是右心功能障碍，右心功能障碍始终是导致尿量减少的一个考虑因素，通常通过调整正性肌力药物用量或泵速可以有效缓解。由于这些原因导致尿量减少的患者可能需要再次手术治疗出血和心包减压或放置右心室支持装置进行治疗。

　　如果上述措施不能改善患者的病情，则必须行肾脏替代治疗，临床上更倾向于使用连续性肾脏替代治疗，这样可以进行更多的连续超滤调节并具有良好的清除率，且能最大限度地避免对循环的干扰。

　　已经存在或与疾病相关的营养不良是导致 AKI 患者病死率高的重要原因之一。营养不良和营养治疗是影响 AKI 患者预后的重要因素，并与患者的生活质量、病死率和疾病进展息息相关。因此，营养治疗已经被认为是 AKI 治疗的重要组成部分。AKI 患者的营养治疗有许多特殊性：①由于 AKI 存在不同程度的高分解、高代谢，AKI 病程中会出现多种代谢紊乱，包括水、电解质、酸碱紊乱，蛋白质、碳水化合物、脂类、维生素和微量元素的代谢紊乱。②由于肾功能障碍不能有效排泄代谢产物，不适当的营养支持会增加血尿素氮，加重尿毒症。③肾脏替代治疗对营养物的代谢亦会产生重要影响。AKI 患者的能量消耗一般不超过基础代谢的 1.3 倍，营养治疗方案的制订更多依赖于原发病的严重程度、先前的营养状态、AKI 相关的疾病所引起高代谢的程度、急慢性并发症及是否接受肾脏替代治疗。研究表明，对于存在 AKI 的高代谢患者，提供高能量［35kcal/（kg·d）］饮食较提供低能量［25kcal/（kg·d）］饮食并没有明显增加正氮平衡，却更易引起高血糖、高血脂和液体负荷量增加，所以建议测量或计算能量消耗，根据实际情况进行调整，实现个体化的营养治疗。

　　总之，急性肾衰竭是临床常见的一种疾病，它是由各种病因使肾脏的排泄功能在短期内迅速减低，出现尿量减少、血尿素氮及血肌酐水平迅速升高，并出现水、电解质及酸碱平衡失调等急性尿毒症症状。尽管急性肾衰竭已受到临床广泛重视，但在很长一段时间内尚缺乏统一的诊断标准，不同国家和地区对于急性肾衰竭的诊断标准多达数十个。诊断标准的非统一性，导致急性肾衰竭的流行病学研究结果不具有可比性，更加深入的研究还有待进行。

　　LVAD 植入手术与其他类型心脏手术比较，最大的不同是术后为平流循环，这与生理性搏动血流有很大不同。不过，在 LVAD 植入术后动物和人体实验期间观察到动脉自身产生搏动，称为自身外周动脉搏动，可达 40 次 /min。在体内，搏动血流仅仅表现于主动脉、大动脉和小动脉，并在毛细血管、静脉和其他循环系统微血管内消失。因此，正常搏动血流在器官终末水平并无表现。在实验中发现心脏诱颤消除生理性心脏搏动后，观察到动脉压表现有低度搏动现象。在其他研究中，通过长时间非搏动灌注观察发现自身外周动脉搏动的频率约为 40 次 /min。曾有推测认为该现象与外周血管收缩有关，与血管紧张度调控中枢的作用有关。一项非搏动双心室辅助研究指出该现象也可能由自主呼吸导致。平流血泵虽然与正常生理不同，但在长时间或永久支持时表现出良好的临床转归。国内近年来也在陆续开展 LVAD 的临床研究，相信在不久的将来会有更多翔实的数据来明确 LVAD 对患者肾功能的影响。

（二）主动脉瓣病变

在 LVAD 的支持下,患者有可能出现新发 AI,一方面由于再循环血液可导致患者全身灌注不足,另一方面左心室不完全卸载可能导致肺动脉高压而损害右心功能,通过超声心动图可对 AI 进行确诊和分级。

影响 AI 发生和发展的因素有:高龄、主动脉瓣持续关闭不全、LVAD 支持时间和女性。推荐使用超声心动图对主动脉瓣功能进行常规随访,当出现中度以上 AR 时,应考虑改变泵速以减轻 AI。治疗选择包括:心脏移植、生物瓣膜置换术、补片闭合或瓣膜修复术。TAVI 已被证明对再次手术风险过高的患者有效。

正常的主动脉瓣功能是发挥 LVAD 功能的关键。当主动脉瓣出现病变时,会导致 LVAD 血流动力学支持效率低下,在术后随访中需要特别注意。因 LVAD 辅助引起的主动脉瓣持续关闭、瓣区血流淤滞和流速异常,还可能引起主动脉瓣膜不同程度的狭窄甚至融合,或者出现主动脉根部血栓。当 LVAD 植入术的目的是作为心脏移植的桥接治疗或最终治疗时,主动脉瓣狭窄或融合对患者影响甚微。当 LVAD 被用作心肌恢复的桥接治疗时,这种情况将会有严重影响。另一个潜在并发症是进行性 AI。LVAD 植入术后的一段时间内由于主动脉瓣压力梯度增加和恒定的反向压力,AI 可能会逐渐加重。为了防止 AI 出现,可通过调整 LVAD 参数来促进主动脉瓣间断开放。诊断 AI 的首选检查为超声心动图。心电门控多排螺旋 CT 可辅助判断主动脉瓣瓣膜增厚程度、计算主动脉瓣口面积和评估主动脉瓣狭窄程度,也可通过全期相重建观察主动脉瓣的动态变化。本研究中心分析了 1 例 LVAD 植入术后患者的影像学检查资料,术前超声心动图发现患者存在主动脉瓣瓣叶退变,但 CT 上未见明确钙化;而术后瓣膜长期处于关闭状态,术后 6 个月时同一位置 CT 检查发现瓣叶钙化,由此说明 LVAD 相关的主动脉瓣病变需要通过 CT 和超声心动图等影像技术综合判断。

（三）其他

1. 胸痛　部分患者术后会出现胸痛症状,多见于体形偏小的女性患者,胸部 X 线片、超声及感染指标检查常无阳性发现。注意除外术后局部胸膜炎症或局部心包炎的可能,可口服或局部给予镇痛药物。此外,建议患者咨询心理科专家意见,进行心理评估,除外心理因素所致疼痛。

2. 设备故障　既往研究表明超过 60% 的设备故障由电池、控制器和导线故障引起。导线系统损坏导致设备功能异常比较罕见,但可危及生命。常见原因为:①偶然机械撞击造成导线断裂;②由于体重增加造成体型改变对导线形成持续拉力是一个危险因素;③控制包掉落或患者跌倒意外拉动导线,也可能造成导线损坏。对于部分心理状态不稳定的患者,也有故意切断或断开导线与控制器连接的风险。多数断裂导线可进行简单修复。如果受损导线无法修复,则需要进行泵移除或更换,甚至紧急行心脏移植,否则可能导致患者死亡。

3. 人工血管狭窄　人工血管狭窄是少见的 LVAD 植入术后并发症。人工血管狭窄的临床表现包括泵流量下降和心力衰竭症状复发。人工血管受外部压迫或内部血栓形成都会导致流出管腔狭窄。为了预防组织粘连,外科常采用包裹流出管的技术。如果血浆和血液成分漏入人工血管和包裹材料的间隙,漏出物可能会聚积形成血栓纤维素物质,这些物质聚积将形成人工血管的外部压迫,导致管腔狭窄。此外,人工血管扭结或弯曲、手术部位的主动脉粥样硬化、主动脉纤维化改变或人工血管流出部位血栓形成也是流出道阻塞的常见原因。CT 血管造影可以评估人工血管狭窄的部位和程度。

人工血管狭窄通常需要外科手术治疗,特别是存在人工血管打折时。近年来,经皮介入治疗人工血管狭窄已有报道。支架植入后长期效果如何,是否优于外科手术治疗,还需要进一步观察,需要更多的长期随访数据。

为早期发现和评估 LVAD 植入术后不适或并发症,有关建议如下。

（1）建议门诊管理应包括定期评估和检查设备的技术参数,以及所有外部部件及其连接。

（2）有临床症状的泵故障,建议紧急医疗救治患者,并转到 LVAD 植入中心。

（3）建议定期拍摄腹部 X 线片监测评估装置的内部组件。

（4）如果装置的外部部件损坏,建议技术人员进行修复,手术小组应同时做好手术准备。

（5）如果有泵流量报警,建议评估是否存在泵血栓形成。

（6）在泵流量下降和心力衰竭复发时,建议对流出道人工血管、泵体和流入套管进行技术和临床方面的诊断性检查。

（7）在泵后（流出道）血栓形成的情况下,可以考虑支架植入术。

（8）如果胃肠道出血反复发作,应考虑停用血小板抑制剂,同时评估可能影响胃肠道出血风险的其他致病因素。

（9）发生急性神经功能异常时,建议使用 CT 扫描进行紧急神经影像学检查。

二、姑息治疗

对于接受 LVAD 治疗患者的最佳护理方案,尤其是对于作为终点治疗的患者,必须包括全面的姑息治疗计划。当延长生命的治疗可能带来更多的痛苦而不是获益时,姑息治疗应该关注患者的生活质量及其意愿。

照顾终点治疗的患者比照顾心脏移植候选者或心脏移植后患者更困难。一些终末期心力衰竭的特殊因素（如老年相关的合并症、终末器官损害、认知障碍、虚弱和有限的社会支持等）与机械循环支持失败和机械循环支持相关并发症（如出血、感染和脑卒中）的风险混杂在一起。因此,LVAD 植入术后患者常存在反复住院及其照顾者高倦怠率的情况。姑息治疗需要多学科合作,一方面是患者和护理人员之间的合作,另一方面是社区医院、LVAD 团队和姑息治疗专家之间的流畅沟通。

姑息治疗计划应在植入 LVAD 之前开始,并在整个支持期间持续进行。对于 LVAD 植入术后患者姑息治疗的主要目标是症状管理、关注社会心理和精神问题。在评估以 LVAD 植入为终点治疗的患者时,应该与患者和护理人员对疾病的预期、目标和姑息治疗的倾向进行讨论,形成一个全面的姑息治疗计划。该计划应在术前制订并提供给所有相关方,重点关注机械支持治疗的撤回条件或相关药物（如抗凝药物）。姑息治疗计划在必要时应重新评估,因为患者对积极治疗的接受态度可能会改变。

多种因素引起的疼痛常影响患者骨骼肌功能,长期 LVAD 治疗也可加重疼痛。对于疼痛管理,阿片类药物比非甾体抗炎药更好,因为后者可影响患者的肾功能和容量状态,并增加胃肠道出血的风险。焦虑和抑郁等情绪障碍也很常见,无论是药物治疗还是其他治疗,都可能需要心理学专家的介入。因为患者可以直接操作生命支持设备,在这种情况下,患者可能存在自杀的风险。HF 姑息治疗单中心（PAL-HF）试验表明,与传统治疗相比,晚期 HF 患者的跨学科姑息治疗可提供更好的生活质量和心理状态,更少的焦虑和更低的抑郁风险。

提供姑息治疗的医护人员必须充分了解关闭 ICD 除颤功能、减少 VAD 报警、停止 VAD 工作的操作,并且熟悉患者自身心功能情况,并接受专门培训,从而可以估计患者停止心室辅助后的存活时间。

（张云强　王　浩）

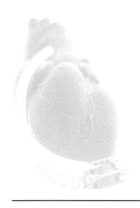

第八章
左心室辅助装置相关的
其他管理策略

第一节　左心室辅助装置循环支持下
其他脏器手术的围手术期管理策略

LVAD 循环辅助已成为难治性终末期心力衰竭患者心脏移植过渡期或终点治疗的公认策略。随着 LVAD 植入术后患者数量和辅助时间的增加,越来越多的带泵患者需要进行非心脏手术。因不熟悉 LVAD 辅助患者的循环生理、治疗原则等,这些患者对非心脏专业的医务工作者提出了许多挑战。本节从 LVAD 辅助后循环生理情况、评估,抗凝方案调整,以及麻醉、监护、术式、多学科评估等方面讨论 LVAD 或 MCS 支持下其他脏器手术的围手术期管理策略。

一、左心室辅助装置植入后对循环生理的影响

LVAD 是血液从左心房或左心室(取决于流入道的位置)流向主动脉的替代路径。现代 LVAD 以连续流装置居多,由血泵、经皮导线、外部电源和系统控制器组成。血泵由一个流入道、一个叶轮和一个流出道组成,流出道通常为血管移植物,负责将血液输送到主动脉。在整个心动周期中,LVAD 连续地从左心室输送血液到达主动脉,推动体循环。血流是连续的,但不是恒定的。LVAD 的输出量取决于前负荷、后负荷和泵速。在这方面,现代 LVAD 的输出类似于正常心脏,但有一个显著例外,即泵速是固定的,与心室收缩功能的正常自身调节不同,泵速不随负荷条件而改变。从概念上讲,尽管泵的设计存在显著差异,但轴流和离心式 LVAD 的血流生理学非常相似。

1. 泵压差和压力 - 流量曲线　血泵压差是左心室压力和主动脉压力之间的差值。连续流 LVAD 产生的流量与泵压差呈反向关系。泵压差和泵流量之间的关系可以通过压力 - 流量曲线来说明。压力 - 流量曲线是一组基于泵速的曲线,同基于心脏收缩力的 Frank-Starling 心脏功能曲线类似。轴流泵和离心泵之间的曲线有所不同,离心泵的压力 - 流量曲线更平坦,不同离心泵之间的差异也有细微差别。当泵压差在收缩期和舒张期之间变化时,泵流量也随之产生不同程度的改变,一般在收缩期最大,舒张期最小。在 LVAD 循环辅助状态下,心脏收缩期的泵血流由心脏固有收缩 + 血泵共同驱动,但舒张时的泵流量主要反映血泵的工作状态。离心泵中较平坦的压力 - 流量曲线导致心室收缩和舒张时的流量波动较大,从而造成在心动周期中,随着左心室压力的变化泵流量产生较大的波动。有关详细内容请参见本书第二章第四节相关部分。

与轴流泵相比,离心泵的压力 - 流量曲线更平坦,这将导致泵压差较高,在收缩期和舒张期之间(假

设体动脉血压不变）流量变化更大；与轴流泵相比,对于给定的泵流量变化,离心泵的泵压差变化较小,这可能会降低血泵吸壁事件发生的风险。

2. 前负荷与后负荷 在特定的泵速下,LVAD 的输出量取决于前负荷,并对后负荷敏感。前负荷和后负荷在正常循环和 LVAD 辅助循环中相互作用,从而对心输出量或泵流量的变化产生影响。在正常心脏,心输出量随着前负荷的增加而增加,但对后负荷的增加相对不敏感。相比之下,以 HeartMate Ⅱ 为例,LVAD 随着前负荷和 / 或后负荷的减少,泵流量可迅速下降,导致 LVAD 对不同负载条件下的相应流量变化不均匀。与正常心脏相比,连续流 LVAD 的异常前负荷反应和过度后负荷敏感性,可能会限制对泵流量和 / 或运动状态下总心输出量的反应。

泵压差和压力 - 流量曲线反映了 LVAD 装置对后负荷的敏感性（即随着压力的增加,输出量降低）。正常情况下,左心室的后负荷敏感性估计为（0.03 ± 0.01）L/（min·mmHg）,而 HeartMate Ⅱ 和 HeartWare 的后负荷敏感性分别为 0.09L/（min·mmHg）和 0.12L/（min·mmHg）。因此,与正常心脏相比,LVAD 流量对动脉血压升高的敏感性是正常心脏的 3~4 倍。

前负荷是左心室充盈的函数,主要由容积状态 / 充盈压力和右心功能决定。与正常循环生理类似,右心系统必须提供足够的心输出量,才能维持左心室充盈和 LVAD 流量。LVAD 对前负荷有依赖（即流量随着前负荷的增加而增加）,但与正常循环生理相比 LVAD 对前负荷的依赖性较弱。Salamensen 等计算认为,人类心脏对前负荷敏感性的测量值为（0.213 ± 0.030）L/（min·mmHg）。Levine 等计算的心脏前负荷敏感性为 0.275L/（min·mmHg）。相比之下,连续流 LVAD 的前负荷敏感性估计约为正常心脏的 1/3。

上述连续流 LVAD 的压力 - 流量曲线也可确定血泵在低左心室和 LVAD 前负荷条件下（如低血容量或右心衰竭）的表现。低前负荷导致的心室压力降低会增加泵压差,从而导致泵流量减少。此外,离心泵中较平坦的压力 - 流量曲线即使在泵流量大幅下降的情况下也能保持相对固定的压差,因此在低流量条件下不会产生显著的吸入压力增加。相比之下,轴流泵的压力 - 流量曲线更陡峭,当流量减少时,泵产生的压差增加,心室压力下降会在泵的流入处产生更大的吸力。因此,在心室前负荷较低的情况下,轴流泵比离心泵更容易发生吸壁事件。

3. 脉压 LVAD 植入术后患者的脉压反映了 LVAD 与心血管系统之间的生理相互作用,因为它受左心室收缩力、前负荷和后负荷及泵速的影响。由于 LVAD 辅助产生连续性血流,舒张压和流量增加（尤其当泵速增加时）,而收缩压保持相对恒定,因此脉压随着泵速的增加而降低。

LVAD 辅助患者的主动脉瓣开放程度和搏动程度各不相同,主动脉瓣开放程度可有完全关闭、间歇性开放和完全开放,依此产生不同的搏动性或脉压。现有研究显示,主动脉瓣的开放程度、动脉血压的搏动性或脉压与泵的泵速和流量直接相关。增加泵速和 LVAD 流量会减少左心室容积,假设收缩力和后负荷不变,自然左心室的前负荷减少,左心室不能产生足够的压力来克服主动脉压力,主动脉瓣将无法打开。

4. LVAD 辅助后循环生理的评估 随着 LVAD 和全人工心脏的技术进步,能够依据患者血流动力学特点进行实时自动调节的智能化设备可能会取得重大进展,以更接近生理的方式应对 MCS 术后血流动力学状态的波动。然而,目前医护团队在术后即刻进行的床边血流动力学评估和干预往往对 LVAD 辅助患者的预后至关重要。依据泰达国际心血管病医院医疗团队的经验,LVAD 植入术后血流动力学的初步评估内容与优化参数如表 8-1-1 所示。

除以上常用血流动力学参数外,LVAD 植入术后患者的监护还需要注意装置相关参数的变化（表 8-1-2）,从而完整评估两者的相互作用,正确评价患者血流动力学状态。

LVAD 住院患者血泵参数通常显示在床旁的控制面板上,方便临床医护工作者实时监控和优化参数。LVAD 泵速是指设备叶轮的 RPM,通常是设备唯一可设置的运行参数。HeartMate Ⅱ 是一种轴流泵,通过旋转的桨片将血液从流入道输送到流出道；HeartWare 和国产 HeartCon 为磁液悬浮离心泵,通过高速旋转的离心作用将血液由流出道"抛出"。在这些装置中,设备可提供的最大流量均可达 10L/min,但临床常用泵速产生的最佳流量一般为 2.5~6.0L/min。泵功率以瓦特（W）为单位进行计算和显示,并随着泵的泵速

表 8-1-1　左心室辅助装置围手术期血流动力学参数

指标	界值	优化目标
心排血指数（cardiac index, CI）/（L·min⁻¹·m⁻²）	2.2	≥2.5
平均动脉压（mean arterial pressure, MAP）/mmHg	60~90	70~80
混合静脉氧（mixed venous oxygen, MVO）/%	>50	>70
中心静脉压（central venous pressure, CVP）/mmHg	≤15	5~10
肺动脉阻塞压（pulmonary artery occlusion pressure, PAOP）/mmHg	≤15	8~12
心律	—	窦性心律
乳酸/（mmol·L⁻¹）	<4	—
血红蛋白/（g·dl⁻¹）	—	≥10

注：在右心衰竭患者中，CVP 可能需要更高才能获得足够的前负荷。

表 8-1-2　左心室辅助装置参数和超声心动图参数

观察指标		HeartMate Ⅱ	HeartWare	HeartCon
泵参数	泵速/RPM	8 000~10 000	2 400~3 200	2 000~3 400
	泵流量/（L·min⁻¹）	2.5~7.0	2.5~7.0	4~10
	泵功率/W	4~9	2.5~8.5	1.5~10
	搏动指数	3.5~5.5		
	搏动波形/（L·min⁻¹）		>2~4	
心脏超声参数	室间隔位置	中线		
	左心室内径	LVED 降低 20%~30%		
	右心功能	>45%		
	主动脉瓣开放情况	完全开放或 2~3 个收缩期开放 1 次		
	主动脉瓣	微少量反流		
	二尖瓣			
	三尖瓣	微量		
	心包积液			

和容积或流经泵的流量而变化。目前，控制面板所显示的流量均为估算值，是泵速、泵功率和/或血细胞比容等通过算法计算产生的，并非直接测量的结果。

LVAD 流量的直接测量法是通过超声心动图测量血泵流出道流量。超声心动图的另一关键作用是评估室间隔位置。图 8-1-1 显示了 LVAD 植入后室间隔位置的正常或异常状态，其最佳状态是位于两个心室之间的中线。当室间隔位于中线时，通常提示 LVAD 速度和流量在所需范围内，左心室的前负荷和后负荷适应装置。除此之外，当室间隔位于中线时，LVAD 速度和流量通常有助于维持最佳的右心功能。如果 LVAD 流量过高，室间隔会向左侧移位，右心室腔扩大，导致室间隔产生的收缩力减小，右心功能降低，同时也会影响三尖瓣的几何形状（环形扩张和腱索张力）和乳头肌功能。如果 LVAD 流量过低，则左心室排空不足，从而导致左心室扩大，室间隔向右侧移位，同样会损害室间隔对右心室的收缩作用。

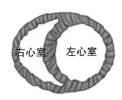

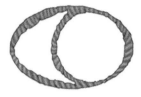
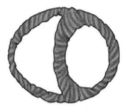
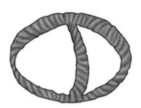

| 心脏功能正常状态 | 室间隔向右移位，
双心室扩大（卸载不足） | 室间隔居中
（LVAD泵速、流量适宜） | 左心室抽吸
（LVAD泵速过高） |

图 8-1-1　左心室辅助装置植入术后不同情况下超声心动图所示室间隔位置示意

RV：右心室，LV：左心室。

除以上两种情况外，室间隔向左侧移位也可能是右心室容量超负荷的信号，容量负荷过重的右心室实质上是将室间隔向左"推"。LVAD 驱动的循环流量增加可能导致血液输送的压力和容量高于右心室泵入肺循环的压力和容量，这被认为是 LVAD 植入后导致右心功能衰竭的原因。LVAD 植入后右心功能衰竭是常见且严重的并发症之一，右心室过度扩张可减少右心室壁的灌注，从而产生缺血性损伤。

超声心动图检查时，还需要注意 LVAD 流入管的位置应指向二尖瓣方向，以允许线性血流通过，同时避免吸壁的发生。主动脉瓣开放情况也是评估的要点之一，以泰达国际心血管病医院 LVAD 医疗团队的经验，主动脉瓣完全开放或 2~3 个收缩期开放一次可降低术后主动脉瓣关闭不全、主动脉瓣融合或胃肠道出血并发症。且在维持循环需要的情况下，当 LVAD 速度足够低时，心室内会积聚足够多的血液，通过主动脉瓣排出，从而与 LVAD 共同工作，产生"并联"搏动性血流，这有助于最大限度地降低主动脉瓣处或瓣上血栓形成的风险，而且更符合血流生理学。

二、其他脏器手术的围手术期管理策略

LVAD 应用之初的目的是作为心脏移植前的过渡治疗方案，但随着技术的进步，LVAD 现在被广泛应用于终末期心力衰竭患者的长期治疗。随着 LVAD 技术的发展，越来越多的终末期心力衰竭患者生存率得到提高，1 年生存率可达到 80% 以上，LVAD 植入术后患者随访期间非心血管病事件发生的可能性也因此增加，其中部分患者需要接受其他器官手术治疗。这部分需要非心脏手术的 LVAD 植入术后患者，其围手术期临床状况的监护与管理，以及 LVAD 设备的调整与维护都需要特别关注。与此同时，LVAD 植入术后患者在接受非心脏手术期间可能出现各种并发症，包括低血压、右心功能衰竭、出血、感染、血栓栓塞、泵血栓形成、胃肠道出血、心律失常、胸腔积液、神经系统并发症、主动脉瓣血栓或融合、肾衰竭、设备故障及溶血等。

1. 常见抗凝方案　出血与血栓是常见的并发症，一般都与手术期间抗凝 / 抗血小板方案的调整相关。有研究显示，LVAD 辅助患者接受非心脏手术的死亡率几乎为 0，但出血发生率相对较高，其中约 36% 的患者需要输血，44% 的患者存在需要二次探查活动性出血的可能性。众所周知，标准的 LVAD 植入术后管理包括华法林和阿司匹林的长期抗凝 / 抗血小板治疗。但 LVAD 植入术后进行非心脏手术时，抗凝治疗必须权衡设备血栓、血栓栓塞事件与出血的风险。

在 LVAD 应用至今的几十年里，对患者抗凝治疗的探索一直在创新。随着装置设备的不断改进，抗凝治疗策略也在不断改善，直到达到预防出血和血栓形成的目标；不断进步的临床实践也有助于减少患者的出血并发症，同时保护 LVAD 装置。现在，随着技术的快速发展，临床经验的不断增加，LVAD 的抗凝目标已经发生了变化。

最初，更高的抗凝目标是为了保护装置不发生故障，并降低与泵血栓形成相关的高死亡率。在此时期，抗凝方案通常是非常积极的，例如抗血小板和华法林抗凝双重治疗，控制国际标准化比值（INR）在 2.5~3.5，使得植入近期泵血栓形成的发生率较低（2%~4%），但取而代之的是较高的出血率，最常见的是胃肠道出血。为了控制胃肠道出血的发生，有的医学中心将 INR 水平降至 1.5~2.0，并取消抗血小板药物的应

用,但该种方案又使急性泵血栓形成的发生率增加。

连续流 LVAD 辅助患者的目标 INR 值通常比搏动型 LVAD 的目标 INR 值低。John 等研究中 47% 的 HeartMate Ⅱ患者将 INR 水平控制在 <1.6,血栓栓塞事件的发生率很低。Boyle 等研究认为,INR 在 1.5~2.0 的 HeartMate Ⅱ患者发生血栓栓塞事件的概率极低,且研究认为对于反复出血或有其他抗凝禁忌证的患者,完全停用华法林也是相对安全的。目前,ISHLT 的最新指南建议:LVAD 植入术后第 1 天或第 2 天开始使用肝素,部分凝血活酶时间目标为 40~60 秒,如果没有出血迹象,则在第 2 天或第 3 天将目标调整至 60~80 秒;连续流 LVAD 的推荐 INR 目标为 2.0~3.0,搏动型 LVAD 的推荐 INR 目标为 2.5~3.5(表 8-1-3)。ISHLT 的建议被认为是合理的,前瞻性研究显示遵守该方案可明显减少术后早期泵血栓的形成。但不同中心的具体使用方案不完全相同,临床还需依据设备类型、患者状态等因素进行综合评估。

表 8-1-3　左心室辅助装置植入后国际心肺移植协会的抗凝抗血小板方案

开始时间	干预	连续流 LVAD 目标	搏动型 LVAD 目标
术后 1~2 天	如果没有出血迹象,开始使用肝素	部分凝血活酶时间 40~60s	部分凝血活酶时间 40~60s
术后 2~3 天	增加肝素用量,开始服用华法林和阿司匹林	部分凝血活酶时间 60~80s 阿司匹林 81~325mg INR 2.0~3.0	部分凝血活酶时间 60~80s 阿司匹林 81~325mg INR 2.5~3.5

一般情况下,对于没有血栓或出血并发症的连续流 LVAD 植入术后患者,建议遵循 ISHLT 指南,将 INR 目标设定为 2.0~3.0。当发生血栓或出血并发症情况时,通常需要及时调整抗凝目标。但连续流 LVAD 植入后出血仍是患者需要面对的突出问题,其中最常见的是胃肠道出血,发生率约为 30%。在首次胃肠道出血事件后,在治疗急性出血的同时,需要评估现行方案及未来出血的可能性,对于 LVAD 辅助患者,泵血栓形成的相关风险远高于胃肠道出血的风险。目前,针对 LVAD 植入术后胃肠道出血的情况,尚无任何指南或统一的方案,一些国际上大型医学中心的临床经验如下:①以目标 INR 为依据,评估抗凝/抗血小板方案是否过强,如果是(测量 INR 大于目标 INR),则优先考虑调整华法林剂量,将 INR 控制在目标范围内;如果测量 INR 值在目标范围内,则优先考虑减少阿司匹林剂量。因为 LVAD 设备的剪切应力,患者术后可出现血管性血友病,所以减少抗血小板治疗可能有助于减少出血的发生。②如果仍有胃肠道出血发生,则考虑逐步调整目标 INR 水平,首先降低至 2.0~2.5,然后降低至 1.8~2.3。③对于考虑胃肠道动静脉畸形的患者,可以在抗凝治疗期间尝试对症治疗,以减少胃肠道出血的发生。

2. 非心脏手术前抗凝方案的调整　研究表明,所有 LVAD 植入术后接受非心脏手术的患者,其出血并发症均发生在术前同时服用华法林和阿司匹林的患者中,且与术前华法林服用持续时间和 INR 值有关。术前停用华法林的患者术中均无输血记录,未停用华法林主要与担心设备血栓等血栓并发症相关。Bhat 等指出,接受非心脏手术治疗的 LVAD 受试者与未接受手术治疗的 LVAD 受试者的累积生存率没有显著差异,非心脏手术前停止抗凝是安全的,但需要临床工作人员熟悉 LVAD,以防止 LVAD 血栓形成和全身血栓栓塞。目前,对于无出血并发症可能性的患者,LVAD 植入术后常规抗凝治疗的标准仍为华法林和抗血小板药物(即阿司匹林)联合应用。单独使用阿司匹林或氯吡格雷进行抗血小板治疗不被视为标准治疗。

研究显示,在相同抗凝策略的情况下,LVAD 植入后非心脏手术的规模与术后出血相关,大型手术后出血的发生率明显较高。目前有关 LVAD 植入后接受非心脏手术时的抗凝标准仍不统一。

一种观点认为,术前应该降低或者使 INR 恢复正常水平,尤其是在大手术之前,以降低术后出血的风险。该医疗中心的方案为术前 5 天停止服用华法林,但继续每日服用阿司匹林(81mg),对于有其他抗凝指征(如心房颤动或左心室血栓)的 LVAD 植入术后患者,可同时使用肝素。必要时,可使用新鲜冷冻血浆或维生素 K 进行紧急恢复。在该医学中心的研究中,该方案降低了 LVAD 辅助患者非心脏手术后出血的发生率,且未有装置血栓形成或血栓栓塞的发生,但该方案的确切安全性还有待进一步研究。

另一种观点是,按照目前机械主动脉瓣或二尖瓣植入术后行非心脏手术的抗凝标准进行调整。Spandorfer 等提出的一种算法是:根据手术过程或手术是否具有相关的低/高出血风险,以及患者的抗凝适应证是否具有低/高血栓形成风险来管理抗凝策略:①对于相关出血风险较低的手术,建议患者不停止服用华法林,而只是在术前调整剂量,使 INR 目标处于治疗范围的最低界值;②对于相关出血风险较高的手术,当血栓形成风险较低时,如机械性主动脉瓣、无脑卒中意外风险的心房颤动,以及已治疗至少 1 个月的深静脉血栓形成者,华法林应在手术前 4~5 天停用,且不必使用肝素;③对于相关出血风险较高的手术,如二尖瓣机械瓣、伴有脑卒中意外风险的心房颤动、30 天内血栓形成和/或高凝状态伴反复血栓形成,患者的华法林应在手术前 4~5 天停用,但应使用肝素抗凝。

随着非心脏手术在接受 LVAD 支持的患者中变得越来越常见,根据外科手术的规模和相关出血风险与血栓形成风险相平衡,制订类似术前抗凝管理方案是必要的,也是需要谨慎的。鉴于不同 LVAD 装置的血栓形成风险可能不同,不同医疗中心的经验不一定能推广到其他 LVAD 装置或医疗中心,因此可能需要针对每种 LVAD 对方案进行个体化调整。但毋庸置疑的是,在完善的监护与个体化调整下,LVAD 辅助患者可安全地接受非心脏手术。虽然术后出血很常见,但只要注意术前抗凝状态平衡,尤其是华法林用量,出血并发症的发生率可降至最低。

3. 术前准备与麻醉 由于 LVAD 辅助患者的大部分非心脏手术由非心血管外科医师进行,因此多学科会诊对于确保这一复杂患者群体的安全至关重要。国际指南建议,在 LVAD 植入后,计划非心脏手术之前,应通知心血管外科医师,并应立即提供咨询。

类似地,非心脏麻醉医师可以监护管理接受非心脏手术的 LVAD 状态稳定的患者,但对于那些血流动力学表现特殊或有明显其他合并症的患者,建议由心脏麻醉医师监护管理。重要的麻醉考虑因素包括优化右心功能和前负荷,维持 LVAD 泵速,以及管理调整全身血管阻力。在多数情况下,接受非心脏手术的 LVAD 辅助患者的术中麻醉管理与未植入 LVAD 的患者没有显著差异。麻醉诱导和麻醉维持的药物目前也无特殊要求,尚未发现明显影响 LVAD 特性和患者血流动力学的药物。是否需要留置动脉导管依据手术规模及无创血压监测能力决定,一般较大规模的手术,如胆囊切除术、结肠切除术等需要留置动脉导管。

理想情况下,这些患者的非心脏手术应该在具备心肺移植条件的医学中心进行,在那里可以随时获得 LVAD 管理方面的专业知识。

4. 手术方式的选择 对于腹部手术,因腹部腔镜手术有产生气腹、皮下积气的可能性,可能会对 LVAD 装置产生影响,所以建议选择常规开放式手术而非腹腔镜手术。气腹的产生增加腹腔压力,导致静脉回流减少,同时腹腔镜手术的常规体位可能会恶化这种病理生理,导致右心功能受损、血流动力学不稳定。腹腔压力过高,可能会经膈肌对 LVAD 位置产生影响,轻微的改变也有造成吸壁事件的发生。

5. 非心脏手术术后抗凝方案的应用 文献报道中关于接受非心脏手术的 LVAD 辅助患者术后恢复抗凝的时间也存在显著差异。有研究认为,在手术后 4 小时或没有进一步可疑出血风险时,可开始使用肝素,并在 INR 超过 2 时调整为华法林。在该研究中无严重出血发生,术后 30 天的死亡率为 3.8%(涉及的手术为颅内血肿清除、截肢手术、伤口感染清创),术后死亡很大可能是与 LVAD 辅助因素外的疾病病理表现有关。

第二节 左心室辅助装置与心脏移植

心血管疾病是全球死亡和造成疾病负担的主要原因,其中,心力衰竭是各种心血管疾病和相关疾病导致心脏功能损害的严重表现或晚期阶段,在我国发病率有所上升。在药物治疗心力衰竭进步的同时,我国心脏移植技术和 VAD 技术也在一同发展,终末期心力衰竭患者住院病死率有明显的下降趋势。虽然心脏移植仍是终末期心力衰竭的最佳治疗方案,但供体心脏短缺、离体心脏保存和移植术后免疫排斥等仍是不容忽视的主要问题,因此以 VAD 为代表的 MCS 装置逐渐成为心脏移植过渡期的首选方法,甚至可能成为心力衰竭患者长期治疗的替代方案。其中,LVAD 的技术最为成熟,对终末期心力衰竭患者的治疗起到了重要作用。本节内容将主要介绍心脏移植简要概况和 LVAD 应用现状,探讨和明确二者各自的适应证、禁忌证和内在联系。

一、心脏移植简要概况

20 世纪 50 年代,由于人工心肺机的改进和体外循环技术的进步,原位心脏移植技术呈逐渐发展趋势。1964 年,Hardy 首次尝试人类心脏移植。20 世纪 80 年代后,随着免疫抑制剂应用于心脏移植患者,移植结果有了较大的改善,报道显示 1 年和 5 年生存率分别为 80% 和 50%。随后,心脏移植成为许多无法以传统内外科方式治疗的终末期心力衰竭患者的最佳治疗选择。国际心肺移植注册中心的最新数据显示,心脏移植仍然是各种病因所导致的终末期心力衰竭患者的最终治疗选择,全球每年进行 6 000 多例心脏移植,且随着医疗技术的进步及外科技术、设备和围手术期管理的优化,接受心脏移植患者的生存率逐渐提高。

心脏移植患者(受体)选择的主要依据是:经内科治疗无效的终末期心力衰竭患者,且预计存活时间不超过 6 个月。目前,接受心脏移植的患者以心肌病患者居多,仅少数为冠心病或其他原因所致的终末期心力衰竭患者。主要适应证、禁忌证如表 8-2-1 所示。手术的最佳年龄段为 5~50 岁,近年来扩大到 55 岁,也有更高龄的患者接受了移植手术,但为数不多。据统计,年龄超过 50 岁的病例组,其术后 1 年的生存率不如年龄 <50 岁的病例组。老年人的免疫力随年龄的增长而相应下降,可能使术后的排异反应程度减轻,但老年人对于抗排异药物的耐受力也较差,容易发生免疫功能的过度抑制。

表 8-2-1　心脏移植的主要适应证与禁忌证

主要适应证	相对禁忌证	绝对禁忌证
• 原发性心肌病	• 年龄较大	• 活动性感染灶
• 弥漫性缺血性心脏病	• 胰岛依赖型糖尿病	• 严重肺、肝、肾功能不全
• 不能矫治的先天性心脏病	• 活动性消化性溃疡	• 其他部位恶性肿瘤
• 预计存活时间小于 6~12 个月	• 近期肺梗死史	• 严重肺动脉高压
• 年龄 5~55 岁	• 严重周围血管或脑血管疾病	
• 心功能Ⅲ~Ⅳ级	• 精神型不稳定	
• 肺血管阻力 <6~8WU		

然而,心脏移植正面临着供体心脏不足、免疫排斥及抗排斥药物副作用,以及冠状动脉病变的问题。目前供心的主要来源为严重颅脑损伤后的健康心脏,经脑神经科专家鉴定确认为脑死亡,且家属同意捐献器官者可作为供体。对供体要求为:年龄较轻;体重与受体相仿,相差不超过 20%,因为过小的心脏不能承担移植后循环的负荷。男性供体的年龄应 <35 岁,女性可放宽至 40 岁。更大年龄的供体术后容易发生加速的冠状血管粥样硬化。以上条件也极大限制了供心的数量。

为解决供心不足,目前心脏移植的主流研究方向为异种心脏移植,希望将基因转植猪的心脏移植给人类。2004 年 12 月有研究报道在 9 只接受猪心移植的狒狒中,猪心平均存活 76 天。此研究为人类移植猪心的目标奠定了基础。2021 年 12 月,美国食品药品监督管理局(FDA)批准了首例人类的猪心移植手术,为了适应人体,此颗猪心通过转基因技术“改造”,其中 4 处基因被敲除避免出现急性免疫排斥反应,同时也避免猪心组织继续长大,6 处人类基因转移至猪心,防止人类血液在猪心中凝结并降低免疫排斥的风险。最终手术于 2022 年 1 月进行,术后猪心在人体内正常跳动。2022 年 3 月,该例患者离世。异种心脏移植虽然还存在诸多问题,也未开展大规模临床试验,但其无疑为终末期心力衰竭患者的治疗提供了新的方向。

除异种心脏移植外,另一个主要研究方向是免疫排斥机制与抗排斥药物。自从现代免疫抑制疗法应用以后,超急性排异反应已很少发生,目前免疫抑制疗法可做到推迟反应的发生和减轻反应的强度,虽然移植后的急性排异反应至今尚不能完全避免,但在免疫抑制剂的作用下,一般都较容易控制。随着抗排斥药物的改进与免疫调控分子细胞基础的临床运用,抗排斥药物的副作用(如肾衰竭、高血压、高脂血症、糖尿病等)正逐渐减少,急性或慢性排斥反应得到了极好的控制,甚至有望应用于异种移植的免疫调控中。

二、左心室辅助装置应用现状

尽管心力衰竭治疗取得了进展,但终末期心力衰竭患者的预后仍不乐观,5 年生存率约为 20%,且治疗选择有限。虽然心脏移植已成为适合终末期心力衰竭患者的标准治疗方法,但如前文所述,供体心脏短缺是有待解决的突出问题,且等待移植的患者和术后患者的死亡率也较高。有研究报道,在等待心脏移植的患者中,每年的死亡率约为 20%。

20 世纪 90 年代中期,搏动型 LVAD 首次被批准作为心脏移植前的过渡或桥接治疗方案使用,即 BTT。早期的研究报道指出,对于 BTT 患者群体,使用搏动型 LVAD 治疗的过渡期患者 1 年生存率为 52%,而使用最佳药物治疗的过渡期患者 1 年生存率为 25%。随着 LVAD 工学设计的改进,以及手术技术等的全面进步,使 BTT 治疗方案的患者临床结局显著改善,同时也使 LVAD 在终末期心力衰竭中的应用更加广泛。目前根据治疗目的的不同,LVAD 辅助治疗的适应证可分为以下 4 类:BTR、BTT、DT 和等待最终治疗决策的过渡治疗(bridge to candidacy,BTC)。

根据 2022 年 INTERMACS 的最新年报显示,MCS 辅助患者的 1 年和 2 年生存率不断提高,分别为 82.8% 和 74.1%,其中 BTT、DT 和 BTC 人群的 1 年生存率分别为 88%、85% 和 80%。除此之外,患者术后不良事件的发生率也有所降低,虽然出血和感染仍是主要的不良事件,但机械故障、泵血栓形成、脑卒中风险明显降低,其中脑卒中的 1 年发生率已降低至 12.7%。

1. 左心室辅助专职的应用目的

(1)BTR:对于具有心脏功能恢复潜力的心力衰竭患者,LVAD 辅助有望恢复心肌功能。当心肌功能恢复后,可移除 LVAD。INTERMACS 的数据显示,约有 5% 的 DT 患者心肌功能得到恢复。当前理论认为,使用 LVAD 后,心室的机械卸载与衰竭心肌的结构和功能改善有关。在 DT 受试者中,LVAD 诱发的容积和压力卸载可以逆转与应激相关的代偿反应,从而触发心肌结构和功能的逆向重塑。尽管目前人们对 LVAD 辅助后心肌功能恢复的临床、生物学和遗传学决定因素知之甚少,但最新的一项前瞻性研究表明,LVAD 植入术后,积极的药物治疗与泵速优化相结合,有助于患者实现心肌功能恢复。

但 LVAD 植入术后心肌功能恢复的患者比例仍很低,通常为个案报道。INTERMACS 的最新数据显示,在过去的几年中,使用 BTR 策略的比例下降。Krabatsch 等对 387 例特发性扩张型心肌病患者进行了研究,LVAD 植入术后有 44 例(11.37%)患者得到了心肌功能恢复。在本次试验中,使用搏动型 LVAD 的患者心肌功能恢复的概率比非搏动型的患者高;年轻患者心肌功能恢复的概率比老年患者高。INTERMACS 最新的一项研究确定了年龄、心力衰竭原因、心力衰竭持续时间、ICD 植入、肾功能、心率、心律、左心室舒张末期内径,以及社会心理因素(如吸烟史、饮酒史)等是与 LVAD 植入术后心肌恢复相关的独特临床特征。

(2)BTT:当药物或短期循环辅助治疗无效时,终末期心力衰竭患者血流动力学不稳定,死亡风险增加,但因缺少合适的心脏供体而需要 MCS 的过渡治疗。目前,约 30% 的患者使用 LVAD 作为 BTT 治疗方案。LVAD 允许更好地管理那些最初因不同禁忌证(如肺动脉高压)而不满足心脏移植治疗要求的患者。众所周知,肺动脉高压是心脏移植的禁忌证之一,且是心脏移植后近期和远期死亡的风险因素之一。

连续流 LVAD 在辅助期间可明显降低肺动脉压力,有助于肺血流动力学的改善,并可以在心脏移植后得以维持。

相关研究表明,在等待心脏移植的终末期心力衰竭患者群体中,MCS 可改善患者的生活质量、心功能分级,降低其死亡风险,并提高心脏移植后的生存率。最新数据显示,接受 LVAD 作为 BTT 治疗的患者,其长期生存率与心脏移植受试者的生存率相当,最长可达 8 年。在《2023 年欧洲心脏病学会(European Society of Cardiology, ESC)急性和慢性心力衰竭诊断和治疗指南》中,将 LVAD 作为ⅠB 级建议,用于等待心脏移植治疗期间病情恶化的患者。

(3)DT:对于不符合心脏移植指征的终末期心力衰竭患者,MCS 作为长期治疗方法同样可提高患者的生存率、明显改善其生活质量。美国心脏协会最新数据显示,美国有超过 250 000 例终末期心力衰竭患者,但美国每年实施的心脏移植仅有 2 000 多例。考虑到心脏供体的稀缺性,将 LVAD 辅助后血流动力学稳定的患者作为 DT 患者是合理可行的。最新统计数据显示,有 50%~80% 的终末期心力衰竭患者以 LVAD 作为 DT 治疗方案。尽管此类患者通常病情严重且高龄,但其 1 年和 2 年生存率分别已提升至 82.8% 和 74.1%。大量研究表明,LVAD 植入术后存活患者的生活质量和心功能状态持续改善。针对 DT 的 HeartMate Ⅱ研究表明,80% 的 HeartMate Ⅱ植入患者在术后 24 个月时 NYHA 心功能分级为Ⅰ级或Ⅱ级,6 分钟步行实验的平均距离增加了 1 倍。所以,植入 LVAD 作为 DT 治疗方案,对符合条件的患者来说是一个极具希望的替代治疗。

(4)BTC:对于因肺动脉高压、多器官功能衰竭等原因而不适合 BTR、BTT 或 DT 的终末期心力衰竭患者,LVAD 辅助可能会改变上述情况,从而满足前三种治疗指征。通常情况下,无论是 BTT 还是 DT,通常于 LVAD 植入前决定,但 LVAD 辅助期间进行心脏移植的可能性随时间的推移而不断改变。因为 LVAD 植入后,患者的营养状况、脏器功能状态、终末器官功能和依从性的快速变化可改变患者心脏移植指征或影响其生存率,所以有必要重新对植入前的策略(BTT 或 DT)进行评估,从而决定患者最终的治疗决策。虽然 DT 患者心脏移植并不常见,但也有可能发生。部分患者接受 DT 治疗后,由于各种原因导致 LVAD 辅助效果不理想,此类患者常常需要心脏移植。

INTERMACS 数据显示,DT 治疗患者中,约 14.6% 的患者最终可满足心脏移植指征;LVAD 辅助 6 个月时,约 1% 的 DT 患者接受了心脏移植;2 年时,约 6% 的患者接受了心脏移植。在 HeartMate Ⅱ的 DT 治疗试验中,搏动型 LVAD 组 66 例患者中有 9 例患者最终进行了心脏移植;连续流 LVAD 组 134 例患者中有 17 例患者最终进行了心脏移植,其中最主要的原因是限制心脏移植的禁忌证(如肺动脉高压)被改善。INTERMACS 的数据还显示,43.5% 的 BTT 患者在 LVAD 植入 2 年后因心脏功能恢复等原因而不再需要心脏移植。因此,BTC 正逐渐成为 LVAD 植入的常见策略。

2. LVAD 辅助的患者选择　　连续流 LVAD 被认为是心脏移植过渡期的一种有效的治疗选择,可改善患者的脏器功能状态、生活质量和生存率,减少不良事件。不过严谨的患者选择仍是 LVAD 辅助后取得良好临床效果的关键因素。

(1)适应证:LVAD 辅助的适应证与患者的评估在先前的章节中已做详细介绍,根据 LVAD 治疗目的的不同会有些许改变,但总体原则相同。BTT 患者的适应证为具有明确的心脏移植指征,但缺少心脏供体。DT 患者的选择除应遵守 LVAD 治疗的适应证外,通常患者需有心脏移植的禁忌证,例如年龄 >70 岁、肺动脉高压等。

(2)LVAD 植入手术的绝对禁忌证包括:①各种原因所致预期寿命 <2 年;②严重右心功能衰竭;③严重肺部疾病,如严重阻塞性肺疾病、限制性肺疾病;④伴有严重的器官功能衰竭且 LVAD 辅助后仍无法逆转,如不可逆性脑损伤、透析依赖性肾衰竭、肝功能衰竭等;⑤无 MCS 辅助下有望恢复心肌功能的心力衰竭;⑥败血症或活动性感染;⑦未经治疗的严重颈动脉疾病;⑧弥漫性血管内凝血。

(3)LVAD 植入手术的相对禁忌证包括:①病态肥胖;②体表面积(body surface area, BSA)<1.5m²;③无透析依赖性的慢性肾功能不全;④营养不良;⑤严重或未经治疗的二尖瓣狭窄和主动脉反流。需要

注意的是 BSA 与设备类型有关,不同设备所要求的患者体型(即 BSA)不完全相同。

通过常规体格检查、心/肺功能试验、实验室检验、超声等术前辅助检查、右心功能评估、社会-心理评估等,对患者进行充分且全面的量化评估,有助于正确选择适合 LVAD 植入的患者。

(刘志刚)

参考文献

[1] SHAH P, YUZEFPOLSKAYA M, HICKEY G W, et al. Twelfth Interagency Registry for Mechanically Assisted Circulatory Support Report: Readmissions After Left Ventricular Assist Device [J]. Ann Thorac Surg, 2022, 113(3): 722-737.

[2] KIRKLIN J K, XIE R, COWGER J, et al. Second annual report from the ISHLT Mechanically Assisted Circulatory Support Registry [J]. J Heart Lung Transplant, 2018, 37(6): 685-691.

[3] GOLDSTEIN D J, MEYNS B, XIE R, et al. Third Annual Report From the ISHLT Mechanically Assisted Circulatory Support Registry: A comparison of centrifugal and axial continuous-flow left ventricular assist devices [J]. J Heart Lung Transplant, 2019, 38(4): 352-363.

[4] PRATT A K, SHAH N S, BOYCE S W. Left ventricular assist device management in the ICU [J]. Crit Care Med, 2014, 42(1): 158-168.

[5] MILLER L W, ROGERS J G. Evolution of Left Ventricular Assist Device Therapy for Advanced Heart Failure: A Review [J]. JAMA Cardiol, 2018, 3(7): 650-658.

[6] ROBERTS S M, HOVORD D G, KODAVATIGANTI R, et al. Ventricular assist devices and non-cardiac surgery [J]. BMC Anesthesiol, 2015, 15: 185.

[7] KRISHNAMANI R, DENOFRIO D, KONSTAM M A. Emerging ventricular assist devices for long-term cardiac support [J]. Nat Rev Cardiol, 2010, 7(2): 71-76.

第三节 左心室辅助装置的撤除与更换

一、撤除时机的选择

临床观察表明,在植入 LVAD 的患者中,经过一段时间部分患者的左心功能可恢复正常。有研究证明,药物治疗结合优化 LVAD 卸载方案能促进心肌功能恢复,可以使 40%(16/40)的手术患者在 LVAD 植入后 1 年实现脱离机械辅助或避免心脏移植;此外,50%(18/36)接受该方案的患者在预定的 18 个月内达到了撤除标准,有 52.8%(19/36)的患者进行了装置的整体移除。在一篇纳入了 11 项研究(共计 213 例患者,LVAD 移植前总平均左心室射血分数为 49%)的荟萃分析综述中提到,在 LVAD 支持期间表现出心脏恢复的一部分患者可以在合理的长期生存期内移除其装置;撤泵患者的围手术期平均死亡率为 9.2%,远期平均死亡率为 15%;移植后 1 年、5 年和 10 年的总生存率分别为 91.0%、76.0% 和 65.7%。这项综述显示,在精心选择的患者中,移除 LVAD 后的安全性和 10 年生存率令人鼓舞,对于 LVAD 支持的患者来说,原生心脏的恢复是最理想的临床结果,应该积极追求。

从历史上看,成功移除 LVAD 的患者比例相对较低,为 4.5%~24.0%。2017 年 INTERMACS 的出版物显示 LVAD 移除率仅为 1%~2%。然而,很少有中心系统性地评估 LVAD 植入术后患者心肌功能恢复的情况,大多数中心的患者要么作为 BTT,要么作为 DT 被植入 LVAD,并按照这一治疗方案进行,而没有常规检测潜在恢复的心肌功能,因此 LVAD 促成的心肌功能恢复往往被低估。对实施 LVAD 植入术后的心肌功能进行系统评估的中心,通常其撤泵率会更高。心脏移植治疗 ESHF 的效果已被广泛认可,但对于 LVAD 撤除后心力衰竭复发的担忧却很普遍。

英国哈雷菲尔德医院(Harefield Hospital)制订了优化 LVAD 植入术后心肌功能恢复的策略,它包括:第一阶段,将 LVAD 设置为最佳卸载速度,结合已知可逆转心肌重塑的高剂量药物;第二阶段,定期检测心脏自主功能(血泵关闭或基本关闭),然后使用克仑特罗,以提高装置撤除后心脏恢复的耐久性。在一项使用 HeartMate Ⅰ搏动型 LVAD 的前瞻性研究中,这种方案使 70% 的患者脱离了机械辅助,随访超过 3 年;在随后使用 HeartMate Ⅱ连续流型 LVAD 的研究中,装置的撤除率为 60%。该方案的大部分基本原理是将机械卸载与已知可逆转重塑的药物相结合。大多数中心在 LVAD 植入后会让患者停止使用逆转重塑的抗心力衰竭药物,认为它们在这类患者身上是不起作用的,仅用于控制高血压,而这些药物恰恰是心脏恢复方案的关键部分。在该方案中,当心脏充分恢复时,需要尽早启动逆转心脏重塑的药物并使用到高剂量。虽然在因肾衰竭或低血压导致严重心力衰竭时,患者通常不能耐受大剂量的 ACEI、β 受体阻滞剂、盐皮质激素受体拮抗剂和血管紧张素Ⅱ受体阻滞剂,但一旦心脏在 LVAD 支持下获得良好的心输出量、足够的血压和肾功能,心肌就能很好地耐受这些药物,而且这些药物通常可以高剂量使用,而不是像术前那样只用到可以耐受的剂量。这些药物和优化的神经激素阻断剂(neurohormone blocker, NHB)是心力衰竭治疗的基石,但通常在 LVAD 植入术后患者中应用严重不足。最近的两项单中心研究表明,ACEI 可改善 LVAD 植入术后患者的 B 型利钠肽、NYHA 分级、6 分钟步行距离,可逆转心肌重塑参数和降低死亡率。此外,机械负荷会增加心肌血管紧张素Ⅱ、胶原交联和心肌僵硬度,在这些患者中添加 ACEI 可减少交联胶原、左心室重量和心肌僵硬度,并且可能还有其他好处,因为 ACEI 和地高辛也被证明可以降低 LVAD 植入术后患者的胃肠道出血率。最近来自 INTERMACS 的一项大型多中心分析发现,接受 NHB 治疗的 LVAD 植入术后患者的长期生存率有所提高。在该研究中,任何 NHB 的使用都与植入术后 4 年的生存率显著提高有关,也与堪萨斯心肌病问卷评分较高及 2 年时 6 分钟步行试验较长有关。此外,在这项 INTERMACS 研究中,接受 ACEI 或 ARB、β 受体阻滞剂和盐皮质激素受体拮抗剂三联疗法的患者死亡风险最低,N 末端前脑钠肽(N-terminal pro-Brain Natriuretic Peptide, NT-pro-BNP)和肌酐最低,这说明使用现有心力衰竭疗法最大限度地诱导心肌逆转重塑的策略不仅安全,而且有利于长期机械循环支持的成功。

D 期心力衰竭恢复(remission from Stage D Heart Failure, RESTAGE-HF)是非随机性多中心前瞻性的研究。该研究从 6 个中心选取了 40 例非缺血性心肌病的 ESHF 患者,所有患者都接受了 HeartMate Ⅱ LVAD 植入手术,术后采取激进的药物策略,并定期随访心脏超声,术后泵速优化也是 RESTAGE-HF 试验中的重点。研究结果表明,最佳性能的 LVAD 植入 + 激进的抗心力衰竭药物治疗 + 心功能定期随访能够使终末期心力衰竭患者有效逆转心肌重构,其 LVAD 撤除率明显提高。有 40% 的 LVAD 撤除患者达到研究主要终点(LVAD 撤除后 1 年仍存活,且未接受机械支持和心脏移植);18 个月内有 52% 的 LVAD 植入患者成功撤除或部分撤除 LVAD,在一定程度上说明系统性规范化的治疗和心功能评估可使 LVAD 植入术后的 ESHF 患者心肌重构得到有效逆转。要想成功撤除辅助装置,最佳的左心室卸载状态和在机械支持下准确、安全地监测心肌功能恢复情况同样重要。目前,HeartMate Ⅱ 6 000RPM 的测试速度现已在多个中心可靠、安全地使用,大多数中心并不优化泵速以达到最佳左心室卸载状态。泰达国际心血管病医院 1 例 LVAD 植入术后心脏彩超评估心脏功能恢复的患者尝试撤除辅助装置,在进行卸载试验的过程中,试图将泵速调节至该叶轮泵的最低设计泵速——1 800RPM,但从 2 400RPM 调节至 1 800RPM 的过程中,左心室并没有充分适应低卸载状态,反而出现血压降低、心率加快。虽进一步予以扩容试验,但输注 500ml 液体后循环状态进一步恶化,最终放弃了撤除循环辅助的尝试。通过撤泵试验发现,超声在评估辅助状态下的心脏功能时存在局限性,不能够精准预判撤除时机,而且在撤除辅助的过程中应该遵循泵速优化原则,循序渐进,逐步实现低卸载,给予心脏充分适应的时间。

二、撤除手术方案

LVAD 装置撤除是心脏康复后需要考虑的问题,关于其撤除的手术方法,目前应用较广的有两种:①切除缝合环并做心室成形术;②保留缝合环,使用封堵盖封闭流出口。毫无疑问,第二种方法可以节约手术时间,减少创伤,并可在非体外循环的状态下完成,即便是日后需要再次植入 LVAD 也会更为简便。鉴于此,印度 Croleon 创新实验室发明的应用于 HeartMate Ⅲ 移除的封堵盖(图 8-3-1)应运而生,其安装于流出口位置(图 8-3-2)。

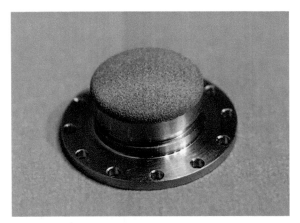

图 8-3-1 Croleon 创新实验室发明的 HeartMate Ⅲ 封堵盖

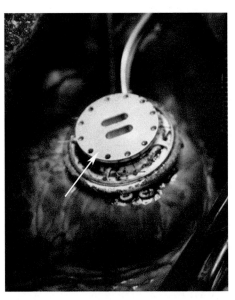

图 8-3-2 HeartMate Ⅲ 封堵盖安装位置

国内现在有部分中心刚刚开展了第三代 LVAD 的临床试验和临床应用,对于 LVAD 装置的撤除和更换经验尚有限,对于心包腔粘连严重或不能耐受全麻手术的患者,撤除或更换装置都面临着极高的风险。中南大学湘雅二医院的周新民教授团队面对类似情况采用了更为简便易行的方案:首先将 LVAD 装置停转,而后使用经皮导管途径将封堵伞放置于 LVAD 辅助装置流出管道(人工血管)内,避免血液从主动脉吻合口反流回辅助装置造成无效循环;最后剪断装置的经皮传动系统并将其断端包埋于体内,造影显示主动脉射出的血液经人工血管反流回辅助装置及左心室,将封堵伞放置于人工血管内,再次造影,反流量大幅降低,其过程大致如图 8-3-3 所示。

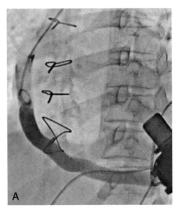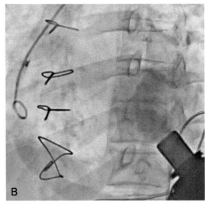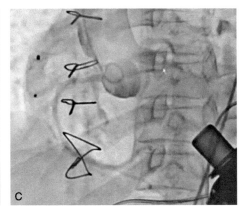

图 8-3-3 经皮导管途径封堵法撤泵

A. 造影显示主动脉射出的血液经人工血管反流回辅助装置及左心室;B. 将封堵伞放置于人工血管内;C. 再次造影见反流量大幅降低。

下面重点介绍通过开胸法撤除 LVAD。

由于装置多安置于心尖部,距离胸骨较远且粘连严重,若选择常规入路(经胸骨正中)再次手术进行 LVAD 装置的更换或撤除,其手术难度颇大,而选择经左前胸第五至第六肋间入路是进行该操作的理想选择。由于经皮导线断裂或泵内血栓形成导致的急性装置失功是非常紧急的状态,一旦发生将会导致装置依赖型心力衰竭患者在数分钟至数小时内死亡,院内术后患者发生类似情况亦须紧急手术更换装置。经左前胸肋间切口入路可以迅速到达心尖部,将心包切开并适当游离泵体及缝合环后即可进行装置的原位拆除和更换。

左前胸入路手术步骤:①胸部正侧位 X 线片或胸部 CT 定位 LVAD 的体表投影所在肋间;②全身肝素化后经股动脉、股静脉插管建立体外循环备用;③一般选择左前胸第六肋间进胸,该位置比心尖位置略低,更容易显露泵头并进行局部游离和装置撤除;④做左前胸第六肋间切口,逐层进胸并谨慎止血,进入肋间后用胸骨撑开器缓慢撑开肋间隙,手指探查心包,可触及金属泵头;⑤切开心包,游离 LVAD 泵体及其周围人工血管、缝合环及线缆。

LVAD 撤除的操作过程:一般而言,通过左前胸行 LVAD 撤除的患者,其撤除原因多为心脏功能恢复,此时在撤除装置的过程中,首先要缓慢尝试降低泵速,使得其前向血流刚刚能够抵消经升主动脉反流的血流,HeartCon 型 LVAD 的初始泵速为 1 800RPM,能够产生约 1L/min 的前向血流。当达到泵速降至最低且循环能够维持的情况时,便达到了撤除的最佳时机,此时使用 2-0 聚丙烯不可吸收缝合线对称悬吊缝合环,使用胶皮头血管钳将流出道人工血管血泵侧夹闭并同时停止 LVAD 旋转。将缝合环的固定螺丝松解,手术野内持续释放 CO_2。此时助手提紧悬吊线,主刀医师左手拔除泵头,右手拇指隔纱布按压封堵缝合环,避免大出血。左手准备好合适尺寸的特制封堵塞,抬起右手的同时左手迅速将封堵塞插入原缝合环内并旋紧固定螺丝。头低位心尖部针刺排气。经食管超声心动图实时评估心尖排气效果及心脏功能表现。撤除 LVAD 后如果循环稳定,可将原装置的线缆剪断,人工血管靠近血泵侧剪断并缝合残端。确切止血并关胸、放置胸腔引流管。

三、左心室辅助装置更换原因及手术方案

LVAD 作为连续流的心室辅助装置,相较于搏动式全人工心脏,其机械故障发生后所导致后果的严重程度不同,因 LVAD 大多数应用场景中是为左心室提供辅助支持,所以当其出现故障时,医师往往可以及时发现并处置。比如当血泵内进入血栓或吸入心肌组织时,LVAD 的监测系统会提示血泵流量下降、功率提高。波形的明显变化往往预示着不良事件的发生。

LVAD 在什么情况下需要予以更换? 对更换适应证的把握非常重要。常见的更换原因包括 LVAD 装置或传动系统感染、血栓形成造成装置工作异常、装置传动系统故障导致间歇或突然失功等。

导线相关性感染是 LVAD 植入术后最常见的并发症之一,严重的感染累及心包腔,迁延不愈,患者常出现持续高热、食欲减退、体形消瘦,预后极差。这类患者往往使用抗菌药物无效,在反复予以抗菌药物冲洗及局部清创治疗无效后,应考虑行二次手术彻底清创并行 LVAD 更换。

血栓形成是 LVAD 植入后重要的并发症之一,即便是在装置植入的过程中已慎之又慎地对流入道周围腱索及心肌组织进行了清除,还是有部分患者术后出现血红蛋白下降、游离血红蛋白升高、乳酸脱氢酶 LDH 持续上涨及酱油色尿液,与此同时装置的平均功率会出现不同程度的升高,这些表现足以提示装置内血栓形成或栓塞的发生,需要行装置更换。

一旦明确需要进行装置更换,就要尽快召集手术相关科室,争分夺秒地进行术前准备。其中很重要的环节是术前简短的多学科会诊,以利于尽快评估手术风险,确定手术入路及操作方案等,这对于术中的团队配合至关重要。

LVAD 装置更换是二次手术,原手术入路往往粘连严重,游离组织的过程复杂而凶险。泰达国际心血

管病医院 LVAD 医疗团队经过实践摸索,认为经左前胸入路的装置更换方案更加安全可靠,其手术入路与装置撤除无二,此处不再赘述,但其具体操作步骤略有不同,见以下叙述。

全身肝素化后经股动脉、股静脉插管建立体外循环备用。做左前胸第六肋间切口,逐层进胸并谨慎止血,进入肋间后用胸骨撑开器缓慢撑开肋间隙,手指探查心包,可触及金属泵头。术野持续释放 CO_2,切开心包,游离 LVAD 泵体及其周围人工血管、缝合环及线缆。经腹直肌、皮下隧道穿行引导新泵经皮导线,并于原有导线的对称位置穿出皮肤,导线连接控制器及电池备用。由于行 LVAD 更换的患者心脏功能并没有恢复,所以该操作需要在体外循环的辅助下完成。体外循环正常运行后,用钢丝剪刀剪断去除流出道人工血管的塑料保护鞘,只保留连接流出口与人工血管的卡扣,为使用橡胶血管钳阻断分工血管做好准备。调节体外循环至合适的流量,保持左心室内血液充盈但不饱胀,调整体位为头低足高位,避免心室进气。减停 LVAD 泵,用橡胶血管钳夹闭流出道人工血管,松解流出道与人工血管间的卡扣,松解缝合环螺丝,剪断传动导线,术者将旧泵拔出并用右手拇指按压缝合环,避免出血,助手快速冲洗并清除缝合环上及周围的游离组织,并将新泵流出口与人工血管连接,旋紧卡扣,泵内注射肝素盐水,术者将右手拇指移开的同时,准备用左手将新泵流入道插入缝合环,助手用注射器打水填充泵体与缝合环之间的空隙,插入新泵并调整角度,旋紧缝合环固定螺丝,以最低泵速启泵,心尖及流出道人工血管针刺排气,超声评估心室内无明显气体后开放流出道橡胶血管钳。逐渐调整泵速至停用体外循环,待循环稳定,各项指标满意后,用鱼精蛋白中和肝素,放置引流管并确切止血、关胸。

(吕鹏飞 王正清)

参考文献

[1] TOPKARA V K, GARAN A R, FINE B, et al. Myocardial recovery in patients receiving contemporary left ventricular assist devices: results from the Interagency Registry for Mechanically Assisted Circulatory Support (INTERMACS) [J]. Circ Heart Fail, 2016, 9 (7): 10. 1161.

[2] KIRKLIN J K, PAGANI F D, KORMOS R L, et al. Eighth annual INTERMACS report: special focus on framing the impact of adverse events [J]. J Heart Lung Transplant, 2017, 36 (10): 1080-1086.

[3] WEVER-PINZON O, DRAKOS S G, MCKELLAR S H, et al. Cardiac recovery during long-term left ventricular assist device support [J]. J Am Coll Cardiol, 2016, 68 (14): 1540-1553.

[4] YACOUB M H. A novel strategy to maximize the efficacy of left ventricular assist devices as a bridge to recovery [J]. Eur Heart J, 2001, 22 (7): 534-540.

[5] BIRKS E J, GEORGE R S, HEDGER M, et al. Reversal of severe heart failure with a continuous-flow left ventricular assist device and pharmacological therapy: a prospective study [J]. Circulation, 2011, 123 (4): 381-390.

[6] GRUPPER A, ZHAO Y M, SAJGALIK P, et al. Effect of neurohormonal blockade drug therapy on outcomes and left ventricular function and structure after left ventricular assist device implantation [J]. Am J Cardiol, 2016, 117 (11): 1765-1770.

[7] KLOTZ S, FORONJY R F, DICKSTEIN M L, et al. Mechanical unloading during left ventricular assist device support increases left ventricular collagen cross-linking and myocardial stiffness [J]. Circulation, 2005, 112 (3): 364-374.

[8] MCCULLOUGH M, CARABALLO C, RAVINDRA N G, et al. Neurohormonal blockade and clinical outcomes in patients with heart failure supported by left ventricular assist devices [J]. JAMA Cardiol, 2020; 5 (2): 175-182.

[9] CHOI J H, WEBER M P, HORAN D P, et al. Left Ventricular Assist Device Decommissioning Compared with Explantation for Ventricular Recovery: A Systematic Review [J]. ASAIO J, 2020, 66 (1): 17-22.

[10] GYOTEN T, ROJAS S V, FOX H, et al. Cardiac recovery following left ventricular assist device therapy: experience of complete device explantation including ventricular patch plasty [J]. Eur J Cardiothorac Surg, 2021, 59 (4): 855-862.

［11］PHAN K, HUO Y R, ZHAO D F, et al. Ventricular Recovery and Pump Explantation in Patients Supported by Left Ventricular Assist Devices: A Systematic Review［J］. ASAIO J, 2016, 62（3）: 219-231.

［12］MIRZA A, ROMERO C M, TOYODA Y, et al. Identifying Patients With a Higher Potential for Recovery Post Left Ventricular Assist Device: A Single-Center Experience［J］. Ochsner J, 2021, 21（4）: 341-346.

［13］MONTEAGUDO VELA M, RIAL BASTÓN V, PANOULAS V, et al. A detailed explantation assessment protocol for patients with left ventricular assist devices with myocardial recovery［J］. Interact Cardiovasc Thorac Surg, 2021, 32（2）: 298-305.

［14］ANTONIDES CFJ, SCHOENRATH F, DE BY TMMH, et al. Outcomes of patients after successful left ventricular assist device explantation: a EUROMACS study［J］. ESC Heart Fail, 2020, 7（3）: 1085-1094.

［15］BIRKS E J, DRAKOS S G, PATEL S R, et al. Prospective Multicenter Study of Myocardial Recovery Using Left Ventricular Assist Devices［RESTAGE-HF（Remission from Stage D Heart Failure）］: Medium-Term and Primary End Point Results［J］. Circulation, 2020, 142（21）: 2016-2028.

［16］GERHARD E F, WANG L, SINGH R, et al. LVAD decommissioning for myocardial recovery: Long-term ventricular remodeling and adverse events［J］. J Heart Lung Transplant, 2021, 40（12）: 1560-1570.

［17］POTAPOV E V, POLITIS N, KARCK M, et al. Results from a multicentre evaluation of plug use for left ventricular assist device explantation［J］. Interact Cardiovasc Thorac Surg, 2022, 34（4）: 683-690.

第九章
左心室辅助装置特殊案例分析

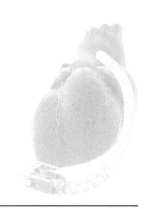

LVAD 作为目前除了心脏移植之外治疗终末期心力衰竭患者的最有效手段,其临床价值已受到医学界的肯定,全球范围内的植入量不断攀升。近几年,第三代 LVAD 在中国的临床应用发展迅猛,已有 4 款国产 LVAD 成功上市,总植入量已达数百例。但 LVAD 植入术后并发症处置和管理涉及多学科领域,特殊情况下更需要多学科共同诊治、制订和实施科学有效的治疗策略。笔者收集了在近百例 LVAD 临床实践中一些特殊案例,在此分享给同道们,以期为同道们遇到类似病例时提供一定的借鉴和参考。

第一节　左心室辅助装置紧急救治
心肌病所致的恶性心律失常

LVAD 使终末期心力衰竭得到纠正,但心肌病的病灶仍然存在,由其导致的恶性心律失常在生命得以延续的情况下,在术后仍会表现出来,于是,会出现常规心血管专业绝对看不到的症状不明显的"反向电 - 机械分离",电活动严重紊乱,而在 LVAD 辅助下心脏的泵血功能几近正常。在此介绍和探讨 1 例因心肌病致恶性心律失常,内科治疗无效且随时可能危及生命的年轻患者经 LVAD 紧急救治而成功转危为安的案例。

【病例简介】

患者女性,19 岁。主因"乏力,气促伴心慌 1 年余,反复加重 3 次"入住本院心内科。既往在当地医院诊断为"心肌炎"。

本次入院诊断:①心肌病,心脏扩大,二尖瓣反流,三尖瓣反流;②心律失常,频发多源室性期前收缩、短阵室性心动过速;③心功能Ⅲ级;④心源性休克;⑤亚临床甲减。

入院后心脏 MRI 示:心肌纤维化,考虑心肌炎(图 9-1-1A、B)。行外显子基因测序未见明显突变。心肌病理活检可见镜下心肌细胞肥大,空泡,排列紊乱,部分区间纤维增生,局灶有少量淋巴细胞浸润;刚果红染色(−)(图 9-1-1C、D)。

该患者虽经两次严格、系统的内科住院治疗,进行营养心肌、抗心肌重构、强心利尿、抗心律失常等对症支持处理,但仍有气促、乏力、头晕、心悸等症状。第三次入住本院心内科后,患者两次(间隔 5 日)突发意识丧失,听诊心音消失,未扪及大动脉搏动,均行胺碘酮抗心律失常、心肺复苏、电除颤等抢救治疗,但是仍然频发恶性心律失常(多源室性期前收缩、室性阵速),并且血压偏低,心肌酶进行性升高,肝、肾功能亦开始受损。在无法及时获取合适的心脏移植供体的情况下,决定紧急转入心血管外科施行 LVAD 植入术进行抢救。在全身麻醉、体外循环下行 LVAD 植入术 + 三尖瓣成形术。

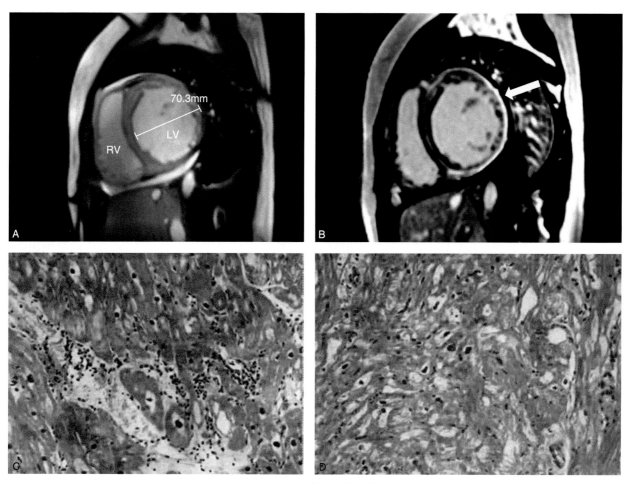

图 9-1-1　心肌活检和心脏磁共振成像

A. 心脏 MRI 示左心室（LV）最大舒张末径为 70mm，EF 为 17%；RV：右心室；B. 心脏 MRI 增强显像示左心室广泛性心肌中层及外膜下延迟强化，提示心肌纤维化、坏死。C、D. 心肌活检 HE 染色（×10），镜下见心肌细胞肥大、空泡、排列紊乱；部分区间纤维增生，局灶有少量淋巴细胞浸润。

　　术后患者安全返回心外科 ICU。血泵运行满意，泵速 2 400RPM，流速在 4.0L/min 以上，血流动力学平稳。术后当晚患者即苏醒，术后第 2 天顺利拔除气管插管。术后肝、肾功能逐渐恢复正常，心肌酶水平缓慢下降，但仍频发心律失常，形式呈多样性，包括二度房室传导阻滞、多源性室性期前收缩和室性心动过速，甚至短暂性心室颤动一次。多次予电复律、电除颤及抗心律失常药物（表 9-1-1）治疗，均无法完全控制频发的恶性心律失常。但在 LVAD 的保护下，患者在有超过 200 次 /min 的室性心动过速甚至是心室颤动发作期间，都能维持接近正常的生活状态，进食、坐卧等活动而不受心律失常的影响。经过多次会诊，认为患者心律失常在手术前、后的发作类型基本相同，推测左心室外膜纤维化是造成折返性室性心律失常的电生理基础。心电图显示为宽 QRS 波群，诊断主要考虑心肌病，进一步外显子测序未发现异常致病基因，而全基因测序检测结果证实为某基因的罕见错义突变，会诊认为在处理心律失常上不宜过于积极，也不考虑行 ICD 及射频消融术，对患者的远期治疗仍然考虑施行心脏移植。

　　患者本次顺利出院，出院时一般情况可，运动耐量基本正常，携带穿戴式远程实时心电监测设备，仍然可以监测到多源性室性期前收缩和阵发性室性心动过速。出院后约 5 个月监测到心室颤动，急诊接患者来院予以体外电击除颤，一次成功转为窦性心律，第 2 天顺利出院。

　　患者于 LVAD 稳定期心电监测频发室性心动过速，因药物治疗无效，经综合讨论于 LVAD 植入术后 16 个月行室性心动过速导管消融。12 导联动态心电图提示室性心动过速起源于左心室顶部。术中可诱发室性心动过速，分别于主动脉窦、主动脉瓣下、右心室流出道、心大静脉进行室性心动过速激动标测，心大静脉激动最早，较 QRS 提前约 30 毫秒，分别于左心室顶部心内膜最早激动点和心大静脉射频消融，消

表 9-1-1　患者左心室辅助装置植入术后近期的恶性心律失常事件及用药处理

时间	心律失常事件		处理方式
×月27日	11：15	室上性心动过速 >180次/分	胺碘酮 90mg/h 泵入
	12：26	恢复窦性心律	
×月30日	4：00	室性心动过速 >200次/分	胺碘酮 90mg/h 泵入
			利多卡因 60~90mg/h 泵入
	8：45	转复窦性心律	同步电复律
×+1月1日	15：30	室性心动过速 >200 次/min	同步电复律
			利多卡因 90mg/h 持续泵入
×+1月2日	16：00	室上性心动过速/室性心动过速交替	尼非卡兰 0.4mg/（kg·min）持续泵入
	21：30	恢复窦性心律	
×+1月3日	14：10	二度 AVB	停用尼非卡兰
×+1月5日	8：30	室性心动过速	利多卡因 90mg/h 泵入
	15：17	转复窦性心律	同步电复律
×+1月10日	18：25	室性心动过速	观察
	19：00	自动复律	
×+1月12日	16：20	心室颤动	电除颤转复窦性心律

融术后心室性心动过速不能诱发，术后4小时复发，QRS形态与消融前相同。心电监护显示每日仍频发室性心动过速，首次消融后4周进行第二次射频消融。结合第一次标测结果、消融效果和基础心脏病，考虑该室性心动过速起源于左心室顶部肌壁间的可能性大，术中行双极消融，一根消融导管放置于左心室顶部最早激动点，另一个消融导管放置于心大静脉，两个消融导管组成消融回路，以30W功率放电消融，消融中出现加速性室性心律，与自发室性心动过速形态相同。术后1个月及3个月动态心电图仅可见持续3个搏动的室性心动过速，目前临床随访13个月，未服用抗心律失常药物，无需要干预的室性心动过速发生。目前患者正在等待合适的供体进行心脏移植。

【分析与讨论】

本例年轻女性患者，以心力衰竭症状发病，病程1年余，主要因为频发恶性心律失常危及生命，进而接受了急诊抢救性质的 LVAD 植入手术。手术指征明确、效果良好，及时挽救了患者的生命。因为 LVAD 能持续给予全身各器官足够的血液灌注，所以术后患者能耐受恶性心律失常的频繁发作，且发作时并无任何症状，可见尽管原生心脏泵血功能障碍，但在 LVAD 的辅助下维持了心肌本身及各脏器的正常灌注，从而在维系患者生命中发挥着决定性作用。尽管有强度合适的华法林抗凝处理，但长时间发作的心室颤动仍有可能引起心室血栓形成。此外，心室颤动下的左心室机械性卸载对右心室的前负荷过载和重构是极为不利和危险的因素，可导致或加重右心衰竭，故亦需要及时进行除颤处理。

LVAD 的植入大大提高了患者对"恶性心律失常"的耐受性和存活机会，但反复发作的室性心律失常仍给临床管理带来极大困难，如果药物治疗失败，导管消融为可考虑的治疗方法。该患者标测及首次消融后的复发提示左心室顶部室性心动过速为肌壁间起源，单纯内膜消融和外膜消融均难以消除心律失常病灶，双极消融可实现两个消融导管间的透壁损伤，消除致心律失常基质。LVAD 植入术后进行导管消融时，LVAD 可提供强大的血流动力学支持，使我们能从容地进行室性心动过速的标测与消融，提高了心力衰竭患者射频消融的安全性，但也应注意到左心室消融过程中哪怕产生微小血栓都可能是灾难性的，尤其是在血泵流入管附近进行消融时，泵血栓风险可能会增加。

在此病例的整个救治过程中，我们将本病例与病毒性心肌炎、结缔组织心肌病、埃默里-德赖弗斯肌营养不良（Emery-Dreifuss muscular dystrophy，EMDM）、细丝蛋白 C（filamin C，FLNC）等基因突变导致的心肌病,致心律失常性心肌病等多种心肌病进行了鉴别诊断,均不完全符合上述疾病。目前该患者全基因测序结果已经找到罕见致病突变,正在进行进一步研究。

(王燃燃 赵 元 周 康 张 霞 周新民 王永德)

参考文献

[1] PATEL P, WILLIAMS J G, BRICE J H. Sustained ventricular fibrillation in an alert patient: preserved hemodynamics with a left ventricular assist device[J]. Prehosp Emerg Care, 2011, 15(4): 533-536.

[2] SMITH M E, MOAK J H. Asymptomatic ventricular fibrillation in continuous flow left-ventricular assist device[J]. Am J Emerg Med, 2021, 49: 130-132.

[3] BUTTERFIELD M, DERR C, KEFFELER J, et al. Organized cardiac activity in an awake LVAD patient during ventricular fibrillation[J]. Am J Emerg Med, 2017, 35(7): 1041.

<h2 align="center">第二节 左心室辅助装置植入术后
主动脉根部血栓的处理</h2>

LVAD 对左心室的机械性卸载导致通过主动脉瓣的血流量及其速度明显降低,可引起主动脉瓣开放减少甚至完全关闭,由此造成的主动脉根部血液淤滞创造了一个易生成血栓的环境。LVAD 植入后经超声评估发现,很多患者有主动脉瓣持续关闭的情况发生。术前右心衰竭患者也会降低左心室充盈,进而进一步减少通过主动脉瓣的血流。此外,LVAD 流出管在主动脉根部的定位,尤其是流出管进入主动脉的角度也会影响主动脉近端的血流动力学状态,增加了导致主动脉根部血液淤滞的影响因素。抗凝不足也是该病的重要发病因素,约 2/3 的确诊患者处于抗凝不足的状态。Justin 等报道在 436 人的队列中该病发病率约为 4.8%。这种术后近期形成的瓣上血栓往往可以通过强化抗凝而消除,但需要权衡是否会增加术后出血的风险,走好抗凝这根"钢丝",不能矫枉过正。在此我们介绍两例 LVAD 植入术后主动脉根部血栓形成及其处理策略,并做相应探讨。

【病例简介】

病例 1 患者女性,53 岁。入院 3 年前因活动受限,诊断为"扩张型心肌病"。入院半年前症状明显加重,心功能恶化至 NYHA IV级。入院心脏超声提示双心房、左心室扩张,左、右心室收缩能力降低,重度二尖瓣反流、中度三尖瓣反流。术前凝血酶原时间 15.6 秒,INR 1.74,活化部分凝血活酶时间 >170 秒,纤维蛋白原 191mg/dl。D-二聚体 1.08mg/L。行 LVAD 植入术 + 三尖瓣成形术及左心耳缝闭术。

术后第 11 天心脏超声提示患者主动脉窦内血栓形成。此病例在确诊主动脉根部血栓后通过逐渐提高泵速彻底关闭主动脉瓣,目的是避免血流冲击、栓子脱落造成更严重的后果。因该病例为植入后近期发生的血栓形成,考虑到手术风险,未进行常规的血栓清除术。鉴于血栓脱落引起神经系统并发症的不可逆性,笔者建议在确诊为主动脉根部血栓后,提高患者在心脏移植候选名单上的优先级。出院后超声随访 18 个月,未见血栓消失,但血栓逐渐机化固定(图 9-2-1)。由于目前缺少针对该疾病的管理指南,笔者认为更应该通过多学科合作的方式对患者术后的管理进行共同决策。

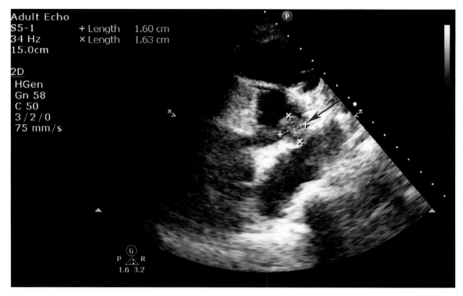

图 9-2-1 主动脉根部超声影像
箭头所指为主动脉根部血栓形成。

病例2 患者男性,56 岁。主因"缺血性心肌病、终末期心力衰竭"行 LVAD 植入术。本例患者 LVAD 植入术前 6 个月曾因急性广泛性前壁心肌梗死、冠状动脉三支病变行冠状动脉旁路移植术。因该患者有正中开胸手术史,故采取侧开胸术式植入血泵,血泵人工血管吻合于降主动脉。患者术后恢复良好,华法林抗凝,INR 稳定达标,主动脉瓣维持 1∶1 小幅开放。术后 300 天常规随访时,我们发现其主动脉瓣右冠瓣及无冠瓣上可见厚度为 10~12mm 的附瓣血栓(图 9-2-2A),主动脉瓣变为偶见开放,当日 INR 2.38。经多学科会诊讨论认为,患者人工血管吻合处远离主动脉瓣,从而在主动脉瓣上形成比正中开胸术式更大范围的血流"静默区"。当过度辅助使心室射血减少甚至不射血时,易形成瓣上血栓。鉴于此,我们调整了治疗策略,采用国际标准长期作抗凝和抗血小板聚集的"双抗治疗",同时在保证患者血压和组织灌注的前提下降低血泵泵速(由 2 400RPM 降至 2 300RPM),使患者心脏在高标准抗凝条件下尽量射血,消除该区的血流"静默"效应。经治疗策略调整,患者主动脉瓣恢复 1∶1 开放,1 个月后复查心脏超声,主动脉瓣上的血栓消失(图 9-2-2B)。

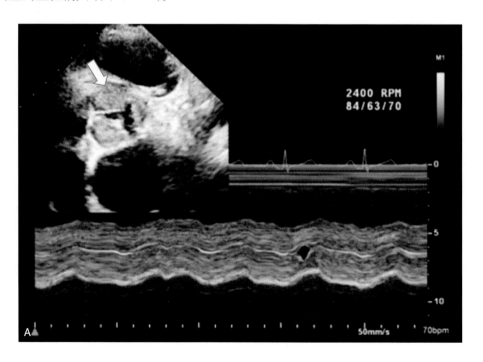

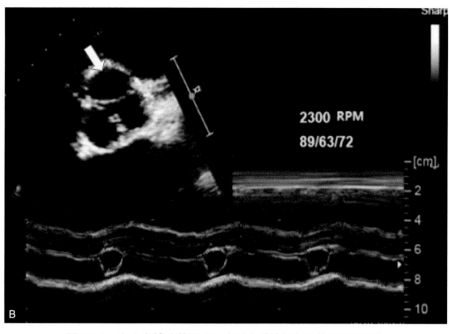

图 9-2-2　左心室辅助装置植入术后主动脉根部血栓形成及消失
A. 主动脉根部新鲜血栓；B. 治疗策略调整 1 个月后血栓消失。

【分析与讨论】

主动脉根部血栓是 LVAD 植入术后的并发症,其发病原因包括:①主动脉瓣关闭,泵速影响和血液淤滞;②泵材料的血液相容性及其对外源性凝血途径的激活;③泵流出道的血流动力学异常。

植入 LVAD 后的主动脉根部血栓的发病率约为 5%,血栓多发于植入后近期。对于右心衰竭、主动脉瓣不开放和用于 DT 的 LVAD 植入术后近期,发生主动脉根部血栓的概率会明显升高,并且主动脉根部血栓与患者脑卒中和不良预后明显相关。

动物实验中发现间歇性低速运行 LVAD 可以引起主动脉瓣开放,降低血栓发生的风险,但这种方法在患者中是否合适仍需要进一步探索。定期评估心脏超声,根据超声引导调整泵速。但调整泵速时也要注意关注患者的左心功能,左心功能不佳时即使在最低泵速下主动脉瓣也很难打开,这样或许会导致全身灌注不足这一更坏的结局。

多种抗凝管理策略可用于降低患者主动脉血栓及其并发症的发生。考虑到主动脉瓣关闭与主动脉根部血栓发生的联系,植入后近期就应进行心脏超声评估,调整泵的泵速使得主动脉瓣能够保持一定频率的开放。植入 LVAD 后发生右心衰竭的患者更应密切关注主动脉根部血栓的发生,应尽早使用超声筛查。一旦筛查出了明显的主动脉根部血栓,应密切关注心电图及心肌标志物以排除心肌梗死。造影导管可能导致血栓脱落造成远端肢体或脑血管的栓塞,因此对此类患者应尽量避免进行冠状动脉造影。另外,还应经常评估神经系统栓塞的可能。当 LVAD 与心脏并行支持时,自体主动脉瓣不习惯恒定 LVAD 过程中所承受的压力而关闭。患者术后每个月接受一次监测,调整泵速,泵的速度逐渐降低到能够控制二尖瓣的水平反流和主动脉瓣的打开时间。调整泵速和使主动脉瓣间歇性开放会防止小叶融合和血栓形成。这不仅可以防止联合融合,而且可以降低因主动脉瓣不活动在其上形成血栓的概率。病例 1 的患者为术后近期发生主动脉根部血栓形成,术者没有采用激进的外科治疗,而是通过增加泵速、关闭主动脉瓣来避免血流冲击导致栓子脱落,从而降低了神经系统并发症的发生。

对于侧开胸术式植入血泵患者,人工血管吻合处远离主动脉瓣,在主动脉瓣上形成比正中开胸术式更大范围的血流"静默区"。此术式更容易在主动脉根部发生血液淤滞甚至形成血栓,也可能使主动脉瓣融合、关闭。所以更应强调辅助流量足够即可，争取保持主动脉瓣以相对高的比例开放，并应强调在抗凝治疗中要执行标准"双抗"。对于人造血管吻合于降主动脉患者，随访时更应重点关注主动脉根部是否存在血流淤滞或血栓及主动脉瓣开放情况。病例2的患者，术后远期出现主动脉瓣上血栓，术者通过降低泵速，促进主动脉瓣开放，改善主动脉根部血流淤滞联合强化抗栓，最终溶解瓣上血栓。

　　尽管有研究发现LVAD植入术后主动脉根部血栓的发病率约为5%，但这一数据或许低于该病的真实发病率。因不是所有患者都进行主动脉根部的超声检测，并且经胸的超声心动图对主动脉根部血栓的诊断敏感性并不高，尤其是在植入前进行过主动脉瓣手术的患者。国外一些确诊病例中有一部分是经食管超声才得以确诊的。不像泵内血栓形成后会出现血浆LDH和游离血红蛋白的升高，这一并发症的另一棘手点在于没有成熟的生物标志物来提示疾病的发生。主动脉根部血栓常发生于冠状动脉开口附近以外的区域，这与该区域缺少流向冠状动脉的血液，血流常淤滞与此有关。

　　LVAD植入术后主动脉根部血栓可能会导致十分严重的后果，其中包括堵塞冠状动脉开口，栓子脱落引起脑卒中或动脉栓塞。尽管LVAD的机械卸载作用会使左心功能免受冠状动脉阻塞的影响，但是冠状动脉血流减少也会通过以下机制产生不良后果：①右冠状动脉血流减少会引起右心室心肌梗死及右心衰竭，从而减少对左心的充盈；②由于缺血引起的室性心律失常也会导致患者的左心室充盈不足，造成LVAD流入套管吸壁概率增加。右心衰竭尽管可以通过安装RVAD治疗，但由于主动脉根部血栓引起的脑卒中是不可逆的，这可能会影响患者移植受体资质的评估及长期预后。目前对于LVAD植入术后主动脉根部血栓的管理尚缺乏统一认识，因此应密切结合患者的实际情况，通过多学科团队商讨合理的治疗方案。

（孙晓宁　张云强　任书堂　王春生）

参考文献

［1］FRIED J, GARAN A R, SHAMES S, et al. Aortic root thrombosis in patients supported with continuous-flow left ventricular assist devices［J］. J Heart Lung Transplant, 2018, 37（12）: 1425-1432.

［2］TUZUN E, GREGORIC I D, CONGER J L, et al. The effect of intermittent low speed mode upon aortic valve opening in calves supported with a Jarvik 2000 axial flow device［J］. Asaio J, 2005, 51（2）: 139-143.

［3］DIYAR S, DAVID F, ALY E B, et al. The 2023 International Society for Heart and Lung Transplantation Guidelines for Mechanical Circulatory Support: A 10- Year Update［J］. The Journal of Heart and Lung Transplantation, 2023, 42（7）, e1-e222.

第三节　左心室辅助装置植入术或更换术中
直视冷冻消融治疗频发恶性心律失常

　　恶性室性心律失常是心力衰竭患者的严重并发症和导致患者猝死的最重要的原因之一。虽然LVAD植入术后的患者对恶性心律失常的耐受性明显提高，但持续性室性心律失常会造成右心功能衰竭，进而影响左心充盈，从而产生血泵吸壁，极大影响了血泵的正常工作，甚至异常停泵，是造成LVAD植入术后死亡的第二大原因。经皮导管消融是治疗器质性心脏病室性心律失常有效的治疗手段，但仍然存在较高的复发风险。对LVAD植入术后起源位置毗邻流入管口和起源于心外膜的心律失常，其标测消融难度和风险均显著升高。因此，在外科开胸术中直视下标测和消融致心律失常基质，不失为一种有潜在希望的治疗策略。迄今为止，泰达国际心血管病医院多学科医疗团队共对5例患者进行了外科术中直视下冷冻消融，在此一并介绍如下。

【病例简介】

5 例患者均为终末期心力衰竭患者,年龄 33~55 岁,其中男性 4 例,女性 1 例。心力衰竭的病因,4 例为扩张型心肌病,1 例为肥厚型心肌病(进展为扩张阶段)。1 例患者(病例 1)植入 LVAD 后 207 天发生心室颤动,电复律恢复为窦性心律,因反复发作持续性室性心动过速和心室颤动(图 9-3-1),先后进行

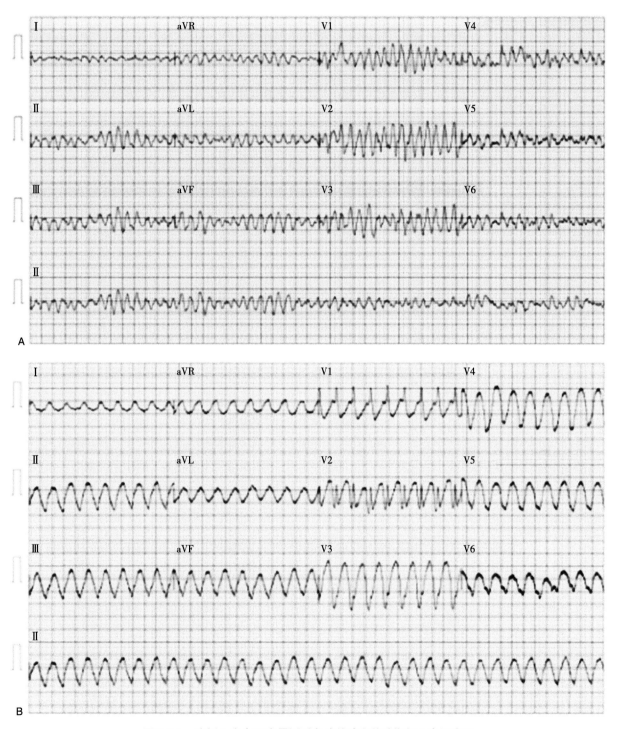

图 9-3-1　病例 1 患者再次晕厥后急诊就诊和住院期间心电图表现

A. 患者晕厥后 10 余小时急诊就诊,心电图显示心室颤动,当时患者无症状,超声心动图显示左心室无收缩;B. 患者住院期间再发室性心动过速,V_1 导联 QRS 呈右束支传导阻滞图形,电轴右偏,V_5 和 V_6 导联呈 QS 型,提示室性心动过速起源于左室心尖部,可能靠近血泵流入管道。

3次导管射频消融,多次消融导致泵血栓形成需要更换血泵,血泵更换术中进行冷冻消融;另外4例患者(病例2~5)LVAD植入术前均存在持续性或非持续性室性心动过速,于LVAD植入术中同步标测和消融。1例患者(病例4)术前植入了CRT-D,反复发作持续性VT,且抗心律失常药物治疗无效,CRT-D植入27个月因反复放电治疗电源接近耗竭。5例LVAD外科术中直视下冷冻消融患者的临床情况见表9-3-1。

表9-3-1 5例左心室辅助装置植入术中直视下冷冻消融患者的临床情况

病例	性别	年龄/岁	诊断	心律失常类型	心律失常治疗方法	随访时间	结局
1	男	53	DCM	VT、VF	电复律、抗心律失常药物、导管射频消融3次	16个月	无恶性心律失常
2	男	55	DCM	VT	抗心律失常药物	14个月	无恶性心律失常
3	女	34	DCM	VT	抗心律失常药物	21天	无恶性心律失常,术后21天死于感染
4	男	40	DCM	VT	抗心律失常药物、CRT-D	2个月	无恶性心律失常
5	男	33	HCM	VT	抗心律失常药物、电复律	6天	无恶性心律失常

注:VT,室性心动过速;VF,心室颤动;CRT-D,心脏再同步治疗除颤器。

高密度标测与直视冷冻消融方法如下。

选择三维标测系统,标测导管使用极高密度标测导管,冷冻消融导管配置的是直径28mm的冷冻球囊。所有患者均在心脏外科手术室完成手术。全身麻醉,开胸悬吊心包,主动脉、上下腔常规建立体外循环,在并行体外循环心脏不停跳的条件下进行心外膜标测,心脏停搏状态下行冷冻消融,设定每次冷冻时间为120秒。

病例1在血泵更换术中见心包粘连增厚,心外膜标测导管无法标测到近场电位,结合3次导管心内膜标测结果和体表心电图定位进行经验性冷冻消融。冷冻范围包括左室侧壁心外膜、缝合环周围心外膜及心内膜,以及后乳头肌基底部(图9-3-2)。

病例2~5均于外科手术中进行了心外膜的基质标测和直视下冷冻消融。

标测方法:心包腔内充满温生理盐水,标测导管多极电极沿心外膜移动建模,同步电压标测。Hd-Grid双极电图电压≥1.5mV定义为正常电压,<1.0mV定义为低电压,两者之间为过渡区,正常电压区在三维标测图上显示为紫色,低电压区显示为灰色,过渡区因电压差别系统自动赋予彩虹颜色。在瘢痕边缘的过渡区进行重点标测,如记录到心室晚电位(late potentials,LPs)、长程碎裂电位和局部异常心室电活动(local abnormal ventricular activities,LAVAs),称为感兴趣电位,一旦导管记录到感兴趣晚电位则固定导管位置,直视下用马克笔描计在心外膜上,作为冷冻消融靶点。4例患者均于心外膜标测到感兴趣电位。图9-3-3为1例心外膜基质标测结果,明确显示心外膜瘢痕低电压区和感兴趣电位。

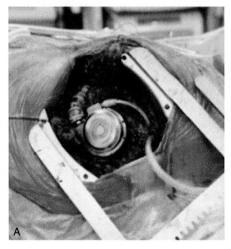
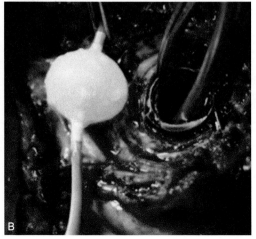

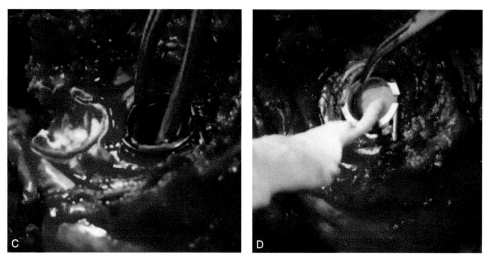

图 9-3-2　在血泵更换过程中直视下冷冻消融

A. 心包切开后显示血泵在心外膜的位置。根据术前心电图推断异位兴奋灶为心尖部起源,缝合环周围为重要的致心律失常基质。一旦再植入血泵,则无法进行外膜消融途径心尖部消融;而经主动脉逆行消融导管也只能到达内膜有限区域,故决定在重置泵前做心尖部外膜直视冷冻消融;B、C. 使用冷冻球囊进行心外膜冷冻消融,启动冷冻后球囊表面迅速形成冰晶并稳定黏附在心脏表面。冷冻结束可看到局部大面积的冷冻面;D. 经缝合环球囊于心内膜面进行冷冻消融。

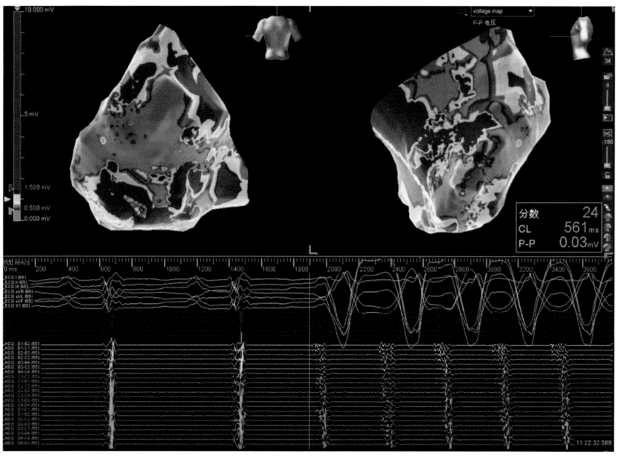

图 9-3-3　左心室辅助装置植入术中心外膜基质标测

病例 4 心外膜三维标测：左心室下侧壁中段心尖段、前壁基底部瘢痕，下壁中段瘢痕边缘局部电图可标测到延迟碎裂高频电位，标测中导管机械刺激诱发短阵 VT，VT 发作时该部位表现为长程碎裂电位，提示该部位为 VT 折返环的关键峡部，需要重点进行冷冻消融。

直视冷冻消融：标测完成后在体外循环心脏停搏下完成心尖打孔，于标记区域心外膜及对应心内膜区域进行片状冷冻消融。为避免冷冻过程中系统报错停机，球囊导管杆身外要套 15F 鞘管，并在冷冻过程中在鞘管内连续给予高压生理盐水冲洗。消融范围除标测区域外，同时在心尖开口周围内外膜进行连续性冷冻消融，以预防流入管相关心律失常的发生。

临床结局：5 例患者术后均无冷冻消融相关的并发症发生。目前随访 8 天到 16 个月不等，1 例患者（病例 3）LVAD 植入术后因右心衰竭难以纠正进行补救性双心室辅助循环，术后 21 天因感染性休克死亡。其余 4 例患者均未服用抗心律失常药物，随访期内无恶性心律失常发生。

【分析与讨论】

室性心律失常在植入 LVAD 的终末心力衰竭患者中的发生率可高达 50%。尽管 ICD 被证实能显著改善预后，一旦发生室性心律失常和 ICD 放电事件，尤其是电风暴事件，会显著增加患者的住院和死亡风险。虽然 LVAD 植入术后患者对恶性心律失常的耐受性明显提高，但术后室性心动过速依然是决定患者预后的独立预测因素。

血泵植入术后经导管消融比较困难。一方面，由于血泵刚性的流入管突出到心腔内，使消融导管难以自由到达所需区域，尤其是心尖区域；另一方面流入管口周围血流缓慢，加上消融造成心内膜损伤，该区域消融可能会增加血栓形成的风险，左心室血栓形成对血泵而言是灾难性的。外科冷冻消融的优势是可以在直视下进行，消融中当球囊充盈后用力压在靶点心肌表面，启动冷冻可很快形成冰晶并稳定黏附在组织表面，产生可靠均匀的冷冻损伤。另外，直视下心内外膜消融可几乎完全避免对膈神经和冠状动脉的损伤，也不用担心对邻近组织和器官的损伤，大大提高了消融的安全性。

外科手术中同步消融的关键是术中如何定位心律失常起源点和识别致心律失常基质。本组患者除1 例因心包粘连无法进行心外膜标测外，剩余 4 例患者均成功进行了心外膜基质标测，标测到了最有价值的 LPs 和 LAVAs，提高了消融的精准度，避免过度冷冻消融对左心功能的影响。

总之，LVAD 外科术中同步冷冻消融有望减少术后恶性心律失常的发生，尤其是对于 LVAD 植入术前即存在严重室性心律失常的患者。但目前相关文献报道如此治疗的共 16 例患者，数量非常有限，尚处于探索性阶段，尤其是使用冷冻球囊进行心室冷冻消融技术尚未见报道，需要更大样本的研究和长时间随访证实其安全性和有效性。

（王永德）

参考文献

［1］EMAMINIA A, NAGJI A S, AILAWADI G, et al. Concomitant left ventricular assist device placement and cryoablation for treatment of ventricular tachyarrhythmias associated with heart failure［J］. The Annals of thoracic surgery, 2011, 92（1）: 334-336.

［2］MULLOY D P, BHAMIDIPATI C M, STONE M L, et al. Cryoablation during left ventricular assist device implantation reduces postoperative ventricular tachyarrhythmias［J］. The Journal of thoracic and cardiovascular surgery, 2013, 145（5）: 1207-1213.

［3］MCILVENNAN C K, BABU A N, BRIEKE A, et al. Concomitant surgical cryoablation for refractory ventricular tachycardia and left ventricular assist device placement: a dual remedy but a recipe for thrombosis?［J］. Journal of cardiothoracic surgery,

2016, 11（1）: 53.

［4］RAO S D, CHAHAL CAA, ATLURI P, et al. Massive myocardial edema and inflow cannula obstruction due to epicardial surgical ventricular tachycardia cryoablation at time of left ventricular assist device implantation［J］. Heart Rhythm case reports, 2020, 6（8）: 523-527.

［5］KUNKEL M, ROTHSTEIN P, SAUER P, et al. Open surgical ablation of ventricular tachycardia: Utility and feasibility of contemporary mapping and ablation tools［J］. Heart rhythm O2, 2021, 2（3）: 271-279.

第四节 介入治疗左心室辅助装置植入术后继发性重度主动脉瓣关闭不全

2018 年, INTERMACS 数据库分析表明, 接受 LVAD 的 10 603 例轻度或无 AI 的心力衰竭患者中有 1 399 例出现了术后继发的中到重度主动脉瓣反流, 约占总人数的 13.2%。而在术前即存在轻度 AI 的患者中, 近 30% 发展为中重度 AI。在患者接受 LVAD 治疗期间, 由于血泵恒定流量的特点, 导致收缩期及舒张期主动脉内压力均高于左心室内压, 加之血泵流出人工血管在升主动脉所产生湍流的共同作用, 使主动脉瓣开放时间缩短甚至呈持续关闭状态, 会导致瓣膜内皮细胞病变, 瓣叶产生退行性变、瓣叶融合甚至主动脉瓣环扩张, 最终形成 AI。LVAD 植入术后患者发生 AI 后, 部分血液在主动脉和左心室间产生"盲循环圈"（blind circulatory loop）, 减少了有效心输出量, 从而加重了左心室扩张, 导致大小循环衰竭、器官灌注不足, 由此形成恶性循环, 降低了患者的生存率。在此介绍 1 例通过介入手段成功治疗 LVAD 植入术后继发性重度主动脉瓣关闭不全的病例。

【病例简介】

患者男性, 54 岁。主因"间断胸闷 14 年, 加重 10 余天"入我院治疗。诊断为扩张型心肌病、NYHA 心功能Ⅳ级。在住院期间, 心脏超声提示左心室及右心房扩大, LVEF 仅为 19%, 二尖瓣少量反流, 三尖瓣少中量反流, 主动脉瓣功能正常。患者属于终末期心力衰竭, 虽经充分药物治疗但心功能改善不佳, 遂接受了 LVAD 植入 + 术三尖瓣成形术 + 左心耳封闭术。患者术后恢复良好, 坚持服药, 间断门诊复查。患者于植入术后 368 天因发作乏力, 活动后胸闷、心悸、咳嗽、咳痰, 夜间呼吸困难再次住院。入院后临床症状突然加重, 持续喘憋、大汗、烦躁、端坐呼吸, 血压下降, 氧饱和度持续下降, 考虑为急性左心衰竭、心源性休克, 予气管插管、血管活性药维持生命体征平稳等治疗。心脏超声检查提示 LVAD 植入术后, 血泵工作正常, 但主动脉瓣持续关闭, 闭合时可见大量血液反流信号, 诊断为 LVAD 植入术后继发重度 AI（图 9-4-1）。

经泰达国际心血管病医院心外科、重症医学科、麻醉科、放射科及超声科等多学科会诊, 认为患者 LVAD 植入术后 1 年, 发生心源性休克, 心脏超声提示主动脉瓣由术前的正常状态发展为大量瓣膜反流, 考虑为 LVAD 植入术后发生了严重的 AI; 由于患者血流动力学不稳定, 需尽早恢复主动脉瓣生理功能, 建议立即行经导管主动脉瓣置换术（transcatheter aortic valve replacement, TAVR）, 挽救患者生命。

患者于静吸复合麻醉下接受 TAVR。经左侧桡动脉植入 5F 猪尾导管送至主动脉瓣上水平, 行主动脉根部造影, 根据患者超声及造影结果, 选用 30# 自膨胀支架瓣膜, 经左侧股动脉入路, 定位于主动脉瓣环稍高位置, 调低 LVAD 泵速后释放。考虑患者瓣环扩张, 为避免瓣膜移位, 在假体瓣膜内再次植入 30# 瓣膜, 再分别用 26mm 及 32mm 球囊给予高压并进行长达 45 秒的持续扩张, 使重叠的瓣膜固定于瓣环上。逐渐恢复 LVAD 泵速后, 观察人工瓣膜无移位, 复查造影仅见微量瓣周反流, 瓣口无反流（图 9-4-2）, 术后超声检查 AI 消失（图 9-4-3）, 提示手术成功。

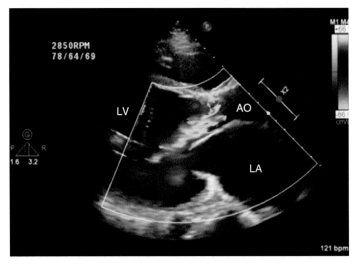

图 9-4-1 心脏超声检查提示左心室辅助装置植入术后
继发性重度主动脉瓣关闭不全
LV：左心室；LAD：左心房；AO：主动脉。

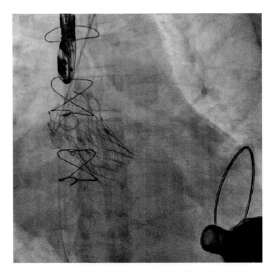

图 9-4-2 患者经导管主动脉瓣置换术后即刻造影
人工主动脉瓣口无造影剂反流。

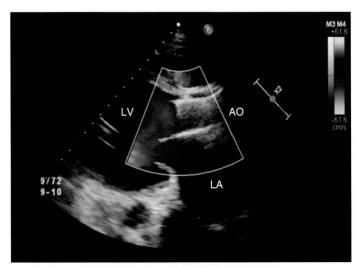

图 9-4-3 经导管主动脉瓣置换术后超声
可见继发主动脉瓣关闭不全消失
LV：左心室；LAD：左心房；AO：主动脉。

  在经股动脉入路的 TAVR 术实施过程中，假体瓣膜在 LVAD 人工泵的负压作用下，释放时易出现心室方向的移位。为解决此问题，我们总结出以下 3 种对策：①选择瓣环内径超过主动脉瓣环 15%、相对更大直径的假体瓣膜，以期瓣膜能更牢靠地锚定于主动脉瓣环；②为瓣膜向心室方向移位留出空间，假体瓣膜定位于略高于主动脉瓣环的位置释放；③在释放瓣膜及后扩张时使用更大的压力，并持续长时间以保证瓣膜充分膨胀。因为心脏不射血，所以不用顾及膨胀时间的问题。另外，新一代假体瓣膜 J-Valve，带有锚定环装置，定位更稳定，不易出现瓣膜移位。希望相关专家早日研发出经主动脉入路的 J-Valve。

  临床结局：术后患者胸闷症状迅速消失，生命体征平稳，复查超声示主动脉人工瓣功能良好，病情好转出院。经随访，目前患者状态平稳。

【分析与讨论】

  对于有 LVAD 植入指征的患者，对任何原发的 AI 一般建议做瓣叶成形术，严重的关闭不全需要行瓣膜置换术。随着 LVAD 植入时间的延长,无论是自体瓣膜还是假体瓣膜,只要瓣叶不开放,几乎都会发生 AI。常规预防继发性 AI 的非侵入性治疗包括使用利尿剂、血管扩张剂和在允许的情况下降低泵速等,但仍难以预防 AI。随着 AI 病程的进展,保守治疗效果逐渐变差,则需要进行侵入性手术治疗,如左心室流出道封堵术、主动脉瓣置换术、主动脉瓣缝闭术、主动脉补片封闭术等,但治疗风险较大,死亡率可高达 18%。上述几种术式除主动脉瓣置换术外,均使主动脉完全封闭,使体循环彻底依赖于 LVAD,如出现血泵故障则对患者而言是致命的。TAVR 作为治疗继发性 AI 的备选手段,具有创伤小、保留主动脉瓣功能的特点。有研究表明,TAVR 相比经皮主动脉封堵术,在同样缓解了主动脉瓣反流的基础上,患者死亡率更低。

如前所述,LVAD 植入术后主动脉开瓣率明显下降,瓣膜甚至完全封闭,体重小、心力衰竭严重者犹然。LVAD 流出管在主动脉吻合处与主动脉瓣之间形成血液"静默区",使主动脉瓣膜增加血栓形成的风险。AI 后置换的假体瓣膜发生血栓的风险可能更高。所以对于主动脉瓣的处理原则是尽可能保留自体瓣膜,以瓣膜成形术为首选。如必须换瓣,要选取组织相容性更高的生物瓣。不建议使用任何完全封闭主动脉的术式来避免 AI,以减少血栓形成、栓塞脱落的发生率或泵故障时引发猝死的发生率。TAVR 作为备选手段,可用于 LVAD 继发 AI 时急救之用。

在 LVAD 辅助循环状态下实施 TAVR 术式需要关注其特点。传统的经股动脉入路 TAVR 术式已经很成熟,植入物的定位是否准确是手术成败的关键。继发性 AI 患者的主动脉瓣钙化往往很轻,无法为假体瓣膜提供足够的锚定力量,而且植入 LVAD 后的患者在植入人工瓣膜的过程中,左心室流出道在血泵的作用下处于持续负压状态,瓣膜在血流中受力方向与系统推送的方向一致,会增加人工瓣向左心室流出道移位的可能性。因此笔者建议,应注意改变系统推送的方向,并使锚定点略高于主动脉瓣环以降低瓣膜脱入左心室的风险。

（王晓冬）

参考文献

[1] TRUBY L K, ROGERS J G. Advanced Heart Failure: Epidemiology, Diagnosis, and Therapeutic Approaches[J]. JACC Heart Fail, 2020, 8(7): 523-536.
[2] TRUBY L K, GARAN A R, GIVENS R C, et al. Aortic Insufficiency During Contemporary Left Ventricular Assist Device Support: Analysis of the INTERMACS Registry[J]. JACC Heart Fail, 2018, 6(11): 951-960.
[3] PHAN K, HASWELL J M, XU J, et al. Percutaneous transcatheter interventions for aortic insufficiency in continuous-flow left ventricular assist device patients: a systemic review and meta-analysis[J]. ASAIO J, 2017, 63(2): 117-122.
[4] IADANZA A, D'ASCENZI F, TORRISI A, et al. TAVR in patients with left ventricular assist device: case report and literature review[J]. Structural Heart 2019, 3: 11-17.
[5] XUE Y, ZHOU Q, LI S, et al. Transapical Transcatheter Valve Replacement Using J-Valve for Aortic Valve Diseases[J]. Ann Thorac Surg, 2021, 112(4): 1243-1249.
[6] ZAIDI S H, MINHAS AMK, SAGHEER S, et al. Clinical Outcomes of Transcatheter Aortic Valve Replacement(TAVR)Vs. Surgical Aortic Valve Replacement(SAVR)in Patients With Durable Left Ventricular Assist Device(LVAD)[J]. Curr Probl Cardiol, 2022, 47(10): 101313.

第五节　左心室辅助装置异常停泵及心功能恢复后撤泵

设备故障尤其血泵停转是 LVAD 植入术后并发症中最紧急的情况之一。发现血泵异常停泵,需要进行紧急评估和处理。对于心肌完全或部分恢复、心功能稳定的患者来说,需要评估患者是否需要继续带泵生存。心肌未恢复患者,血泵停转可能产生灾难性后果,需采取紧急措施,如紧急心脏移植或换泵手术。在此介绍 3 例病例,初步探讨面临此种特殊情形的应急处理策略。其中有两例因心肌功能恢复,停泵后通过介入封堵血泵流出血管的策略消除逆向血流,这种被称为"功能性撤泵"的治疗方法能有效避免再次开胸和体外循环带来的风险,为今后处理类似问题提供了有益的参考;另外 1 例,停泵后患者即出现心力衰竭症状,紧急进行了换泵手术。

【病例简介】

病例 1　患者男性,55 岁。主因 "LVAD 植入术后 145 天异常停泵 2 小时" 步行急诊入院。

患者 6 个月前因 "扩张型心肌病、左心扩大、心功能Ⅳ级" 植入 LVAD。手术及恢复过程顺利,平稳出院。术后定期随访无特殊,INR 维持在 2.0~3.0。术后约 6 个月某日白天因无意中牵拉体外驱动导线后突然出现泵停转,自行更换备用电池和控制器处置无效,急诊收治入院。

体格检查:双肺清,未闻及干、湿啰音。心率 72 次/min,律齐,心前瓣膜听诊区未闻及明显杂音。心尖区未闻及血泵运转的声音。血泵体外导线完整无破损,接头处连接紧密无松脱,控制器和电池良好。

实验室检查:血红蛋白(Hb)126g/L;NT-proBNP 163pg/ml;PT 26.6 秒;INR 2.52。

心脏超声心动图:入院第 1 天显示血泵停转。左心室舒张末期直径 54mm,EF 56%;人工管道通畅,探及单向频谱。入院第 2 天显示左心室舒张末期直径 59mm,EF 69%;主动脉瓣 1:1 开放且关闭好;人工管道全舒张期频谱,每搏输出量 31ml(图 9-5-1)。

此后连续监测心脏超声至第 16 天,具体数据见表 9-5-1。

入院诊断:扩张型心肌病、左心室辅助装置植入术后、泵停转;左心扩大、人工血管管道通畅并逆向血流(从升主动脉到左心室)。

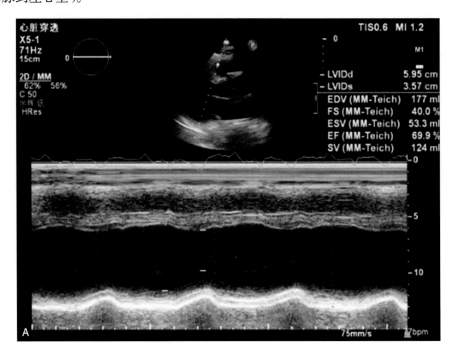

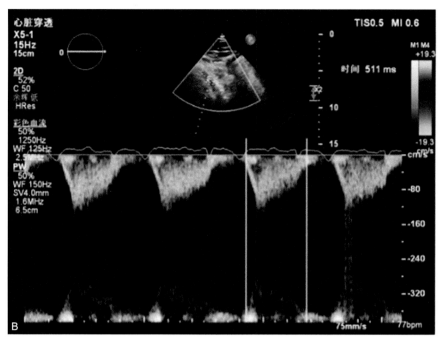

图 9-5-1　心脏超声心动图显示左心功能参数（图 A）和人工血管管道异常的血流彩色信号（图 B）

表 9-5-1　停泵后连续心脏超声监测结果

停泵时间	基本情况			左心室		人工管道相关			
	HR/ 次 / min	CVP/ mmHg	BP/ mmHg	LVEDD/ mm	EF/%	内径 / mm	V_{max}/ (m·s^{-1})	VTI/cm	RV/ml
第 1 天	不详	不详	不详	54.0	56.0	不详	不详	不详	不详
第 2 天	75	不详	不详	59.0	69.0	不详	不详	不详	31
第 3 天	95	5	96/48	59.3	54.3	10	1.45	36.6	29
第 4 天	100	7	117/67	59.2	52.0	10	1.45	35.3	28
第 5 天	97	8	112/67	59.2	49.4	10	1.36	36.8	29
第 6 天	99	7	114/68	60.0	50.0	10	1.38	34.9	27
第 7 天	98	7	113/63	60.0	44.0	10	1.47	36.2	28
第 8 天	81	8	114/64	60.0	44.3	10	1.51	41.3	32
第 11 天	85	7	118/69	60.0	43.4	10	1.34	40.8	32
第 16 天	104	不详	不详	65.0	46.0	10	1.50	36.5	29

注：HR,心率；CVP,中心静脉压；BP,血压；LVEDD,左心室舒张末期内径；EF,射血分数；V_{max},最大流速；VTI,流速时间积分；RV,反流量。

此例 LVAD 植入患者紧急停泵后经更换电池和控制器等措施仍无法立即重启血泵,从停泵到入院持续近 2 小时,无法避免血泵内血栓形成,经 MDT 讨论决定不再尝试重启血泵。综合评估患者停泵后无明显症状,血流动力学尚稳定,心脏功能亦无明显下降,遂决定加强监测、维持抗凝,复查心脏彩超密切注意血泵和心功能变化再决定如何进一步处理。

床旁经胸超声连续动态评估发现血泵停转后血泵流出管可探及全舒张期从升主动脉经血泵入左心室的逆向血流彩色信号。逆向血流虽未引起主动脉舒张压显著下降和心功能严重损害,但考虑到患者有携带失功泵长期生存的可能,经多学科讨论决定采用介入下封堵人工血管彻底消除逆向血流而不做再次开胸手术摘除血泵和人工血管处理。治疗过程及结果如下。

1. 介入下人工血管内造影明确逆向血流　在介入导管室行人工血管造影。局部麻醉下经右侧股动脉植入 6F 猪尾导管进入升主动脉,经 JR4 造影证实存在从升主动脉经人工管道流向左心室的舒张期逆向血流(图 9-5-2)。

2. 介入下采用封堵器封堵人工血管消除逆向血流　经右侧股动脉利用长鞘在人造血管内中部和升主动脉出口处分别植入 14 号 PDA 和 VSD 封堵器各一枚成功阻断血流,复查造影显示逆向血流消失(图 9-5-3)。

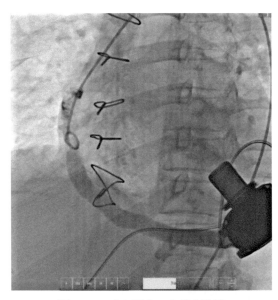

图 9-5-2　介入下人工血管内造影

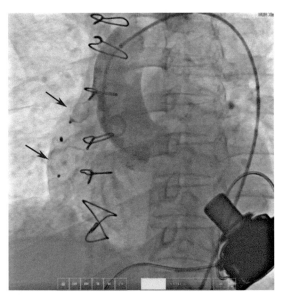

图 9-5-3　介入下人工血管内封堵(箭头所指为封堵器)

3. 术后情况　患者当天安返病房,右下肢伸直制动 24 小时,加用抗菌药物预防感染。华法林口服维持 INR 为 2.0、PT 为 22.8 秒。术后未出现并发症,6 天后顺利出院。

术后复查心脏超声心动图:左心室舒张末期内径为 60mm,EF 43%,人工管道内径 9.5mm(原人造血管直径为 10mm),未再探及血流信号(图 9-5-4)。

患者出院后心功能 NYHA Ⅱ级,未出现症状,未出现血泵相关并发症。在此期间因为车祸致骨折住院治疗后痊愈出院,持续华法林低抗凝(维持 INR 1.5~1.8)治疗策略。

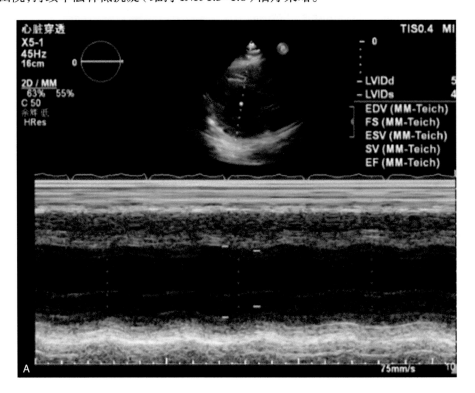

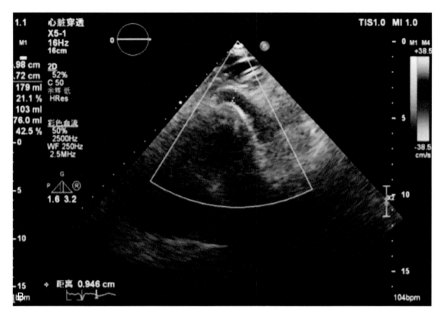

图 9-5-4　术后患者复查心脏超声心动图

A. 左心功能测量参数；B. 人工血管内未见血流信号。

　　病例 2　患者男性，35 岁。主因 "LVAD 植入术后 719 天，突发泵停转 1.5 小时" 入院。

　　患者入院 719 天前因 "扩张型心肌病，心功能Ⅳ级（NYHA 分级）和 INTERMACS 2 级" 行 LVAD 植入术。术后长期随访，患者心功能明显好转，日常活动不受限，脉压维持在 40mmHg 左右，左心室舒张末期直径由术前的 86mm 恢复至 55mm，左心室射血分数由 19% 恢复至 46%，主动脉瓣维持 1：1 开放。术后 719 天，患者体外驱动导线受机械性牵拉后出现泵停转。

　　入院时患者无不适症状，生命体征平稳，血压 129/63mmHg，心率 87 次 /min，无体肺循环淤血表现，末梢血流灌注好。急查心脏超声心动图显示：左心室舒张末期直径 59mm，双平面 Simpson 法测定左心室射血分数约 55%；下腔静脉 16mm，呼吸塌陷率 50%；流出管全舒张期反流，反流分数 36%（图 9-5-5）。经多学科会诊讨论，一致认为患者处于心肌恢复临界状态，决定行流出管封堵术，阻断主动脉反流，减轻心脏负荷，强化抗心力衰竭药物治疗，观察患者心功能走向。

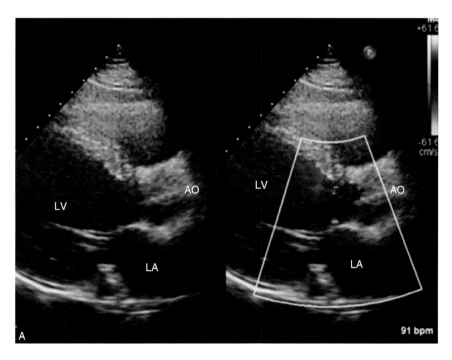

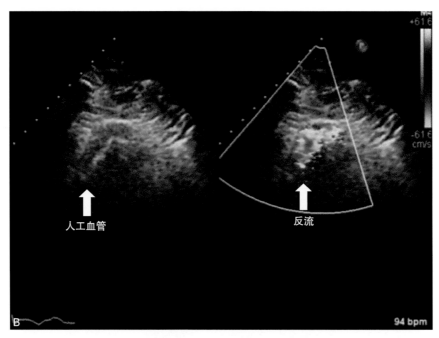

图 9-5-5　泵停转后左心室心脏超声心动图（图 A）和人工血管反流信号（图 B）
LV：左心室；LA：左心房；AO：主动脉。

流出管封堵过程：患者取仰卧位，常规消毒，右侧腹股沟穿刺股动脉，植入 6F 动脉鞘管，经鞘管送入 6F JR4 进入 VAD 人工血管内，可见造影剂从流入管反流。更换导丝，退出鞘管，沿导丝送入 12F 长鞘进入人工血管内，沿鞘管送入 14mm 封堵伞于 X 线下定位释放，体表超声示人工血管内无明显血流，心脏功能好，左心室较前缩小，造影示封堵器封堵血管完全，推拉封堵伞位置固定，释放封堵伞（图 9-5-6）。

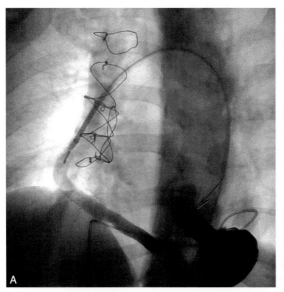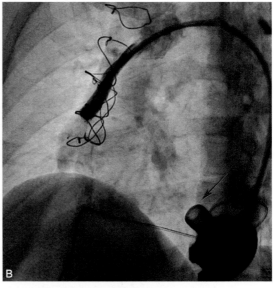

图 9-5-6　人工血管封堵前可见造影剂从流入管反流（图 A 箭头所示），人工血管封堵后未见造影剂从流入管反流（图 B 箭头所示）

流出管封堵术后随访：封堵术后患者接受规范的抗心力衰竭治疗，规律随访。封堵术后随访 3 个月，无心力衰竭症状复发，血压波动于 95~110/55~65mmHg，心率 55~70 次 /min。心脏超声心动图示左心室舒张末期直径 60mm，Z 值约 1.2，LVEDVI 26.5mm/m^2；双平面 Simpson 法测定左心室射血分数约 54%；下腔静脉 10mm，呼吸塌陷率约为 43%。左心室舒张末期直径绝对值高于正常参考范围，但 Z 值及内径指数与体重适配。封堵后 3 个月，左心室舒张末期直径及左心室射血分数维持稳定（图 9-5-7）。

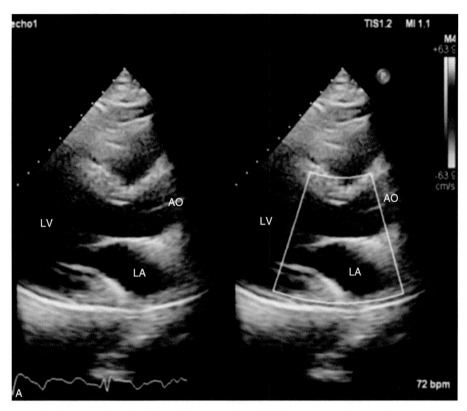

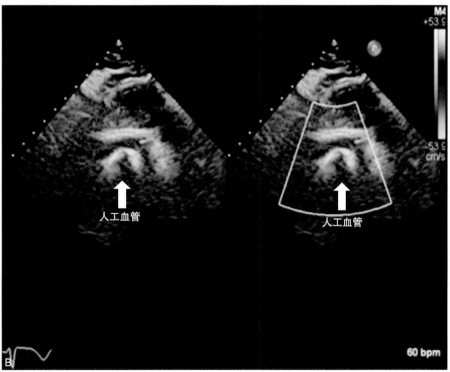

图 9-5-7　人工血管封堵术后 3 个月超声影像（ 图 A ）和人工血管反流消失（ 图 B ）

LV：左心室；LA：左心房；AO：主动脉。

病例3 患者男性,55 岁。主因"LVAD 植入术后 412 天,一过性意识丧失伴大汗 15 小时"入院。

患者入院 412 天前因"扩张型心肌病、终末期心力衰竭和 INTERMACS 2 级"行 LVAD 植入术。术后随访患者无不适主诉,日常生活不受影响,心功能分级 NYHA Ⅰ级,平均血压 70~75mmHg,脉压维持在 20~25mmHg,定期监测心脏超声,主动脉瓣偶见开放,左心室舒张末期直径 70~80mm,较术前无明显变化,左心室射血分数 24%~33%(术前 21%)。术后 411 天,患者因体外导线机械性牵拉后出现泵停转,随即出现意识丧失、大汗、伴尿失禁,约 10 分钟后意识恢复。意识恢复后,患者主诉呼吸困难,不能平卧,紧急就诊于当地医院。测血压 85/50mmHg,房颤心律,心室率 100~130 次/min,经利尿等治疗后症状稍减轻,紧急转至血泵植入医院。

入院时患者在静息状态下仍觉呼吸困难,呼吸 21 次/min,血压 81/57mmHg,血氧 97%,半卧位,颈静脉怒张,肝颈静脉回流征阳性。双下肺可闻及湿啰音。心律不齐,第一心音强弱不等,心率 90 次/min 左右,未闻及血泵嗡鸣音。双下肢轻度水肿。检查血泵为泵停转状态,外观及导线连接完好。急查 NT-proBNP 8 384pg/ml。心脏超声心动图示左心室舒张末期直径 75mm,双平面 Simpson 法测定左心室射血分数约 25%;二尖瓣、主动脉瓣、三尖瓣、肺动脉瓣均少量反流(图 9-5-8)。经会诊评估,患者长期心室辅助下自身心功能无明显改善,停泵后再发心力衰竭症状,心功能 NYHA 分级Ⅳ级,无撤泵可能,行泵更换术。

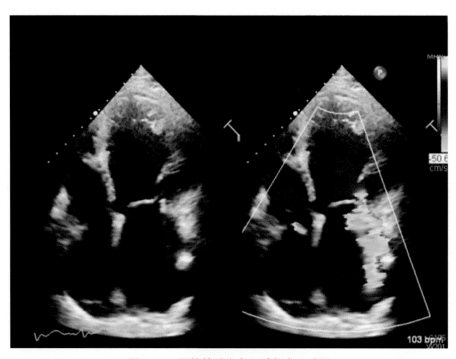

图 9-5-8 泵停转后患者心脏超声心动图

换泵术后患者心力衰竭症状缓解,规律随访,心功能恢复至 NYHA Ⅰ级,MAP 约 70mmHg,脉压差 25mmHg,心率 70 次/min 左右。换泵术后 180 天,复查心脏超声示主动脉瓣持续关闭,左心室舒张末期直径 76mm,双平面 Simpson 法测定左心室射血分数 31%。二尖瓣、主动脉瓣少量反流,肺动脉瓣微量反流。

目前对于器械故障所导致的异常停泵的处理没有公认的治疗策略。根据文献报道,最理想的处理措施是立即排除故障、重启血泵,包括更换备用电池和控制器。如果血栓导致血泵停转或停泵时间较长导致血栓形成,则不建议静脉溶栓处理,因为这样会增加脑卒中和出血的风险,最稳妥的措施是紧急更换血泵或紧急过渡到心脏移植。血泵异常停转的原因排除血栓形成(血泵功率会异常增加)致器械故障外,主要原因与血泵供电突然中断有关。此 3 例患者异常停泵均与体外驱动导线意外牵拉有关。异常停泵后,应根据患者情况采取相应措施。如患者血流动力学稳定,心肌功能恢复,可考虑外科手术完全撤除血泵或功能性撤泵;如心力衰竭症状复发,心肌功能未恢复,应考虑心脏移植或泵更换。以上3例患者,前两例患者停泵后,血流动力学稳定,符合或接近撤泵标准,采取功能性撤泵;第3例患者停泵后即出现心力衰竭症状,不符合撤泵标准且情况紧急,行泵更换术。

【分析与讨论】

一般而言,LVAD血泵突然异常停转对患者是灾难性事件。如果及时发现并迅速处理(如尽快恢复供电)往往可以挽救患者的生命。完善的软硬件备份机制(如冗余设计)是解决异常停泵的关键。由于供电导线体外部分——接口处断裂导致停泵是不能通过患者在家中自行处置解决的,解决的关键是增加供电线的材料强度、改进其设计并加强患者教育避免突然过度弯折供电线等措施,最终的解决策略可能是采用无接触经皮无线充电系统,彻底消除体外导线。

血泵异常停转后的首要处理是维持患者生命体征,尤其是对于依赖血泵生存的患者,最有效的方式是尽快更换新的血泵或紧急心脏移植。如果血流动力学尚能维持,提示患者的心功能较前恢复,则可以评估考虑完全撤出血泵或功能性撤除心室辅助但保留血泵在心尖部。当患者停泵后左心功能尚可,未再发心力衰竭症状,提示LVAD辅助下心功能有部分恢复,考虑到今后可能需要再次开胸行心脏移植的可能,为减少创伤可采用功能性撤泵。

由于人工血管内无瓣膜,血泵停转后,血流在压力驱动下从升主动脉逆向灌入血泵并流入左心室,现广泛使用的二代轴流和三代离心泵均可能出现逆向血流。逆向血流会增加左心室负荷,导致射血分数下降甚至心功能迅速恶化,目前尚无最佳处理策略。文献报道采用介入封堵器堵塞人工血管消除逆向血流,显著改善血流动力学,可以作为紧急更换血泵的应急替代策略。此两例患者虽然停泵后心功能尚能维持,但是持续存在的逆向血流不利于心功能的长期维持和恢复,故最终采用介入封堵人工血管消除了逆向血流。虽然功能性撤泵避免了再次开胸和体外循环的风险,但是因为心脏异物的存在和供电导线的留存,建议保持低强度的抗凝(INR维持1.5~2.0)以防止心尖血栓形成,长期监测和口服抗菌药物严防皮下残留供电导线导致的可能感染。若患者计划在今后心脏移植时再同期彻底撤除血泵和导线,杜绝隐患。

针对因体外供电导线断裂导致紧急停泵的经验总结:①需要改进体外供电线路的材料和设计;②需要加强患者居家血泵管理的教育;③需要制定异常停泵的应急处理流程和团队培养规划;④做好随时紧急心脏移植和更换血泵的准备。

(赵　元　张云强　任书堂　周　康　张　霞　吴　勤　王芷怡　周新民)

参考文献

[1] CHOI J H, WEBER M P, HORAN D P, et al. Left Ventricular Assist Device Decommissioning Compared with Explantation for Ventricular Recovery: A Systematic Review [J]. ASAIO J, 2020, 66 (1): 17-22.

[2] GERHARD E F, WANG L, SINGH R, et al. LVAD decommissioning for myocardial recovery: Long-term ventricular remodeling and adverse events [J]. J Heart Lung Transplant, 2021, 40 (12): 1560-1570.

[3] VILLACORTA J, SIMEONE P, THERON A, et al. HeartMate Ⅱ thrombosis treated without explantation in the waiting period for heart transplantation: a case report [J]. Eur Heart J Case Rep, 2020, 25, 5 (2): 509.

[4] SOON J L, TAN J L, LIM C P, et al. Percutaneous Decommissioning of Left Ventricular Assist Device [J]. Heart Lung Circ,

2018, 27（7）: 853-855.

［5］HOLZHAUSER L, ROSENBERG J R, URIEL N, et al. LVAD decommissioning: A percutaneous cardiac catheterization lab approach［J］. Cardiovasc Revasc Med, 2019, 20（3）: 267-268.

［6］WILSON R E, GURLEY J C, RAJAGOPALAN N, et al. Emergent percutaneous therapy for left ventricular assist device retrograde flow［J］. Catheter Cardiovasc Interv, 2018, 92（5）: 1005-1008.

［7］GIRIDHARAN G A, KOENIG S C, SOUCY K G, et al. Hemodynamic changes and retrograde flow in LVAD failure［J］. ASAIO J, 2015, 61（3）: 282-291.

［8］COWLEY E C, YIN C. Antiplatelet and Anticoagulant Strategies Following Left Ventricular Assist Device（LVAD）Explantation or Decommissioning: A Scoping Review of the Literature［J］. Heart Lung Circ, 2021, 30（10）: 1525-1532.

第六节　心脏恶病质患者左心室辅助装置植入术后的营养和康复治疗

终末期心力衰竭患者死亡率很高,生活质量很差。心室辅助装置可有效卸载左心室、增加循环血量,明显改善心力衰竭症状,恢复其他脏器功能,提高患者术后生活质量和生存率。泰达国际心血管病医院为一名扩张型心肌病、全心衰竭并发极度恶病质的年轻患者紧急实施了 LVAD 植入术。对此例患者术后在常规治疗的基础上通过每日调节营养处方、提供充足的营养底物、给予肠外肠内营养联合治疗和综合康复锻炼进行治疗,患者历经 133 天后方康复,康复效果满意。

【病例简介】

患者男性,22 岁。主因“间断胸闷 2 年余,加重半年”入院。

患者既往无高血压、高血脂和糖尿病病史,曾于外院诊断为扩张型心肌病、心功能Ⅳ级。2 年间病情反复加重,精神差,饮食差,长期服用强心利尿剂,体重下降。身高 181cm,体重 52kg,BMI 为 15.9kg/m²,属严重营养不良。

实验室检查:血红蛋白 87g/L,白蛋白 34g/L,丙氨酸转氨酶 23U/L,总胆红素 21.9μmol/L。

入院诊断为:扩张型心肌病;二尖瓣关闭不全;三尖瓣关闭不全;肺动脉瓣关闭不全;肺动脉高压;全心衰竭;NYHA 心功能Ⅳ级;心律失常——多源室性早搏。

入院第 3 天突发心源性休克,常规治疗手段已无法保证其存活,经全面评估后认定,该患者适合行 LVAD 植入术进行紧急救治和维持生命,于次日行国产 HeartCon 型磁液悬浮 LVAD（航天泰心科技有限公司生产）植入手术。

患者术前符合心脏恶病质诊断标准,远远低于标准体重的 85% 以下,心功能Ⅳ级（NYHA 分级）,肝大,中度贫血。此类终末期心力衰竭患者,体内依然存在心外科和体外循环医师低估的大量多余水分。本例患者经体外循环和 ICU 脱水后,体重低至 39kg,BMI 为 11.9kg/m²,属于极度恶病质,存在病情重、体质差和免疫力低下等多种不利因素,术后营养治疗面临着极大的挑战。

遵循尽早利用胃肠道的原则,术后第 2 天即开始经鼻胃管持续性泵入短肽类营养制剂百普力。术后第 4 天脱机拔管,给予经口少量清流食,逐渐增加经口入量,达到经口:鼻饲 =1:1,总热量约 20kcal/kg。术后第 7 天因出现感染性休克,血氧饱和度过低,再次行气管插管,无尿,肌酐升高,因急性肾损伤实行血液滤过治疗。肠内营养从 10kcal/kg 开始,每 2~3 小时评估一次肠道,如吸收好则逐步增加至 15kcal/kg,其余热量由肠外补充,保证全天总热量约 30kcal/kg,三大营养物质供热比例为蛋白质 15%~18%、脂肪

25%~32%、碳水化合物 50%~60%。因考虑患者需要较长时期的营养支持,故经外周静脉植入中心静脉导管(PICC)输注营养液。在此期间每日需间断进行俯卧体位治疗以改善肺通气。为保证不中断肠内营养,采用头部抬高约 30° 的俯卧体位,按时进行营养液的灌注。

为对抗术后感染,临床联合应用多种抗菌药物。术后 17 天出现黄稀便,排稀便量持续增多,曾一度出现粪便球杆比 9:1,发生严重菌群失调。加量给予 5×10¹⁰CFU/d 的多种益生菌混合制剂和益生元鼻饲,并加用小儿便悬液联合活菌移植灌注,应用蒙脱石散固化大便,治疗 3 天后好转,排便减少并出现黄褐色糊状便。

在此期间,尽可能增加肠内营养比例,肠内与肠外从 1:3 过渡到 1:1。百普力达到 1 000ml 时患者曾出现不耐受性腹泻。为了持续供给肠内营养,改为食物匀浆膳进行空肠管饲,利用大米、谷氨酰胺和短肽类营养粉剂按适宜比例混合,结合益生菌喂养,消化吸收良好。术后 25 天,患者清醒后鼓励其经口摄入少量米汤和养乐多,开始被动康复和心理疏导治疗,并酌情停用静脉抗菌药物。

在减少使用抗菌药物、持续增加肠内营养和加倍应用多种益生菌的治疗下,患者菌群失调逐渐逆转,粪便球杆比由 4:6 转至 3:7,经 15 天治疗后恢复至 1:9,菌群失调消失。此时总热量可达 45kcal/kg,经口:空肠:肠外 =1:6:3。此阶段三大营养物质供热比例为蛋白质 12%~15%,脂肪 23%~28%,碳水化合物 57%~65%。

术后第 35 天,患者发生明显胃潴留,停止经口进食后日间仍持续有大量胃液排出,每日引出 3 200~4 750ml 胃内容物,持续 3 天后发生明显腹胀,经胃镜检查确诊胃瘫。临床采取了禁食水、持续胃管减压、高渗盐水洗胃、补充胃液离子丢失、给予新斯的明和多潘立酮等促进胃蠕动的措施。此阶段行空肠喂养后仍引出约 3 000ml 淡绿色胃液,疑似空肠营养液逆向反流到胃,遂暂停空肠营养,全部热量由肠外营养经 PICC 静脉置管提供。因患者体重极低,术后长时间消耗,处于严重营养不良状态,NRS2002 营养风险评分 >3 分,故而供给每日约 50kcal/kg,并加用每日 3 支生长激素,以促进全身蛋白质合成,纠正负氮平衡状态。全肠外营养 3 天后胆红素开始升高,考虑与禁食水和连续高静脉营养有关,遂下调至 35~40kcal/kg,将原 18AA 氨基酸中的 1/3 改为支链氨基酸 3AA,并控制脂肪乳的供热比例在 20%~25%。调整配方后胆红素下降,肝功能逐渐恢复正常。同时采用持续血糖监测系统(CGMS)密切监测血糖,按照 1:(4~5g)葡萄糖的比例输注胰岛素,将血糖精准控制在 4.4~7.5mol/L。

在肠外营养的支持下,22 天后再次尝试经空肠给予百普力 10ml/h,并给予少量米汤经口摄入,观察患者可耐受,遂以每 2 天增加 5~10ml/h 的速度逐渐增加空肠营养,同时减少肠外营养。术后 77 天停用肠外营养,全肠内营养达 35kcal/kg。患者排 200~300ml 黄稀便,为防止再次发生百普力不耐受性腹泻,遂调整为百普力和食物匀浆膳 1:1 混合喂养,吸收良好,转为黄色成形软便。肠内营养逐步增加到 40kcal/kg。术后 79 天感染指标正常,胃肠功能逐步恢复,各项营养指标均趋于正常。

患者于术后 90 天转出重症监护室,进入全面康复阶段,此时继续应用胃肠动力药物,保持全肠内营养 40kcal/kg,并逐渐增加口入饮食量和品种,由半流质逐步进展到软食。康复处方治疗频率 2 次 /d,15~20 分钟 / 次,强度为主观用力程度,包括关节活动度训练、关节松动术、肌力训练、平衡训练、站立与步行训练、有氧训练、呼吸训练和神经肌肉电刺激疗法等。随着患者食欲增强,经口饮食不断增加并相应下调空肠营养剂量,供给比例在术后 117 天时反转,直至停用空肠喂养,完全经口饮食可达 35~42kcal/kg。患者心功能稳定,消化功能良好,康复运动指标显著提高,于术后 133 天出院。术后 180 天患者回院复查,体重达到 59.4kg,BMI=18.1kg/m²,已扭转恶病质状态,身体围度和肌握力也均有明显提升。患者术后近远期身体照片对比见图 9-6-1。

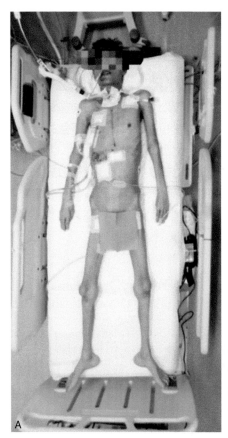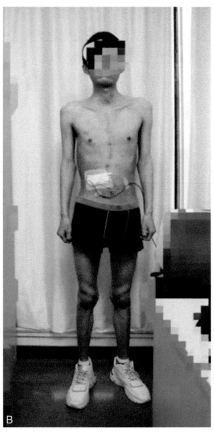

图 9-6-1　术后近远期患者身体照片对比

A. 重症监护期（术后第 5 天）；B. 康复期（术后第 180 天）。

【分析与讨论】

心脏恶病质综合征（cardiac cachexia syndrome，CCS）是心脏疾病发展到严重程度的全身表现，以心功能不全为特征，同时伴有内分泌、代谢、营养及凝血机制等方面的障碍。除了心输出量降低和静脉淤血，还表现为消化系统组织细胞缺氧导致的功能减退，蛋白质和热量摄入不足。利尿使营养物质排出增多，心肌和呼吸肌过度做功导致能量消耗增加，从而营养失衡，供不应求，形成恶性循环，造成全身营养不良和不同程度的内脏功能障碍。只有解除原发病后才能彻底改善患者营养状况进入良性循环。本例患者术前已发展到心脏恶病质阶段，已不适用药物保守治疗。LVAD 植入术是治疗终末期心力衰竭的有效方法，经过手术，患者的全心衰竭症状得以根本性改善。但本例患者由于营养状况差、病情重、免疫力低下，导致术后发生多种并发症，这些因素加大了术后康复的难度，使恢复过程漫长且艰难，治疗的每一阶段都要依据病情发展制订并实施营养支持方案。

营养治疗策略如下。

首先，应注重术后尽最大努力利用胃肠道营养。本例患者术后并发多种影响胃肠功能的状况，笔者仍竭尽全力地利用肠道供给营养，有一分利用一分，在患者可耐受的基础上实现肠道利用最大化。总之，既要尽力保证充足的热量供给，又要尽可能维护胃肠道的功能健康，对于危重期恶病质患者的营养支持尤为重要。

其次，须合理有效地对恶病质患者提供较高热量。本例患者术前体内存有大量多余水分，术后经脱水治疗后才显出"真面目"，BMI 最低仅为 $11.9kg/m^2$，呈极度恶病质状态。术后并发严重感染和多脏器衰竭，病程长且消耗大，故最高热量曾提高到 40~45kcal/kg，并给予足量蛋白质 1.5~2.0g/kg 及生长激素。针对这种情况应采用实际体重计算。

再次,须低剂量慢速喂养和重视肠道微生态。本例患者多次采用了这种滋养性空肠内喂养,不仅可提高患者对肠内营养的耐受性,还可为维护肠道正常菌群提供营养"土壤"。

最后,对重症患者应尽早建立空肠营养通道。本例患者曾首选经鼻胃管喂养,因出现胃瘫,无法经鼻胃管给予营养液,但其小肠功能基本正常,故后期主要靠空肠喂养。由于术后危重患者往往易发生胃功能受损,胃黏膜应激出血或胃蠕动减弱,从而影响营养液的排空和吸收,因此对于重症患者应尽早考虑建立空肠营养通道。

LVAD 植入术作为终末期心力衰竭患者心脏移植的桥接或替代治疗,可明显增加其循环血量,提高心功能,是解除心脏恶病质原发病因的有效治疗手段。但往往此类患者有着病情重、病程长的特点,营养状况不佳,术后可能出现各种并发症,故积极的多渠道营养支持需贯穿治疗全程。

(白绍蓓　史宏岩)

参考文献

[1] 张颖,周建中,徐俊波.左心室辅助装置作为晚期心力衰竭终末期替代治疗的研究进展[J].心血管病学进展,2020,41(9):958-961.

[2] SON A Y, STEIN L H, DEANDA A, et al. Impact of chlorhexidine gluconate intolerance on driveline infection during chronic HeartMate Ⅱ left ventricular assist device support[J]. Int J Artif Organs, 2017, 39(11):570-574.

[3] 董国华,吴海卫,许飚,等.恶液质心瓣膜病患者围手术期营养治疗[J].中华胸心血管外科杂志,2014,30(1):47-48.

[4] 中华医学会.临床诊疗指南肠外肠内营养学分册[M].北京:人民卫生出版社,2021,58-59.

[5] HILL T L. Gastrointestinal tract dysfunction with critical illness:clinical assessment and management[J]. Top Companion Anim Med, 2019, 35:47-52.

[6] LADOPOULOS T, GIANNAKI M, ALEXOPOULOU C, et al. Gastrointestinal dysmotility in critically ill patients[J]. Ann Gastroenterol, 2018, 31(3):273-281.

[7] 刘承宇,陈丽如,朱明炜.重症患者早期肠内营养的研究进展[J].中华临床营养杂志,2022,30(3):161-166.

[8] SANDERS M E, MERENSTEIN D J, REID G, et al. Probiotics and prebiotics in intestinal health and disease from biology to the clinic[J]. Nat Rev Gastroenterol Hepatol, 2019, 16(10):605-616.

[9] HUNGIN APS, MITCHELL C R, WHORWELL P, et al. Systematic review:probiotics in the management of lower gastrointestinal symptoms-an updated evidence-based international consensus[J]. Aliment Pharmacol Ther, 2018, 47(8):1054-1070.

[10] 亚洲急危重症协会中国腹腔重症协作组.重症病人胃肠功能障碍内营养专家共识(2021版)[J].中华消化外科杂志,2021,20(11):1123-1136.

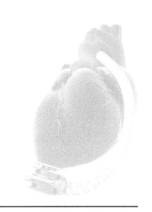

第十章
双心室辅助治疗双心室衰竭

快速发展的以第三代 VAD 为代表的机械循环辅助已成为终末期心力衰竭的标准治疗方法之一,其中以 LVAD 的技术进步和临床应用进展为最快,被普遍用于桥接心脏移植治疗和终点治疗,患者 1 年生存期已接近心脏移植,但终末期心力衰竭中有 10%~30% 存在全心衰竭。右心室衰竭使 13%~40% 的 CF LVAD 植入术后患者病情复杂化,从而使 6%~11% 的 LVAD 植入者术后需要加用临时或持久的 RVAD,即进行双心室辅助。

长期左心室衰竭、体循环淤血可能使右心室衰竭的症状受到一定程度的掩盖和低估,往往被认为是继发改变,使独立的右心室衰竭在机械循环辅助治疗之前很难被识别。LVAD 使左心输出量恢复到正常状态,静脉血液回流增加,而使自身病变引起的右心室衰竭即刻显现。若通过容量调节和正性肌力药物仍不能有效逆转右心室衰竭,则需要临时或长久植入 RVAD。对于术前诊断明确伴有右心室衰竭的患者,若无其他禁忌,应同期进行 BiVAD;而对 LVAD 植入后突发或迟发的右心室衰竭,也必须及时植入 RVAD。EUROMACS 调查发现,在 3 282 例患者中有 413 例(12.6%)需要 BiVAD 治疗;对部分存在心脏移植禁忌者可用 BiVAD 长期治疗。

因迄今仍无为右心室衰竭专门设计的持久性 RVAD,在小型连续流 LVAD 上市后不久,就有人尝试将其超出说明书适用范围用作 RVAD,形成了 BiVAD 支持,受到国际同行的认可。最早在 2004 年,Radovancevic 等就报道了成功使用两个 Jarvik 2000 进行双心室支持的案例。德国的两个团队继而用 HVAD 完成了 BiVAD 手术。2017 年,INTERMACS 报道在 2006—2016 年共植入的 22 866 个机械支持设备中,349 个为脉动 BiVAD(1.5%),616 个为连续流 BiVAD(2.7%)。2019 年,INTERMACS 报道连续流 BiVAD 已显著取代了脉动 BiVAD,分别占 3.9% 和 0.1%;BiVAD 植入占所有长期植入 MCS 的 4.1%。

一、双泵治疗案例介绍

自 2019 年以来,本中心用中国制造的第三代磁液悬浮 HeartCon 型 LVAD 成功治疗了 31 例终末期心力衰竭患者,绝大多数收到了满意的临床疗效,最长带泵存活已达 3 年。其中 1 例因双心室致密化不全导致全心衰竭,遂在植入 LVAD 的同时,加做双向格林手术(bidirectional Glenn operation)、三尖瓣和肺动脉瓣环缩术及右心室减容术。患者脱离体外循环 8 小时后,逐渐表现为加重的 RVF,于是决定加做 RVAD 植入术。BiVAD 成功纠正了患者的全心衰竭,使其血流动力学平稳。但患者于术后 23 天死于败血症并发真菌感染。据文献检索和笔者所知,国内尚无采用第三代 LVAD 双泵辅助治疗双心室衰竭的案例报道,缺乏相关临床实践经验。为此,笔者通过个案回顾性分析和总结的方式,在此详细介绍国内首例采用国产第三代 LVAD 行 BiVAD 治疗,以及实践过程中未见报道的一些创新性评估手段,包括设置 BiVAD 理想参数的方法、对并发症的治疗措施和相关经验、体会,为日后相关临床实践和广大同道们提供参考和借鉴。

（一）病例介绍

患者女性，34岁，身高153cm，体重38kg，体表面积1.3m²，BMI近16.2kg/m²。主因"发作性胸闷、气短4年，加重2年"就诊。

患者近1个月症状不断加重，夜间端坐呼吸，伴心悸、咳嗽、咳痰、腹胀、双下肢水肿。心电图示心房扑动，心率131次/min，频发多源室性早搏。

超声心动图示：全心明显扩大、左心室舒张末径71mm、LVEF 25%，右心室收缩功能降低，双心室致密化不全，二尖瓣和三尖瓣大量反流。

胸部CT示：肺淤血、右侧中到大量胸腔积液，双侧斜裂及心包积液，右中叶及左上叶慢性炎症。

心脏核磁共振示：室间隔、左室游离壁及右室壁心肌致密化不全；双心室弥漫性运动减弱，LVEF为16%，RVEF为26%。

右心导管检查示：心排血指数1.9L/（min·m²），CVP 16mmHg，肺血管阻力2.6WU。

临床诊断：累及双心室的扩张型心肌病，终末期双心室衰竭，心功能（NYHA）Ⅳ级。

（二）治疗经过

1. 术前治疗预案　多学科会诊认为，由于存在双心室衰竭且肺血管阻力尚在可接受范围，故拟于LVAD植入的同时实施双向格林手术、三尖瓣和二尖瓣环缩术及右心室减容术以缓解右心室衰竭，并随时准备植入RVAD。

2. 手术过程　术中发现双心室明显增大，右心室明显扩张，前壁、下壁中段明显变薄失功。用"三明治"方法在右心室锐缘与前后室间沟之间分别纵向折叠缝合使右心室减容（图10-0-1）。用自体心包卷将直径44mm的三尖瓣瓣环缩至18mm；用2-0聚丙烯不可吸收缝合线将肺动脉瓣环缩至18mm；采用双向格林手术将上腔静脉端侧吻合于右肺动脉；在左心室尖部常规植入HeartCon。逐渐停体外循环后，在4μg/（kg·min）多巴胺的支持下，循环尚满意。但在停体外循环8小时后，出现CVP逐渐升高，表现为逐渐加重的右心功能不全。经血管活性药等治疗无效，遂决定植入RVAD。

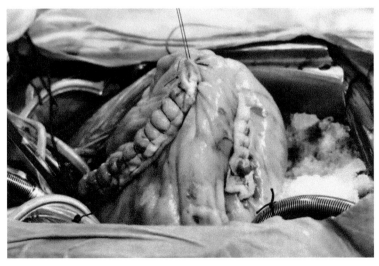

图10-0-1　用"三明治"方法行右心室减容术

体外循环再次转机，拆除格林体肺分流，恢复上腔静脉与右心房的连接。用LVAD植入时心尖打孔用的旋切刀在右心房前外侧上1/4处打孔。在与孔对应的右侧心包处再打孔。连续缝合使两个孔洞贴牢。把与血泵缝合环外围同圆的5层涤纶毡摞在一起，用旋切刀在其中央打孔，垫在血泵缝合环与心包之间，将缝合环-涤纶毡-心包-右心房4层的中孔对齐后，把缝合环与涤纶毡外围连续缝固于心包外侧。

该法使插入房腔的血泵流入管长度缩短至 10mm,使其开口与较厚的继发房间隔相对,并略向下倾斜与间隔成角约 60°。虽然如纺锤一样的右心房的中部心房横径最大,但左、右心同时卸载加上呼吸运动引起纵隔内压的变化均会使菲薄的原发房间隔发生左右摆动,反而更易引起 RVAD 吸壁。所以,这一入路恰好避免了血泵抽吸房间隔。使 RVAD 流出人工血管在升主动脉前方形成自然的反 S 形弧线吻合于主肺动脉。把自制横向宽度为 15mm 的可调节上下距离的限流夹(图 10-0-2)相距约 40mm 分别套在 RVAD 流出人工血管上。以 2 000RPM 的低泵速同时启动 BiVAD。通过食管超声和双心房、双心室、主动脉及肺动脉 6 处同时动态测压指导缓慢补充心脏容量、调快双泵泵速,同步逐渐旋紧限流夹以缩小人造血管的截面积和流量。最终停体外循环时证明,当两个限流夹都旋到高度为 3.5mm,使人工血管截面积缩小至之前的 67%,即由 78.5mm^2 降低到 52.6mm^2 时,左心泵和右心泵的泵速分别为 2 700RPM 和 2 800RPM,PAP/MAP 的关系保持大致 1/4 不变。

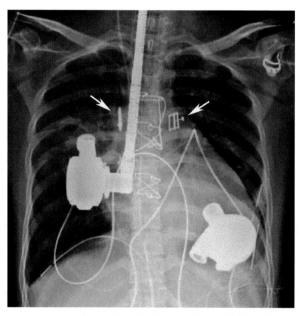

图 10-0-2 胸部 X 线片显示的限流夹形状及其位置(箭头所示)

（三）术后并发症及其处理

1. 首次更换 RVAD 术后第 8 天,因快速房颤实施 100J 电复律。约 20 分钟后出现 RVAD 高功率,FHb 和 LDH 分别逐渐升高至 356mg/L 和 1 250U/ml,确定产生了泵血栓,遂于术后 11 天原位更换 RVAD。切开右心房,仅见自体心包三尖瓣成形环的编织线头上多处小的新鲜血栓形成,但右心室内未见血栓。拆除三尖瓣成形环,改行 De Vega 术式,仍将三尖瓣瓣环缩至 18mm;拆除原 RVAD,保留流出人工血管和缝合环,原位植入新的 RVAD。拆除的 RVAD 泵中仅见转子动压液面上有白色纤维膜。

2. 第二次更换 RVAD 转回 ICU 1 小时,CRRT 滤器出现了跨膜压升高的报警,怀疑是凝血块堵住了静脉内置管。遂于右侧股静脉置管,拔出左侧置管。拔管后 2 分钟即出现 RVAD 高功率报警,提示又发生更严重的急性泵血栓,旋即再返手术室进行第二次换泵。因意识到第二次泵血栓可能系拔除 CRRT 静脉置管时使管外形成的血栓发生"撸烤串"效应脱落造成,遂在不阻断上、下腔静脉和主动脉的并行循环条件下拔出 RVAD,并用赶制的圆台形木塞有效堵住了喷血的右心房缝合环。在被换下的 RVAD 中果然发现大量血凝块(图 10-0-3)。

3. 在上下腔静脉口植入血栓滤器 为防止再度发生体静脉系统形成血栓导致 RVAD 泵血栓,在右心房中部缝置荷包线,完成了上、下腔静脉的直视血栓滤器植入术(图 10-0-4)。

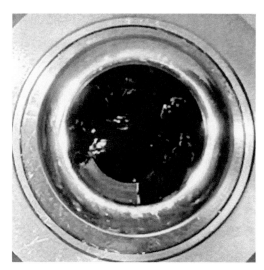

图 10-0-3　第二次换泵摘除的右心室辅助装置
可见流入管口大量血凝块

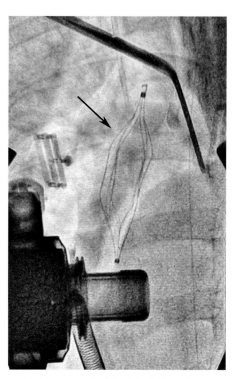

图 10-0-4　上腔静脉血栓滤器植入

4. 清除静脉插管外周血栓和预防血栓形成措施　第二次紧急更换 RVAD 后笔者判断,泵栓塞是深静脉置管外周形成的血栓在拔管时脱落所致。在二次换泵后第 4 天经超声检查果然发现右颈内静脉导管周围有血栓形成(图 10-0-5);超声在右股静脉 CRRT 套管周围未见明显异常,可能因套管与静脉口径差太小,即使有管外附壁血栓也未必能被超声探出。笔者认识到在静脉套管拔管时难免还会发生"撸烤串"效应使管外血栓脱落,再次被吸入 RVAD,故决定剖开静脉取栓换管。从右颈内静脉插管处沿静脉走行纵向切开皮肤、肌肉,向上游离至颈内静脉穿刺点上 2cm,向下游离至锁骨上缘,充分显露颈内静脉插管段。分别阻断静脉近、远心端,以穿刺点为中心,纵向剖开静脉,将静脉导管连同其周围所形成的长约 7cm 的血

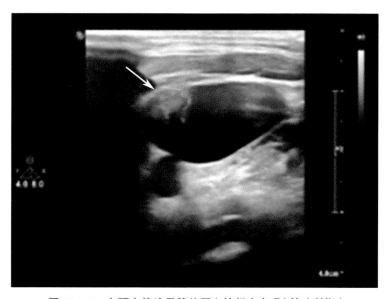

图 10-0-5　右颈内静脉导管外周血栓超声表现(箭头所指)

栓（图 10-0-6）一并完整取出,缝合静脉和各层组织切口。切开右侧股静脉探查,果然也发现套管周围形成血栓。遂沿静脉走行向上跨越腹股沟韧带后,继续在其上方改为斜形类麦式切口逐层切开股部和右下腹各层组织,向左上推开腹膜及肠管,充分显露股静脉和髂外静脉,直达髂内、外静脉分叉处。阻断近端髂外静脉和远端股静脉后,全长切开右股静脉和髂外静脉,取出血滤插管,发现其外周亦有长达 12cm 的血栓（图 10-0-7）,一并完整取出后缝合静脉和各层组织切口。

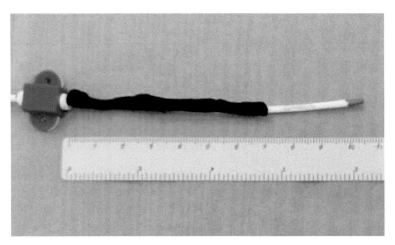

图 10-0-6　右颈内静脉插管及外周血栓

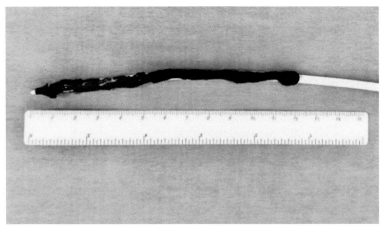

图 10-0-7　右股静脉 - 髂外静脉插管及外周血栓

5. 防止静脉套管外血栓形成的方法　患者病情较重,仍需要监测 CVP、应用 CRRT。为防止再次形成静脉套管外血栓,我们创用了静脉套管外防止血栓形成的方法:在左颈内静脉向头部逆行插管,以超声对心腔容量的判断为准,校正“CVP”值;在左侧股静脉重置 CRRT 管。将总量 6U/（kg·h）肝素的 30% 在颈静脉置管泵入,其余 70% 在 CRRT 同侧踝静脉泵入。如 INR 不达标,将此量肝素视为参与抗凝的“肝素桥”;如 INR 已达标,则从 CRRT 回血管尖端泵入 1∶1（约 2mg/h）的鱼精蛋白,以动态中和肝素,根据 ACT 值实时变更鱼精蛋白剂量。本患者此后未再发生泵血栓。

（四）临床结局

因病情危重,屡次大手术打击,患者于术后第 18 天出现菌血症并发真菌感染,于术后第 23 天因严重败血症、多脏器衰竭抢救无效死亡,但 BiVAD 运转始终正常。

二、双泵辅助治疗案例剖析

以下将剖析此例双泵治疗案例的技术细节及其逻辑。

（一）左心室辅助装置植入术 + 双向格林手术的尝试

动物模型或数字建模实验研究表明，LVAD 植入术 + 双向格林手术能有效改善右心负荷，但尚未见应用于人体的报道。笔者决定对此病例先采取 LVAD 植入术 + 双向格林手术等联合手术同时减轻右心系统负荷，而将 BiVAD 作为备选术式。此患者在 LVAD 植入术 + 双向格林手术等术式后的确达到了双心平衡稳定并顺利脱离了体外循环，但 8 小时后依然发生了严重的 RVF，故决定植入 RVAD。我们认为，尽量精准量化右心室的病变程度，采用 LVAD 植入术 + 双向格林手术或 BiVAD 都是针对双心室衰竭的值得尝试之策。

（二）右心室辅助装置植入右侧心腔位置的选择与体会

当 LVAD 被用于右心辅助时须注意 3 个基本问题：①LVAD 专用于体循环，对阻力小的肺循环即使降到最低泵速，也会因流量过高而导致肺水肿，因此需要限制流出道人工血管的流量；②虽然右心衰竭时右心房室容积增大，但不论插入右心房还是右心室，LVAD 流入管仍然过长；③据报道，流入管插入的可选位置包括右心室心尖、右心室膈面和右心房，因对治疗和预后的影响各有利弊，迄今未达成共识。一篇荟萃分析认为，经右心房入路患者的生存率优于右心室插管。另一荟萃分析发现，在 37.5%（21/56）经右心房和 62.5%（35/56）经右心室插管的患者中，泵血栓发生率相同，为 30%（3/10）vs.30%（6/20）。

考虑到该患者胸腔很小，结合文献报道的经验，笔者采用了将 HeartCon 流入管插入右心房的方案。右心房长径中点处的心房体横径最大，似乎更利于插管。但纤薄的原发房间隔在左、右双泵吸引和呼吸的作用下左右摆动的幅度比生理状态下大得多，在此处反而更容易引起流入管吸壁。术后 23 天各种循环条件的变化均证明，在右心房前外侧上 1/4 处打孔插入血泵流入管，使之斜对着不发生摆动的较厚的继发房间隔，从未发生吸壁现象。在心包外加用毛毡垫的方法使流入管在插入右心房后仅长 10mm，也有助于防止吸壁。但泵体外露部分增高却增加了对右肺的挤压。好在泵头正对着肺根，并未对通气产生过度影响。

（三）防止医源性肺动脉高压的措施及方法

纵观文献，共有 4 种方法限制 RVAD 流出管的流量和肺动脉压力：①用 8mm 直径的人工血管取代原来 10mm 直径的血管；②用逐渐缝缩的方法减小远端人工血管口径；③用特制的限定口径的夹子；④用绑带在人工血管外扎缩之。前 3 种方法都是无依据地预设了人工血管的口径，做不到优化。第 4 种使人工血管被勒成花瓣状，不仅会影响流场，时间长了"瓣"尖处会被新生内膜堵塞，使流量下降。笔者采用特制的可调节高度的两个限流夹限制人工血管流量，术中对双心房、双心室、双动脉（主动脉及肺动脉）连续测压，不断精细地调整限流夹内的高度（截面积）以调控 RVAD 流出人工血管的阻力和流量，使肺动脉平均压控制在体循环平均压的 1/4 左右，即接近生理水平。此方法使 RVAD 的泵速不必调得过低而影响转子的稳定性，也降低了形成泵内血栓的风险。

HeartCon 被证明是性能优异的磁液悬浮血泵，一般保持动压液浮转子稳定运转的最低泵速是 1 800RPM。因流出血管的直径为 10mm，笔者研发了内宽度为 15mm、上下径可调节的限流夹。经实时多参数血流动力学监控和超声指导下的动态优选证明，高度为 3.5mm，截面积为 52.6mm^2（原面积的 67%，即由 78.5mm^2 降低到 52.6mm^2）时的限流条件是使用 HeartCon RVAD 保持 RAP 为 MAP1/4 的最优化限流，使不同后负荷下的左、右心室间的容量达到了动态平衡。被压缩的人工血管内截面是规则的如运动场跑道一样的几何形状,流场不受影响。相比预先毫无根据地用多种方法缩减人造血管口径的方法,这种动态优化限流的方法有效地避免了"大马拉小车"、向肺动脉泵入过多血流,也因人制宜地使 RAP/MAP 达到了 1/4 的理想状态。

小型化、短流入管、可随机调速的全磁悬浮血泵更适于用作 RVAD,应是未来的发展方向。

(四)右心室辅助装置泵血栓的成因及对策

泵血栓是 RVAD 植入后的一个确定的并发症,与死亡率增加直接相关。一项多中心研究表明,17 例(37%,17/46)患者发生了 RVAD 泵血栓。Silva Enciso 等发现,在 13 例用经右心房植入进行 BiVAD 支持的患者中有 6 例(46.2%)发生了右心房 HVAD 泵血栓,但均未发生左心室 HVAD 泵血栓,他推测其中 4 例是因为消化道出血、抗凝力度下降而导致 RVAD 泵血栓;1 例可能与肝功能障碍有关;1 例是因为拔除 PICC 时发生泵血栓,推断是 PICC 外周血栓脱落被吸入右心血泵所致。

本病例两次更换 RVAD,各有原因。首次是电转复后 20 分钟发生血泵高功率,致 FHb 和 LDH 逐渐升高,只好于 3 天后换泵。从血泵动压面只有一层薄薄的纤维膜及经过了 3 天才缓慢加重的过程来看,这次泵血栓很小,可能与电除颤震掉了三尖瓣成形环线头上的小血栓有关;也可能与不射血的右心室内形成超声难以识别的血栓,电除颤引起血栓脱落经半开放的三尖瓣口返入右心房被吸入血泵有关。

正反两方面的经验使笔者认识到,为避免第一种换泵原因的产生,在左、右心容量平衡的前提下宜尽量酌减右心泵泵速,以使一部分血仍经右心室射入肺动脉。如果连 LVAD 都需要强调"帮忙不添乱"、不要过度卸载、要让左心室获得锻炼和逆重构的机会并力争让主动脉瓣开放以避免主动脉瓣上血栓形成和发生迟发性主动脉瓣关闭不全的话,那么 RVAD 因为还需要考虑右心房泵血栓的问题,就更要做到"帮忙不添乱"、让右心室尽量射血了。当然,电复律使三尖瓣成形环线头上多处小血栓震动脱落被吸入血泵也难辞其咎。这也提示,应尽量减少右心侧可能产生血栓的异物。

第二次泵血栓的原因昭然若揭——拔除 CRRT 插管仅 2 分钟,右心血泵即出现严重高功率报警。从血栓的量之大来看,也支持 CRRT 管周产生的大量血栓在拔管后的"撸烤串"效应使血栓被"撸掉"后吸入了血泵。认识到这一点,笔者宁可整体剖开颈内静脉和股/髂外静脉,取出了 CVP 和 CRRT 管。从两个置管外布满了密实的血栓来看验证了笔者的推断。第二次换泵也引起笔者的警觉和深思——LVAD 接受的是由肺静脉回流的"干净"的血;而高度负压吸引的 RVAD 却成了静脉系统所有"垃圾"的高负压"滤器"。这才是 RVAD 泵血栓的主要机制,也是众多文献报道 BiVAD 时仅 RVAD 容易形成泵血栓,而 LVAD 不受累及的原因所在。据笔者文献检索发现,被此病例所证实的这种 RVAD 泵血栓的主要成因系首次报道。

病情严重的 BiVAD 患者难免需要深静脉置管。事实证明,即使充分抗凝,管周滞流的血液仍难免形成血栓。为解决这个棘手问题,笔者创用了 CVP 反向插管的方法。在管内持续滴定的小剂量肝素流出套管尖端后会顺血流方向"淋浴"到静脉套管全周,笔者将此法喻为肝素"花洒"。而对于经股静脉插入的 CRRT 或者 ECMO 管,笔者经同侧踝静脉滴定小剂量肝素,当大隐静脉汇入股静脉后,又会顺血流使肝素"喷洒"在套管的全周。笔者将此法喻为肝素"喷泉"。由于本例上、下静脉插管一个细短,另一个粗长,所以确定肝素配比为 3:7。采用此法后更换静脉插管,未再发生 RVAD 泵血栓,说明"花洒"和"喷泉"使静脉套管周围充分抗凝后,避免了套管周围形成血栓,从而根除了拔管时因"撸烤串"效应使血栓脱落导致 RVAD 泵栓塞的成因。

(五)调节右心室辅助装置泵速的理由及策略

1. 调节 RVAD 泵速的理由　有两个理由须特殊调节 RVAD 的泵速。

(1)限流夹与 RVAD 调节泵速的关系:因 RVAD 流出血管上的一对限流夹限制了肺循环流量,所以当发生 CVP 升高、左心灌注不足甚至出现泵抽吸时，不能靠传统增加右心前负荷的方法解决，也不能用降低 LVAD 泵速和增加外周血管阻力的方法解决。在医源性限定肺动脉阻力的情况下，只有调快 RVAD 的泵速才能强行增加肺循环流量和左心回血量，使左、右心达到平衡。心脏超声是指导这一工作的有效手段。

（2）调动右心室潜力防止血栓与 RVAD 调节泵速的关系：RVAD 流入管插入右心房使右心室旷置容易造成右心室内血液淤滞而形成血栓。当左、右心在双辅助条件下达到平衡后，可在超声引导下尝试酌减 RVAD 泵速，让一部分血液进入右心室，并辅以小剂量多巴酚丁胺，调动右心室收缩做功，让血液从肺动脉排出。此法能预防右心室因旷置、淤滞产生血栓的并发症。

结论：前负荷右高左低时应调快 RVAD 泵速以达到左右平衡；左右平衡后酌减 RVAD 泵速以调动右心室做功。

2. 调节 RVAD 泵速的策略 笔者在第二次换泵的同时，从右心房植入了上、下腔静脉滤器，也可能为防止 RVAD 泵血栓设置了一道屏障。

INTERMCS 统计，接受 BiVAD 植入的患者 1 年生存率仅为 56%，最常见的死亡原因是多系统器官衰竭（43%）和脓毒症（13%），其次是脑卒中和出血。全球 6 个医疗中心共 14 例患者采用全磁悬浮离心泵 HeartMate Ⅲ 作为 BiVAD 支持治疗 ESHF 的研究，发现 5 例在支持 10 天、60 天、83 天、99 天和 155 天后死亡，原因：3 例为脓毒症；1 例出血性脑卒中；1 例为 RVAD 血栓形成。其他并发症包括：1 例经右心房植入的 RVAD 血栓而导致泵置换；2 例脓毒症；1 例肾衰竭；1 例胃肠道出血和 1 例鼻出血。

双心室功能衰竭患者植入 BiVAD 预后较差的可能原因包括：①这是一组典型的危重患者，以 INTERMACS 1 级或 2 级为主；②术前常使用临时旋转泵或 ECMO 进行右心室支持；③缺乏专门设计的 RVAD；④RVAD 植入和管理方面的专业知识不足；⑤小体型患者心输出量低、胸腔小，而目前尚缺乏与之相匹配的小型 VAD。然而尚无单一确定 BiVAD 与较高死亡率相关的因素。

本例患者 LVAD 植入术 + 双向格林手术 + 右心室联合成形术后发生 RVF，通过紧急植入 RVAD 得救。虽因两次换泵手术打击于术后 23 天死于败血症并发真菌感染和多脏器衰竭，但毕竟在 BiVAD 支持下循环得到了平稳的维持。有以下 7 点粗浅的经验分享。

（1）对双心室衰竭患者，LVAD 植入术 + 双向格林手术 + 右心室减容术 + 右心双瓣膜环缩术不失为一种值得尝试的"过渡型"术式。

（2）在专为右心设计的 RVAD 问世之前，右心房前外侧上 1/4 处打孔植入血泵流入管，可能是传统 LVAD 的较合适的植入位置。心包外加多层涤纶毡可有效缩短流入管在右心房内的长度，避免吸壁。外凸的血泵位于右肺上叶根部，不至于造成右肺严重通气障碍。

（3）可调节的 RVAD 流出血管限流夹能现场优化 RVAD 的流量，取得理想的 PAP/MAP 比值。

（4）限流夹限制了大小循环间的生理平衡调节功能，易致右心系统血液淤滞和左心系统充盈不足。在超声引导下合理增加 RVAD 流量可重新达到双心容量的平衡。

（5）当双心容量达到理想平衡后，尝试酌减 RVAD 流量，使部分血从右心室射出，可减少成为并联循环盲区的右心室血栓形成的风险。

（6）在上、下腔静脉放置滤器可能防止静脉系统形成的较大血栓被吸入 RVAD。

（7）在上腔静脉系统中逆行插管输注肝素冲浸管路的"淋浴"法和从踝静脉输注肝素冲浸下腔静脉系统插管的"喷泉"法可有效防止静脉套管外壁形成血栓，从而减少 RVAD 泵栓塞的风险。

总之，双泵辅助治疗是终末期心力衰竭患者机械循环辅助治疗中难以回避的话题，希望通过进一步开发、研制专门针对于右心循环生理特点的机械辅助装置，从而有效地提高患者的生存率和生活质量，更好地解决双心室衰竭的临床难题。

（刘晓程）

参考文献

［1］ YUZEFPOLSKAYA M, SCHROEDER S E, HOUSTON B A, et al. The Society of Thoracic Surgeons Intermacs 2022 Annual Report: Focus on 2018 Heart Transplant Allocation System［J］. Ann Thorac Surg, 2023, 115（2）: 311-327.

［2］ KIRKLIN J K, NAFTEL D C, PAGANI F D, et al. Seventh INTERMACS annual report: 15,000 patients and counting［J］. J Heart Lung Transplant, 2015, 34（12）: 1495-1504.

［3］ VIERECKE J, GAHL B, DE BY TMMH, et al. Results of primary biventricular support: an analysis of data from the EUROMACS registry［J］. Eur J Cardiothorac Surg, 2019, 56（6）: 1037-1045.

［4］ RAINA A, PATARROYO-APONTE M. Prevention and Treatment of Right Ventricular Failure During Left Ventricular Assist Device Therapy［J］. Crit Care Clin, 2018, 34（3）: 439-452.

［5］ RODENAS-ALESINA E, BRAHMBHATT D H, RAO V, et al. Prediction, prevention, and management of right ventricular failure after left ventricular assist device implantation: A comprehensive review［J］. Front Cardiovasc Med, 2022, 3: 1040251.

［6］ KIRKLIN J K, PAGANI F D, KORMOS R L, et al. Eighth annual INTERMACS report: Special focus on framing the impact of adverse events［J］. J Heart Lung Transplant, 2017, 36（10）: 1080-1086.

［7］ TEUTEBERG J J, CLEVELAND J C JR, COWGER J, et al. The Society of Thoracic Surgeons Intermacs 2019 Annual Report: The Changing Landscape of Devices and Indications［J］. Ann Thorac Surg, 2020, 109（3）: 649-660.

［8］ MAYNES E J, O'MALLEY T J, PATEL P, et al. Right atrial versus right ventricular HeartWare HVAD position in patients on biventricular HeartWare HVAD support: A systematic review［J］. Artif Organs, 2020, 44（9）: 926-934.

［9］ FARAG J, WOLDENDORP K, MCNAMARA N, et al. Contemporary outcomes of continuous-flow biventricular assist devices［J］. Ann Cardiothorac Surg, 2021, 10（3）: 311-328.

［10］ SHAH P, HA R, SINGH R, et al. Multicenter experience with durable biventricular assist devices［J］. J Heart Lung Transplant, 2018, 37（9）: 1093-1101.

［11］ SILVA ENCISO J, TRAN H A, BRAMBATTI M, et al. Management of RVAD Thrombosis in Biventricular HVAD Supported Patients: Case Series［J］. ASAIO J, 2019, 65（4）: e36-e41.

［12］ LAVEE J, MULZER J, KRABATSCH T, et al. An international multicenter experience of biventricular support with HeartMate 3 ventricular assist systems［J］. J Heart Lung Transplant, 2018, 37（12）: 1399-1402.

缩略语英汉对照表

（按缩略词字母顺序排序）

A

AA	atrial arrhythmia	房性心律失常
ACEI	angiotensin converting enzyme inhibitor	血管紧张素转化酶抑制剂
1-RM	1-RM, 1-repetition maximum 1 次重复最大力量	1 次重复最大力量
6MWT	6 minutes walking test	6 分钟步行试验
ACT	activated clotting time of whole blood	激活全血凝固时间
AI	aortic insufficiency	主动脉瓣关闭不全
AKI	acute kidney injury	急性肾损伤
AoP	aortic pressure	主动脉压
APACHE Ⅱ	acute physiology and chronic health scores Ⅱ	急性生理学和慢性健康状况评价Ⅱ
APRV	airway pressure release ventilation	气道压力释放通气
AR	aortic regurgitation	主动脉反流
ARB	angiotensin receptor blockers	血管紧张素受体抑制剂
ARDS	acute respiratory distress syndrome	急性呼吸窘迫综合征
ARF	acute renal failure	急性肾衰竭
ARHF	acute right heart failure	急性右心衰竭
ARNI	angiotensin receptor neprilysin inhibitor	血管紧张素受体脑啡肽酶抑制剂
ARVADE	assessment of right ventricular dysfunction predictors before the implantation of a left ventricular assist device in end-stage heart failure patients using echocardiographic measures	左心室辅助装置植入前右心功能不全的预测因素
ASV	adaptive support ventilation	适应性支持通气
AT	anaerobic threshold	无氧阈
AT-Ⅲ	antithrombin Ⅲ	抗凝血酶Ⅲ
ATP	anti-tachycardia pacing	抗心动过速起搏
AUC	area under curve	曲线下面积
AV	aortic valve	主动脉瓣
AVM	arteriovenous malformation	动静脉畸形

B

BC	body composition	身体成分测定
BFMi	body fat mass index	脂肪质量指数

BIA	bioelectrical impedance analysis	生物电阻抗法
BIS	bispectral index	脑电双频指数
BMI	body mass index	体重指数
BNP	B-type natriuretic peptide	B 型利钠肽
BP	blood pressure	血压
BSA	body surface area	体表面积
BTR	bridge to recovery	桥接恢复
BTT	bridge to transplantion	桥接移植
BVAD	bi-ventricular assist device	双心室辅助装置

C

CABG	coronary artery by-pass grafting	冠状动脉旁路移植术
CBT	cognitive behavior therapy	认知 - 行为疗法
CC	cardiac cachexia	心脏恶病质
CCB	calcium channel blocker	钙离子通道拮抗剂
CCS	cardiac cachexia syndrome	心脏恶病质综合征
CE	Conformite Europeenne	欧盟产品安全认证
cGMP	cyclic guanylic acid	环鸟苷酸
CGMS	continuous glucose monitoring system	连续血糖监测系统
CHF	chronic heart failure	慢性心力衰竭
CI	cardiac index	心排血指数
CIR	carbohydrate-to-insulin ratio	碳水化合物与胰岛素的比值
CISO	chief information security officer	首席信息安全官
CMR	cardiac magnetic resonance	心脏磁共振电影成像
CO	cardiac output	心输出量
CO_L	left cardiac output	左心输出量
COP	colloid osmotic pressure	胶体渗透压
CO_P	pure cardiac output	净心输出量
CO_R	right cardiac output	右心输出量
CPAP	continuous positive airway pressure	持续气道正压通气
CPB	cardiopulmonary bypass	体外循环
CPET	cardiopulmonary excercise test	心肺运动试验
CRBSI	catheter-asso-ciated bloodstream infection	导管相关血流感染
CRE	carbapenem resistant enterobacteriaceae	耐碳青霉烯类肠杆菌科
CRT	cardiac resynchronization therapy	心脏再同步化治疗
CRT-D	cardiac resynchronization therapy-defibrillator	心脏再同步治疗除颤器
CSF	colony stimulating factor	集落刺激因子
CVD	cardiovascular disease	心血管疾病

CVP	central venous pressure	中心静脉压

D

DEXA	double energy X-ray absorption	双能 X 线吸收法
DR	diameter ratio	直径比
DT	destination therapy	终点治疗

E

ECMO	extracorporeal membrane oxygenation	体外膜氧合
EEP	energy equivalent pressure	能量等效压
ELSO	Extracorporeal Life Support Organization	体外生命支持组织
EMDR	eye movement desensitization and reprocessing	眼动脱敏与再处理
EN	EN, enteral nutrition 肠内营养	肠内营养
EQ-5D-5L	five-level European quality of life five-dimensional questionnaire	欧洲五维健康量表
ESBL	extended spectrum beta-lactamases	超广谱 β - 内酰胺酶
ESHF	end stage heart failure	终末期心力衰竭
EUROMACS	European registry for patients with mechanical circulatory support	欧洲机械循环支持患者登记

F

FAC	fractional area change	面积变化率
FFP	fresh frozen plasma	新鲜冰冻血浆
FHb	free hemoglobin	血浆游离血红蛋白
FiO$_2$	fraction of inspired oxygen	吸入氧浓度
FiVAD	fully implanted ventricular assist device	全植入式心室辅助装置
FM	fat mass	脂肪组织含量
FMD	flow mediated diastolic function	血流介导的舒张功能
FMR	functional mitral regurgitation	功能性二尖瓣反流
Frank-Starling like effect		弗兰克 - 斯塔林样效应
Frank-Starling mechanism		弗兰克 - 斯塔林机制
FTSST	five-times sit-to-stand test	5 次起坐试验

G

GFR	glomerular filtration rate	肾小球滤过率
GIB	gastrointestinal bleeding	胃肠道出血
GLUT	glucose transporter	葡萄糖转运体

H

Hb	Hb, hemoglobin	血红蛋白
HbA1c	glycosylated hemoglobin	糖化血红蛋白
HCT	hematokrit	血细胞比容

HF	heart failure	心力衰竭
HFNC	high-flow nasal cannula oxygen therapy	经鼻高流量湿化氧疗
HFSS	heart failure survival score	心力衰竭生存评分
HIT	heparin-induced thrombocytopenia	肝素诱导性血小板减少症
HR	heart rate	心率
HRR	heart rate reserve	储备心率
HTx	heart transplantation	心脏移植

I

I:E ratio	inspiratory/expiratory ratio	吸气时间和呼气时间的比值即吸呼比
IABP	intra-aortic balloon pump	主动脉内球囊反搏
ICD	implantable cardioverter defibrillator	植入埋藏式心律转复除颤器
ICH	intracerebral hemorrhage	颅内出血
ICU	intensive care unit	重症医学病房
IGRA	interferon-gamma release assay	干扰素释放试验
INR	international normalized ratio	国际标准化比值
INTERMACS	interagency registry for mechanically assisted circulatory support	机械辅助循环支持的机构间注册
ISHLT	International Society for Heart and Lung Transplantation	国际心肺移植协会
IVC	inferior vena cava	下腔静脉
IVS	interventricular septum	室间隔

K

KCCQ	Kansas City cardiomyopathy questionnaire clinical summary score	堪萨斯城心肌病问卷

L

LAP	left atrial pressure	左心房压
LAVAs	local abnormal ventricular activities	局部异常心室电活动
LBMi	lean body mass index	瘦质量指数
LDH	lactic dehydrogenase	乳酸脱氢酶
LM	lean mass	瘦组织含量
LPs	late potentials	心室晚电位
LVAD	left ventricular assist device	左心室辅助装置
LVEDD	left ventricular end-diastolic diameter	左心室舒张末期内径
LVEDP	left ventricular end-diastolic pressure	左心室舒张末期压力
LVEF	left ventricular ejection fraction	左心室射血分数
LVP	left ventricular pressure	左心室压

M

MAP	mean artery pressure	平均动脉压
MCS	mechanical circulation support	机械循环辅助
MDR	multi-drug resistant organisms	多重耐药菌感染
MET	metabolic equivalent	代谢当量
MLHFQ	Minnesota living with HF questionnaire	明尼苏达心力衰竭生活质量问卷
MMSE	mini-mental state examination	简易精神状态检查量表
MRA	mineralocorticoid receptor antagonists	盐皮质激素受体拮抗剂
MRSA	methicillin-resistant Staphylococcus aureus	耐甲氧西林金黄色葡萄球菌
MS	mitral stenosis	二尖瓣狭窄
MUF	modified ultrafiltration	改良超滤
MVO	mixed venous oxygen	混合静脉氧

N

NHB	neurohormone blocker	神经激素阻断剂
NIH	normalized index of hemolysis	溶血指数
NIHSS	national institute of health stroke scale	美国国立卫生研究院卒中量表
NIRS	near infrared spectrum	近红外光谱
NO	nitric oxide	一氧化氮
NOAC	novel oral anticoagulant	新型口服抗凝血药
NPWTI	negative pressure wound therapy with instillation	负压封闭联合冲洗治疗
NT-pro-BNPN	N-terminal pro-Brain Natriuretic Peptide	末端前脑钠肽

O

OSAHS	obstructive sleep apnea hypopnea syndrome	阻塞性睡眠呼吸暂停低通气综合征

P

PA	pulmonary artery	肺动脉
PaO_2	arterial partial pressure of oxygen	动脉氧分压
PAOP	pulmonary artery occlusion pressure	肺动脉阻塞压
PAP	pulmonary artery pressure	肺动脉压
PAPi	pulmonary artery pulsatility index	肺动脉搏动指数
PASP	pulmonary artery systolic pressure	肺动脉收缩压
PC	phase contrast	相位对比
PCC	prothrombin complex concentrate	凝血酶原复合物浓缩剂
PCWP	pulmonary capillary wedge pressure	肺毛细血管楔压
PEEP	positive end-expiratory pressure	呼气末正压
$PetCO_2$	end-tidal carbon dioxide partial pressure	呼气末二氧化碳分压
PFO	patent foramen ovale	卵圆孔未闭
PH	pulmonary hypertension	肺动脉高压

PICC	peripherally inserted central catheter	经外周静脉穿刺中心静脉置管
PMDA	Pharmaceuticals and Medical Devices Agency	药品和医疗器械机构
Pmean	mean airway pressure	平均气道压
PN	parenteral nutrition	肠外营养
PSQI	Pittsburgh sleep quality index	匹兹堡睡眠质量指数
pVO₂	peak VO₂	峰值氧耗
PVR	pulmonary vascular resistence	肺血管阻力

Q

QO	lquality of life	生活质量

R

RAAS	renin-angiotensin-aldosterone system	肾素 - 血管紧张素 - 醛固酮系统
RCI	respiratory collapse index	呼吸塌陷指数
RD	renal dysfunction	肾功能不全
REMACTH	randomized evaluation of mechanical assistance for the treatment of congestive heart failure	机械辅助治疗充血性心力衰竭的随机评价
RESTAGE-HF	remission from Stage D Heart Failure	D 期心力衰竭恢复
RF	respiratory frequency	呼吸频率
ROC	receiver operating characteristic curve	受试者工作曲线
RPE	rating of perceived exertion	自主疲劳指数
RPM	rotation per minute	转 / 分
RR	relative risk	相对风险
RRT	renal replacement therapy	肾脏替代治疗
RVAD	right ventricular assist device	右心室辅助装置
RVEDD	right ventricular end-diastolic diameter	右心室舒张末径
RVEF	right ventricular ejection fraction	右心室射血分数
RHF	right heart failure	右心衰竭
RVF	right ventricular failure	右心室衰竭
RVFAC	right ventricular fractional area change	右心室面积变化分数
RVFRS	right ventricular failure risk score	右心室衰竭风险评分系统
RVFWLS	right ventricular free wall longitudinal strain	右心室游离壁纵向应变
RVGLS	right ventricular global longitudinal strain	右心室整体纵向应变
RVLS	right ventricular peak longitudinal strain	右心室峰值纵向应变

S

SBP	systolic blood pressure	收缩压
SGLT-2	sodium-dependent glucose transporters 2	钠 - 葡萄糖共转运体 -2
SHFM	Seattle heart failure model	西雅图心力衰竭模型
SIMV	synchronized intermittent mandatory ventilation	同步间歇指令通气

SIPAT	Stanford integrated psychosocial assessment for transplantation	斯坦福移植综合社会心理评估
S_{LAT}	lateral systolic velocity	侧壁收缩速度
SMR	secondary mitral regurgitation	继发性二尖瓣反流
SpO_2	oxygen saturation	血氧饱和度
SPPB	short physical performance battery	简易体能状况量表
STE	speckle tracking echocardiography	斑点追踪超声心动图
SV	stroke volume	每搏输出量
SvO_2	oxygen saturation of mixed venose blood	混合静脉血氧饱和度

T

TAH	total artificial heart	全人工心脏
TAPSE	tricuspid annular-plane systolic excursion	三尖瓣瓣环水平收缩期位移
TAPSV	tricuspid annular-plane systolic velocity	三尖瓣瓣环平面收缩期速度
TAVR	transcatheter aortic valve replacement	经导管主动脉瓣置换术
TDD	total daily dose	每日总量
TEE	transesophageal echocardiography	经食管超声心动图
TEG	thromboelastography	血栓弹力图
TEN	total enteral nutrition	全胃肠内营养
TIR	time in range	范围内时间
TPN	total parenteral nutrition	全胃肠外营养
TR	tricuspid regurgitation	三尖瓣反流
TTR	time in therapeutic range	治疗窗内时间
TV	tricuspid valve	三尖瓣

V

VA	ventricular arrhythmia	室性心律失常
VAD	ventricular assist device	心室辅助装置
VAP	ventilator associated pneumonia	呼吸机相关性肺炎
VAVD	vacuum-assisted venous drainage	负压辅助静脉引流装置
VF	ventricular fibrillation	心室颤动
von Willebrand		获得性血管性血友病
VRE	vancomycin resistant enterococcus	耐万古霉素肠球菌
VSD	vacuum suction drainage	真空负压引流
V_T	tidal volume	潮气量
VT	ventricular tachicardia	室性心动过速
VTI	velocity-time integral	流速 - 时间积分
vWF	von Willebrand factor	获得性血管性血友病因子

后 记

　　《心室机械辅助循环》一书从启动到出版历时 3 年余,正值我国第三代左心室辅助装置(LVAD,人工心脏)事业从临床试验、获批上市到推广应用的"爆发式"成长期。从 2019 年 8 月首个国产第三代 LVAD 获批上市到 2024 年 7 月,短短 5 年间已有四款国产植入式 LVAD 产品进入临床。据不完全统计,截至目前已有近 700 例终末期心力衰竭患者因得到了国产人工心脏的有效治疗而延长了生命、提高了生活质量。中国人工心脏事业的跨越式发展取得了令世人瞩目的成绩。笔者作为医工结合研发人工心脏的参与者和临床医师,已亲历了 135 余例 LVAD 植入术并全部获得成功。

　　人工心脏被业界誉为"医疗器械皇冠上的宝石",其在中国从无到有、从弱到强的快速研发和迅速普及充分体现了中国医学科技及医工结合成果的巨大发展和进步。但应承认,国内对人工心脏临床应用的认识和医疗管理尚处于起步阶段,人们对其应用的适应证和性能的评价,对相关并发症的判断、预防和管理均存在一定程度的局限甚至误区,缺乏足够的临床实践经验。

　　本书聚焦于与人工心脏临床应用相关的多学科技术,涵盖诊断、治疗和综合管理各领域,凝聚着参编人员的初步临床经验和智慧结晶。此书虽已成书出版,但随着对人工心脏认知的不断加深和临床实践的不断丰富,必有诸多方面需进一步完善、改进和更新,但愿能起到抛砖引玉、繁荣学术的作用。时不我待,重量更轻、体积更小和性能更优异的新人工心脏的研发捷报频传,令人欢欣鼓舞,定将成为千万心力衰竭患者的福音。

　　本书的出版仅仅是中国第三代人工心脏事业发展的初步见证。相信中国人工心脏事业更美好的明天会使这番事业能与祖国崛起的速度同频共振,自立于世界民族之林。

主编　刘晓程

2024 年 7 月